マイクロサージャリーの基本手技
Basic Techniques of Microsurgery

波利井清紀 著
Kiyonori Harii M.D.

克誠堂出版

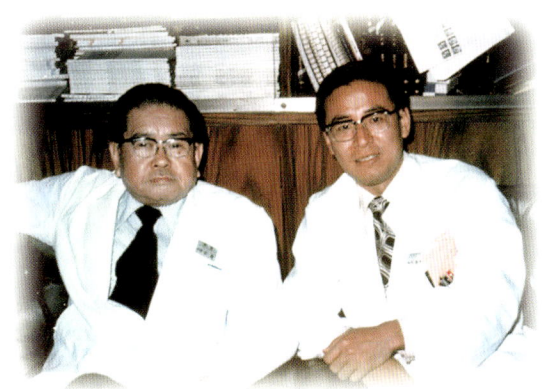

大森清一先生と著者(右)。1977年 東京警察病院院長室にて

本書は、
恩師 大森清一先生
(東京大学形成外科初代教授、元東京警察病院院長)
に捧げる。

序

　1972年9月、著者が東京警察病院形成外科において、後に世界で最初の遊離皮弁臨床成功例と言われたマイクロサージャリーによる頭皮皮弁の遊離移植を行ってから、すでに40年以上が経った。時の過ぎるのが、いかに早いかを実感している昨今である。

　著者は、また、1972年ウィーンで創立された国際再建マイクロサージャリー学会（ISRM、第1回会長：Millesi H教授、1999年よりWorld Society of Reconstructive Microsurgery －WSRM－と改名）や、1974年発足したマイクロサージャリー研究会（第1回会長：玉井進先生、1987年から日本マイクロサージャリー学会に改称）などにも創立当初より参加し、会長・理事長職なども経験させていただき、若い時から一貫してマイクロサージャリーとともに歩んできた。

　すでに多くの雑誌などに書いているが、1970年初頭、東京警察病院形成外科のレジデント2年目の終わりに、恩師 大森清一先生に強く勧められて病院の動物実験室で練習を始めたのが、著者のマイクロサージャリーのきっかけであった。当時はマイクロサージャリー用の器具や顕微鏡、針糸なども粗悪なものが多く、手技を詳述した教科書の類もなかったので、Buncke HJ、Cobbett JRなどの論文を参考にしながら独自に手技を開発するしかなかった。卒業後、大学に残らなかった著者にとって動物実験は未知の世界であり、ラットの麻酔など動物実験法を手取り足取り教えて下さった薄 丈夫先生（元大阪住友病院形成外科部長）がおられなかったなら、著者のマイクロサージャリーは完成できなかったと思っている。

　このように独自に開発した微小血管外科であったが、幸い臨床例にも恵まれた環境にあったため、3年後の1973年には約40例のfree flapを経験することができた。同年11月、米国形成外科学会のパネルでこの40例の経験を報告した時は、すでに有名であったDr. Buncke HJ、Dr. Daniel RK、Dr. O'Brien BMなどの発表したわずか1～2例程度の経験に比べると圧倒的な違いがあったため、たちまち有名になってしまった。また、後日機会があって、玉井進先生、Dr. Buncke HJやDr. Acland RDの手技も拝見し、自分の開発した手技が大きく異なってはいないことを確信した。そして、大森喜太郎氏、鳥居修平氏、関口順輔氏、中西秀樹氏など多くの仲間とともに東京警察病院を世界のマイクロサージャリーのメッカの一つに育て上げることができた。

　1977年11月、著者は東大形成外科助教授（現 准教授）として赴任し、国立がんセンター頭頸科海老原敏先生（後の国立がんセンター東病院院長）他の方々とともに、頭頸部癌切除後の再建にfree flapを用いるようになった。

　一方、東大病院では、山田敦氏（元東北大学形成外科教授）、梁井皎氏（順天堂大学医学部名誉教授）をはじめ数多くの若い人たちにマイクロサージャリーを教える機会を得た。東大退官後の最近10年間は杏林大学病院で教えてきたが、この間、著者が目指したものは、安全で確実な微小血管吻合手技の確立と標準的なfree flapの開発であった。これは特に、患者の生命予後を左右する頭頸部癌切除時の再建などには必須であり、最終的に太く、長い血管柄を持つ遊離皮弁を選択するようにもなった。

　最近では、皮弁組織採取部の犠牲の少ない穿通枝皮弁なども数多く報告されるようにな

り、移植組織そのものの選択範囲は大変広くなっている。さらに、より細い血管の吻合にチャレンジする人も多くなったが、十分なマイクロサージャリーの基本手技を獲得し、臨床経験を積んだうえで行うべきであると考える。

　本書は、著者が過去に出版した「微小血管外科（克誠堂出版 1977）」と「Microvascular Tissue Transfer: Fundamental Techniques and Clinical Applications（IGAKU-SHOIN 1983）」がともに絶版になったため、克誠堂出版の依頼により新しく書き起こしたものである。両書の根底の考え方にもあるように「マイクロサージャリーの基本手技」を詳述する。これからマイクロサージャリーを学ぼうとする若い医師はもとより、より一歩前へ進むことを希望する再建外科医の参考になれば幸いである。

2015年2月

杏林大学医学部形成外科学教授
東京大学名誉教授
波利井 清紀

　基本手技を詳しく紹介するために本書は、基礎編と応用編からなる2部構成とした。
1）基礎編では、マイクロサージャリーの入門から動物による練習まで微小血管吻合法を中心に詳述した。
2）応用編では、血管柄付き遊離組織移植（free flap）の代表的なものについて、挙上・採取法を手順を追って紹介した。そのため臨床例の提示は極力少なくしている。
3）文献は参考文献のみにとどめた。文中での引用は（著者名、年度）と表記したので、PubMedなどで容易に検索いただける。
4）薬品や機器などの商品名および製造販売会社名（2014年11月時点の表記）は、読者の便宜上入れたものであり、著者との利益相反はない。また最近では合併などにより社名が変更されることも多いので、注意されたい。

謝 辞

克誠堂出版(株)から本書執筆の依頼を受けてから10年以上を経過し、やっと完成にこぎつけることができた。

この間、東京大学および杏林大学形成外科の数多くの教室員および国立がんセンター病院など多くの関連施設の先生方にお世話になり深謝する。

特に、本書の執筆に直接関係のあった下記の先生方には、改めて感謝の意を表する。

(敬称略、順不同)

- 山田　　敦　（元東北大学形成外科教授）
- 平林　慎一　（帝京大学形成外科教授）
- 上田　和毅　（福島県立医科大学形成外科教授）
- 中塚　貴志　（埼玉医科大学形成外科教授）
- 朝戸　裕貴　（独協医科大学形成外科教授）
- 多久嶋亮彦　（杏林大学形成外科教授）
- 岡崎　　睦　（東京医科歯科大学形成外科教授）
- 大浦　紀彦　（杏林大学保健学部・形成外科兼担教授）
- 尾崎　　峰　（杏林大学形成外科准教授）
- 宮本　慎平　（国立がんセンター中央病院形成外科科長）
- 白石　知大　（杏林大学形成外科助教）
- 栗田　昌和　（杏林大学形成外科助教）
- 成田　圭吾　（杏林大学形成外科助教）
- 菅　　浩隆　（杏林大学形成外科助教）

本書のイラスト・写真の一部は『Harii K: Microvascular Tissue Transfer; Fundamental Techniques and Clinical Applications (IGAKU-SHOIN Tokyo&New York) 1983』より改変した。快く許可を頂いた(株)医学書院ならびに元図イラストを描いて頂いた永田悟先生（現 永田小耳症形成外科クリニック院長）に深謝の意を表する。新たに本書の全カラーイラストを作製頂いた笹川礼子氏（現 春恒社学術企画部部長）、スライドの整理をして頂いた杏林大学形成外科医局秘書倉谷弓子氏に深謝する。

最後に、長年にわたり粘り強く本書の企画作製を担当いただいた克誠堂出版(株)および編集部大澤王子女史に深く感謝する。

もくじ

序 … i　　謝辞 … iii

基礎編

Introduction ……………………………………………………………………………………… 1
  1　マイクロサージャリーとは … 1
  2　マイクロサージャリーの対象 … 1

1章　マイクロサージャリーの器械・器具および縫合材料　3

1 手術用顕微鏡 ……………………………………………………………………………………… 4
  1　本体と支柱 … 4　　2　観察鏡筒と顕微鏡の倍率 … 4　　3　照明と付属部品 … 5
  4　消毒と使用法 … 5
2 器　具 ……………………………………………………………………………………………… 6
  1　持針器 … 6　　2　鑷子 … 6　　3　剪刀 … 6　　4　血管鉗子（マイクロクリップ）… 7
  5　その他 … 8
3 縫合糸 ……………………………………………………………………………………………… 9

2章　マイクロサージャリーへの入門　11

1 顕微鏡のセットアップ …………………………………………………………………………… 12
2 手の固定 …………………………………………………………………………………………… 12
3 縫合練習1：器具結紮 …………………………………………………………………………… 13
4 縫合練習2：ラバーやシリコーンチューブによる練習 ……………………………………… 13
  1　基本セット … 13　　2　顕微鏡下操作の基本練習 … 13　　3　縫合練習の開始 … 15
  4　シリコーンチューブによる縫合の基本練習 … 18　　5　支持糸の位置と縫合の順序 … 21
5 縫合練習3：鶏肉の血管による練習 …………………………………………………………… 22

3章　小動物を使った基本手技の練習　23

1 小動物の麻酔方法 ………………………………………………………………………………… 24
  1　ラットの麻酔 … 24　　2　家兎の麻酔 … 25
2 ラット腹部大動脈端々吻合法の練習 …………………………………………………………… 26
  1　手術準備とラットの固定 … 26　　2　大動脈の露出と剝離 … 26
  3　クリッピングと切断 … 27　　4　外膜切除 … 28　　5　動脈端々吻合法の練習 … 29
  6　吻合部のチェック … 35　　7　縫合糸の数 … 36
3 ラット総腸骨動脈端々吻合法と端側吻合法の練習 …………………………………………… 36
  1　総腸骨動脈の露出 … 36　　2　吻合練習 … 36
4 ラット総頸動脈端々吻合法の練習 ……………………………………………………………… 40
  1　総頸動脈の露出 … 40　　2　吻合練習 … 41
5 ラット大腿動脈端々吻合法の練習 ……………………………………………………………… 41
  1　大腿動脈の露出 … 42　　2　吻合練習 … 42
6 ラット静脈吻合法の練習 ………………………………………………………………………… 44
  1　端々吻合法の練習 … 44　　2　端側吻合法の練習 … 47

- **7** 外径の異なる血管の吻合法 *48*
    - **1** 外径の小さな血管を斜めに切る端々吻合法 …*48* **2** Fish-mouth法 …*50*
    - **3** Sleeve anastomosis …*50* **4** 端側吻合法 …*50* **5** 静脈移植 …*50*

4章 動物による微小血管吻合の応用練習 *51*

■ ラットによる練習モデル ■ *52*

- **1** 遊離皮弁：下腹壁皮弁の移植 *52*
    - **1** 下腹壁皮弁の挙上 …*52* **2** 同所性の移植 …*53* **3** 異所性の移植 …*54*
- **2** 遊離皮弁：胸部皮弁の移植 *56*
    - **1** 胸部皮弁の栄養血管 …*57* **2** 胸部皮弁の挙上 …*57* **3** 遊離移植 …*58*
    - **4** 体幹皮筋皮弁 …*58*
- **3** 切断下肢再接着と異所性移植 *59*
    - **1** 切断下肢の作成 …*59* **2** 再接着（同所性移植）…*59* **3** 異所性遊離移植 …*60*
    - **4** その他（同種異所性移植）…*61*

■ 家兎による練習モデル ■ *62*

- **1** 切断外耳の再接着 *62*
    - **1** 手術準備 …*62* **2** 切断外耳の作成 …*62* **3** 再接着 …*62* **4** 術後経過 …*64*
- **2** 耳介島状皮弁の移植 *65*

5章 微小血管吻合の組織学的所見 *67*

- **1** 組織学的所見による開存率の検討 …*68* **2** 開存率の高い吻合法 …*70*
- **3** その他：動脈の切断について …*70*

6章 血管拡張剤と抗血栓剤 *71*

- **1** 血管拡張剤 *72*
    - **1** 塩酸リドカイン …*72* **2** 塩酸パパベリン …*72*
- **2** 抗血栓剤 *72*
    - **1** ヘパリン …*72* **2** 抗血小板剤 …*73*
- **3** 血栓溶解剤 *73*

7章 末梢神経縫合法の基本手技 *75*

- **1** 末梢神経の解剖 *76*
    - **1** 神経束 Funiculus または Fasciculus …*76* **2** 血管系 …*76*
- **2** 神経縫合法 *78*
    - **1** 縫合法の種類 …*78* **2** 縫合材料 …*79*
- **3** 自家神経移植 *80*
- **4** ラットでの練習 *80*

8章 リンパ管吻合法の基本手技 *83*

- **1** リンパ管静脈吻合法の適応 *84*
- **2** 基本手技 *84*
- **3** 術後成績 *84*
    - **1** 本術式の有効性について …*84* **2** 術後成績の測定について …*85*

臨床編

1章 切断手指再接着術　87

1 切断手指の応急処置と搬送　88
1 応急処置…88　　2 搬送…88

2 術前の評価、適応の決定と術前準備　88
1 局所および全身状態の評価…88　　2 再接着適応の決定…88
3 検査とインフォームド・コンセント…91

3 再接着術の基本手技　92
1 麻酔…92　　2 手技…92

4 術後管理と血流のモニタリング　96
1 固定と包帯…96　　2 血流のモニタリング…96　　3 抗凝固剤の投与…97

5 切断指再接着術の成功率と予後　97

6 臨床例　98
1 症例1…98　　2 症例2…98

2章 遊離皮弁の基本知識　101

1 皮弁の分類と遊離皮弁　102
1 血行形態による皮弁の分類…102　　2 皮弁組織と分類…104

2 遊離皮弁の基本手技　105
1 適応と症例の選択…105　　2 術前の準備…105　　3 基本手技…107
4 術後管理…109　　5 合併症と対策…110

3章 遊離皮弁・穿通枝皮弁移植　113

I 鼠径皮弁　114

1 特徴と適応　114
2 栄養血管　115
1 動脈…115　　2 静脈…118
3 手技　119
1 デザイン…119　　2 皮弁の挙上…120　　3 採取と移植…122
4 皮弁採取部の閉鎖…122　　5 合併症と対策…123
4 臨床例　124
1 症例1…124　　2 症例2…125　　3 症例3…126

II 胸三角筋部（DP）皮弁　128

1 特徴と適応　128
2 栄養血管　129
1 動脈…129　　2 静脈…129
3 手技　129
1 デザイン…129　　2 皮弁の挙上…129　　3 採取と移植…130
4 皮弁採取部の閉鎖…132　　5 合併症と対策…132
4 臨床例　132
1 症例1…132　　2 症例2…132

III 頭皮皮弁・側頭筋膜弁　135

- **頭皮皮弁** *135*
  - **1** 特徴と適応 ... *135*
  - **2** 栄養血管 ... *136*
    - 1 動脈 … *136*   2 静脈 … *136*
  - **3** 手　技 ... *137*
    - 1 デザイン … *137*   2 皮弁の挙上 … *137*   3 採取と移植 … *138*
    - 4 皮弁採取部の閉鎖 … *138*   5 合併症と対策 … *138*
  - **4** 臨床例 ... *139*
    - 1 症例1 … *139*   2 症例2 … *140*
- **側頭筋膜弁** *141*
  - **1** 特徴と適応 ... *141*
  - **2** 栄養血管 ... *143*
    - 1 動脈 … *143*   2 静脈 … *143*
  - **3** 手　技 ... *143*
    - 1 デザイン … *143*   2 皮弁の挙上 … *143*   3 採取と移植 … *143*
    - 4 皮弁採取部の閉鎖 … *144*   5 合併症と対策 … *144*
  - **4** 臨床例 ... *144*
    - 1 症例 … *144*

IV　橈側前腕皮弁　*145*

- **1** 特徴と適応 ... *145*
- **2** 栄養血管 ... *146*
  - 1 動脈 … *146*   2 静脈 … *146*
- **3** 手　技 ... *147*
  - 1 デザイン … *147*   2 皮弁の挙上 … *148*   3 採取と移植 … *152*
  - 4 皮弁採取部の閉鎖 … *152*   5 合併症と対策 … *153*
- **4** 臨床例 ... *153*
  - 1 症例1 … *153*   2 症例2 … *154*   3 症例3 … *155*

V　前外側大腿皮弁　*157*

- **1** 特徴と適応 ... *157*
- **2** 栄養血管 ... *159*
  - 1 動脈 … *159*   2 静脈 … *160*
- **3** 手　技 ... *161*
  - 1 デザイン … *161*   2 皮弁の挙上 … *161*   3 採取と移植 … *164*
  - 4 皮弁採取部の閉鎖 … *164*   5 合併症と対策 … *165*
- **4** 臨床例 ... *166*
  - 1 症例1 … *166*   2 症例2 … *167*   3 症例3 … *168*   4 症例4 … *169*

VI　肩甲皮弁　*170*

- **1** 特徴と適応 ... *170*
- **2** 栄養血管 ... *171*
  - 1 動脈 … *171*   2 静脈 … *173*
- **3** 手　技 ... *173*
  - 1 デザイン … *173*   2 皮弁の挙上 … *176*   3 皮弁採取部の閉鎖 … *176*
  - 4 合併症と対策 … *176*
- **4** 臨床例 ... *176*
  - 1 症例1 … *176*   2 症例2 … *178*

4章 遊離筋皮弁・筋弁移植　　181

I　広背筋・前鋸筋　182

■ 広背筋 ■　182

1 特徴と適応　182
2 栄養血管　184
　1 動脈…185　　2 静脈…186　　3 神経…186
3 手　技　186
　1 体位…186　　2 デザイン…186　　3 皮弁の挙上…187　　4 採取と移植…190
　5 皮弁採取部の閉鎖…191　　6 皮弁のmodification…191　　7 合併症と対策…193
4 臨床例　193
　1 症例1…193　　2 症例2…194　　3 症例3…195

■ 前鋸筋 ■　196

1 特徴と適応　196
2 栄養血管　196
　1 動脈…196　　2 静脈…197　　3 神経…197
3 手　技　197
　1 体位…197　　2 デザイン…197　　3 挙上と採取…197　　4 合併症と対策…198

II　腹直筋　200

1 特徴と適応　200
2 栄養血管　202
　1 動脈…202　　2 静脈…204
3 手　技　204
　1 体位…204　　2 デザイン…204　　3 皮弁の挙上…207　　4 採取と移植…210
　5 皮弁採取部の閉鎖…211　　6 皮弁のmodification…211　　7 合併症と対策…212
4 臨床例　212
　1 症例1…212　　2 症例2…212　　3 症例3…215　　4 症例4…217

III　薄筋　218

1 特徴と適応　218
2 栄養血管　219
　1 動脈…219　　2 静脈…220　　3 神経…220
3 手　技　220
　1 デザイン…220　　2 皮弁の挙上…221　　3 採取と移植…224
　4 皮弁採取部の閉鎖…224　　5 合併症と対策…224
4 臨床例　224
　1 症例…224

IV　神経血管柄付き遊離筋肉移植　226

1 特徴と適応　226
2 筋肉の血管と神経　227
3 陳旧性顔面神経麻痺　227
　1 再建法の分類…228　　2 手技…229　　3 合併症と対策…231
4 四肢の麻痺　231
　1 適応と症例の選択…231　　2 手技…232
5 臨床例　232
　1 症例1…232　　2 症例2…234　　3 症例3…234　　4 症例4…235

5章 血管柄付き遊離骨・骨皮弁移植　237

I　骨移植の基本知識　238
1. 骨移植について ……… 238
2. 血管柄付き骨移植について ……… 238
3. 血管柄付き遊離骨移植について ……… 239

II　腸骨　241
1. 特徴と適応 ……… 241
2. 栄養血管による区別 ……… 241
3. 深腸骨回旋動静脈柄による腸骨・骨皮弁移植 ……… 243
4. 手技 ……… 244
   1. デザインと採取 … 244　2. 皮弁採取部の閉鎖 … 247　3. 合併症と対策 … 247
5. 臨床例 ……… 248
   1. 症例1 … 248　2. 症例2 … 250

III　肩甲骨　251
1. 特徴と適応 ……… 252
2. 栄養血管 ……… 253
3. 手技 ……… 254
   1. デザイン … 254　2. 皮弁の挙上 … 254　3. 皮弁採取部の閉鎖 … 257
   4. 合併症と対策 … 257
4. 臨床例 ……… 258
   1. 症例1 … 258　2. 症例2 … 259

IV　腓骨　261
1. 特徴と適応 ……… 261
2. 栄養血管 ……… 262
   1. 動脈 … 262　2. 静脈 … 263　3. 皮弁への血行 … 264
3. 手技 ……… 264
   1. 術前の準備とデザイン … 264　2. 皮弁の挙上 … 264　3. 皮弁採取部の閉鎖 … 270
   4. 合併症と対策 … 270
4. 臨床例 ……… 270
   1. 症例1 … 270　2. 症例2 … 270

6章 足・趾からの血管柄付き遊離移植　273

I　足背皮弁　274
1. 特徴と適応 ……… 274
2. 栄養血管 ……… 275
   1. 動脈 … 275　2. 静脈 … 278　3. 神経 … 278
3. 手技 ……… 278
   1. デザイン … 278　2. 皮弁の挙上 … 278　3. 採取と移植 … 281
   4. 皮弁のmodification … 281　5. 皮弁採取部の閉鎖と合併症の回避 … 282
4. 臨床例 ……… 282
   1. 症例1 … 282　2. 症例2 … 282

II　足趾部分移植　284
1. 特徴と適応 ……… 284
2. 栄養血管 ……… 284

3 手技 284
  1 デザイン …285　　2 皮弁の挙上と採取…285
4 臨床例 287
  1 症例1…287　　2 症例2…288

III　Wrap-around flap　289
1 特徴と適応 289
2 手技 290
  1 デザイン（母指再建の場合）…290　　2 皮弁の挙上と採取…291　　3 移植…292
  4 皮弁採取部の閉鎖と後遺障害…293
3 臨床例 293
  1 症例…293

IV　足趾移植　295
1 特徴と適応 295
2 栄養血管 296
3 手技 296
  1 第2趾の採取…296　　2 趾採取部の閉鎖と後遺障害…298
4 臨床例 298
  1 症例…298

V　足底皮弁　300
1 特徴と適応 300
2 栄養血管 300
3 手技 300
  1 デザイン…300　　2 皮弁の採取…302　　3 皮弁採取部の閉鎖と後遺障害…302
4 臨床例 302
  1 症例…302

VI　合併症と対策　304

7章　内臓の遊離移植　305

I　空腸　306
1 特徴と適応 306
2 栄養血管 307
3 手技 308
  1 採取…308　　2 移植…309　　3 合併症と対策…311
4 臨床例 312
  1 症例…312

II　大網　314
1 特徴と適応 314
2 栄養血管 315
3 手技 315
  1 デザイン…315　　2 採取と移植…316　　3 合併症と対策…317
4 臨床例 317
  1 症例1…317　　2 症例2…318

あとがき…320　　著者略歴

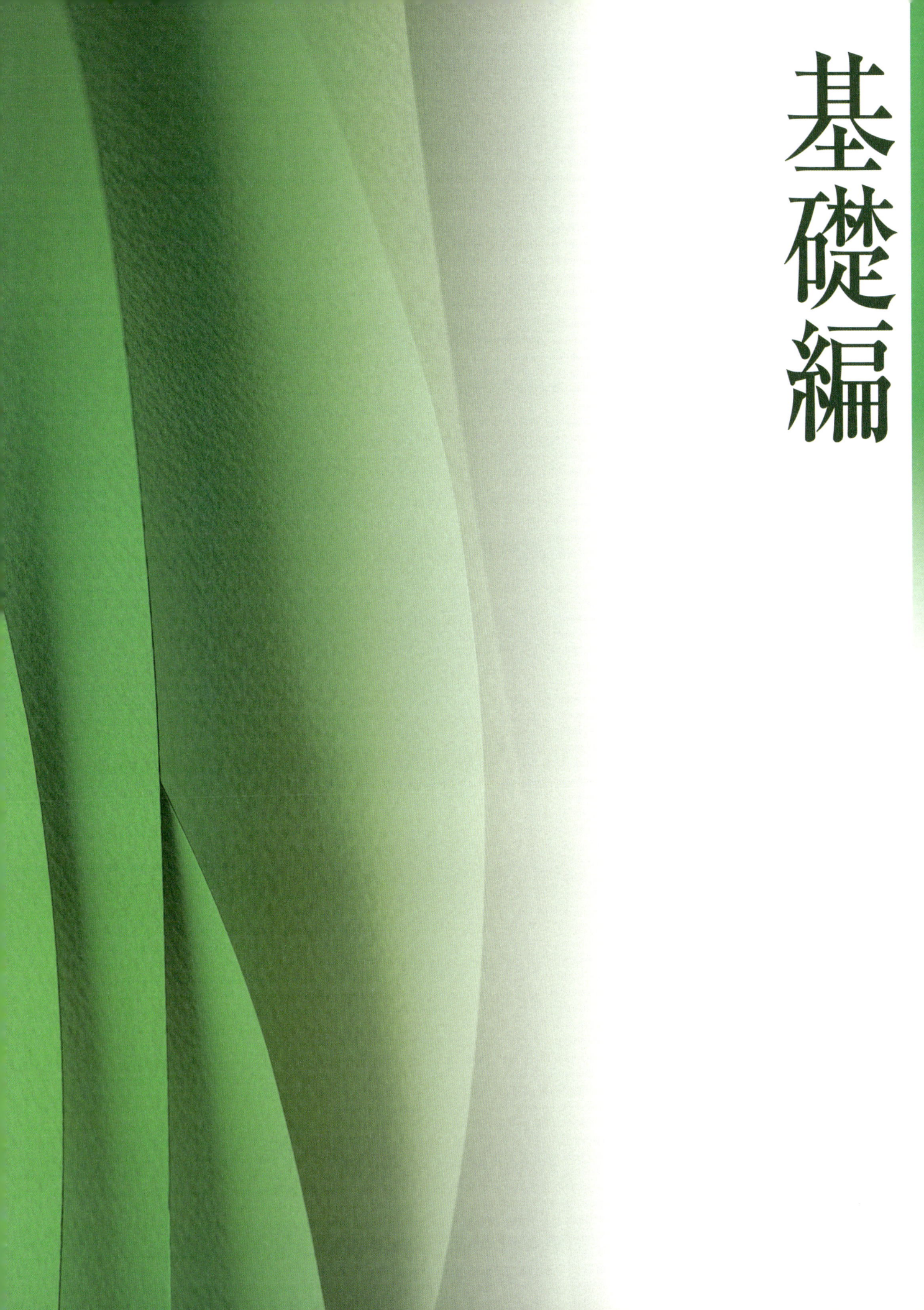

基礎編

Introduction

1 マイクロサージャリーとは

マイクロサージャリー microsurgery は、"surgery using a microscope" のことである。「顕微鏡を利用した手術」という意味では、microscopic surgery と呼ぶ人もある。ちなみに、microsurgery の日本語訳は微小外科あるいは微細外科となっているが、中国語では顕微（鏡）外科と訳している。

Smith JW（1966）は "microsurgery denotes those operative procedures performed under microscopic observations" と述べ、顕微鏡下に行うのがマイクロサージャリーであると定義している。そして、手術用ルーペについては、倍率が低い、焦点距離が短い、視野の固定が難しいなどの欠点を指摘し、利用価値が低いと述べている。Jacobson JH ら（1960）も同様にルーペの欠点を指摘し、当時すでに耳鼻科医らにより使われていた手術用顕微鏡 dissecting microscope の利用を薦めている。

しかし現在では、手術用ルーペも改良され性能の良いものが手軽に用いられるので、マイクロサージャリーは「手術用顕微鏡やルーペなどによる拡大視野のもとに行われる手術」を総称するのが適当と思われる。

2 マイクロサージャリーの対象

マイクロサージャリーは、その扱う対象や手技の相違により以下に大別できる。
1. 組織の剥離や切除を目的：
   拡大視野下に血管や神経など微細組織の剥離、腫瘍の切除などを行う microsurgical dissection
2. 細い血管の切開や吻合を目的：
   いわゆる微小血管外科 microvascular surgery
3. 末梢神経の剥離や縫合を目的：
   微小神経外科 microneurosurgery または末梢神経の微小外科 Microsurgery of peripheral nerves
4. その他：
   リンパ管の剥離や吻合を行う microlymphatic anastomoses など。

これらの手技のうち、microsurgical dissection は臨床では最も古くから用いられており、耳鼻科、脳神経外科、眼科をはじめ、手の外科などの領域で微細組織や器官の手術にマイクロサージャリーが多用されてきた。これに対し、細い血管、神経やリンパ管、ことに微細な血管の吻合（いわゆる微小血管吻合 microvascular anastomosis）は、他のマイクロサージャリーに比べてより繊細な手技を必要とし、歴史的にも比較的新しく開発された手技である。

このように、マイクロサージャリーは、すでに50年以上も臨床各科で多用され、眼科、耳鼻咽喉科、脳神経外科などは言うに及ばず、形成外科や整形外科などの幅広い領域で不可欠な手術手技の一つとなっている。

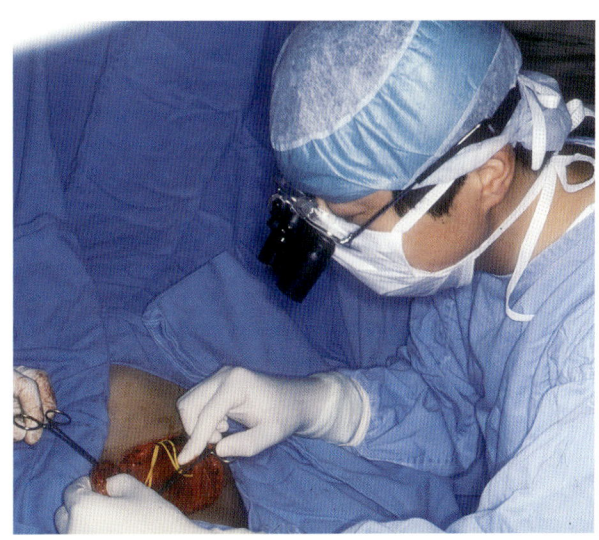

図1　手術用ルーペ下の手術

マイクロサージャリーの基本手技
基礎編

1

マイクロサージャリーの器械・器具およひ縫合材料

マイクロサージャリー、特に、微小血管外科の発達は手技の改良に負うところも大きいが、手術用顕微鏡をはじめとする光学機器の発達と、微細な手術用器具や縫合糸の開発が大きく貢献している。

1 手術用顕微鏡

単に神経や血管の剥離、あるいは直径が2〜3mmの比較的太い血管の吻合程度の操作であれば、現在の手術用ルーペを用いれば十分に可能である。また、軽便であるため、手の外科などでは好んでルーペを使う人も多い。しかし、直径が1〜2mm以下の太さの微小血管やリンパ管などを確実に吻合するには、明るい視野と倍率の変換できる手術用顕微鏡（operating microscope 以下、単に顕微鏡とする）が必要となる。

顕微鏡の進歩は著しく、各種のコンピュータ制御をもつものもあり、最近では手術ナビゲーションシステムを装着できるものもある。しかし、形成外科や手の外科では基本的な構造（OPMI-6型、Zeiss社）をもつ顕微鏡で十分に対応できる。

顕微鏡の支柱も移動式のタイプより天井から懸架できるものまでさまざまで用途により異なるが、一般的には移動型の方が汎用性に優れている。特に、1台を数科で共用する時は移動型を購入する方がよい。

1 本体と支柱

顕微鏡を使用する前に、その構造を知っておくことは手術を正確に行う上で必要である。

基本的な形の顕微鏡は観察鏡筒と照明装置などで構成される本体が、自在アームを介して懸架支柱（スタンド）に取り付けられている（図1）。本体を取り付けてある自在アームは本体と支柱を連結する部分で、アームの固定ネジをゆるめて本体を可動させる。最近では電磁ロック式になっているものが多く、手元のスイッチで自由に可動できるアームにまで進歩している。

2 観察鏡筒と顕微鏡の倍率

顕微鏡の作動距離working distanceは対物鏡の焦点距離であり、通常の再建外科における血管吻合では200〜250mmの焦点距離のある対物鏡を使うのが便利である（図2）。眼科（焦点距離が短くてよいが、高い倍率を得

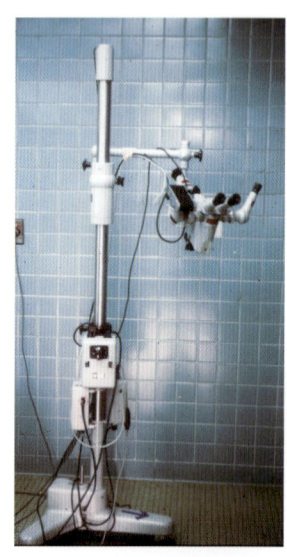

（a）基本的顕微鏡
OPMI-6型、Zeiss社
最新型（Pentero®、Zeiss社）などはさらに複雑な構造と機能をもつが、基本的な構造は同じである。

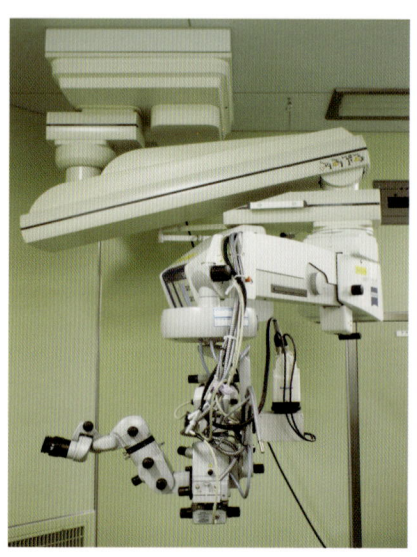

（b）天井懸架型顕微鏡
天井懸架型は移動できないので、眼科や脳外科手術など術野が固定している手術に適している。

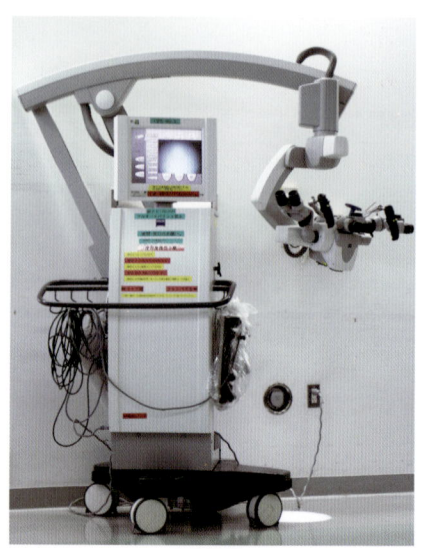

（c）移動型顕微鏡
Pentero®、Zeiss社
移動型は自由に移動できるので各科の共用に便利である。

図1　手術用顕微鏡

る必要がある）や脳外科（焦点距離が長く、深い部分に到達できる必要がある）と共用する場合には、対物レンズを交換する。ただし、最新型は焦点距離も自動的に調節できるものが多い。現在の顕微鏡のほとんどは、ズームにより対物鏡の可変倍率も自動的に変換できる。

　接眼鏡は数種類の倍率をもったものがあるが、視野の明確さの点で形成外科では12.5倍程度のものがよい。また、接眼鏡筒のタイプには直鏡筒と斜鏡筒があり、術野に対する手術者の目の位置により選択される。一般的には斜鏡筒の方が首にかかる負担が少なく疲れにくい。

　顕微鏡の倍率は接眼鏡筒の焦点距離と対物レンズの焦点距離、接眼鏡の倍率により数式的に決まるが、接眼鏡筒に内蔵されている倍率変換装置によりさらに倍率を変換できる。

$$顕微鏡の倍率 = \frac{接眼鏡筒の焦点距離}{対物鏡の焦点距離} \times 接眼鏡の倍率 \times \gamma$$

（γ：倍率変換装置の可変数値）

　したがって、接眼鏡筒の焦点距離125mm、対物レンズの焦点距離200mm、接眼鏡の倍率12.5倍で倍率変換装置の可変数値が1.6を示した時の顕微鏡の総合倍率Mは、以下となる。

$$M = \frac{125}{200} \times 12.5 \times 1.6 = 12.5$$

　通常、微小血管吻合に用いる倍率は約4～16倍程度である。最近では、40倍近くまで高倍率が得られる顕微鏡も市販されているが、対象となる血管の構造がよく見えれば、弱拡大の方が手術操作は易しい。

3 照明と付属部品

　ハロゲンやキセノンの光源を本体外部よりファイバーで誘導し、非常に明るい光源を得る方式が多い。しかし、光源があまり明るすぎると術者の目によくないし、光源が強すぎると術野が乾燥したり周辺組織に熱傷を起こす危険（kurita Mら、2008）がある、など欠点もある。

　また、誘導ファイバーが破損しやすく、高額なので取り扱いに注意する。最新のものでは、アーム内に光源のファイバーが入っているので、損傷は少ない。

　その他、本体には助手用の観察鏡筒やカメラ、ビデオなどが取り付けられる。

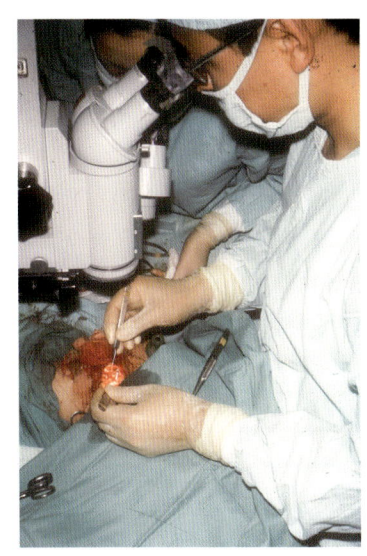

図2　手術用顕微鏡の鏡筒と作動距離
作動距離は対物鏡の焦点距離である。

4 消毒と使用法

　動物の練習では顕微鏡を消毒する必要はないが、臨床では以下の方法のいずれかで滅菌する。
- 本体をガス滅菌（ホルマリンかエチレンオキサイド）する。
- ゴムキャップを消毒しておき、術者の手の触れる所にかぶせる。
- 滅菌済みのビニールカバーで本体を包む。

　これらのうち、現在は、顕微鏡を使用する直前に滅菌済みビニールカバーで本体を包む方法が一般的になっている。顕微鏡を使用する術者は手を洗う前に、顕微鏡のライトやカメラなどの付属装置を点検しておく。特に、接眼鏡を自分の目に合わせることが大切で、正視以外の術者はディオプトリー・スケール（接眼鏡に内蔵されている）で接眼鏡のディオプトリーが合うように調節する。ディオプトリーが合っていないと正確な視野・焦点が得にくいのみならず、助手用観察鏡、カメラ、ビデオなどの焦点が術者の焦点と一致しなくなる。

2 器　具

　マイクロサージャリーの中でも微小血管外科は特にatraumaticな手技が必要となる。このため使用する器具は、先端が非常に繊細に作られている。また、使用中の手ぶれを防ぐためスプリングで開閉できるものが多い。

　原則的には、各人の好みに合った器具がよいが、以下に標準的な器具を紹介する。

1 持針器

　スプリングで開閉する眼科用持針器（Castroviejo型やBarraquer型）がモデルとなっている。大別して「止め金」（ロックまたはラチェット）の付いているものと付いていないものとがある（図3）。前者はロックを開閉する際に手ぶれが起こるとされ、文献的にはあまり推奨されていない。著者は古くからロック付き持針器を好んで使っているが、以下の理由による。
　①ロックすれば常に針を保持できるため、手術中に糸針を見失うことが少ない。
　②壁の厚い血管を刺通する時、ロックをかけて行うと力が入りやすい。
　③現在市販されている持針器はロックが精巧にできており、ロックをかけない状態でも安定して針を把持できるし、ロックの開閉に際して力がいらないので手ぶれを起こす原因にはならない。

　特にロック付き持針器の最大の利点は、縫合をしないときに針の保持ができるので、術中に針を見失うことが少ないことである。これは特に、顔面や頭頸部のような出血の多い部位では非常に重要である。これに対し、ロックのない持針器を推奨する人は、切断指再接着など出血が少なく、吻合する血管が細い部位でマイクロサージャリーを始めた人に多い。ロック付き持針器の欠点としては、縫合糸の結紮の際に鑷子を使う必要があることであろう。

　また、鑷子で針を把持し縫合する方法を推奨する人もあるが、出血の多い部位での10-0など極小針の確保は難しい。

> 近年では手術中の針糸のリスク管理が厳しくなっており、裸眼では見えないような針を術中に見失うと探すのに苦労する。頭頸部や顔面ではロック付き持針器で針を保持した方が安全である。

　なお、持針器の先端は直のものとやや彎曲しているものがあり好みで選択する。著者は軽く彎曲しているタイプを使っている。

2 鑷子

　スイスの時計修理工などが使っている先端が極めて繊細に作られた、いわゆる時計修理用鑷子jeweler's forcepsが原型となっている。したがって現在でもスイスの代表的なメーカーであるDumont社の製品型番号がマイクロサージャリー用鑷子（上質ステンレス製）の番号に使われている。

　Dumont社の鑷子には0番から7番まであり、番数が多くなるにつれ先端が細くなっている。ただし、6番と7番は先端が彎曲した鑷子である（図4）。通常の微小血管吻合には5番の鑷子が使いやすい。鑷子は必ず2本を一対として用意するが、5番の鑷子は先端が特に繊細に作られているので破損しやすい。

> ● 鑷子はマイクロサージャリー用器具の中では最も安いものなので、臨床では数本を予備として用意しておいた方がよい。
> ● 破損した鑷子は、先端を油砥石で削ると動物実験に再利用できる。

　5番鑷子は血管吻合以外にも広く使えるが、剥離操作などには先端が太くて丈夫な2番鑷子が長持ちするし、細い神経縫合などでは、持針器として使用することもできる。また、先端の彎曲した5aタイプは血管内腔に挿入しやすいので、血管壁に針を刺通する際のカウンタープレッサーに好んで使う人もある。

3 剪刀

　スプリングで開閉する剪刀を使う。脳外科などで用いるBayonet型は力が伝わりにくく使い難いので、柄が

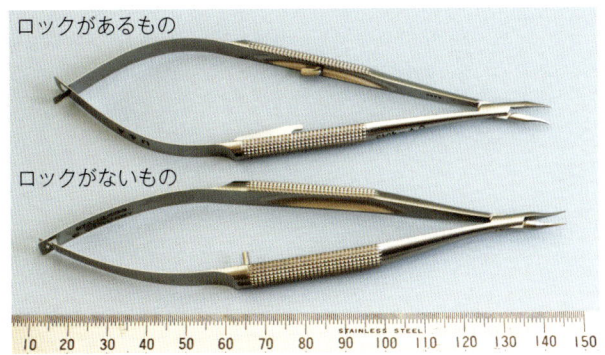

図3 マイクロサージャリー用 持針器
ロックのあるものとないものがある。

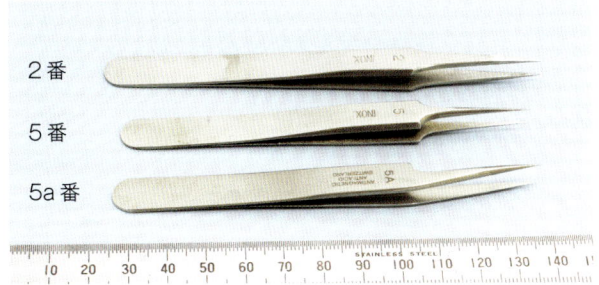

図4 マイクロサージャリー用 鑷子
時計修理用Dumont社鑷子を原型としている。先端が彎曲したタイプまで7タイプほどあるが、通常の微小血管吻合には5番（時に5aタイプ）が使いやすい。5番と2番が一対あればよいが、先端が傷みやすいので、交換用のものが必要である。

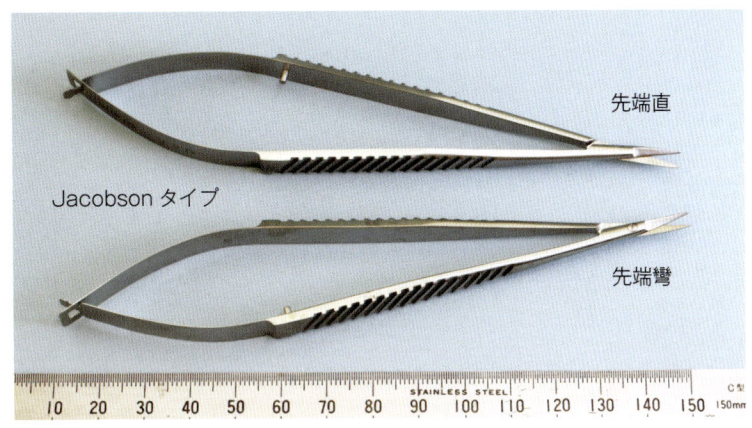

図5 マイクロサージャリー用 剪刀
著者はJacobsonタイプを好んで用いている。先端が直と彎剪刀がある。眼科用（Barraquerタイプ）でもよいが、柄がやや短い。

まっすぐなものがよい。著者はJacobsonタイプを好んで使っている。よく切れる先端の細い剪刀で、先端が彎曲している彎剪刀とまっすぐな直剪刀を用意する。ただし、剪刀は高価なのでどちらか1本でもよいであろう（図5）。

4 血管鉗子（マイクロクリップ）

■ マイクロクリップ

現在では、外径1～2mm前後の微小血管外科用に各種のマイクロクリップが開発されている。著者は臨床用にはAcland clip（S＆T社）を用いることが多い。このクリップは動脈用、静脈用とバネ圧が調整されており、1mm程度の血管でも内膜の圧挫の危険性は少ない。しかし、比較的高価なため、動物実験ではもっぱらプラスチック製ディスポーザブルクリップ（ベアー社、ケイセイ医科工業社、S＆T社など）を用いている（図6）。

■ 脳動脈瘤用クリップ

通常の血管外科で使うブルドッグ鉗子などは、バネ圧が強すぎて内膜を圧挫損傷する可能性がある。Scoville、Heifetz、Mayfieldなど脳神経外科で用いる脳動脈瘤用クリップを流用してもよいが、バネ圧が強いのが問題である。

■ ディスポーザブルクリップ

臨床的にも有用であるが、バネ圧が弱いので数回使用するとバネの力がなくなってしまう。原則的には、あくまで単回使用のディスポーザブルである。また、本品は軽いので、太めの血管を反転する（後面の縫合のため、など）のが難しい時がある。

以上のようなバネ式のクリップは、血管への圧力の調節ができないのが欠点である。

このため、マイクロサージャリーが始まった頃、O'Brienらや生田らはネジで圧力を調節できる鉗子を考案したが、扱い方がやや複雑であり一般化されなかった。

■ 二連クリップ double clip

　血管を吻合する時、離れた両方の断端を引き寄せて固定すると吻合が易しくなる。このために各種のダブルクリップが考案されているが、多くは扱い方が複雑で、やや大型になるため血管の位置が深くなると使いにくくなる。一般的にはAcland clipやディスポーザブルのダブルクリップが使いやすい（図7）。

　一方、ダブルクリップの欠点は、吻合中に血管を反転しにくいことがある、血管に加わる緊張やねじれを見逃すことがある、などであろう。

初心者が動物で練習する際にはディスポーザブルのダブルクリップが大変便利である。

5 その他

　以上は、微小血管外科に必要な基本的器具であるが、さらに以下のものなどがあれば十分である。
- 血管剝離用モスキート鉗子
- 消毒・保管用器具ケース（ラック）（図8、図9）
- バイポーラ凝固器

　なお、顕微鏡下の末梢神経の神経束縫合やリンパ管静脈吻合などは、すべて微小血管外科の器具が流用できる。

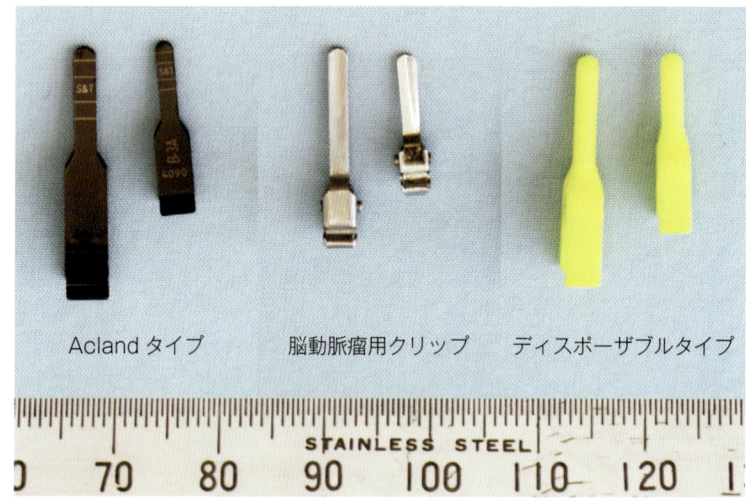

図6　マイクロサージャリー用　血管クリップ
Aclandタイプ（大、小）は、臨床で最も多く使われている。Heifetz脳動脈瘤用クリップ（大、小）は、ややバネ圧が高いのが欠点であるが、太めの動脈（外径2〜3mm）には有用である。ディスポーザブルクリップ（大、小）は安価なので動物実験などに使いやすい。バネ圧がやや弱いが、臨床でも有用である（ただし、軽いため、反転しにくいことがある）。

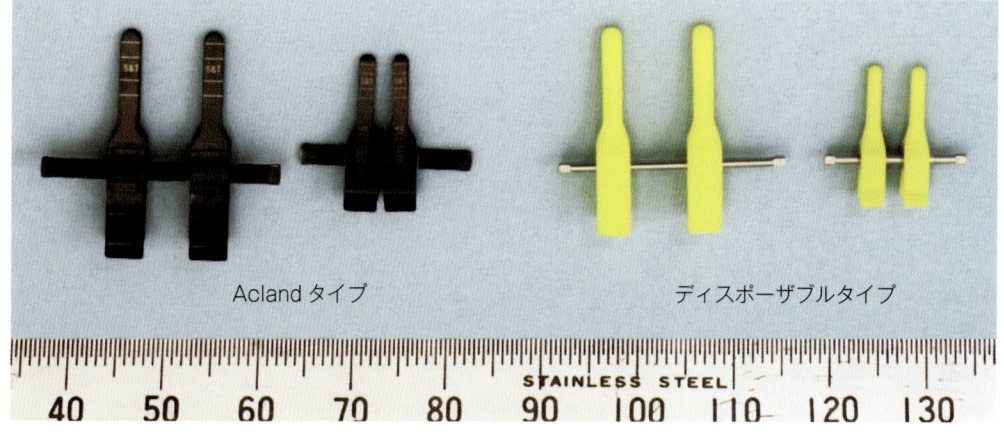

図7　二連クリップ（double clip）

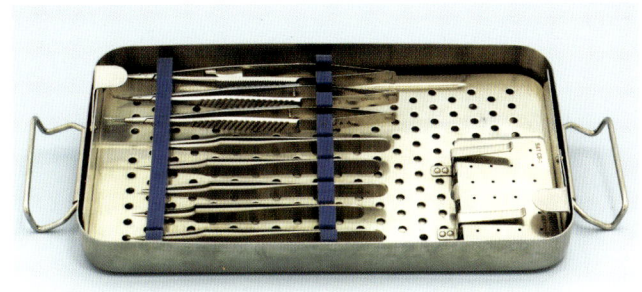

図8　マイクロサージャリー用　器具ラック
専用ラックは、このまま消毒が可能で、繊細な器具の保護にも安心できる。高価なのが難点であろう。

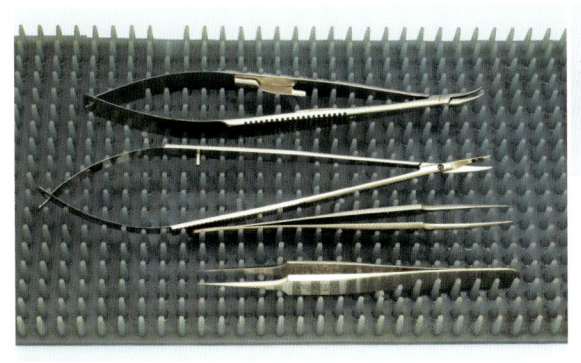
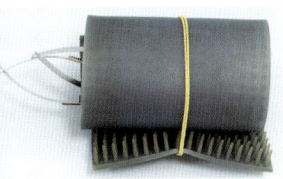

図9　軽便ラック
実験室などではビニール製の保護用具を使ってもよい。使用時以外には巻いて器具を保護できる。

3　縫合糸

　組織反応が少ない、扱いやすい、十分な抗張力をもっているなどの点で、ナイロン糸（monofilament nylon）が優れている。微小血管吻合には通常8-0～10-0ナイロン糸を用いるが、吻合血管に適した太さの縫合糸を選択する。縫合糸の号数と太さは8-0で38～51μm、9-0で25～38μm、10-0で13～25μm（米国薬局方規格）程度であるが製造会社によるばらつきが大きい。糸の長さは15～25cmであるが、長い方が自由に使える（短く切ってもよい）ので、著者らは好んでいる。特に、後述するロック付き持針器を使う場合には、縫合糸は20cm程度あった方が使いやすい。針は太さが10-0ナイロン糸で70～100μm、長さが4mm程度で、弱彎針（3/8circle）と強彎針（1/2circle）がある。

　縫合糸選択の一般的な目安としては以下が適当であろう。

　　外径　3mm以上の血管　　8-0
　　　　　2～3mmの血管　　　9-0
　　　　　2mm以下の血管　　 10-0

　臨床的には9-0と10-0ナイロン糸があれば十分であるが、0.7mm以下の超微小血管、細い神経やリンパ管を縫合するには11-0や12-0ナイロン糸などが必要である。

> 動物実験では吻合する血管は1mm程度なので10-0ナイロン糸を使うが、練習のためだけなら未滅菌パックのものが少し安く手に入る。

マイクロサージャリーの基本手技
基礎編

2

マイクロサージャリーへの入門

マイクロサージャリーは拡大視野下の手術のため、通常に比べ視野の大きさや遠近感が著しく異なる。
また、普通では気にならない手のふるえやぶれが大きく増幅されるため、まず、手術用顕微鏡の扱いに慣れるとともに拡大視野下での手の動きを練習する必要がある。

1 顕微鏡のセットアップ

練習中は顕微鏡を消毒する必要はない。顕微鏡の対物レンズの焦点距離を200〜250mm、接眼鏡の倍率を12.5倍程度にセットして練習しておくと臨床的にもよく適合する。

動物の手術台は、通常の事務机と椅子で十分であるが、操作中に動かないように脚がしっかりしたものを選ぶ。顕微鏡は机の脇にセットアップするが、アームをいっぱいに伸ばした位置では本体が不安定となる（図1）。

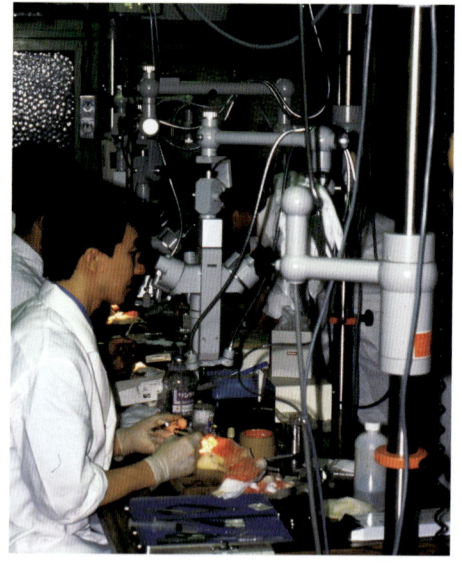

図1　顕微鏡のセットアップ
アームに余裕をもたせる。実験室での練習風景
（1990年代の東大形成外科研究室にて）

2 手の固定

顕微鏡下の「手のふるえ」を止めることがマイクロサージャリーの第一歩である。これには、手関節と肘関節にいたる前腕部を手術台上（実験室では机上）に固定する。特製の手支持台を考案している人もあるが、手術布をたたんで使うことにより簡単に固定が得られる（図2）。最近は手術布の多くが薄いディスポーザブルのため、臨床的には布製のものを消毒してもらうとよい。動物練習では机の上にタオルを置くだけで十分である。

> 最も大切なことは、手関節の固定だけではなく、肘関節近くまで前腕を広く固定することで、慣れない時期では肘が浮いていると手のふるえの原因となる（図3）。

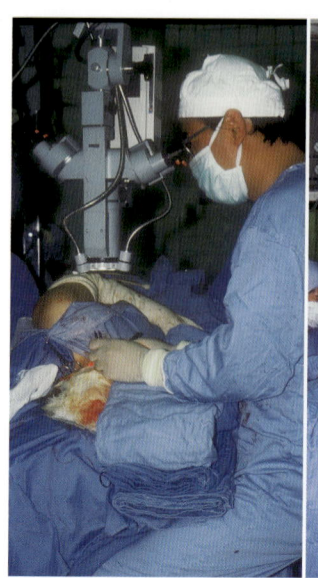 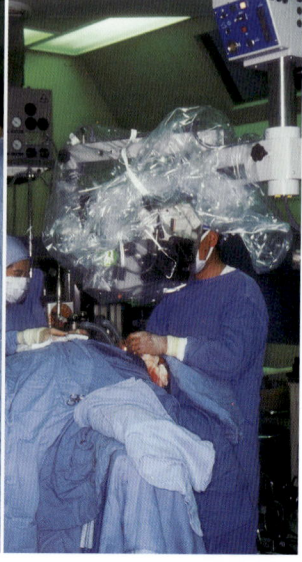

臨床的には手術布をたたんで固定するのが簡単である。

前腕から手関節まで固定すれば、立位でも手術できる。

図2　手の固定

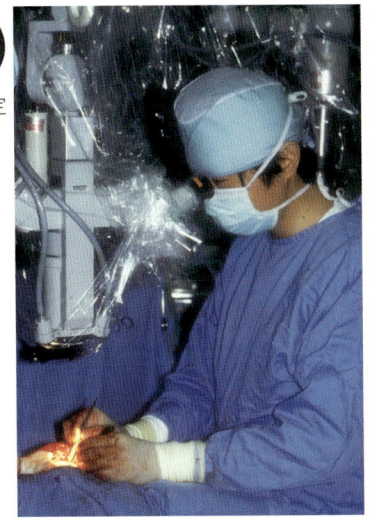
○ 良い固定
前腕と手関節まで固定する。

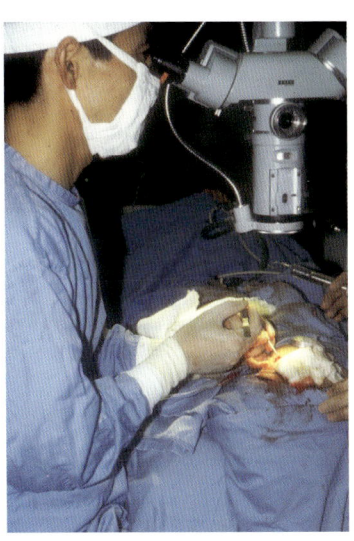
× 悪い固定
前腕と肘が浮いていると不安定で、手のふるえの原因となる。

図3　臨床における手の固定

3 縫合練習1：器具結紮

　顕微鏡下での縫合糸の結紮は、鑷子か持針器による器械結び（インスツルメンタル・タイ instrumental tie）が必要となる。形成外科医のように普段よりこの方法の縫合結紮に慣れている人はよいが、そうでない場合には、まず裸眼（顕微鏡を使わない）でこの方法による結紮を練習する。実際には、形成外科用の小型の鑷子2本を左右の示指と母指でペンホルダー式に把持し、5-0ナイロン糸を使ってスポンジ板（裏に糊のついたものを机に貼るとよい）などを縫合して結紮の練習をする。結紮は square knot（真結び）が基本である（後述）。

　ついで、顕微鏡下において、以下に述べる順序で縫合の練習をする。

4 縫合練習2：ラバーやシリコーンチューブによる練習

1 基本セット

　マイクロサージャリー用剪刀1本、持針器1本、5番鑷子2本、8-0ナイロン糸、10-0ナイロン糸のほか、コルク板（30×30cm大程度。工芸用道具店などで簡単に入手できる）、安全ピン（または虫ピン）、手術用手袋などを用意する。ラバーは、手術用手袋や風船を切ってもよく、シリコーンチューブは、1mm程度の医療用ソフト・チューブ（ファイコン®・チューブ、富士システムズ社など）を流用できる（図4）。

2 顕微鏡下操作の基本練習

■ ラバー片の固定
　練習机の脇に顕微鏡をセットしておく。机に置いたコルク板上に5cm角程度のラバー片を安全ピンで固定する。ラバー片はたるまないように適当な緊張を加えるが、引っぱりすぎてはよくない。

■ ラバーの切開
　顕微鏡を弱拡大にセットしラバーに焦点をあてる。メス（安全かみそりでよい）またはマイクロサージャリー用剪刀でラバーに1cm程度の縦切開を入れる。両手に鑷子を持ちラバーの切開部を自由につかむ練習をする。

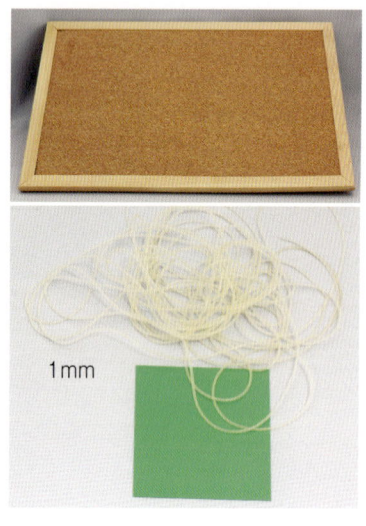

図4 動物固定用のコルク板、
　　　ラバー、シリコーンチューブ

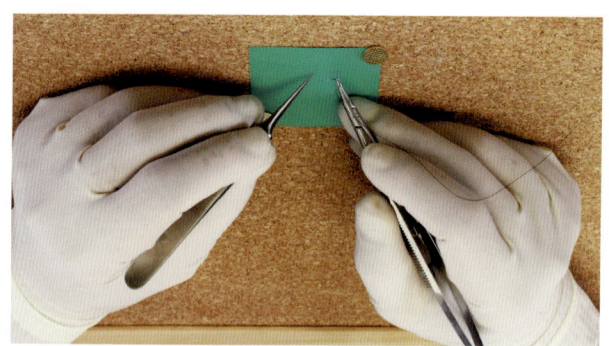

図5　器具の持ち方
基本的にはペンホルダー式に把持する。できるだけ、先端近くを持った方が手ぶれが少ない。

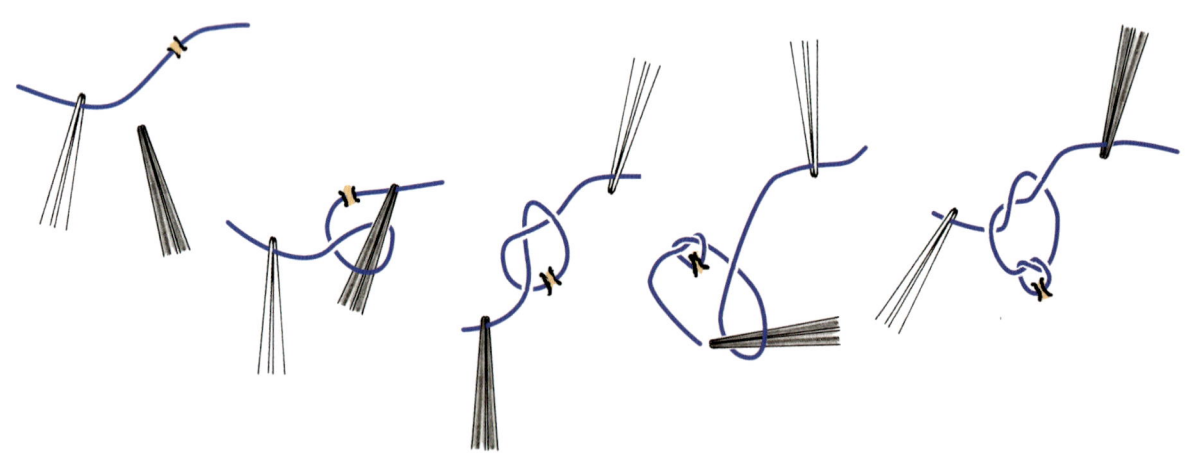

図6　顕微鏡下のインスツルメンタル・タイの方法
２本の５番鑷子を使って顕微鏡下の器械縫合を反復練習する。

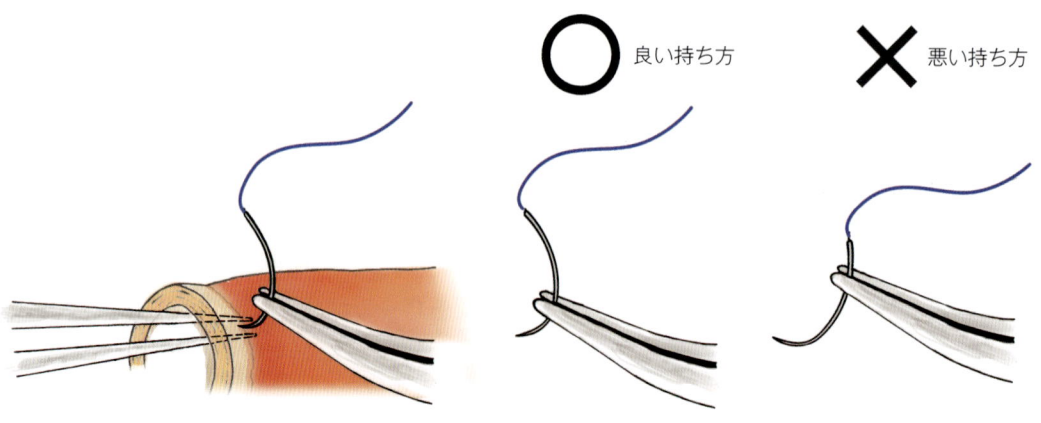

図7　持針器による針の持ち方
針のやや先端寄りを把持するとコントロールしやすい。

14　基礎編　2章　マイクロサージャリーへの入門

最初は弱拡大（3〜5倍程度）で練習し、次第にフットスイッチなどで倍率を上げて練習する。この時、術者は顕微鏡の視野から目を離さないで鑷子や持針器、剪刀を自由に持ち替えて視野内に出し入れできるように訓練することが大切である。

■ 器具のハンドリング

鑷子、持針器、剪刀などはすべてペンホルダー式に把持するが、中指で器具を支え示指と母指でスプリングを開閉する（図5）。

> 器具は中ほどより先端に近い部分を把持すると手ぶれが少ない。さらに中指の指先と環指、小指を術野の付近に固定すると手ぶれが防げる。器具は示指と母指で先端を自由に扱えるようにする。

3 縫合練習の開始

顕微鏡下に器具が自由に扱えるようになれば縫合の練習に移る。以下は、「右利き」の術者の手順である。

準 備

先に切開したラバーの部分を術者の縦方向に向けて顕微鏡の中央に置き、弱拡大で焦点を合わせておく。縫合・結紮自体は先に練習したインスツルメンタル・タイで行う（図6）。

■ 縫合糸について

最初から10-0の縫合糸を使ってもよいが、途中で切れたりしやすく、結び目の方向も確認しにくいので、最初は8-0ナイロン糸あるいは9-0ナイロン糸を使う方がよい。縫合糸のパックを開き縫合糸を取り出すが、乱暴に引っぱると糸が切れたり、縮れたりして使えなくなるので注意する。

> 右手に持った持針器で針を把持し、糸を巻いてあるプレートから丁寧に糸を外すようにするとよい。

■ 針と持針器の関係

縫合糸パックより取り出した縫合糸は、顕微鏡下で針を持針器の先端に把持し直す。把持される針の位置は縫合をうまく行ううえで重要なポイントである。著者は弱彎針（3/8circle）を好んで使っているが、針の彎曲の中央部よりやや先端に近い部分を把持するようにしている（図7）。

> ● 針の根元に近い部分を把持すると、針先のコントロールがつきにくく、血管壁に正確に刺通できなかったり、針先を曲げてしまったりしやすい。

> ● また、針は持針器の先端近くで把持すると細い血管の縫合がしやすい。

右手に針を把持した持針器、左手に鑷子を持ち縫合の練習を開始するが、第1章で述べたように持針器の種類により縫合法が異なる。

ロック無し持針器での縫合

著者はあまり推奨していないが、この方法を使っている人も多い。なお、持針器の代わりに鑷子を使う人もある（この場合、持針器の代わりとなる鑷子はDumont 2番など太めのものがよい）。著者も、外径が0.8mm以下のように極めて細い血管や神経の縫合には、2本の5番鑷子を用いることが多い。

①糸を取り出し把持する

縫合糸パックを開き、糸を取り出す。針を右手に持った持針器の先端で軽く把持するが、持針器をゆるめると針が落ちて見失うので注意する（鑷子の場合も同様である）。ロック無し持針器の大きな欠点である。

②表面から裏面へ針を刺入する

顕微鏡下に針を把持する位置を整えて、ラバーの切開部の右側縁で0.2〜0.3mm外側の表面より裏面に向けて針を刺入する。針はできるだけラバーに垂直に刺入する。このためにも、針は彎曲の中ほどからやや先端側を把持する方がよい。

> この時、左手の5番鑷子の先端をやや開き、右切開縁より裏面に差し込んでやや開いた鑷子の先端でラバー縁を軽く押し上げ、先端の間を針が通るようにする（カウンタープレッサーという）（図8）。

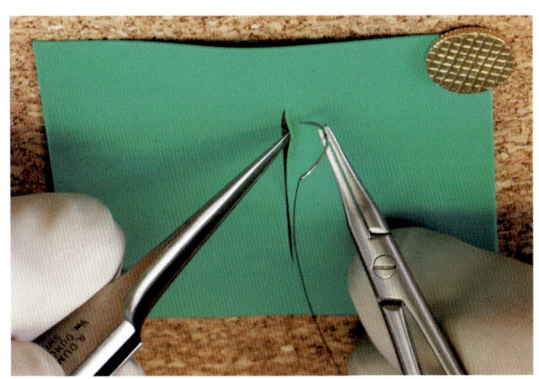

図8 針を刺入する
左手に持った5番鑷子の先端をカウンタープレッサーにし、鑷子の先端間を針が通るようにする。微小血管吻合の基本的動作である（写真でわかりやすいように以下の手順も5-0ナイロン糸を用いて説明する）。

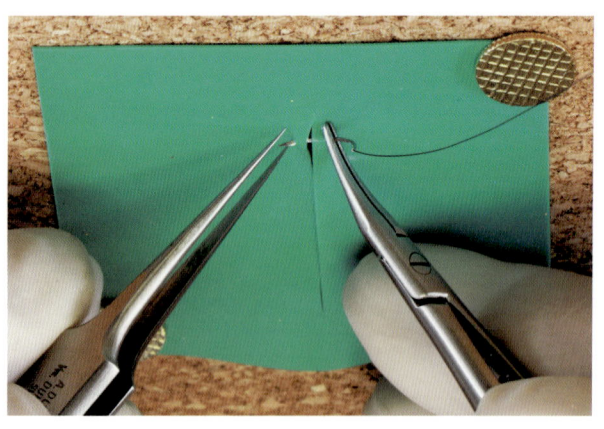

図 9　裏面から表面へ針を通す
対側の裏面より表面に向けて針を刺通するが、この時は、ラバー表面を鑷子で押さえるようにする（ここでは左右端を同時に刺通している）。

③**針を引き抜く**
　裏面に出た針はカウンタープレッサーにした左手の鑷子でそのまま把持し、針の彎曲に沿ってゆっくりと引き抜く。

④**裏面から表面へ針を通す**
　引き抜いた針は持針器で把持し直し、左縁の同じ部位の裏面から表面に向かって針を通す。

> この時、左手の鑷子を軽く開きラバーの表面を押さえカウンタープレッサーとし、鑷子の間を針が通るようにする。表面に出た針はそのまま鑷子で引き抜き、持針器で把持する（図9）。

⑤**持針器を引く**
　糸の末端が視野内に来るまでゆっくりと持針器を引っぱる。

> 急いで引っぱると糸端が抜けることがあるので、カウンタープレッサーにした鑷子の間をゆっくりと引き抜き、糸の末端が見えたら鑷子で糸端をつかむ。

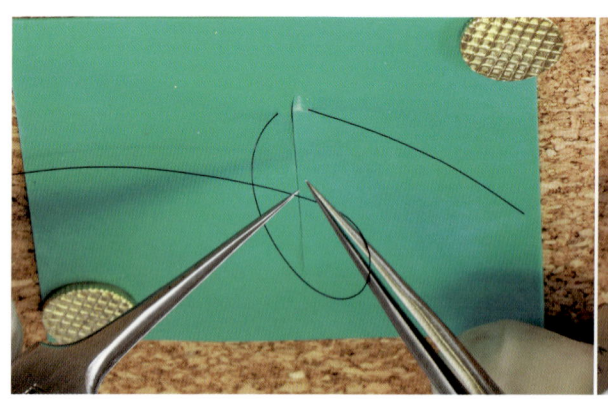

（a）最初の結紮：持針器を鑷子に持ち替え、2本の鑷子（あるいは鑷子と持針器）で結紮を行う。

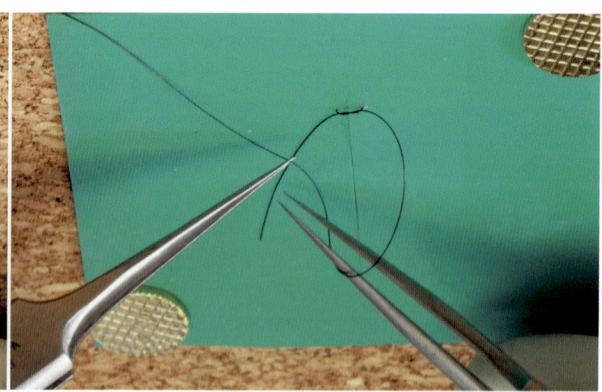

（b）2度目の結紮

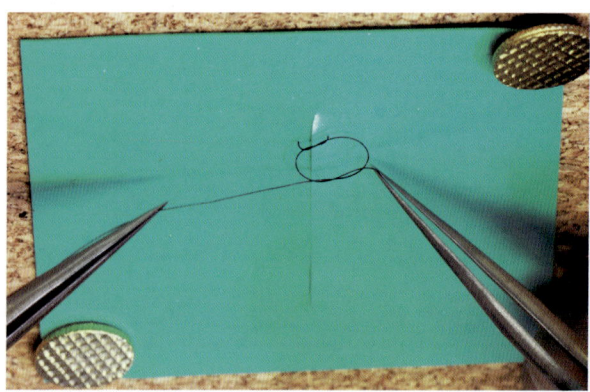

（c）縫合終了時、結紮糸は縫合線と直角方向になる。

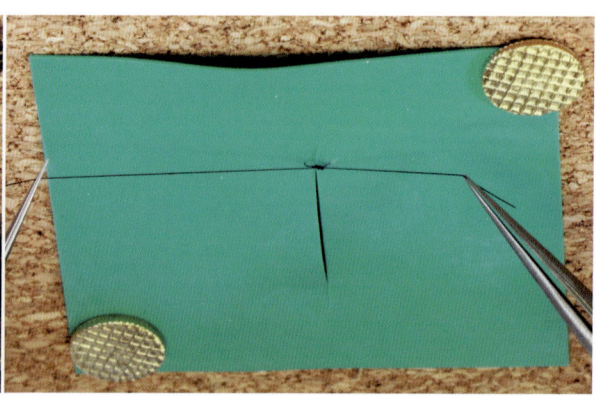

（d）結紮した糸は縫合線と直交するように結ぶ。

図 10　結紮
顕微鏡下の器械結紮（instrumental tie）。Square knot（真結び）が基本である。

⑥糸を結紮する

針を所定の位置（後述）に保管し、持針器を鑷子に持ち替えて糸を結紮する（図10-a）。慣れれば持針器と鑷子で結紮できるので時間を短縮できる。

⑦結紮を繰り返す

結紮は3回行う人が多いが、緊張がない場合には2回でも十分である（図10-b、c）。ただし、必ずsquare knotとし、糸端が縫合線と直角になるようにする（図10-d）。「縦結び」になると糸端が縫合線と水平になるので次の結紮に巻き込まれ、糸端が血管内腔に出てしまう危険がある。

なお、両端に緊張がある場合には「外科結紮」を使うが、過度の緊張下の血管吻合は血栓の原因となるので避ける。

> 著者は最初の結紮を外科結紮とし、2回の結紮で済ませているが解けたことはなく、square knotを作りやすいので推奨する。また、血管吻合はできるだけ緊張のない状態で行うのがよいので、通常は単純2回結紮でも十分である。

⑧糸を切る

ラバーの1カ所を縫合し終わったら、剪刀で糸の端を0.2mm程度残して切り、同じ手順で次の縫合へ移る（図11）。縫合は納得がいくまで何回でも練習する。

■ 針の確保について

ロック無し持針器を使った場合に問題となるのは、縫合操作中の針の保持と確保である。ロックで針を保持できないため、術野で針を見失う危険がある。これを防ぐためには、次の方法のいずれかで針を確保しておく必要がある。

- 血管壁（あるいは神経など）を刺通した針は視野外へ引っぱり、針を離した持針器と鑷子で結紮を行う。結紮後、切った糸の針側の断端を引っぱれば針は自動的に視野内に戻ってくる。この針を持針器で把持して次の縫合に移る。途中で糸が引っかかるとうまくいかないので、あまり長い糸（10cm以上）は使わない方がよい。

> この方法は、神経やリンパ管など特に微細な組織の縫合に適している。場合によっては、2本の5番鑷子で操作するが、糸は短くしておいた方がやりやすい。

- 血管壁を刺通した針は顕微鏡の視野内の組織に刺して確保する。あるいは、面倒であるが特製の針置きを作っておく。

> ただし、いずれの方法も頭頸部など出血が多い術野では針を見失う危険があるので、著者は以下のロック付き持針器を推奨する。

ロック付き持針器での縫合

血管壁への針の刺入など、血管縫合の基本手技はロック無し持針器の場合と同様であるが、以下の手順が異なる。

①糸を取り出し把持する

縫合糸パックより糸を取り出す時、針は持針器のロックを掛けて保持する。糸は持針器や手に絡まないように注意する。

②持針器と鑷子をセットする

右手に縫合針を把持した持針器、左手に鑷子をペンホルダーで持ち、顕微鏡下の縫合部へセットする。

③ロックをはずす

顕微鏡の視野内で持針器のロックをはずし、正しく針を把持し直す。この時、持針器は軽くペンホルダー式に持ち、ロックが掛からないようにする。

> 縫合操作時には、持針器のロックを掛けないように、軽く針をはさむようにするのがコツである。

④針を刺入する

ラバーの縫合練習では、切開部の右側縁に針を刺入し、裏面に出た針は左手の鑷子で把持し引き抜いた後、針を持針器で軽く持ち直す。

> この時、ロックが掛からない程度に針を軽く把持する。

そして、ロックを掛けない状態でラバーの左側縁に針を刺入する。

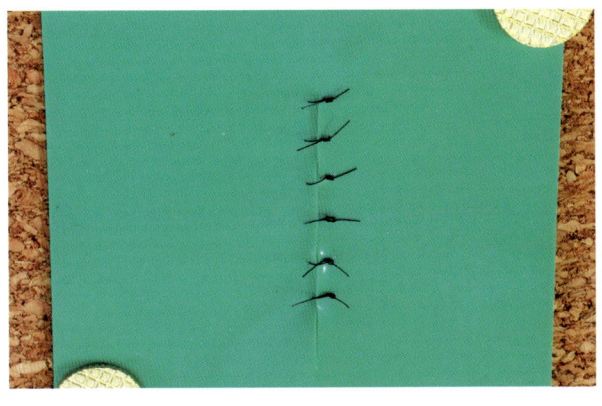

図11　ラバー縫合の終了
できる限り縫合が等間隔で行われるようにする。

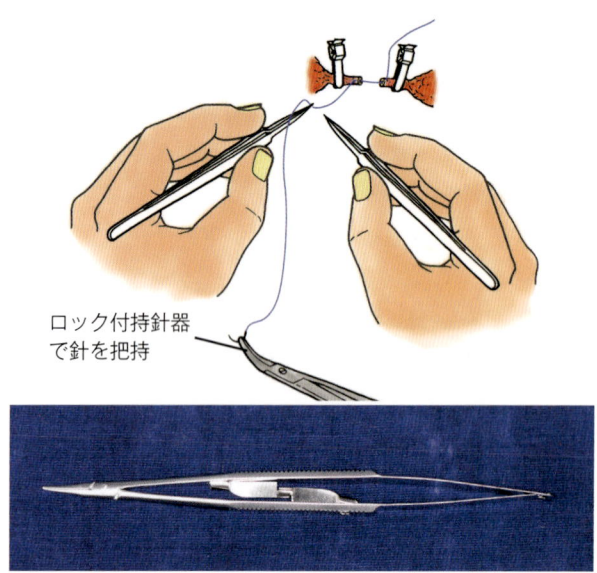

図12　ロック付き持針器による縫合と糸の結紮
結紮は5番鑷子2本で行う。

⑤針を引き抜き、持針器で把持しロックして引く

左側縁の裏面より表面に向けて針を通し、表面に出た針は鑷子で引き抜く。そして、持針器で針を把持しロックを掛けて、糸の末端が視野内に来るまで手元の方向にゆっくり引っぱる。

⑥糸を結紮する

針をロックした持針器を手元に置き、持針器を5番鑷子に持ち替えて糸を結紮する（図12）。

> 持針器を置く場所は縫合糸の長さにもよるが、視野外の胸の前あたりに手術布で平らな台を作っておくとよい。

⑦糸を切る

糸の結紮は持針器を鑷子に持ち替えて行う。結紮した糸は剪刀で適当な長さに切り、再び右手に持針器を持ちロックをはずし、針の位置を整えてから、ロックを掛けないで次の縫合を開始する。

この方法は一見面倒なようであるが、手術中に縫合糸を見失うことがほとんどないため、著者らは臨床で好んで用いており、ぜひ習得を奨める。特に、最近のようにリスク管理が厳しくなると、たとえ人体にまったく無害の100μm程度の針でも、術中に見失ったままにはできないので、頭頸部のような出血の多い部位での針糸の確保は絶対に必要となる。ただし、この方法ではロック無し持針器の場合と異なり、糸は長い方（15cm以上）が

よい。

> ロック付き、ロック無し持針器にはそれぞれ利点・欠点があり、術者の好みにより慣れた方を使うのがよい。ただし、針を見失うのはロック無し持針器の方が多いので、出血の多い頭頸部や顔面の血管吻合では、あまり奨められない。

4 シリコーンチューブによる縫合の基本練習

動物で血管吻合の練習を始める前に、シリコーンチューブを使った縫合練習をしておくとよい。なお、以下はロック付きの持針器を使って練習する場合で、ロック無し持針器を使ってもよい（前項を参照のこと）。

■ 準　備

■ シリコーンチューブについて

外径1mm程度の軟らかいシリコーンチューブ（ファイコン®、富士システムズ社）を使うが、最近は、微小血管吻合練習用の特殊なチューブ（EXSURG®、メディカルU&A社）が市販されており、より自然な血管壁の感触があるので推奨できる（図13）。

以下、チューブ（EXSURG®）を使った練習法である。

■ 糸について

縫合糸は10-0ナイロン糸を使うが、それ以上のサイズであれば8-0、9-0ナイロン糸でよい。

■ セッティング

チューブをコルク板上に粘着テープなどで固定し、倍率3〜5倍の顕微鏡下に剪刀で横断する。チューブの両断端をできるだけ近づけておくと吻合しやすい。縫合の練習は先にラバーで練習した手技を基本にするが、血管の端々吻合を想定してチューブの全周を縫合する。

■ 練習の開始

①支持糸を掛ける

まず、術者より最も反対側のチューブ両端に最初の支持糸を掛ける。この時、左手に把持した鑷子の先端をチューブ右断端の内腔に挿入し、カウンタープレッサーとして針を挿入する（図14）。

> ●針はできるだけ外壁に垂直かつ全層に刺通することが大切である。
> ●針の刺入点（いわゆるbite）は、壁の厚さの2倍程度を目安とするが、1mmのチューブでは0.2mm程度でよい（図15）。

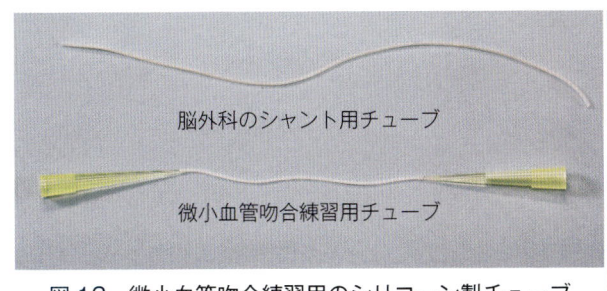
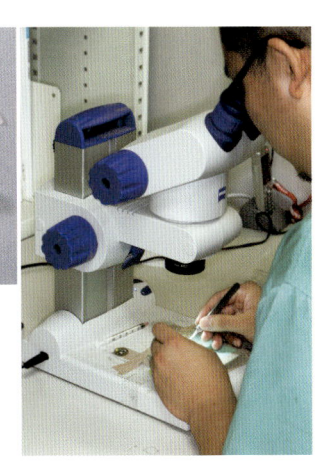

図13　微小血管吻合練習用のシリコーン製チューブ

▲微小血管吻合練習用チューブ（EXSURG®、メディカルU&A社）：感触が微小動脈に似ているので、練習によい。
▶実体顕微鏡下でEXSURG®を使っての練習。時間の空いた時など実験室以外の机上で簡単に練習できるのがよい。

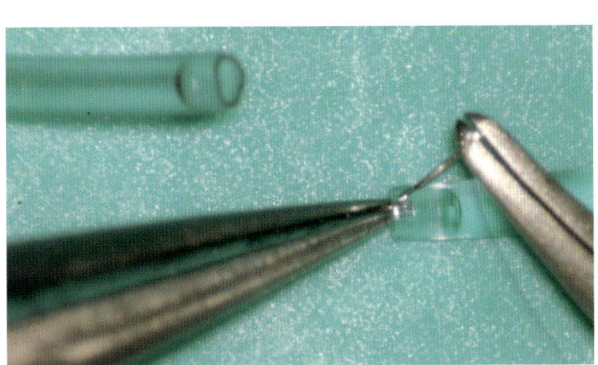
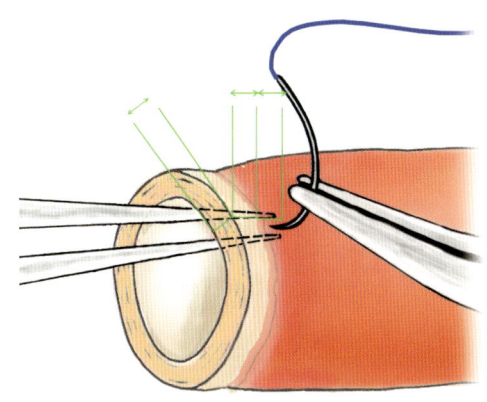

図14　支持糸を掛ける
最初の支持糸は術者の対側の位置に掛ける。左手に持った5番鑷子をカウンタープレッサーとして、チューブ右壁の全層をできるだけ垂直に刺通する。

図15　針の刺入点（いわゆるbite）と角度
Biteは血管壁の2倍程度、できるだけ血管壁に垂直かつ内膜まで全層に刺通する。

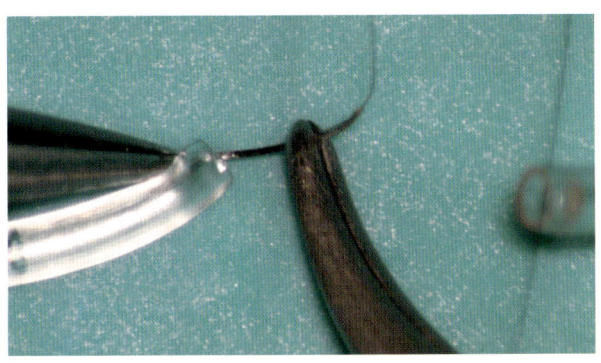

図16　内腔より外側に刺通する
左壁を内側から外側に全層を刺通する。

②内腔より外側に刺通する

　ラバーの場合と同様に、持針器で針を把持しチューブ左断端内腔より外側に刺通する。この時も、カウンタープレッサーとした鑷子の間に針が出るようにする（図16）。外側壁に出た針先はカウンタープレッサーとした鑷子でゆっくり引き抜き、持針器で把持し直しロックを掛ける。そして、持針器を術者の手元近くに引っぱると縫合糸の端が視野内に来るので、左手に持っていた鑷子で端をつかみ、持針器を手元に置く。

> この一連の動作で重要なことは、顕微鏡から目を離さないことと、持針器を手元に置くまで両手に持った持針器と鑷子を離さないことである。

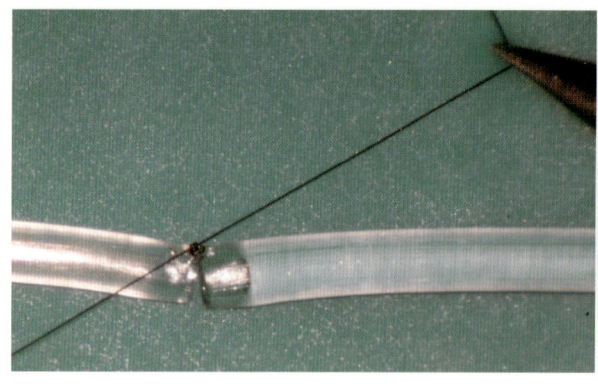 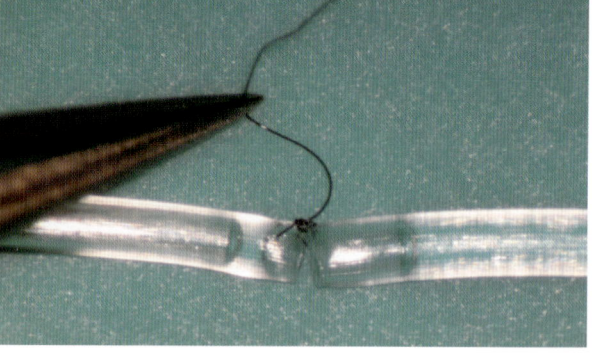

（a）2本の鑷子で縫合糸を結紮する。　　　　　　　　　（b）糸の片方を残して第1支持糸とする。

図17　第1支持糸を作る

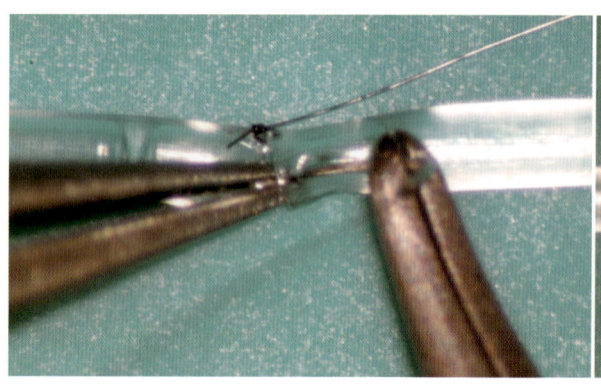 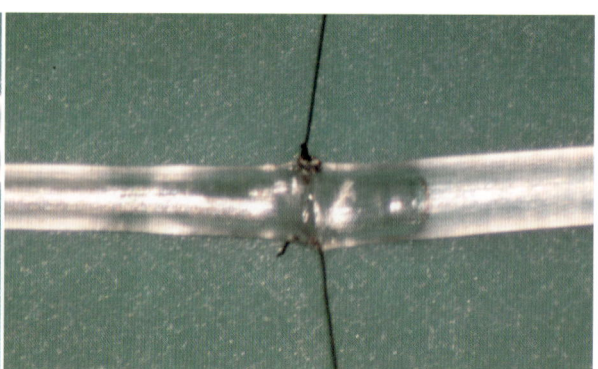

（a）第1支持糸の約180°対側（術者側）に第2の支持糸を同様にして掛ける。　　　　　　　　　　　　　　（b）2本の支持糸を作る。

図18　180°離れた側に第2支持糸を作る

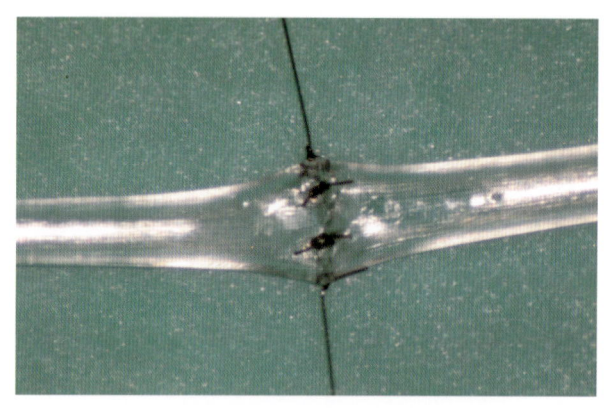

図19　2本の支持糸間の前壁を結節縫合する
　　　支持糸間の前壁を2～3針縫合する。

③第1支持糸を作る

　結紮は左右に把持した鑷子で行う（**図17-a**）。結紮の強さはシリコーンチューブと血管では当然異なり、チューブの場合はやや強く締めないとゆるむ。支持糸は3回結紮するが、外科結紮を使えば2回でもゆるまない。支持糸は一端を1～2cm程度残して切り第1支持糸とする（**図17-b**）。

④180°離れた術者側に第2支持糸を作る

　ついで約180°離れた術者側の断端に同様の順序で支持糸を掛け、一端を1～2cm残して切る（**図18**）。

⑤2本の支持糸間の前壁を縫合する

　最初に、中央に1針縫合糸を掛け、ついで支持糸との間を縫合する人が多い。しかし、最初に中央を縫合すると支持糸と中央糸の間が狭くなり縫合が難しくなることがある。これを避けるには、中央に掛けた縫合糸を結紮せず（un-tied suture）やや長く残しておき、術者より対側にある支持糸と中央の縫合糸との間の縫合（1～2本、必要なだけ）を行い結紮する（後述）。ついで術者

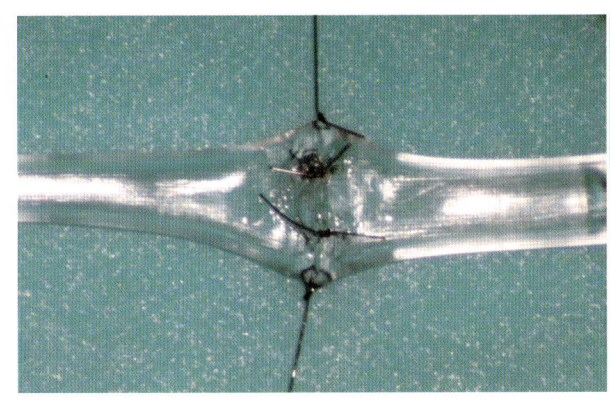

(a) 180°反転して、後壁を結節縫合する。 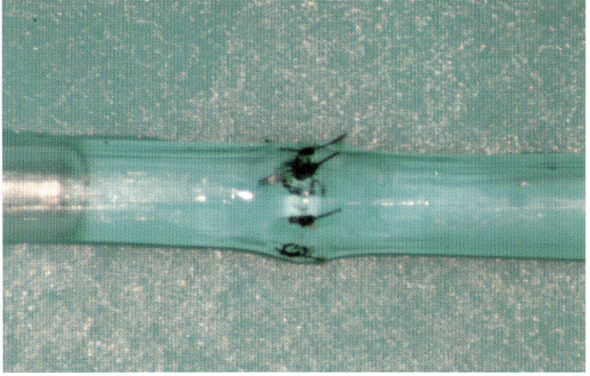　　　　(b) 吻合が完成した状態。縫合はできる限り等間隔で行う。

図20　後壁を縫合する

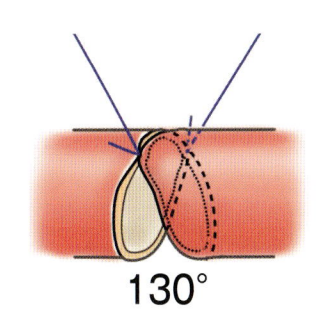

(a) Cobbettのeccentric biangulation法　　130°

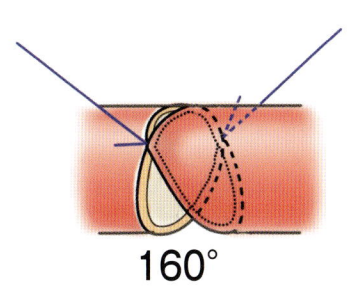

(b) 通常の支持糸の位置　160°
動脈吻合ではほとんどの支持糸が
やや前面に掛かる。

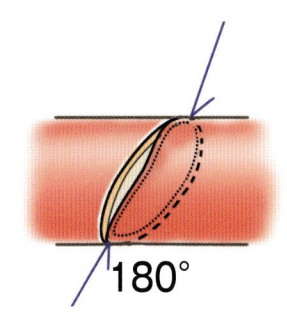

(c) 約180°離れた支持糸　180°
静脈吻合では血管壁が薄いので約
180°離れた2点に支持糸が掛かる。

図21　支持糸の位置関係

側の支持糸と中央の縫合糸との間の縫合（1〜2本、必要なだけ）を行い、最後に中央の縫合糸を結紮する方法もある（図19）。

> 著者は、前壁縫合と後壁縫合ともに両端の支持糸側から中央部に向けて交互に縫合して行き、最後に中央部を縫合する。なお、この場合でも最後の縫合糸を掛けるために、直前の縫合糸（中央部分に位置する）のみをun-tied sutureとしておくと、隙間ができて最後の針を通しやすい。これにより、最後まで確実に血管壁と内腔が確認できるので安心である（後述：基礎編3章図12を参照）。

⑥ **後壁を縫合する**

前壁の縫合が終了した時点で支持糸を引っぱりながら、チューブを反転し同様の手順で後壁を縫合する（図20）。

> 後壁縫合においても中央部を先に縫合する人が多いが、これでは以後の縫合で内腔の確認が難しくなる。したがって、術者と対側にある支持糸の側より手前方向に順々に縫合するか、術者の対側と術者側の支持糸の付近より交互に縫合し最後に中央部を縫合するのがよい。

5 支持糸の位置と縫合の順序

■ 支持糸の位置

血管の端々吻合を行う場合、Carrel A（1902）以来まず支持糸を掛け、これを中心に縫合するのが一般的となっている。Carrelは90°離した3点に支持糸を掛けているが、細小血管が対象となる微小血管吻合では2点支持が一般的である。

支持糸をどの位置に掛けるかは術者によりさまざまで、「動脈吻合に際しては、130°離れた前壁の2点に支持糸を掛けるとよい」とするCobbett JR（1967）のeccentric biangulation法が有名となった。これは、後壁の縫合に際し誤って前壁を引っかけることを避ける目的で行われるが、逆に支持糸の付近の縫合が難しくなり、この部分でのリークが問題となる。

あまり神経質になる必要はなく、動脈の場合、180°くらい離した2点に支持糸を掛けたつもりでも、動脈

21

は丸い形状を保っているので、だいたい160°くらいの位置に支持糸が掛かってしまう。一方、静脈は壁が軟らかいので約180°の位置に支持糸が掛かる（図21）。

■ Un-tied suture technique

一般的に腸管の吻合などでも用いられているが、管腔構造組織の結紮縫合に際して縫合糸を順に結紮していくと、縫合箇所が狭くなり針を通しにくくなる。このため、何本かの縫合糸を結紮しないで置いておき、最後にまとめて結紮する方法がとられる。

この方法を微小血管吻合に利用したのがun-tied suture techniqueでHarashina T（1977）により報告されており、著者も好んで用いている。欠点は、顕微鏡下の操作に慣れないと糸が絡んでしまうことで、un-tiedにするのは、2本以下にしておくのがよい。

■ Backwall first suture technique

通常の状態では、血管は前壁を縫合して、クリップを反転、後壁の縫合を行う手順になる。しかし、状況によっては（肝臓移植の際の肝動脈吻合など、血管クリップの反転が難しい場合、動脈硬化などで内膜が中膜と剥がれやすい場合など）、後壁から縫合をして、次に前壁を縫合する手技も必要である（Harashina T, 1982）。著者らが考案したdouble needle縫合糸を使うと、後壁の縫合が易しくなる（Okazaki Mら、2006）。また、支持糸は2点に掛けないで、最初の支持糸縫合から順に縫合していくのが簡単で確実である。

> 標準的な血管縫合は、まず、2点に支持糸を掛けて、その間を縫合する。しかし、2点に支持糸を縫合してしまうと、その間の縫合で内膜が中膜より剥がれそうで、難しい時がある。このような場合には、最初の支持糸から順番に結節縫合して行くのも一つの方法である。この時、5番鑷子を内腔に挿入し内膜を中膜に圧しつけながら針を通すのがコツである。

5 縫合練習 3：鶏肉の血管による練習

シリコーンチューブなどで顕微鏡下での縫合を練習したら、ラットなどの小動物を用いた練習に移るが、施設によってはラットなど小動物を簡単に扱えないことも多くなっている。臨床に移る前には、必ず生体動物の血管で自分の縫合が開通しているかどうかを確認するべきであるが、より生体に近い血管として、最近では食料用の鶏肉（もも肉や手羽の部分）などの血管が好んで用いられる。特に、もも肉は、0.8～2mmの適当な太さの動脈と静脈が自由に使えるので、日本マイクロサージャリー学会の講習会（ワークショップ）などでは好んで使われる（図22）。

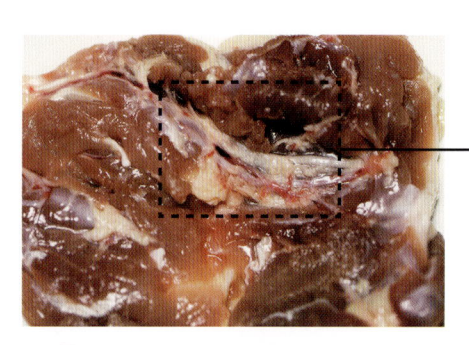

大腿筋肉内を走行する大腿動静脈と大腿神経は顕微鏡がなくても簡単に露出できる。

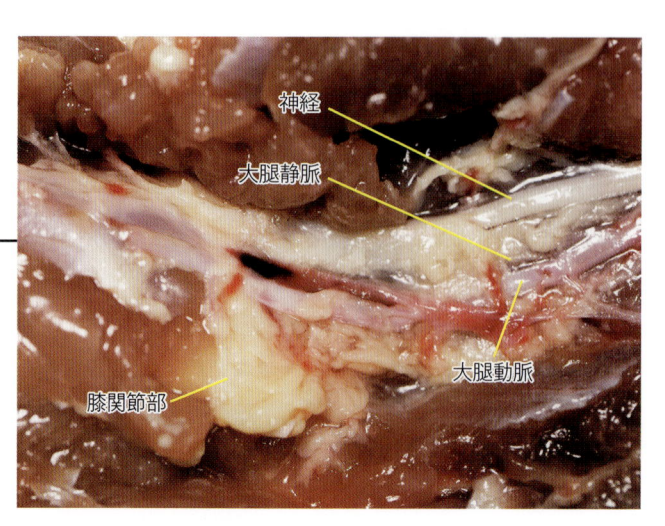

図22　食料用鶏もも肉の血管

マイクロサージャリーの基本手技
基礎編 3

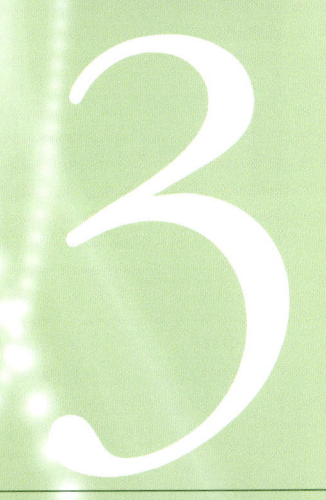

小動物を使った基本手技の練習

シリコーンチューブなどでマイクロサージャリーの基本手技を習得したら、動物を使って練習を始める。

5章でも述べるように、動物とヒトの血管には性状や構造に違いがある。したがって、できる限りヒトに近い血管の構造をもつイヌやサルを使って練習するのがよいが、現実的に練習に用いられるのは主にラット（マウスでもよいが小さすぎる）と家兎である。ラットは血管の構造自体がヒトと少し異なるが、扱いやすい点と比較的安価な点などから好材料となっている。

最近では動物愛護や管理の観点から小動物も次第に使い難くなっている。そのため、鶏肉の血管なども使われるが、臨床に移る前には必ずラットのような生体での練習が必要であろう。

1 小動物の麻酔方法

1 ラットの麻酔

エーテル（後述）の吸入麻酔かペントバルビタールナトリウム溶液の腹腔内投与で全身麻酔を行う。

> ● ソムノペンチル®注射液（共立製薬社）
> ペントバルビタールナトリウム含有量 64.8 mg/ml
> 25 ml と 100 ml のバイアル瓶
> ● 鎮痛効果の高い塩酸ケタミン（ケタラール®、第一三共製薬）も候補となるが、麻薬指定薬のため、保管などのうえで簡単には使いにくい。

ラットはペントバルビタール麻酔に弱く、少しでも過量になるとすぐ呼吸停止を来たして死亡する。単時間の手術であればエーテルの吸入麻酔だけでもよいが、コントロールがやや難しい。

著者らは、まずエーテルによる吸入麻酔で軽く導入を行った後、ソムノペンチル®溶液を腹腔内投与し麻酔を維持する方法をとっている。

> エーテル（ジエチルエーテル）については、現在、医薬品として販売されていない（試薬・工業用品での販売）ので、動物麻酔においても動物用吸入麻酔剤（イソフルランなど）が用いられる傾向になっている。

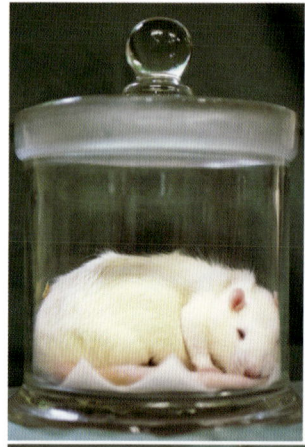

◀（a）導入
大型ガラス製標本瓶にエーテル（あるいはイソフルラン）を染み込ませた吸収紙を敷き、ラットを入れる。

▼（b）注射筒による麻酔の維持
50 ml 程度の注射筒にエーテルなどを染み込ませた綿花（あるいはガーゼ）を入れて、ラットの鼻先におく。

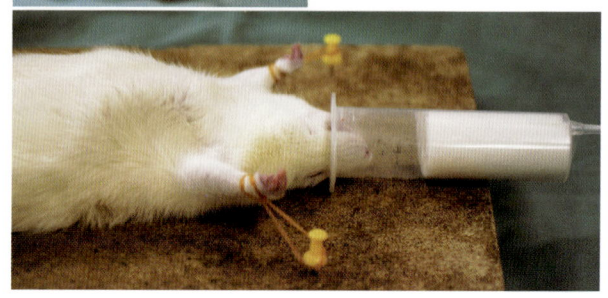

図1　吸入麻酔

■ 吸入麻酔

簡単な吸入導入用麻酔瓶は円筒形のガラス製で密封できるように擦り合わせのついた蓋があるものがよい。著者らは、密閉度が高いのでガラス製標本瓶の大きめのものを使っている。

まず、容器の底に綿または吸収紙を敷き、エーテル（あるいはイソフルラン）を 30 ml 前後染み込ませる。次に飼育ケージ内のラットの背中を優しくつかんで取り出し、そのまま麻酔瓶に入れて蓋をする（図1-a）。最初は瓶の中で動き回るがそのうち動きがなくなるので、直ちに瓶より取り出しペントバルビタール溶液の腹腔内投与を行う（後述）。

吸入麻酔のみで維持する場合には、50 ml 程度の注射筒にガーゼまたは綿花をつめてエーテル（あるいはイソフルラン）を染み込ませる。ラットの鼻先を注射筒へ入れれば1時間程度の麻酔は簡単に維持できる（図1-b）。ただし、気道内の分泌物が増えるので窒息死することが多い。これを防ぐには、やや太い注射用プラスチック留置針（サーフロー針、テルモ社など）の外筒を気管内挿管し気道を確保するのが最もよいが、挿管には熟練が必要である。注射器にプラスチック留置針の外筒をつけて時々、吸引するだけでも気道閉塞はかなり防げる。

■ ペントバルビタール溶液腹腔内投与による麻酔

注射器にペントバルビタール溶液（ソムノペンチル®）を吸っておく。エーテル（あるいはイソフルラン）で導入麻酔を行ったラットを片手に保持して、正中よりやや外側の下腹部に注射針を刺し、内筒を引いて血液などの逆流のないことを確認のうえ、腹腔内に投与する（図2）。

腹腔内投与量の目安：ペントバルビタール溶液
2.5〜3 mg/100 g

これはあくまで目安であってラットの年齢、体重、一般状態などにより投与量を決定する。

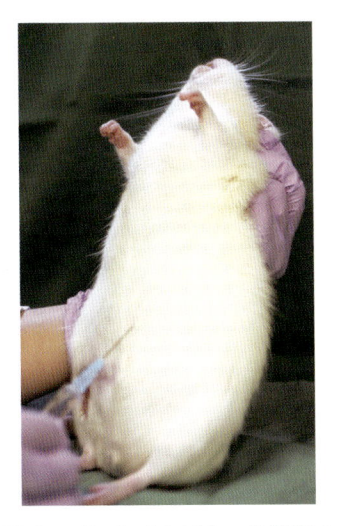

図2　ペントバルビタール溶液の腹腔内投与法
導入麻酔を行ったラットの腹部に緊張を与え、25ゲージ針で予定量の溶液を速やかに注入する。

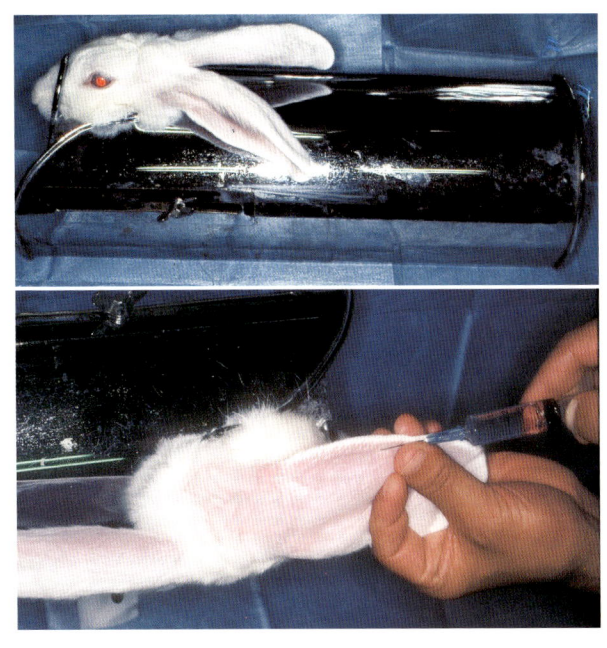

図3　家兎の麻酔
家兎用器具で固定する。耳介辺縁静脈より麻酔薬を注入する。翼状針を用いて針を固定しておくと管理がしやすい。

> 著者らは、250～300gのラットに対して、ソムノペンチル®原液1mlを生理的食塩水で2倍に希釈（ソムノペンチル濃度64.8mg/2ml）して、まず、0.3～0.4mlを目安に注射する。これで、約1時間の麻酔が得られる。

ラットが覚醒するようであれば、追加投与を行うが、少しずつ投与しないとすぐに死亡する。

また、カルバミン酸エチルエステル（ウレタン：医薬品ではないが、動物の麻酔に用いられる）を蒸留水で希釈して腹腔内投与する方法を推奨する人もある。いずれにしても、自分が最も手慣れた方法がよい。

2　家兎の麻酔

ペントバルビタール溶液（ソムノペンチル®注射液）を耳介辺縁静脈内に注射投与して麻酔を行う。

投与量の目安：ペントバルビタール 25～30mg/kg
　　　　　　　（ソムノペンチル®注射液 0.8ml 程度）

家兎の体重により増減する。

最初に、必要量の1/2を比較的速やかに注入する。あまり急速に注入すると家兎は簡単に死亡するので、生理的食塩水で倍量に薄めて2.5mlの注射器に用意しておくとよい。

まず家兎をケージより取り出す。この際、片手で胸背部の皮膚を広くつまんで持ち上げ、家兎が大きい時は片方の手を臀部にあてて体重を支える。

> 絶対に耳をつかんで引き出さない。

次に円筒形の家兎固定器に頭より入れて固定する。家兎の耳介を観察し、静脈注射に適した辺縁静脈があれば注射する予定場所の近辺を簡単に剃毛して、アルコール消毒を行う。2.5mlの注射器で用意しておいたソムノペンチル®注射液の半量を静脈注射する（図3）。注射針は25ゲージ程度の翼状針を使い、追加投与のために耳介に固定しておく。

しばらく待つと家兎はぐったりするが、まだ刺激に反応する。さらに残りの半量を刺激に対する反応、呼吸、眼球の動き（瞳孔反射は正常）を見ながらゆっくりと投与して維持する。手術が長引く時には、耳介静脈より点滴を確保し、家兎が動きはじめたら少量をゆっくりと追加投与する。

> 急速に注入すると簡単に死亡するので注意する。

2 ラット腹部大動脈端々吻合法の練習

1 手術準備とラットの固定

　最初、ラット腹部大動脈（以下、大動脈）の端々吻合の練習から始めるとよい。これは、大動脈を下大静脈の外壁より剥離するのがやや難しく、顕微鏡下のmicro-dissectionの良い練習になるのと、大動脈の外径が1.5〜2.0mmくらいあり、吻合を確実に行うことができるためである。

■ 手術準備

　マイクロサージャリー用の器具セット、縫合糸のほかに以下を用意する。

> 23ゲージの注射針数本を2段（コの字型）に折り曲げて皮膚鉤とし、輪ゴムをつけて画鋲でコルク板に固定できるようにする（図4）。

- ラット固定用コルク板1枚（雑貨店などで安く購入できる）　・画鋲
- 注射針（23ゲージおよび27ゲージ程度の太さ）と10mlの注射筒
- 輪ゴム　　　・ラット麻酔用具一式
- ラバーシート（あるいは手術用手袋）
- ガーゼ
- 生理的食塩水（以下、生食水）

- ヘパリンナトリウム加生食水溶液（ヘパリンナトリウム注射液：エイワイファーマなど）：1,000単位/mlを生食水で薄め30〜50単位/mlに調整しておく）
- 静注用2%塩酸リドカイン（キシロカイン®、アストラゼネカ社、100mg/5ml）あるいはパパベリン塩酸塩注射液（大日本住友製薬、日医工、規格1管-4%、1ml：40mg）を生食水で10倍に希釈した0.4%溶液で用いている。

■ ラットの準備

　体重250〜300gのラットに前述の方法で全身麻酔を行い、腹部を電気バリカンで広く剃毛する。毛が顕微鏡視野に入ると邪魔になるので、除毛クリームを使って十分に除毛した方がよい。
　ラットの頭部を右に、やや側臥位にしてコルク板に寝かせ、四肢に輪ゴムを掛けて画鋲などでコルク板に固定する（図5）。急性実験では特に消毒する必要はない。

2 大動脈の露出と剥離

①開腹

　腹部正中切開で大きく開腹し、皮膚鉤で開創する（図6）。

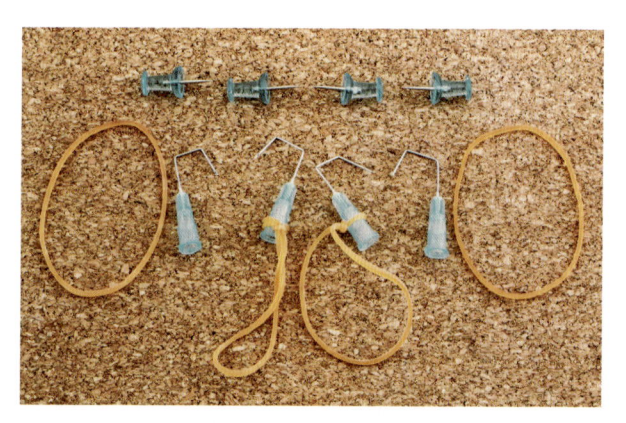

図4　ラット用開創鉤
23ゲージ注射針（ゼムクリップ™で代用できる）と輪ゴムで作成した簡便な開創・固定用皮膚鉤と固定用ピン（画鋲）。

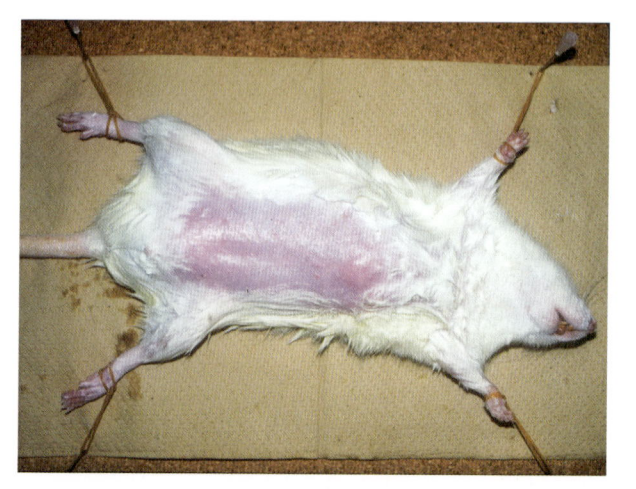

図5　ラットの固定
四肢に輪ゴムを掛け、コルク板に固定する。頭部を右に固定した方が、以後の操作がしやすい。なお、コルク板が汚れるので紙シートを敷いた方がよい。

②大動脈を露出する

腸管を湿ったガーゼで保護しながら腹腔外へ排除し後腹壁に至ると、後腹膜脂肪内を走行する大動脈と伴走する下大静脈が容易に確認できる（図7）。

③大動脈を下大静脈壁より剥離する

これ以後の剥離操作は顕微鏡を用い、弱拡大の倍率下（3〜5倍）で行う。まず、後腹壁の脂肪組織を剥離すると、大動脈が下大静脈と1つの鞘を作っているように伴走しているのが見える。

左腎動脈と総腸骨動脈の分岐部の間で、5番鑷子（以下、鑷子）を使い大動脈を下大静脈壁より丁寧に剥離する。

- 血管壁を乱暴に扱うとすぐに下大静脈より大出血する。
- 大動脈の外壁を少し静脈壁に残すようにすると下大静脈を損傷することが少ない。

大動脈より腰部へ派生する1〜2本の太い分枝や細い分枝は結紮か凝固し、約1cm程度の大動脈を完全に露出する（図8）。

- 大動脈の剥離操作は、臨床におけるmicro-dissectionの基本となるので、顕微鏡の弱拡大下で、できるだけ丁寧な剥離操作を練習する。
- 大動脈より腰部へ派生する分枝は安易に切断すると大出血する。細いものはバイポーラで凝固してもよいが、太いものは8-0〜10-0ナイロン糸で結紮して離断した方がよい。

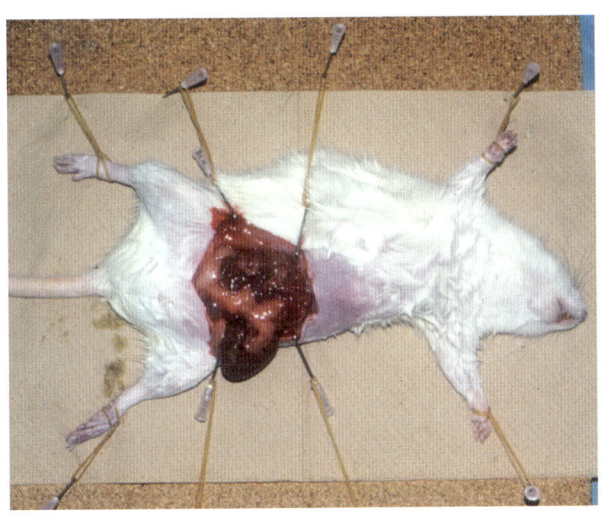

3 クリッピングと切断

①大動脈のクリッピング

剥離した大動脈には、後面に幅1cm×長さ2cm程度の薄いラバーシートを敷く。剥離した大動脈にマイクロ用血管クリップ（以下、単にマイクロクリップ）を約1cm離して掛ける（図9）。

ラバーシートの代わりに手術用手袋を切って使ってもよいが、市販のゴム風船を使うとやや硬くて使いやすい。風船の場合は、緑色系の物を選ぶと目が疲れない。

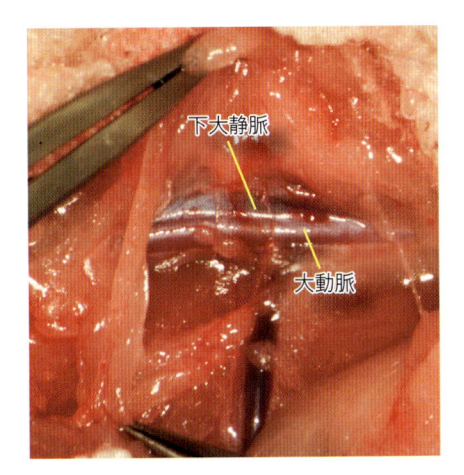

図6　ラットの開腹
腸管を術者側に引き出し、ガーゼで保護する。

後腹膜脂肪内を伴走する大動脈と下大静脈が容易に確認できる。

図7　大動脈の露出

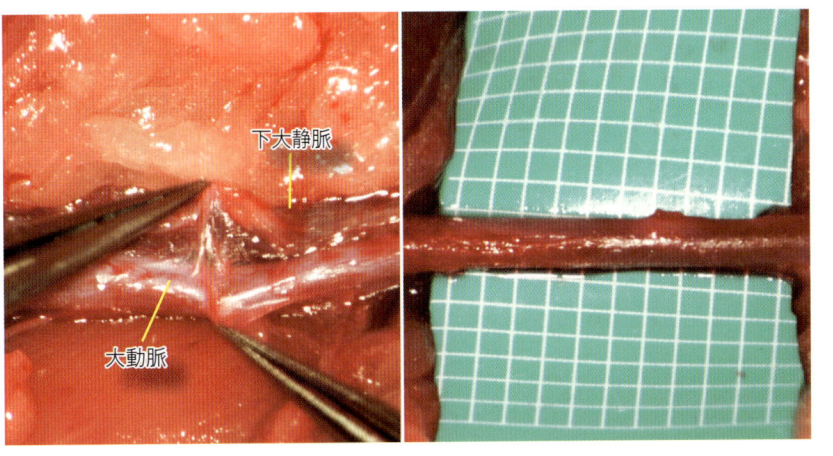

（a）下大静脈壁は薄いので丁寧に剥離する。（b）露出した大動脈の後面にラバーシートを敷く。

図8　大動脈と下大静脈の剥離

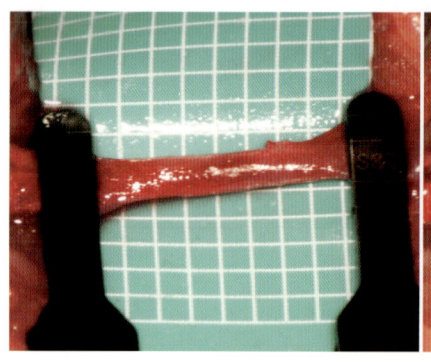

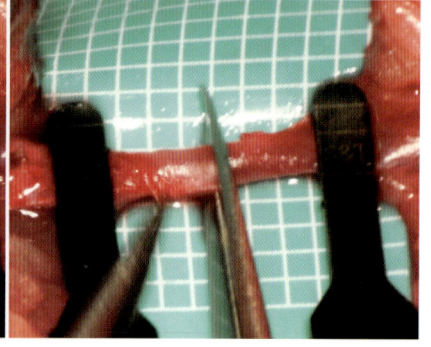

(a) 約1cm間隔をあけてマイクロクリップを掛ける。　　(b) クリッピングした大動脈のほぼ中央を剪刀で切断する。　　27ゲージ注射針の先端を曲げて使うとよい。

図9　大動脈のクリッピングと切断

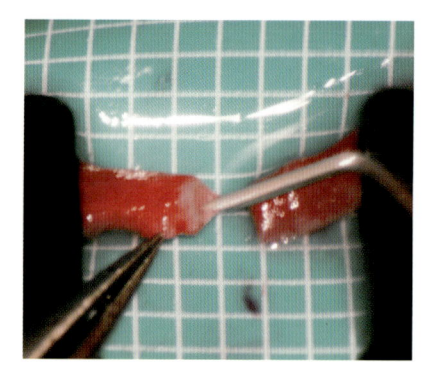

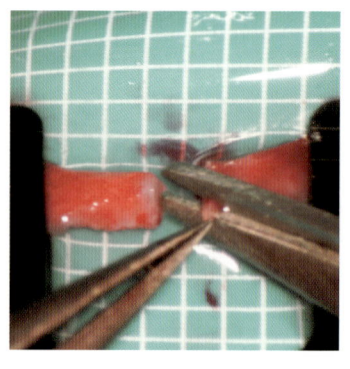

図10　切断血管断端の洗浄

(a) 血管外膜は必要最小限の切除にする。　　(b) 外膜を切除した大動脈　　(c) 外膜は5番鑷子で軽く引っぱり、内腔に垂れ下がっている分のみを切除する。

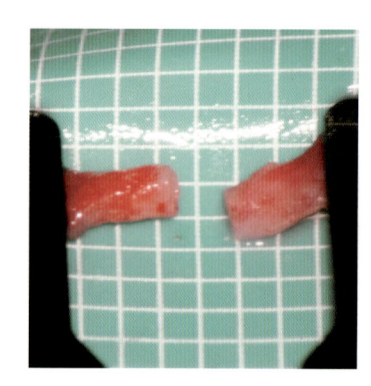

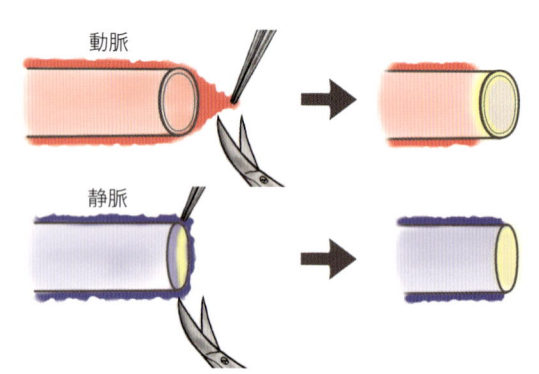

図11　外膜切除（adventitectomy）

②切断

マイクロクリップを掛けた大動脈は、その中間を直剪刀（なければ彎剪刀でもよいが、できるだけ直角に切る）で切断する。この時、大動脈の剝離範囲が少ないと切断した動脈の両端が離れてしまい、吻合に際して緊張が強くなり縫合糸の結紮が難しくなる。剝離を十分に行っておく必要がある。

- ダブルクリップを使って引き寄せると縫合が易しくなるので、最初のうちはダブルクリップを使うのがよいであろう。
- ダブルクリップは、離れた血管の両端を引き寄せて縫合するのに便利である。欠点としては、深く狭い部位での反転操作がやり難いこと、血管にかかる緊張がわかりにくいため異常な緊張下で血管が吻合され、血栓形成の原因となる可能性があること、などが挙げられる。

③切断血管断端を洗浄する

切断した大動脈の両断端は、先に作っておいたヘパリン加生食水溶液で凝血を完全に洗浄する。洗浄には5〜10mlの注射器に27ゲージ注射針をつけ、針先を直角に曲げて使うとよい。ただし、針先は血管内腔に入れないようにする（図10）。

4 外膜切除

洗浄した動脈端には外膜が索状に内腔へ垂れ下がっているので切除する（adventitectomy）。ただし、外膜は血管壁への栄養血管 vasa vasorum を含んでいるため、あまり多く切除しすぎると吻合部の血管端が壊死に陥ったり、動脈瘤を作ったりすることがある。また、静脈や細い動脈では外膜を除去しすぎると血管壁が薄くなり、針を通すと裂けることもある。

- 外膜の切除は必要最小限にとどめるべきで、内腔に垂れ下がった部分を鑷子で軽く引っぱりながら切除するのがよい（図11）。

28　基礎編　3章　小動物を使った基本手技の練習

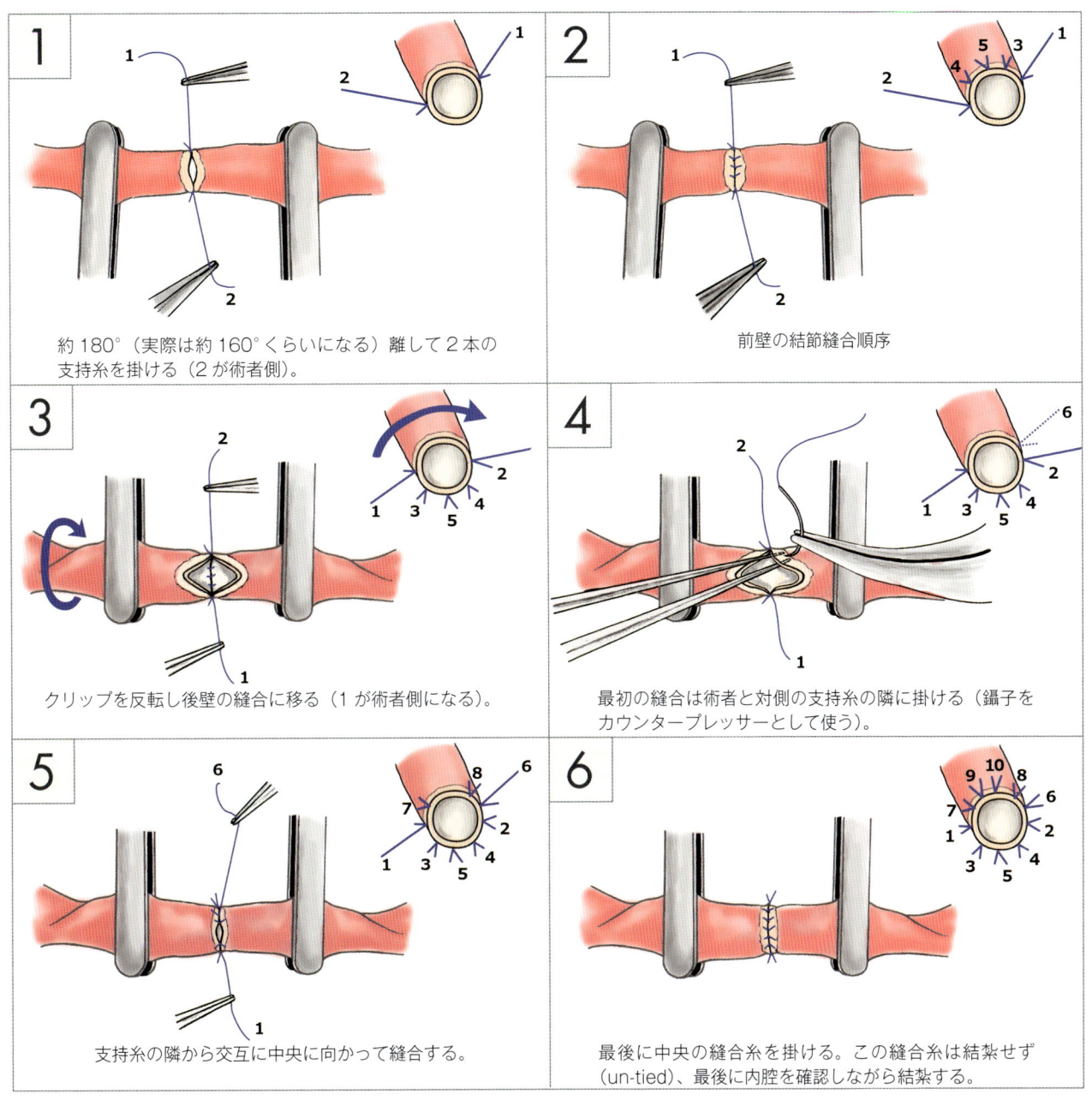

図12 動脈端々吻合法の手順

5 動脈端々吻合法の練習

外膜の切除が終了したら動脈の端々吻合法の練習に移る（図12）。この練習では、ラットの大動脈を使うが、動脈の端々吻合はヒトも含めてほぼ同じ手技で行われるので、以下、単に動脈と呼ぶ。なお、持針器は「ロック付き」を用いた場合で説明する。

■ 第1支持糸の縫合
①動脈内腔の拡大

剝離切断された動脈は通常、攣縮 spasm を起こしており、内腔が十分に確認できないことが多い。このような状態で縫合を始めると、誤って対側の動脈壁に糸を掛けてしまう危険がある。これを防ぐため、塩酸パパベリン溶液などを滴下して攣縮を解除した後、まず、ヘパリン加生食水溶液で内腔を洗浄する。その後、5番鑷子の先端を軽く内腔に挿入し、鑷子をバネの力で開きながら

図中のキャプション:

1. 約180°（実際は約160°くらいになる）離して2本の支持糸を掛ける（2が術者側）。
2. 前壁の結節縫合順序
3. クリップを反転し後壁の縫合に移る（1が術者側になる）。
4. 最初の縫合は術者と対側の支持糸の隣に掛ける（鑷子をカウンタープレッサーとして使う）。
5. 支持糸の隣から交互に中央に向かって縫合する。
6. 最後に中央の縫合糸を掛ける。この縫合糸は結紮せず（un-tied）、最後に内腔を確認しながら結紮する。

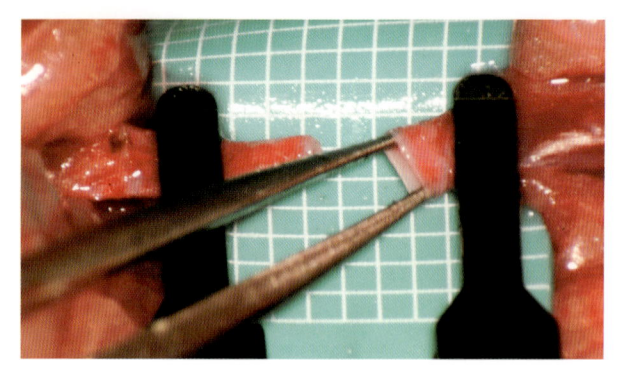

図13 動脈内腔の拡大
5番鑷子を動脈内腔に軽く挿入し、バネ圧で拡げるくらいがよい。

動脈壁を拡大する（図13）。
　この時、余分な外膜が内腔に出ていればさらに切除する。以上の操作は顕微鏡の比較的低い倍率で行う。
②**右手に持針器、左手に鑷子を持つ**
　動脈の吻合自体はシリコーンチューブで練習した手技と基本的には同じである。右利きの術者であれば（左利きでは逆になる）、右手に縫合糸針（大動脈では9-0ナイロン糸でよい）を把持した持針器、左手に鑷子をペンホルダー式に持つ。
③**カウンタープレッサー**
　顕微鏡の焦点を合わせ、右動脈断端の内腔に左手に持った鑷子の先端を挿入し、軽く開いてカウンタープレッサーとする。
④**第1支持糸を掛ける**
　顕微鏡の倍率を高くし（動脈の口径にもよるが、1mmの動脈であれば10倍程度まで上げる）、術者側より約180°対側の右動脈断端の位置に、内腔に挿入した左手の鑷子の先端をカウンタープレッサーにしながら外壁より内腔に向かって右手の持針器で把持した（ロックは掛けない）縫合糸の針を刺通する（図14-a）。

> この時、針のbiteは動脈壁の約1〜2倍程度とし内膜を確実に刺通することが大切である（第2章図15を参照）。180°対側の位置に糸を掛けたつもりでも、動脈ではやや前面に糸が掛かるので、160°程度になる。

　動脈壁を刺通した針は左手の鑷子でゆっくりと引き抜き、針を持針器で把持する。この時、持針器のロックは掛けない。
⑤**内腔より外側に刺通する**
　持針器で把持した針の位置を直し、右動脈断端とほぼ対称の位置で（術者と180°対側のやや前面）左動脈断端を内腔から外側壁に向けて刺通する（図14-b）。針は左手に持った鑷子を動脈の外壁にあてカウンタープレッサーとし、内膜を確実に通すようにしながら鑷子の間へ抜いていく。針のbite幅は右動脈壁とほぼ同じである。
⑥**鑷子で引き抜き、持針器で針を把持する**
　外壁に出た針はそのまま鑷子で引き抜き、持針器で把持しこの時、はじめてロックを掛ける。
　左手の鑷子は動脈壁上に置き、糸がその先端の間を通るように針を手元方向へ引く。目は顕微鏡の視野からはずさず、縫合糸の末端が視野内に入ってくるのを確認する。糸の末端が視野内に入ったら、左手鑷子で左壁を刺通した糸をつかみ、持針器を手元に置く。

> この時、持針器をはやく引くと糸が抜けてしまうので注意する。手元に持針器を置く平らな場所を作っておき、前腕は固定し手首だけを使って引くとよい。

⑦**Instrumental tieを行う**
　左手の鑷子で把持した縫合糸をゆっくりと引っぱり、糸の末端が右動脈壁近くに来たら、右手に鑷子を持ちシリコーンチューブの時と同様にinstrumental tieを行う（シリコーンチューブでの練習を参照）。結紮はsquare knotとする（図14-c）。

> ● 動脈の両端にギャップがある時には、支持糸のbiteをやや大きくとり、外科結紮で糸がゆるまないようにして両端を引き寄せる。
> ● 血管端に緊張がある場合には縫合糸の結紮は3回行うが、通常は2回で十分である。結紮した糸は一方をやや長く残し、他端は短く切る。

■ **第2支持糸の縫合**
⑧**約180°離れた位置に第2支持糸を掛ける**
　第1支持糸を結紮したら、同様の方法で第2支持糸を第1支持糸のほぼ対称の術者側に掛ける（図15-a）。実際には、2本の支持糸は動脈の赤道よりやや前面で約160°離れた位置に掛かることになる。

> 2本の支持糸の位置については、ほとんどの人が動脈では赤道部よりやや前面に掛けている。特に、Cobbettが発表したeccentric biangulation法は有名であるが、後壁の縫合の際に支持糸付近の縫合が難しくリークを起こすことが多いので、極端に前面寄りに支持糸を掛けない方がよい。

⑨**第2支持糸を結紮する**
　第2支持糸の結紮が終了したら、一端をやや長く残して糸を切る（図15-b）。

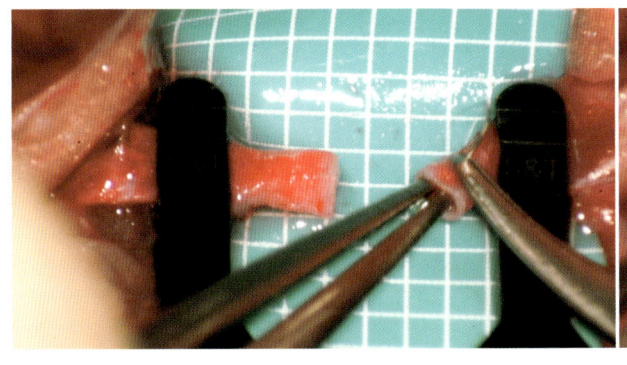

(a) 鑷子をカウンタープレッサーとして、鑷子の先端間の動脈壁を全層に刺通する。

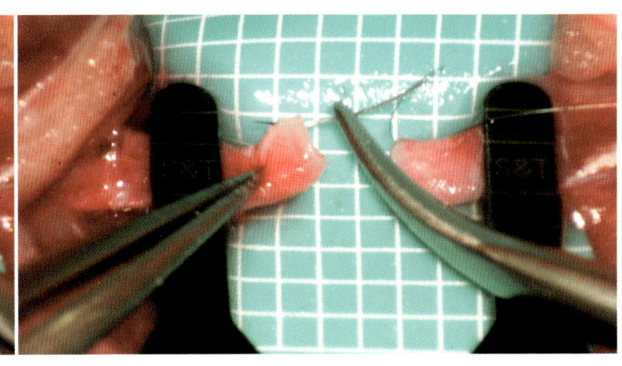

(b) 断端対側を内腔から外壁に全層を刺通する。

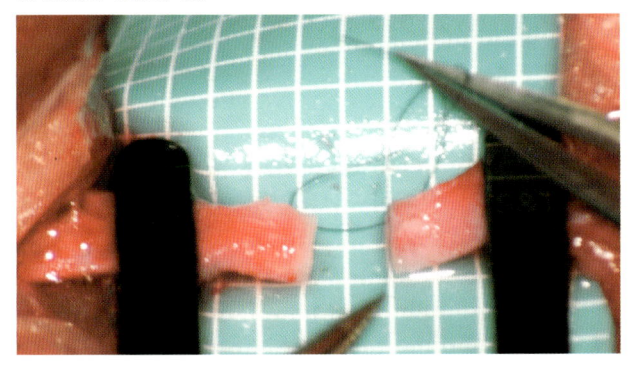

(c) 2本の鑷子でinstrumental tieをして第1支持糸とする。

図14　動脈の端々吻合 I：術者の対側に第1支持糸を縫合する

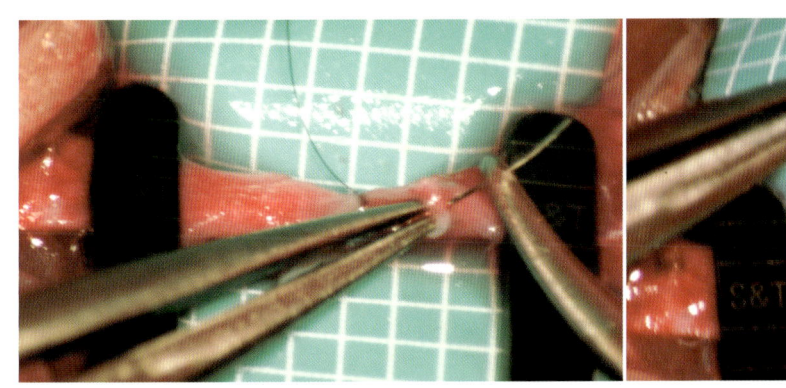

(a) 約180°離れた位置に第2支持糸を掛ける。

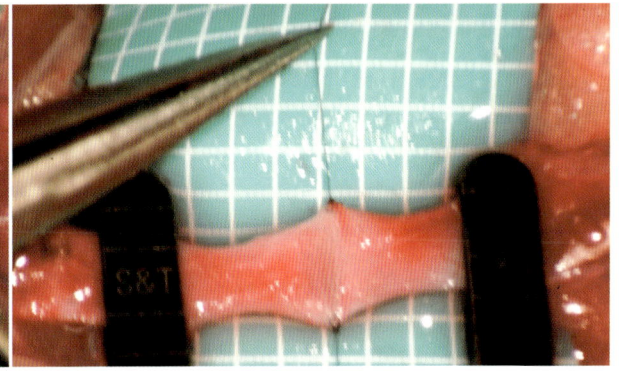

(b) 縫合された2本の支持糸：動脈では、やや前面寄りに糸が掛かるので、約160°離れた位置に支持糸が掛かることになる。

図15　動脈の端々吻合 II：術者側に第2支持糸を縫合する

■ 支持糸間前壁の縫合

⑩ 支持糸間前壁を縫合する

2本の支持糸を掛けたら、動脈前壁の支持糸間を縫合する。

⑪ 両支持糸間を均等分し、適当な縫合数のおおよそを決める

ラットの大動脈の場合では、血管壁が比較的薄く、口径が大きい（約1.5～2.0mm）ので、支持糸が160°程度離れていれば支持糸間の前壁に4本程度の縫合が必要である。

> 一般の教科書にはまず支持糸間の中央を縫合し、さらにその糸と支持糸間を分割して縫合するように説明されていることが多い。しかし、実際の血管では最初に中央を縫合してしまうと支持糸との間が狭くなり縫合が難しくなってしまう。以下、著者の推奨する方法を紹介する。

31

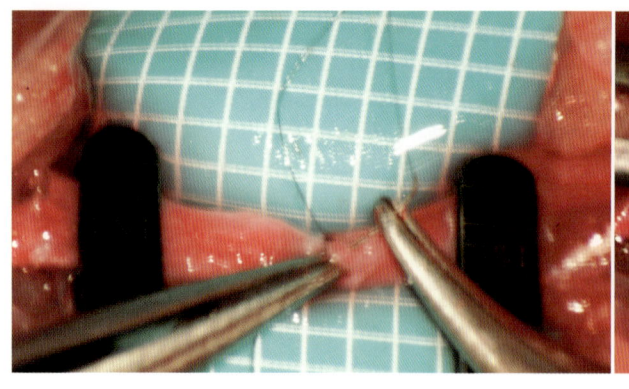

(a) 術者より遠位側の支持糸に近い前壁の縫合

(b) 術者の近位側の前壁の縫合

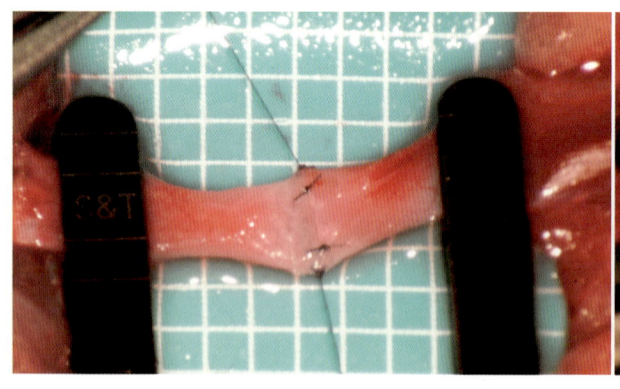

(c) 両者が終了した状態

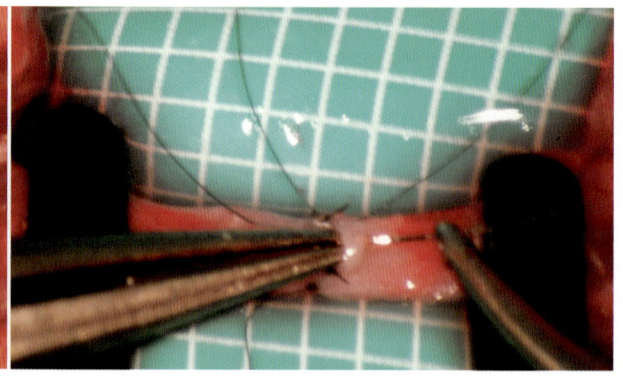

(d) これらの縫合糸の間の前壁を適宜縫合する。鑷子をカウンタープレッサーとして動脈内腔を確保し、全層縫合を行う。中央部の縫合は最後に行う。

図16　動脈の端々吻合 Ⅲ：支持糸間前壁の縫合

⑫**支持糸間前壁の最初の縫合**

　まず、術者より遠位側（あるいは近位側）の支持糸に近い前壁に最初の1針を縫合する（図16-a）。この時、カウンタープレッサーとして鑷子を右動脈断端の内腔に挿入して内膜に確実に針を通す。針はそのまま左動脈断端側の内膜を確実に刺通するように通してもよいが、うまく内膜に掛からない時は一度針を抜き、改めて左動脈断端に通す。この間、持針器のロックは掛けないで操作するが、左動脈の外壁に出た針は持針器で把持しロックを掛け所定の位置まで糸を引く。糸は2回結紮し（3回結紮する必要はないが、第1の結紮は外科結紮にした方がゆるまない）両端を短く切る。

⑬**第2の縫合**

　術者側の支持糸の隣に掛ける（図16-b、c）。動脈が細く前壁に3針の縫合で充分であれば、この縫合は un-tied suture にしておいた方が、カウンタープレッサーを入れる余地ができて中央の3針めが掛けやすい（図16-d）。

最初の縫合糸の一端をやや長く残し、これを引っぱり上げて血管壁に緊張を与えると針を通しやすいが、臨床では内膜を刺通し損う危険があるので、できるだけカウンタープレッサーを入れる練習をする。

⑭**最後に、中央部に糸を掛けて縫合する**

　4針縫合する場合には、術者側の縫合糸は結紮し、中央部の2針のうち、1針を un-tied として残し、最後に結紮するのもよい。

⑮**支持糸間前壁の縫合の終了**

　以上の操作で前壁の縫合が終了したら、2本の支持糸を残し、前壁に残した結紮糸があればすべて短く切り揃える。この時、すべての糸端が縫合線と直角になっているのがよい（図17）。

　この間、適宜、ヘパリン加生食水溶液（5ml注射筒に27ゲージ針をつける）で吻合部の凝血を洗浄しながら動脈の乾燥を防ぐが、強く溶液をかけると内膜に損傷を与える可能性があるので注意する。また、針先は内腔に入れないようにする。

■ 支持糸間後壁の縫合

前壁の縫合が終了したら、マイクロクリップを180°反転し後壁を露出する。ヘパリン加生食水溶液でよく凝血を洗浄し内腔を観察する。この時、前壁の縫合糸が少しずつ均等に内腔に現れている状態が良い縫合である（図18-a）。

⑯ **術者と遠位側の支持糸の近くに最初の縫合糸を掛ける**

方法は前壁と同様である（図18-b）。

一般に、後壁の縫合は前壁の縫合より2～3針多くなる。これは、最初の支持糸が水平位よりやや前面に掛かるためである。

> 前にも述べたように、最初の縫合を中央に掛けると円周を均等に分割しやすく見えるが、これ以後の縫合に際し内腔の確認が難しくなる。また、支持糸に近い部分がうまく縫合できないのでリークも起こりやすい。最初の支持糸を短く切って、この糸を新しい支持糸とするのもよい。

⑰ **術者側の支持糸付近に第2の縫合を行う**

この縫合糸の一端を長く残して、新しい支持糸（術者側）とするのもよい（図18-c）。また、動脈（すべての血管）に口径差がある場合には、これらの縫合に際して、太い方の血管から細い方の血管に向かって、少し斜めに糸を掛け（太い方の間隔とbiteをやや大きくする）、血管端の長さを合わせるようにする。

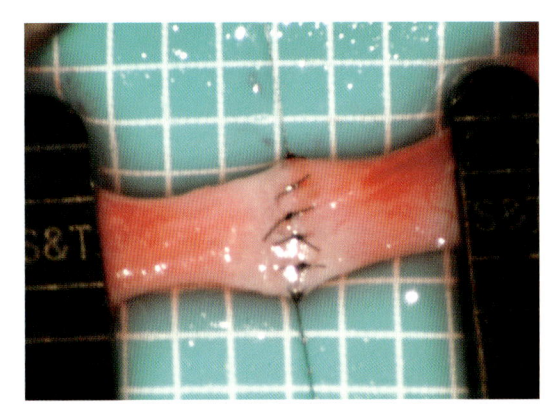

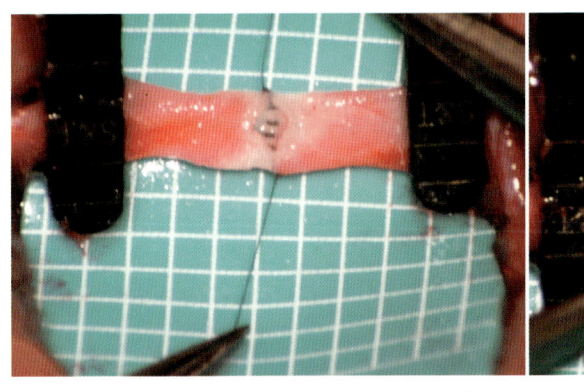

図17　動脈の端々吻合 Ⅳ：支持糸間前壁の縫合の終了
結紮糸の糸端が縫合線と直交するのがよい。

(a) マイクロクリップを反転して後壁の縫合に移る。前壁の内腔には縫合糸が見えている状態が良い。

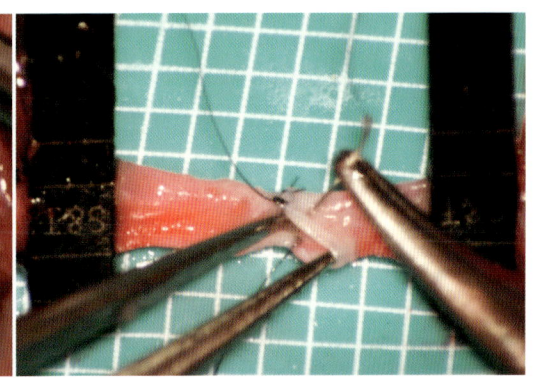

(b) 後壁間の第1針：中央に掛けないで、術者と対側の支持糸の隣に掛ける。鑷子のカウンタープレッサー間を確実に通す。これを後壁の第1支持糸とすることもある。

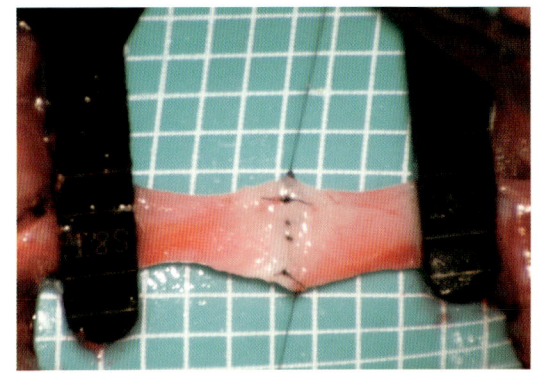

(c) ついで、術者側の支持糸の隣を縫合する。これを後壁の第2支持糸にしてもよい。

図18　動脈の端々吻合 Ⅴ：支持糸間後壁の縫合

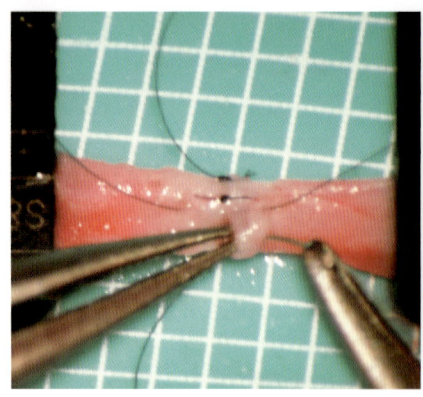

(d) 後壁2本の支持糸の間を順番に縫合するが、中央部は最後に縫合するか、un-tied suture にしておくと、最後に内腔が確認できる。

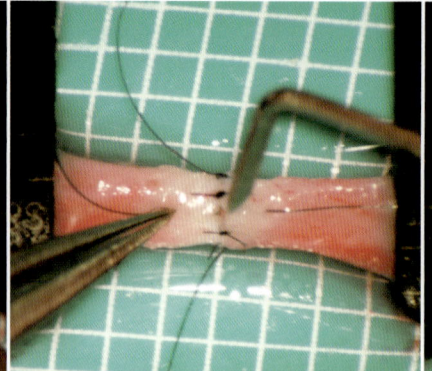

(e) 中央部の縫合糸を結紮する前に、ヘパリン加生食水溶液で内腔を洗浄し、縫合状態を確認する。

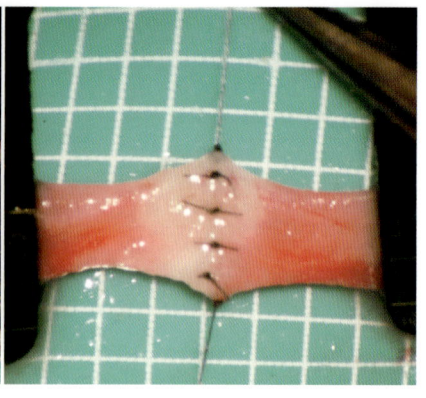

(f) 後壁の縫合が終了した状態

図18　動脈の端々吻合 V：支持糸間後壁の縫合（つづき）

この場合、一度に口径を合わせようとせず、たるみを生じない程度に、1針ずつ中央方向に向かって調整しながら口径を合わせるのがよい（後述）。

⑱ **第3の縫合糸を掛ける**

新しい後壁の縫合糸（支持糸）は、反転した動脈のやや前面に位置するので、縫合された動脈の状態は、前壁の縫合とほぼ同じになる。

したがって、第3の縫合糸は後壁第1支持糸（術者と対側）の縫合糸の隣か、第2支持糸（術者側）の隣に掛ける（図18-d）。

⑲ **第4の縫合糸を掛ける**

第3の縫合糸と逆の位置に掛ける。

このように周辺部から中央に向けて縫合していくと、最後まで内腔の確認が容易であり、誤って対側を縫合して気がつかないという危険性が少なくなる。特に、最後の縫合の直前の縫合糸は結紮せずに un-tied としておくと、最後の縫合糸を掛けやすい。Un-tied しておいた縫合糸は、結紮する前に内腔をよくヘパリン加生食水溶液で洗浄してから結紮する（図18-e）。

支持糸間の縫合の順番には原則はない。著者の経験では、支持糸間の中央を最初に縫合してしまうと血管内腔の状態が見えにくくなる。特に、口径の異なる血管を端々吻合するには、最初の支持糸の隣から口径の調整を行うように中央方向に縫合していき、最後に内腔対側に誤って糸が掛かってないか確認して、中央の縫合を結紮するのがよい。特に後述する静脈ではこの方法が良い。

⑳ **後壁の縫合の終了**

後壁の縫合が終了した時点で、長く残してあった2本の支持糸は切り揃える（図18-f）。

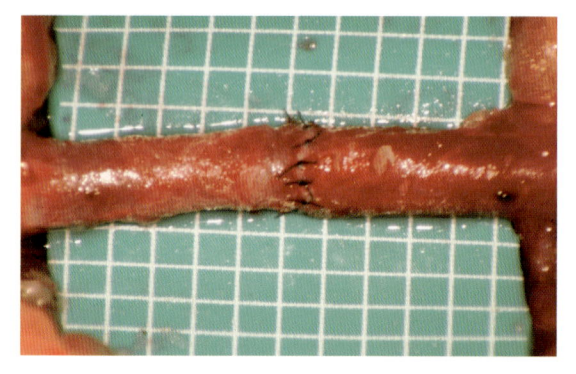

図19　動脈吻合の終了と血流の再開

クリップを順番にはずし、血流を再開する。多少のリークは圧迫で止血するが、拍動性のリークは縫合を追加して止血する。

㉑ **血流を再開する**

反転していたマイクロクリップをもとの位置に戻し、順にはずして血流を再開する。

動脈吻合では、まず、末梢側のクリップをはずし back flow によるリークの状態を確かめる。噴出するような強いリークがなければ中枢側のクリップをはずす。ラット腹部大動脈は内圧が高いので、通常、多少のリークはあるが、生食水ガーゼで1分程度軽く圧迫しておけば止血する。

血液が噴出するようであれば縫合が不正確なので、クリップを掛け直して追加縫合を行う必要がある。追加縫合は内腔が確認できないので、誤って対側を掛けないようにやや浅く行う。

吻合部は狭窄のない状態がよいが、マイクロクリップの圧迫などで血管攣縮 vasospasm が見られることが多い。吻合部の外膜を鑷子で軽く外側に引っぱり、塩酸パ

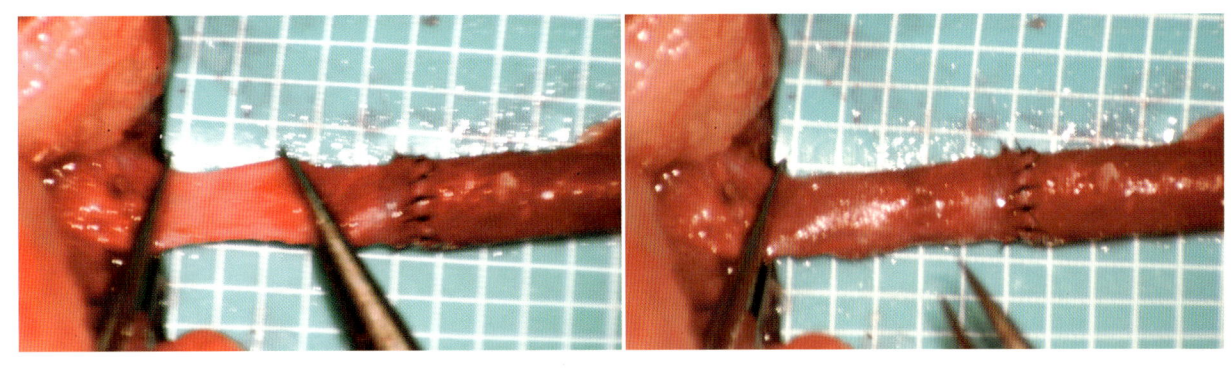

図20　Patency test
動脈吻合部より末梢側（静脈では中枢側）で、2本の鑷子を用いて行う。

パペリン溶液などを滴下して1～2分待てば解除する（図19）。

> 吻合操作中、顕微鏡の熱（特にキセノンライト）で血管壁が乾きやすいので、常にヘパリン加生食水溶液をかけて血管を湿らせる。以上の操作は術者1人でできるが、臨床で観察鏡から助手が見ている時には、助手にヘパリン加生食水溶液をかけさせるとよい。

6 吻合部のチェック

■ Patency test

Patency test（開存試験）は血管の吻合が終了した直後に吻合部の開存を判定する方法である。

吻合部より血流の末梢側（下流）にあたる部分を2本の鑷子で軽く圧迫し、末梢側の鑷子で血管を末梢方向へしごき血液を排除する。そして、吻合部に近い方（中枢側）の鑷子を開くと、吻合部がよく開存していれば血液が速やかに流入する。吻合部に狭窄や閉塞があると血液の流入が遅くなるか、まったく流入しなくなるので判定できる（図20）。

> やや traumatic な操作なので、あまり何度も行わない。

■ 吻合部の状態の観察

急性実験では吻合部を切り出し、内腔を開いて顕微鏡下に観察すると自分の縫合がうまく行われているか確認できる。内膜を縫合糸が確実に刺通している状態がよい。なお、吻合部に狭窄があったり、外膜を縫合糸が巻き込んで内腔に外膜が出ている状態は血栓の大きな原因となる（図21）。

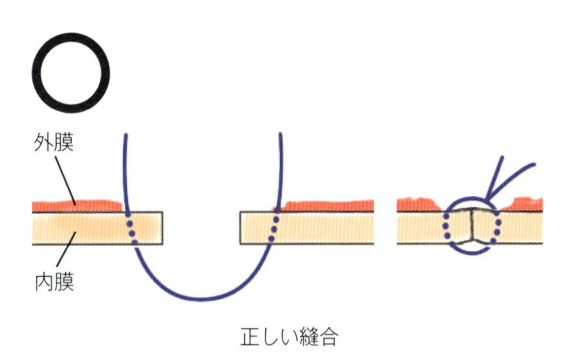

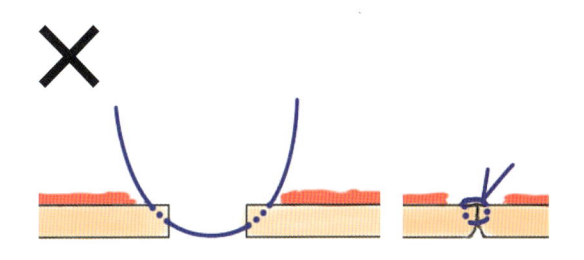

○　正しい縫合
外膜
内膜

×　内膜の接合が充分ではない

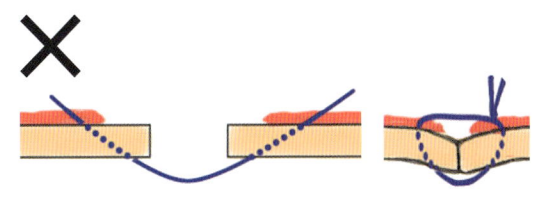

×　bite が大きく狭窄している

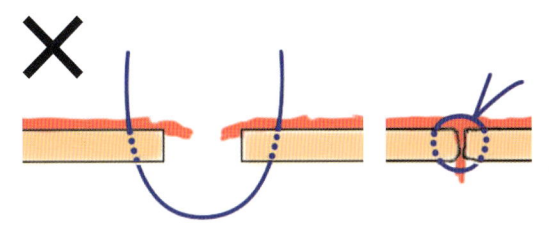

×　外膜を巻き込んでいる

図21　吻合部の状態

〈内膜の接合の重要性〉
動脈、静脈とも縫合糸は内膜を確実に通っていることが重要である。これで内膜同士の接合（coaptation）がよく行われ、血栓防止の第一歩となる。内膜の接合不全は小動物においては問題とならないことも多いが、ヒトの血管の縫合に際しては内膜の接合不全が最も高い確率で血栓を形成する。後述するが内膜に現れた縫合糸は2〜3週間で内皮細胞により被覆され、血栓形成の原因にはならないことが走査型電子顕微鏡を使った研究で確認されている（基礎編5章参照）。

内膜の正しい接合は口径差のある血管を吻合することの多い臨床では、最も重要であるが難しい手技でもある。口径差が大きい場合の処理については後で述べるが、血流の上流側の血管が下流側の血管に入り込むような状態であれば、比較的安全である。逆に下流側血管の内膜が内腔に反転している状態では血栓を形成しやすい（図40参照）。

7 縫合糸の数

1本の血管を吻合するのに何針くらいの縫合を行うかは議論のあるところである。通常、外径1mmの動脈では2本の支持糸の前壁間に2針、後壁間に3針の合計7〜8針の縫合で足りる。ラット腹部大動脈は外径が1.5〜1.8mm程度あり、血管壁も薄いので約10針の縫合は必要となる。

一般に、血管径が倍になれば縫合糸数も2倍近く必要と考えがちであるが、血管が太くなると壁も厚くなるため縫合糸の数は極端に増えることはない。臨床では外径2mmの動脈の縫合糸数は約8針くらいである。静脈は内圧が動脈に比べて低いため、動脈の約2/3くらいの縫合糸数で足りる。

3 ラット総腸骨動脈端々吻合法と端側吻合法の練習

ラットの腹部大動脈は外径が2mm程度と太いため、さらに細い動脈の吻合練習へ進む。

1 総腸骨動脈の露出

腹部大動脈を露出する際の腹部切開を下腹壁へ延長しておけば、大動脈より総腸骨動脈まで剥離露出できる。

1匹のラットで大動脈、両側総腸骨動脈の吻合を練習するのが効率的かつ経済的である。

骨盤内にある腸管を頭側に排除すれば簡単に後腹壁を走行する総腸骨動脈が見える。顕微鏡下に大動脈分岐部より末梢側へ内外腸骨分岐部まで剥離する（図22）。骨盤への小分枝は結紮するかバイポーラで凝固し切離する。

2 吻合練習

端々吻合の練習

剥離した総腸骨動脈にラバーシートを敷き、前と同様に吻合練習に移る。マイクロクリップは最初ダブルクリップを用いた方が易しいが、最後はシングルクリップで吻合できるように練習する。基本的な手順は図12と同様である。

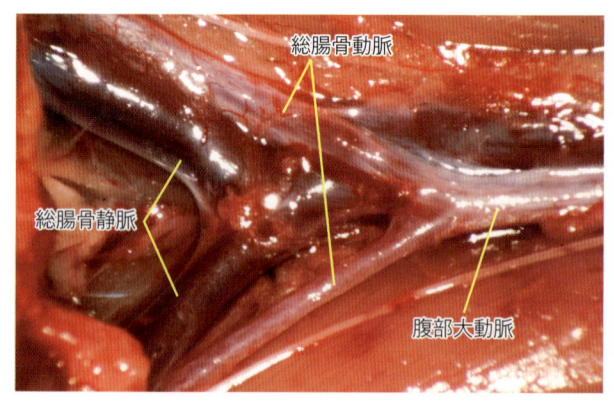

（a）露出した総腸骨動静脈。総腸骨動脈では2本の吻合練習ができる。また、総腸骨静脈は静脈吻合の練習にも使える。

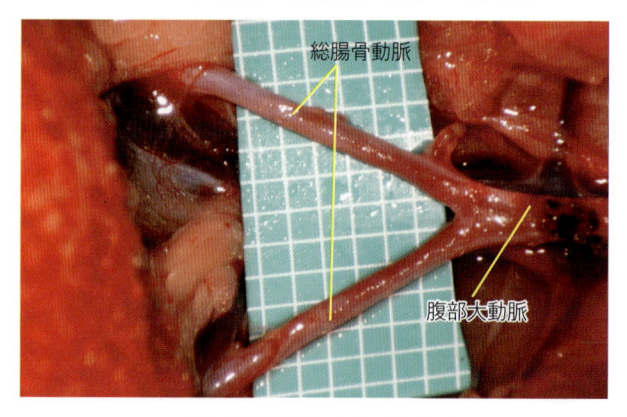

（b）剥離準備した総腸骨動脈

図22　露出したラットの総腸骨動脈

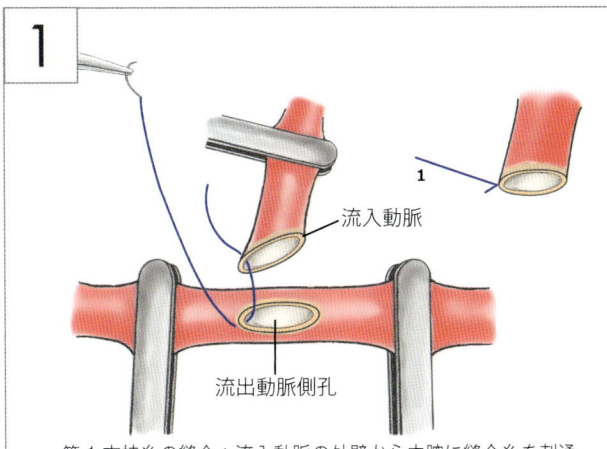

1 第1支持糸の縫合：流入動脈の外壁から内腔に縫合糸を刺通し、さらに流出動脈側孔の内腔から外壁に刺通して結紮する。	**2** 後壁（術者の対側面）の結節縫合 I：流出動脈側孔の外壁より内腔へ刺通する。
3 後壁の結節縫合 II：流入動脈の内腔より外壁へ刺通し結紮する。	**4** 後壁結節縫合の終了と2本の支持糸
5 クリップの位置を整える。	**6** 支持糸間前壁の結節縫合 I：流入動脈の外壁より内腔へ刺通する。
7 支持糸間前壁の結節縫合 II：流出動脈（側孔）の内腔より外壁へ刺通し結紮する。これを順に支持糸側から中央部に向かって行う。	**8** 端側吻合の終了

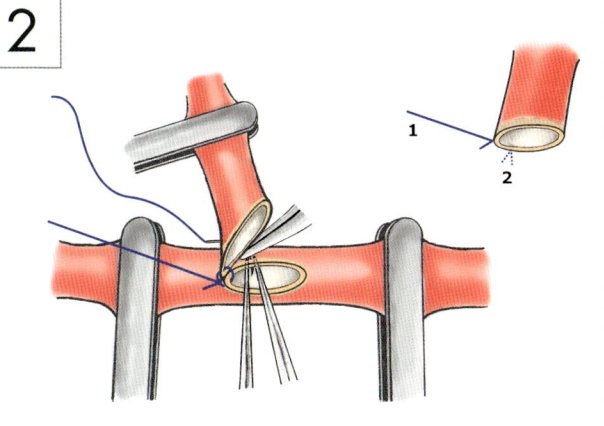

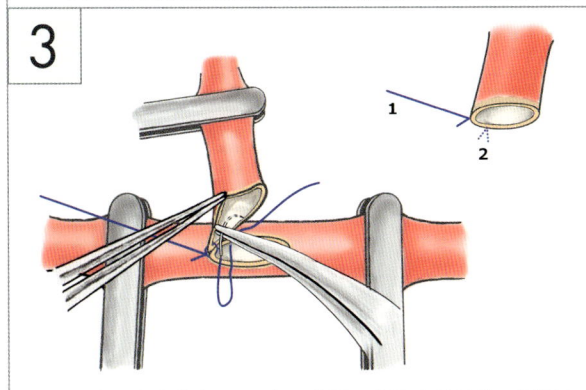

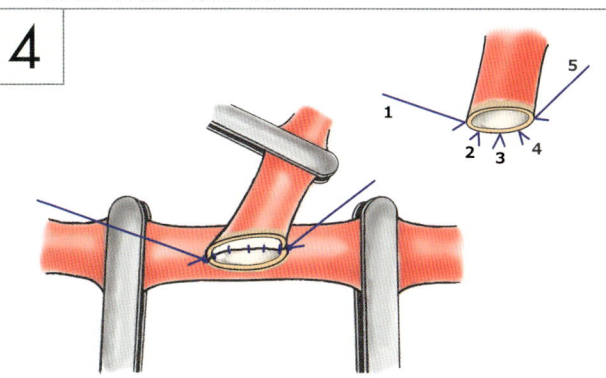

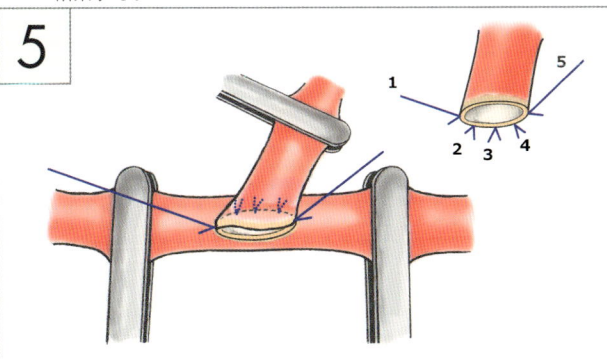

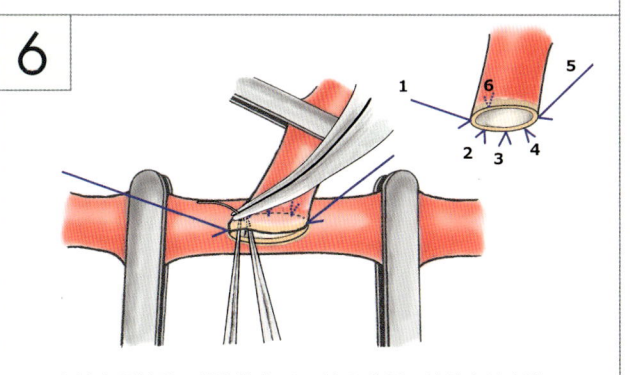

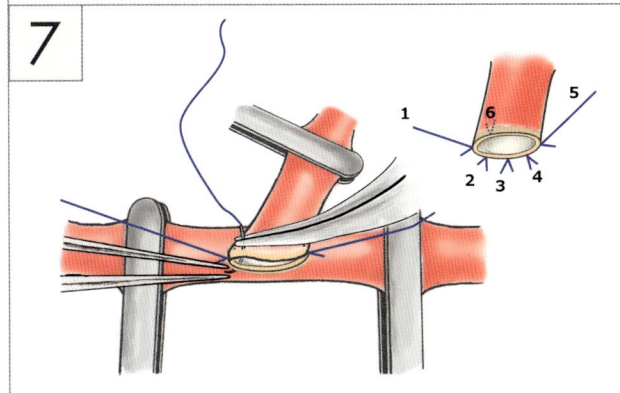

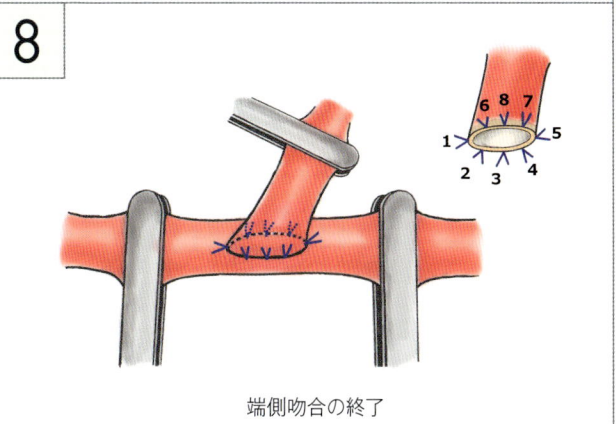

図23 動脈端側吻合の手順

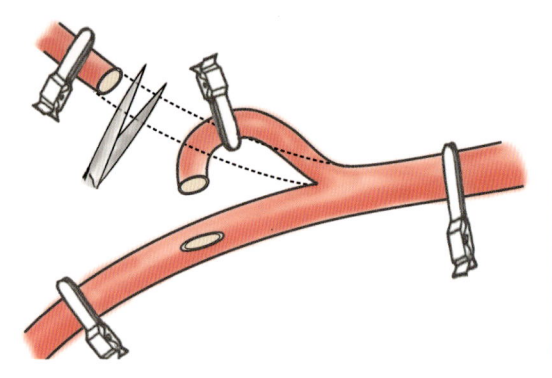

(a) 吻合モデル

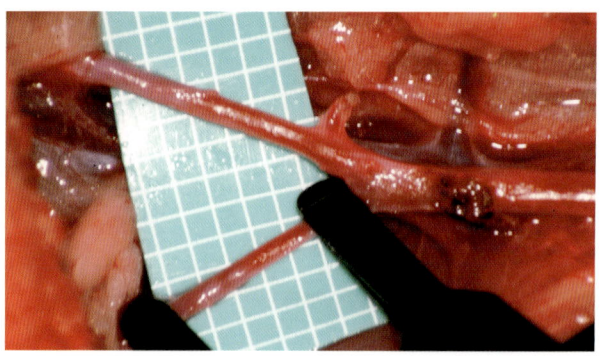

(b) 剥離した総腸骨動脈の一方（流出側動脈）にダブルクリップを掛ける。

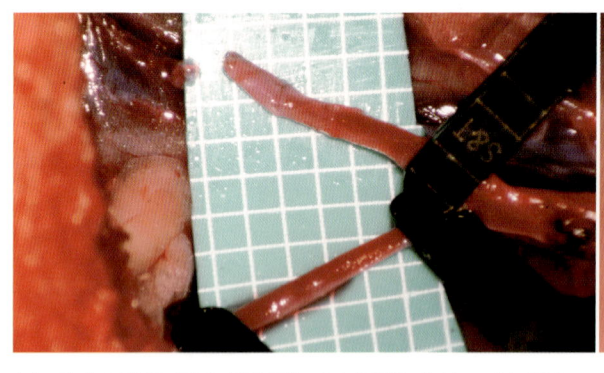

(c) 他方の動脈（流入側動脈）の中枢側にクリップを掛け、末梢側をできるだけ長く残して結紮し切断する。

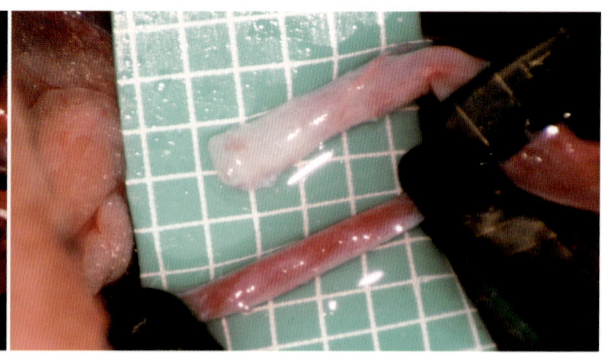

(d) 流入側動脈の切断端をヘパリン加生食水溶液で洗浄し、流出側動脈に開ける側孔部まで届くかを確認する。

図24　総腸骨動脈を使った動脈端側吻合の練習 Ⅰ：一端を切断する

端側吻合の練習

端側吻合の練習に適当なラットの動脈は少ないが、このモデルは比較的簡単である。端側吻合法の基本的な手順は図23に示す。

①総腸骨動脈の一端を結紮切離する

左右の総腸骨動脈をできるだけ長く剥離して、一側（流出側）に約5mm間隔でマイクロクリップ（ダブルクリップが簡単である）を掛け（図24-a）、他側（流入側）の動脈にシングルクリップを掛けてから、遠位端をできるだけ長く残して、結紮切離する（図24-b）。

②移動する動脈の長さを確認する

移動する動脈（流入側動脈）が、流出側動脈に開ける側孔部まで届くかを確認する（図24-c）。

③流出側の動脈に側孔を開ける

流出側の総腸骨動脈の中央部に彎剪刀で流入総腸骨動脈の直径よりやや大きめの紡錘形に側孔を開ける。

線状に切開する方法もあるが、臨床ではやや紡錘形に側孔を開けるので、同じような練習をする。

側孔を開ける位置の動脈壁を鑷子で引っぱり上げ、右利きの術者では剪刀の先で動脈壁の一部に割を入れ、そこから壁の全層を紡錘形に切り取る（図25-a、b）。

④吻合する動脈端の外膜を切除する

必要最小限に切除する。同様に側孔の外膜も最小限に切除する。

⑤第1支持糸を掛ける

ヘパリン加生食水溶液で内腔を洗浄した後、流入動脈の一端（術者の左端、右端からでもよい）の外壁より内腔へ向かって全層に針（10-0ナイロン糸）を通し、流出動脈に開けた側孔の一端（右利きの術者では左側端）の内腔より外側に向かって針を刺通する。針を引き抜き、糸を結紮して、支持糸として一端を残し、他端を切る（図25-c、図23-①）。

⑥側孔他端に向けて3〜4針後壁を結紮縫合する

次に側孔他端と流入動脈他端を縫合するのが一般的であるが、このようにすると両縫合糸間の後壁（術者と対側）縫合が難しくなる。このため、著者は最初の縫合糸（支持糸）から順に側孔他端に向けて3〜4針後壁（術者の対側）を結紮縫合する方法を推奨する。流出側（側

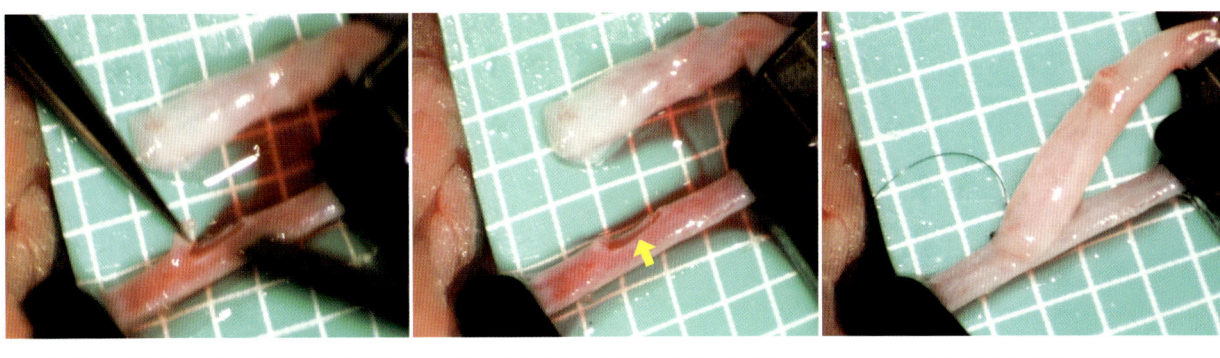

(a) 線状に切開するよりも動脈壁を紡錘形に切り取るのがよい。側孔は流入動脈の口径よりやや大きめにする。

(b) できあがった側孔（⇨）の状態

(c) 第1支持糸の縫合

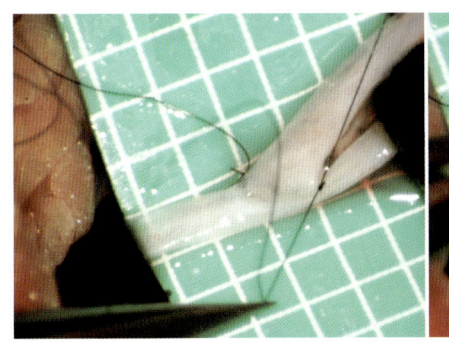

(d) 図23の手順に従って、第1支持糸より術者の対側面（後壁）を順番に全層結紮縫合し、側孔の他端に至り、第2の支持糸とする。

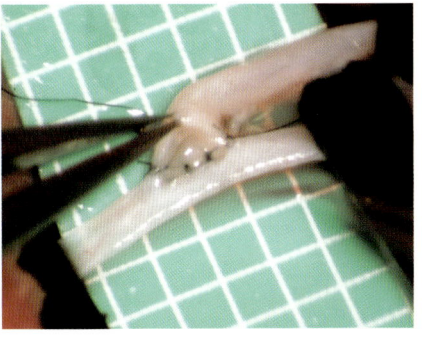

(e) 後壁縫合の状態。内腔に縫合糸が出ているのがよい。

図25　総腸骨動脈を使った動脈端側吻合の練習 Ⅱ：流出側動脈に側孔を開け、後壁の縫合を行う

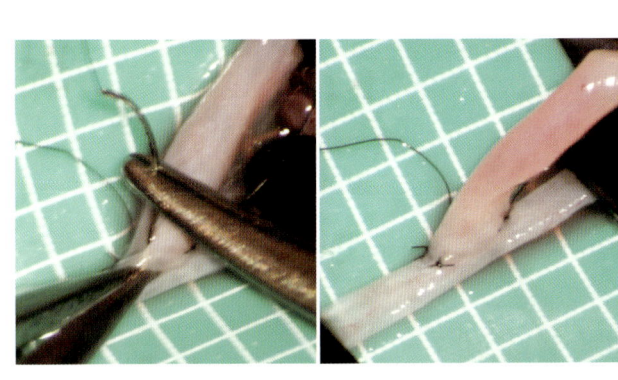

(a) 術者側（前壁）を順に支持糸の隣から中央に向けて交互に縫合する（端々吻合と同様である）。

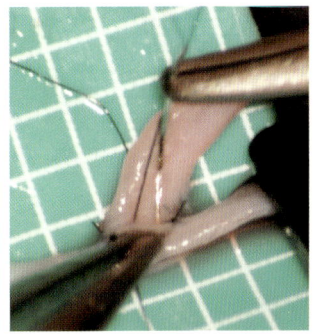

(b) 中央部の1針の un-tied にして、中央部最後の縫合を行う。

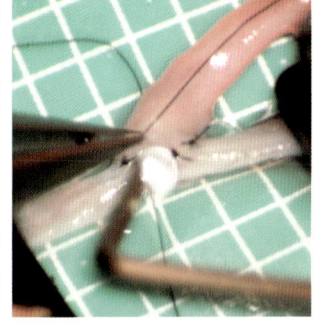

(c) 結紮前に洗浄しながら内腔の確認をする。

図26　総腸骨動脈を使った動脈端側吻合の練習 Ⅲ：前壁の縫合

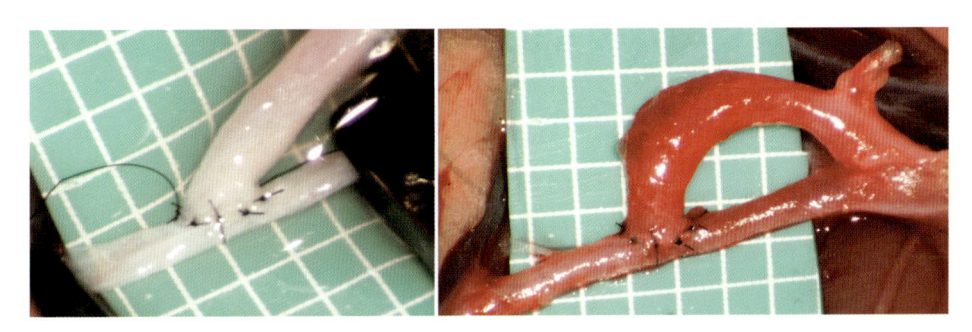

(a) 縫合終了時の状態

(b) 血流再開後の状態

図27　総腸骨動脈を使った動脈端側吻合の練習 Ⅳ：血流を再開する

孔側）動脈の外壁から内腔に向けて全層に刺通し、流入側動脈の内腔から外側に向けて刺通した糸を結紮して、3〜4針で順番に側孔他端に至る（図25-d、e、図23②〜④）。

⑦**後壁の縫合が終了したら前壁の縫合に移る**

後壁の最初と最後の縫合糸は支持糸として残す。前壁の縫合は端々吻合の場合と同様に、両端の支持糸側より中央へ向かって縫合するとよい（図26、図23⑤〜⑦）。

⑧**血流を再開する**

マイクロクリップを流入側（吻合側）動脈、流出側（側孔側）動脈の末梢、中枢の順にはずして、血流を再開する（図27）。

> 最初の支持糸から順に縫合していく方法は、藤野らが推奨している。なお、臨床で静脈外径の太い場合には、後壁を連続縫合にするとリークが少ない。ただし、全周を連続縫合すると、巾着状に口径が狭くなるので、前壁は結紮縫合にする。

4 ラット総頸動脈端々吻合法の練習

腹部大動脈、総腸骨動脈の練習が終わったら、さらに外径の小さな動脈の吻合を練習する。ラットの総頸動脈はやや露出が難しいが血管攣縮も少なく、太さも手ごろ（外径約1.0〜1.2mm）で初心者の練習には最適である。

1 総頸動脈の露出

①**ラットを固定する**

ラットに麻酔をかけ頸部を広く剃毛した後、コルク板上に背臥位に固定する。なお、腹部血管を吻合した後を使ってもよい。

②**頸部を展開する**

頭側を茎にするU字状の皮弁を挙上し頸部を広く展開する。片側の縦切開でもよいが、U字切開にしておくと両側の吻合練習ができる（図28-a）。

③**前頸筋と胸鎖乳突筋の間を気管方向に剝離する**

総頸動脈の拍動が見える。

④**創をさらに展開する**

前頸筋と胸鎖乳突筋に皮膚鉤をかけコルク板にとめる。

> 総頸動脈が見えにくい時は胸鎖乳突筋や前頸筋を切除してもよいが、出血するのでバイポーラ凝固器などで止血を確実にする。

また、外頸静脈（ラットは内頸静脈がほとんど存在しない）が邪魔であれば結紮離断する。

> 外頸静脈は同時に静脈吻合の練習にも使うことができる。

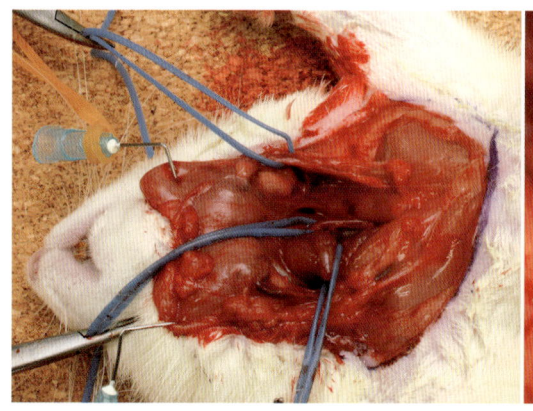

（a）ラット頸部の展開（U字切開） 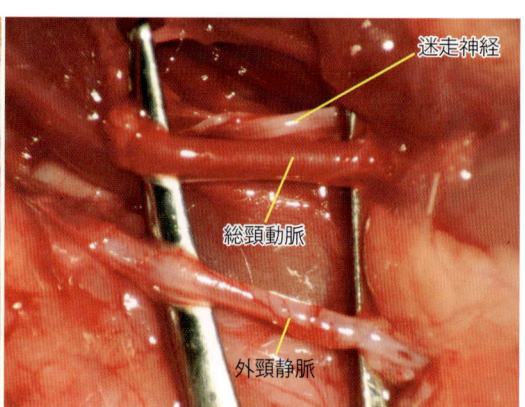　　（b）露出した総頸動脈と外頸静脈

図28　ラット総頸動脈の吻合練習

⑤顕微鏡下に総頸動脈を剝離する

　頭側は内外頸動脈の分岐、尾側は鎖骨下まで1.5cm程度を剝離する。総頸動脈の剝離はできるだけ長く行っておけば、緊張がかからず吻合が易しい。剝離に際して、動脈に伴走している迷走神経の過度な刺激は避ける（図28-b）。

2 吻合練習

　吻合の練習は大動脈などと同じように行うが、総頸動脈は外径が1.2〜1.5mm程度あるので8針程度の縫合が必要である。吻合がやや深い箇所で行われるため、手技が難しくなるが動脈の太さが練習には最適である。また、後述するように遊離皮弁移植の際の移植床動脈となるので露出方法を練習しておいた方がよい。

5 ラット大腿動脈端々吻合法の練習

　大腿動脈は露出が簡単であるが、直径が細く（外径0.8〜1.0mm）、血管攣縮も起こしやすいので、吻合練習の最終段階で行った方がよい。この動脈の1週間後の開存率がほぼ100％になるまで練習する。

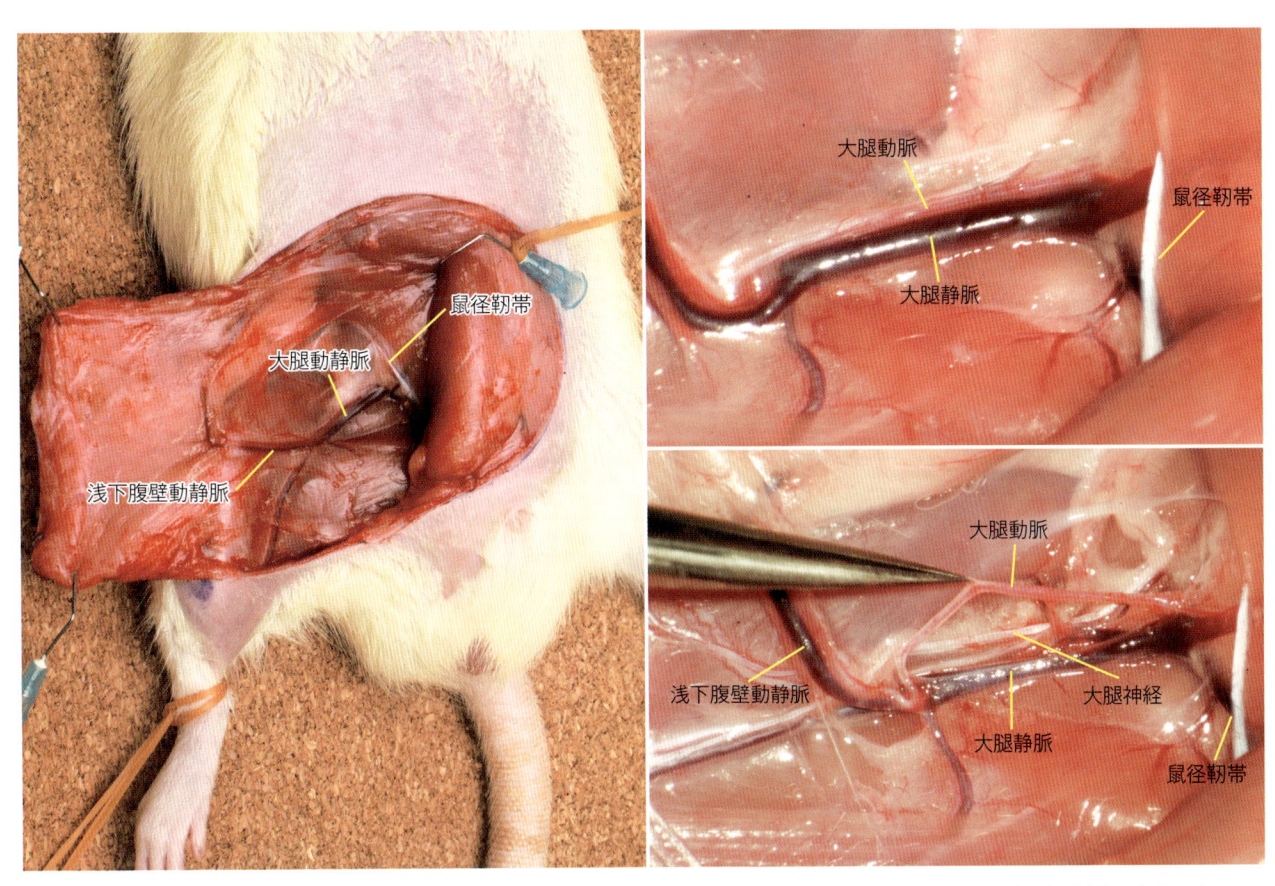

(a) 鼠径部は皮弁を挙上するように広く術野を展開する。

(b) 露出した大腿動静脈。大腿動脈と静脈の剝離は容易である。

図29　ラット大腿動脈の吻合練習：大腿動静脈の露出

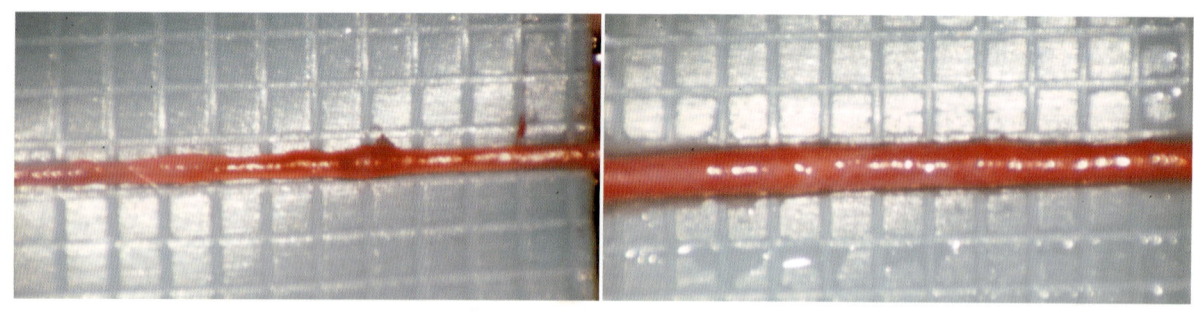

(a) 完全に剥離した大腿動脈は攣縮が強い。

(b) 2％リドカイン溶液か塩酸パパベリン溶液を滴下すると攣縮が解除される。

図30 大腿動脈を弛緩させる

1 大腿動脈の露出

①ラットを固定する

ラットに麻酔をかけ両側鼠径部から大腿部にかけてを広く剃毛する。コルク板上に背臥位に固定するが、大腿血管の緊張を取るため膝関節を軽度屈曲外転位に保つ。

②大腿動静脈を確認する

大腿部より鼠径部にかけて皮弁を挙上するように弧状の切開を置き、皮膚鉤で皮膚を内外側に牽引すると容易に大腿動静脈と大腿神経が確認できる（図29-a、b）。

> この時、大腿部の皮膚を少し切除するとより広い術野が得られる。

③動脈・静脈・神経を剥離する

顕微鏡下で大腿動脈、静脈と大腿神経をそれぞれ剥離するが、浅下腹壁動静脈、深大腿動静脈のほかに若干の筋枝が存在する。

④鼠径靭帯直下より浅下腹壁動静脈の分枝部まで約1cmの間を剥離する

通常、浅下腹壁動静脈は温存するが、深大腿動静脈や筋枝は邪魔になるので結紮（あるいはバイポーラ凝固）離断する（図29-b）。

2 吻合練習

原則的には他の動脈と同じ順序で吻合する（図23に示す手順を参照）。

①大腿動脈を弛緩させる

大腿動脈を約1cmくらい完全に剥離したら、後面にラバーシートを敷く。

> 動脈は攣縮を起こし細くなっているので、塩酸パパベリン溶液あるいはリドカイン溶液を滴下し数分待つ。

このようにすると最初0.5～0.6mmに攣縮していた動脈は約1mm近くまで弛緩する（図30）。

②マイクロクリップを掛ける

中枢側、末梢側の順に約1cm離してクリップを掛ける。

③動脈を切断する

両クリップのほぼ中央で動脈を剪刀で直角に切断する。動脈の両端が広く離れる時は膝関節をさらに屈曲させると近寄せることができる（図31-a）。

> 最初はダブルクリップを使う方が簡単である。

外膜はほとんど切除しない。内腔に垂れ下がっているもののみをできるだけ少量切除する。

> 外膜を切除しすぎると、動脈壁が脆弱となり吻合が正確にできない。静脈の場合も同様であり、臨床的にも重要な注意点である。

内腔はcollapseしてふさがっているので、ヘパリン加生食水溶液で洗浄しながら鑷子を内腔に軽く挿入し、押し拡げる（図31-b）。

④支持糸を縫合する

端々吻合は大動脈などと同様の手順で行うが、動脈が1mm程度と細いので縫合糸は10-0ナイロン糸を用いる。まず、水平に近い部分に2本の支持糸を掛ける。鑷子をカウンタープレッサーとして動脈壁全層に確実に針を刺通し、結節縫合を行う（図32-a）。

⑤支持糸間の前壁と後壁を縫合する

大動脈の場合と同様の順序で支持糸間の前壁、ついでクリップを反転し後壁を縫合する。

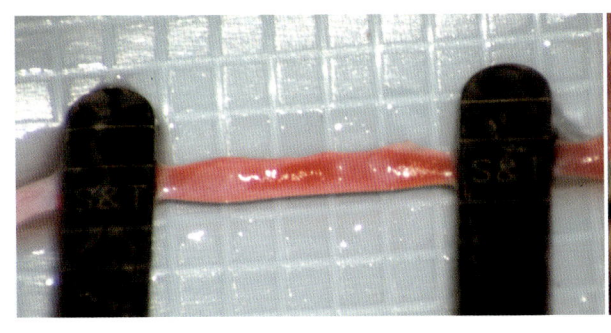

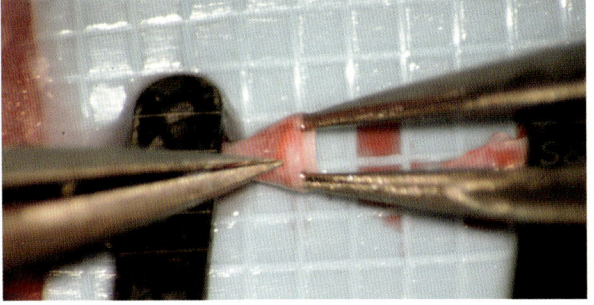

(a) 動脈にクリップを掛けて切断する。　　　　　　　　(b) 5番鑷子で内腔を拡大する。

図31　ラット大腿動脈の端々吻合 I：動脈を切断する

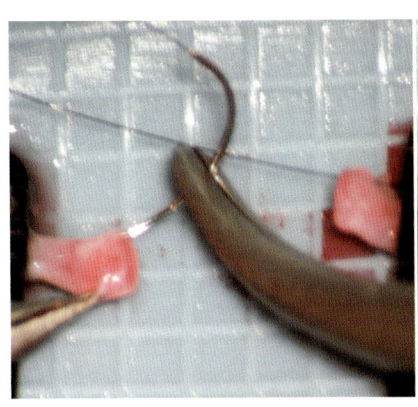

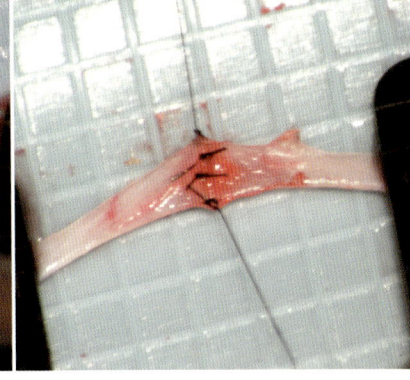

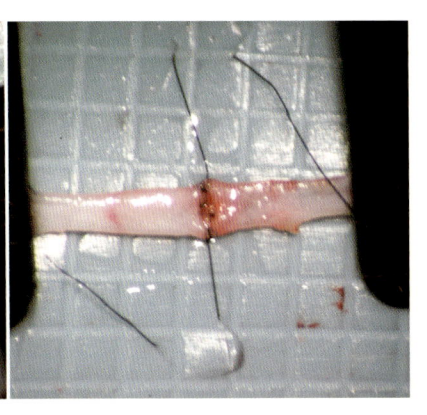

(a) 第1支持糸の縫合　　(b) 前壁縫合終了時の状態（10-0ナイロン糸を使用）　　(c) クリップを反転し後壁の縫合を行う。支持糸はバックシートの切れ目にはさんで軽く牽引する。

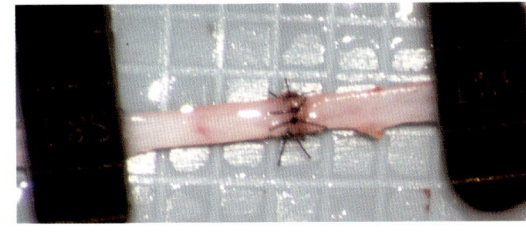

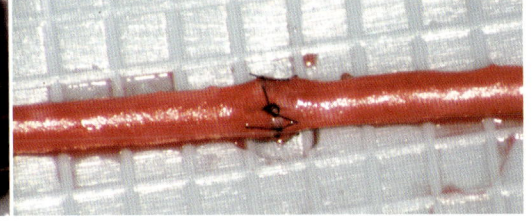

(d) 後壁縫合終了時の状態　　(e) 血流再開後の状態：吻合直後は攣縮が強いので塩酸パパベリン溶液などを滴下する。

図32　ラット大腿動脈の端々吻合 II：縫合

支持糸間の前壁縫合は2針か3針、後壁には3針程度の縫合を行う。

> 支持糸を縫合する時以外は内腔に鑷子を挿入してカウンタープレッサーとするのが難しい。先に縫合した糸端をやや長く残しておき、これを引っぱり血管壁に緊張を与えると針を通しやすいが、臨床の動脈吻合ではあまり使わない（図32-b、c）。

⑥ **血流を再開する**

末梢側ついで中枢側のクリップをはずし、血流を再開する。攣縮を起こしているので塩酸パパベリン溶液（あるいは2%リドカイン溶液）を滴下する（図32-d、e）。

⑦ **Patency testを行う**

吻合部の開存（前述）を確認する。

6 ラット静脈吻合法の練習

　ラットの大腿動脈の端々吻合ができるようになれば静脈の吻合の練習に移る（同時に剥離しておいた大腿静脈を使うが、外頸静脈などを用いてもよい）。手順は図33に示す。

1 端々吻合法の練習

　これにはラットの大腿静脈を使うのが便利であるが、この静脈は血管壁が非常に薄く、外径も1.2mm程度なので、初心者にはなかなか難しい吻合となる。このため、「静脈吻合は難しいもの」というコンプレックスを抱き、血管吻合そのものの練習をあきらめてしまう人もいる。

　ラットの大腿静脈に比べて、ヒトの静脈は小静脈でも血管壁は厚く（基礎編第5章参照）、ラットの大動脈を縫合している感じなので、むしろ吻合が易しいともいえる。したがって、決して静脈吻合の練習でくじけないようにしてほしい。

　ここではラット大腿静脈の端々吻合法を紹介するが、ラット外頸静脈、家兎耳介中心静脈なども練習に適している。静脈吻合はある程度練習したら次のステップに移った方が能率的で、例えば、組織移植の練習などでも次第にコツがつかめるようになる（図33）。

①ラット大腿静脈の準備
　先の項で述べた大腿動脈の露出と平行して行っておくとよい（図29、図34）。膝関節をできるだけ屈曲させ静脈に緊張を与えないようにする。動脈と同様にダブルク

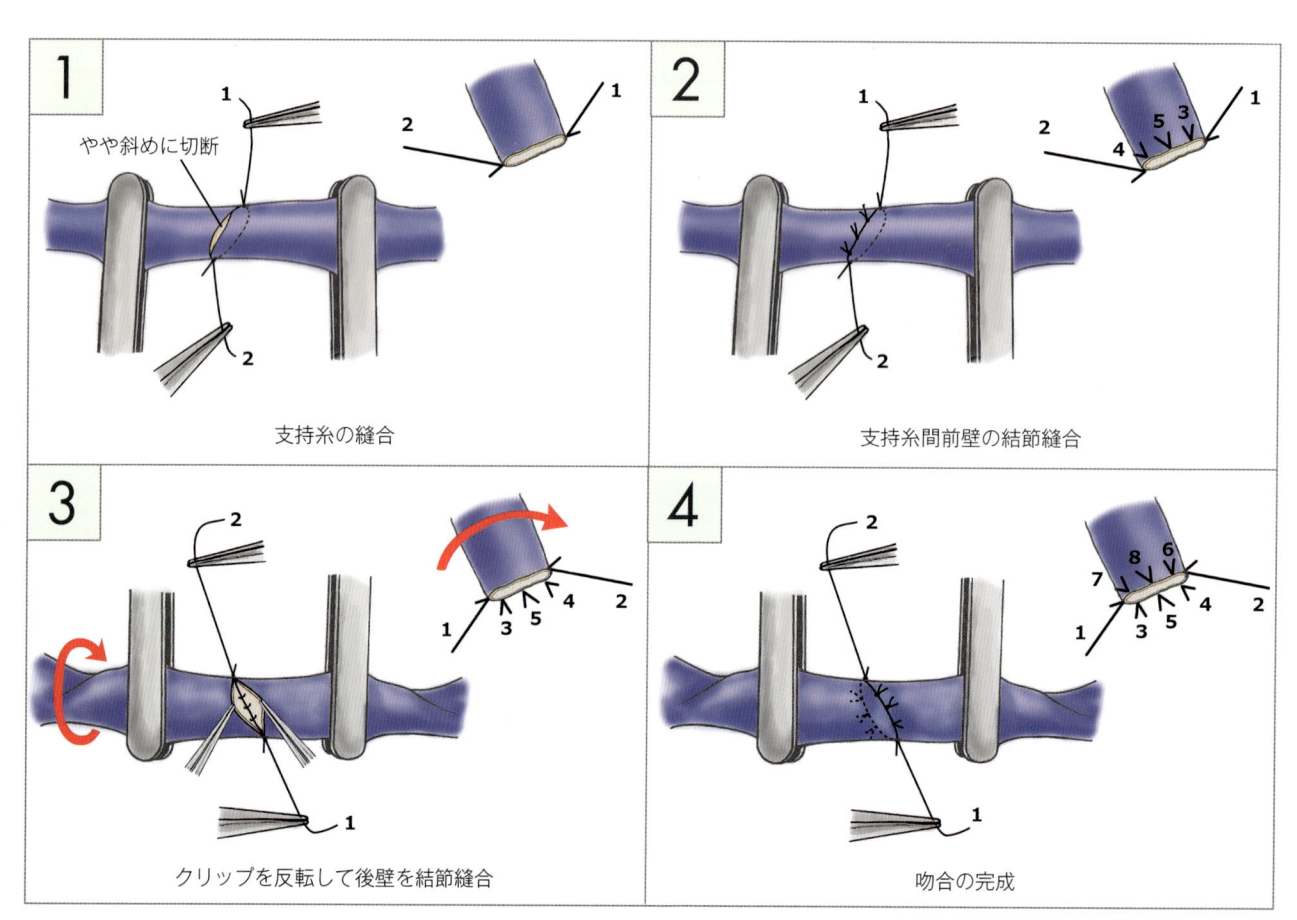

図33　静脈端々吻合法の手順
静脈端々吻合は基本的には動脈と同様である。ただし、ラット大腿静脈のような細い静脈では血管壁が薄く裂けやすいので、動脈吻合がうまくできるようになってから行うのがよい。

1. 支持糸の縫合（やや斜めに切断）
2. 支持糸間前壁の結節縫合
3. クリップを反転して後壁を結節縫合
4. 吻合の完成

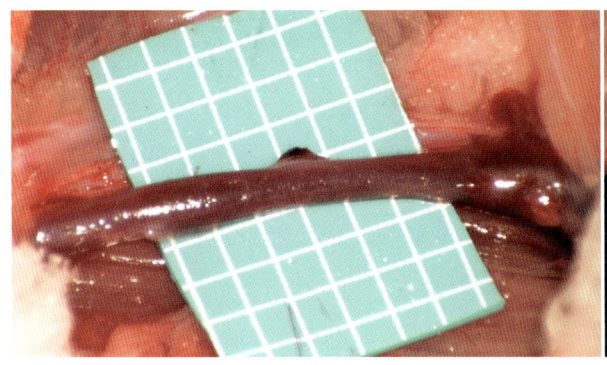

(a) 剥離露出した大腿静脈

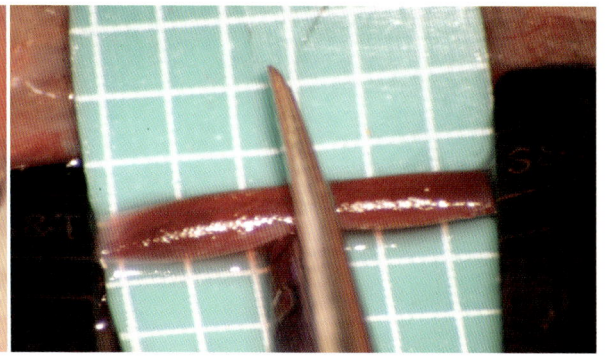

(b) 静脈用マイクロクリップ（ディスポーザブルタイプが便利である）を掛けて、やや斜めに切断する。

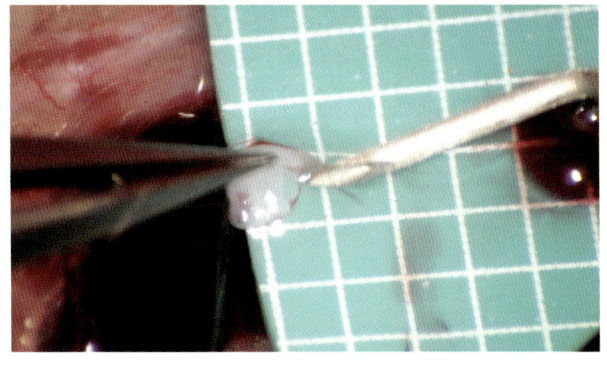

(c) 内腔をヘパリン加生食水溶液で洗浄後、液を内腔に充満させておくと薄い静脈の内腔が確認しやすい。

図34　ラット大腿静脈の端々吻合 Ⅰ：大腿静脈の露出と切断

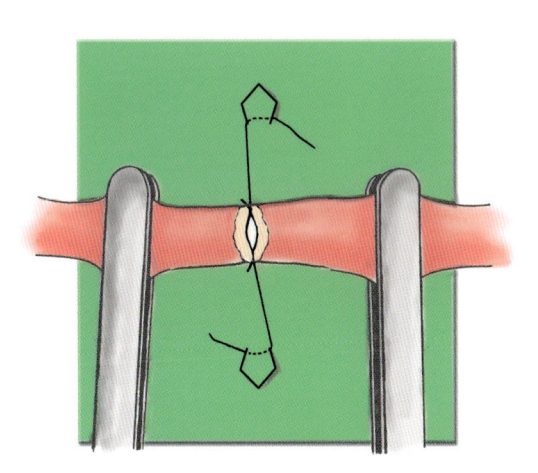

(a) 動脈

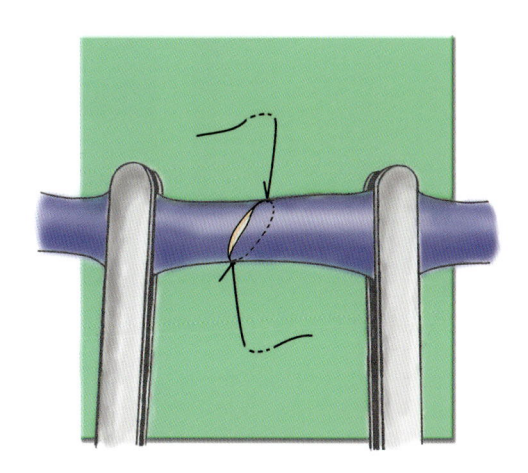

(b) 静脈

図35　バックシートによる支持糸の牽引
バックシートの2カ所に切れ目を入れて、両支持糸の一端を掛け軽く牽引すると、血管に緊張がかかり縫合が易しくなる。特に、血管壁の薄い静脈吻合などに大変有用である（Tajima S, 1980）。

リップを使う方が易しい。縫合法そのものは、動脈とほぼ同じである。

②静脈の攣縮を取る

動脈と同じ程度まで剥離した大腿静脈の後面にバックシート（ラバーシート）を敷き、塩酸パパベリン溶液や2％リドカイン溶液を滴下し攣縮を解除する。バックシートにはあらかじめ両端近くの2カ所に三角の切れ目を入れておくとよい。

血管吻合の際に、バックシートにtrap door状の切れ目を入れて支持糸を牽引する方法は、田嶋により報告された。著者は特に静脈吻合の際に非常な利点があると思っている。面倒でも壁の薄い静脈の吻合などには大変有用である（図35）。著者はほとんどすべての吻合に用いている。

③マイクロクリップを掛ける

約1cm離れた2点にクリップを掛ける。クリップは動脈の場合よりもバネ圧の弱いものを用いる。

> 静脈用クリップがあるが、練習用にはディスポーザブルクリップが便利である。最初はダブルクリップを使ってもよいが、シングルクリップで吻合できるように練習する。

④静脈を切断する

吻合口径を広くするため、やや斜めに切断する。斜めに切断するのは内腔をできるだけ広くし、吻合後の狭窄を防止するためであるが、あまり強く斜めに切ると静脈の端が弱くなり吻合がうまくいかなくなる。

内腔の凝血をヘパリン加生食水溶液でよく洗浄する。
外膜は内腔に垂れ下がった分のみをごく少量切除するにとどめる。

> 静脈壁は薄いので内腔が確認しにくい。ヘパリン加生食水溶液で内腔を充満させておくとよい。

以下の吻合は動脈に準じるが、若干の違いを中心に述べる。

⑤支持糸はほぼ180°水平に離れた2点に掛ける

支持糸のbiteはやや大きく掛ける（壁の約3倍程度）のがコツで、biteが小さいと血管を引き寄せる際に裂けることがある。支持糸は先に作っておいたバックシートの切れ目にはさんで引っぱり、血管に軽く緊張を与える（図36-a、b）。

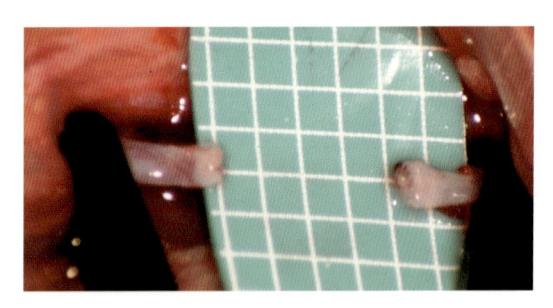

（a）吻合する静脈端

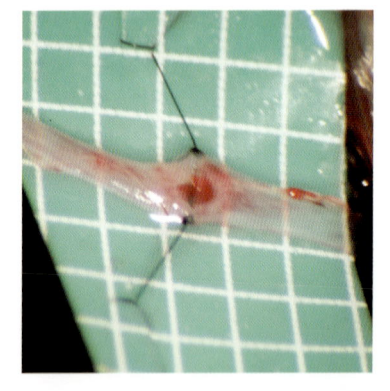

（b）2本の支持糸を約180°離れた位置に掛ける（要領は動脈と同じ）。支持糸をバックシートに作っておいた切れ目に引っかけて両端に軽く緊張を加えると、支持糸間の縫合を楽に行える。

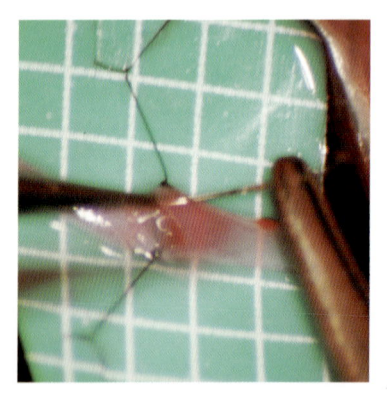

（c）前壁の縫合：鑷子をカウンタープレッサーにする。

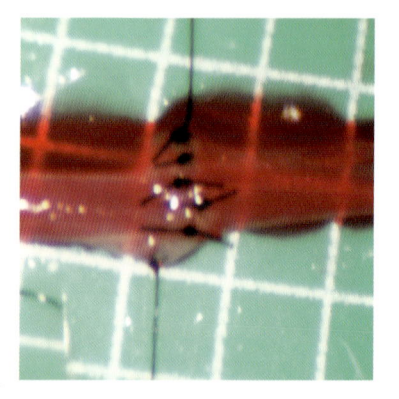

（d）前壁縫合終了時の状態

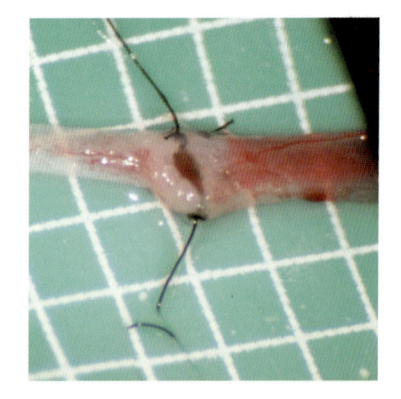

（e）後壁の縫合：クリップを反転すると前壁の縫合糸が確認できる。支持糸をバックシートの切れ目に掛け直す。縫合断端に段差などがないかを確認する。段差や断端の巻き込みがあれば抜糸して再縫合する。

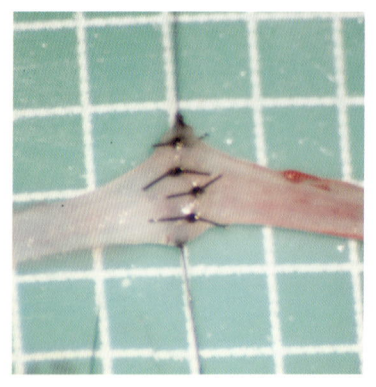

（f）後壁縫合終了時の状態

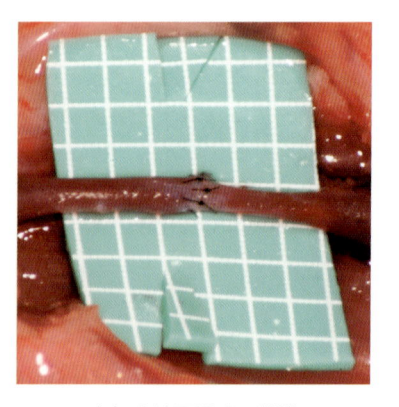

（g）血流再開時の状態

図36　ラット大腿静脈の端々吻合 II：縫合

⑥前壁を縫合する

両支持糸間の前壁に動脈の順序とほぼ同様に縫合を行う。

支持糸間縫合の bite は小さめ（静脈壁の2倍程度）にするが、内膜の接合のため針は必ず静脈壁の全層を通す。支持糸間の前壁縫合は外径1mmのラット大腿静脈では3針程度でよい（動脈吻合とほぼ同じ要領で、支持糸の隣から中央に向けて結紮縫合する）（図36-c、d）。

⑦縫合糸を確認する

前壁縫合が終了したらクリップを反転し、支持糸をバックシートの切れめに引っぱり直す。ヘパリン加生食水溶液で内腔を洗浄し縫合糸を確認する（図36-e）。

⑧後壁を縫合する

同様に3〜4針行う。支持糸を引っぱってあるので静脈壁に緊張が与えられており、血管壁の薄い静脈でも縫合を確実に行うことができる（図36-f）。

⑨血流を再開する

動脈とは逆に中枢側、末梢側の順にクリップをはずす。多少のリークはガーゼで軽く圧迫すれば止まる。吻合部はやや太めにふくれた状態になるのがよく、patency test で開存を確認する（図36-g）。

2 端側吻合法の練習

原則的には動脈の端側吻合と同様である。臨床的に最もよく使われる静脈の端側吻合は、頭頸部再建の組織移植の際に使われる、内頸静脈への端側吻合である（図37）。

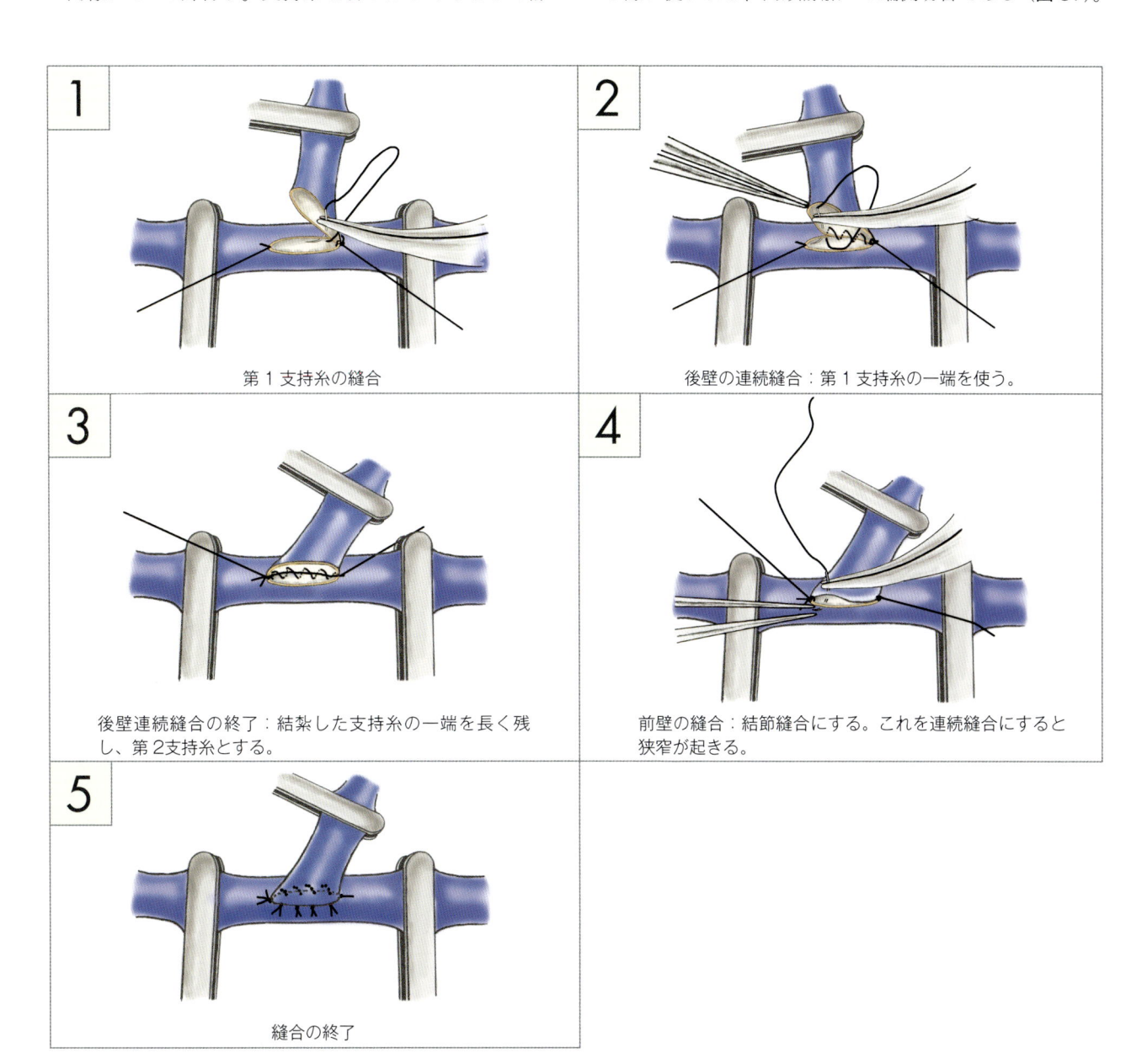

図37　静脈の端側吻合の手順

1　第1支持糸の縫合
2　後壁の連続縫合：第1支持糸の一端を使う。
3　後壁連続縫合の終了：結紮した支持糸の一端を長く残し、第2支持糸とする。
4　前壁の縫合：結節縫合にする。これを連続縫合にすると狭窄が起きる。
5　縫合の終了

> このような太い静脈では後壁を連続で縫合し、前壁を結紮縫合すると能率的であるが、2mm以下の血管では吻合部の狭窄を避けるため全周で結節縫合する。

　静脈の端側吻合法の動物練習には、よいモデルがない。下腹壁静脈を切離し、大腿静脈の他の部位に端側吻合するモデルもあるが、静脈壁が薄いので手技は難しい。
①下腹壁静脈を切断する
　下腹壁静脈を剝離し大腿静脈の起始部で結紮して切断する。結紮には10-0ナイロン糸を用いる。
②大腿静脈に側孔を開ける
　下腹壁静脈の口径よりやや大きく紡錘形に静脈壁を切除する。
③第1支持糸を掛ける
　側孔部と下腹壁静脈の外膜を少しトリミングしヘパリン加生食水溶液で洗浄した後、一端に支持糸を掛ける。これ以後の操作は動脈の端側吻合の手順に準じる。

> 大腿静脈系の端側吻合の練習はあまり意味がない。理由は、手技が難しいため初心者には奨められない、このような細い静脈の端側吻合は臨床上あまり使われない、などである。また、静脈吻合の練習は組織移植の実験を行いながら上達するようにする。

7 外径の異なる血管の吻合法

　臨床例においては、外径（口径）の同じ血管を吻合することは少ない。その差が極端に大きくなければ（約1.5倍以下）、端々吻合が可能であるが、それ以上に大きさの差がある場合には何らかの操作が必要となる。

1 外径の小さな血管を斜めに切る端々吻合法

　この方法は最も簡単で吻合部の開存率もよいので、臨床的には多用される（図38）。
①吻合する血管端を並べ、外膜を切除する（図39-a）
②外径の小さな方の血管を斜めに直剪刀で切断する
　鑷子を内腔に挿入しゆっくりと押し拡げる（図39-b、c）。斜めに切る角度は外径の大きな血管との口径差に合わせるが、最大30°までとする。あまりに斜めに切りすぎると血管端が薄くなり吻合が不確実になる。
③血管の両端に支持糸を掛け前壁を縫合する
　両端の180°の位置に掛けるのではなく、小口径の血管はやや前壁寄りに、大口径の血管はやや後壁寄りに掛ける。この時、前壁縫合の際には支持糸間の両血管縁の長さがかなり異なるので、口径の大きな血管のbite幅を大きく、小さい方を小さくとり、支持糸の方へたぐるようにして長さを合わせながら縫合する。
④後壁を縫合する
　前壁の縫合が終了したらクリップを反転し後壁の縫合に移る。

> この時、支持糸間の両血管縁の長さに差があまりなくなっているのが理想的である。

　支持糸の付近より口径の大きな方の血管のbite幅を大きくとりながら縫合していき、最後に血管の中央を縫合する（図39-d）。

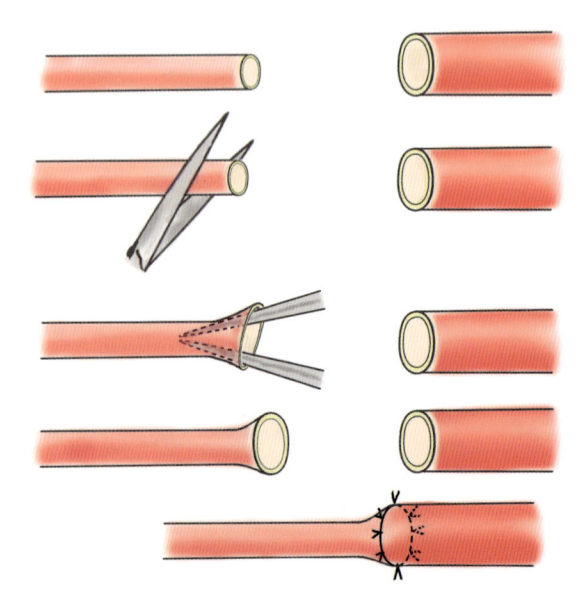

図38　外径の異なる血管の端々吻合
小さい外径の血管を斜めに切る方法。あまり斜めには切らないこと。

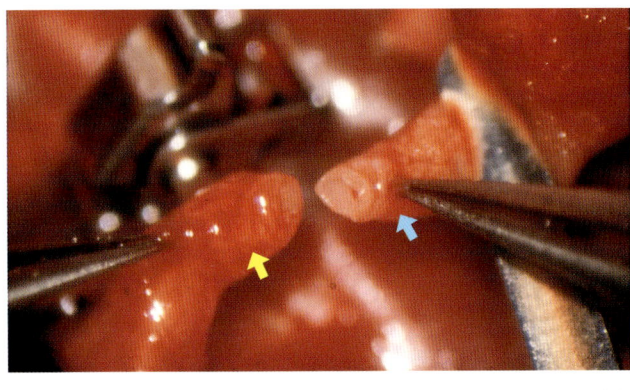

(a) 外径の大きな動脈（⇨）は中膜（血管壁）も厚い。一方、外径の小さい動脈（⇨）は血管壁も薄くなるので、実際の口径（血管内腔径）の差は少なくなる。

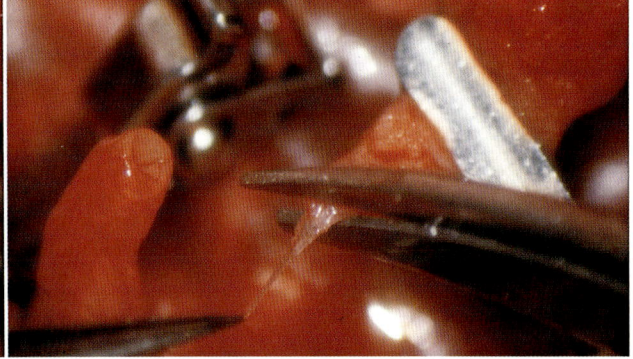

(b) 外径の小さい動脈をやや斜めに切断して、外膜を除去する。

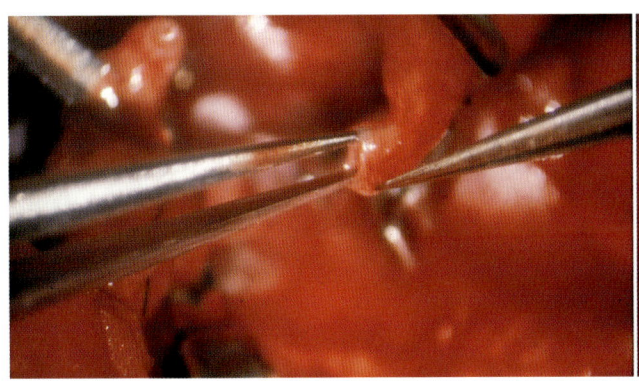

(c) 5番鑷子を挿入して内腔を拡げる。

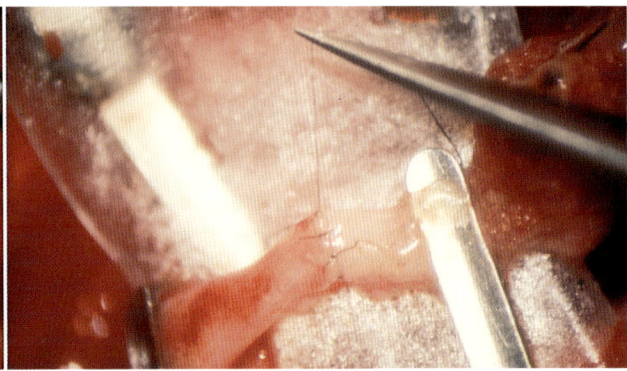

(d) 前壁縫合終了時の状態：通常の動脈端々吻合の手順で縫合する。

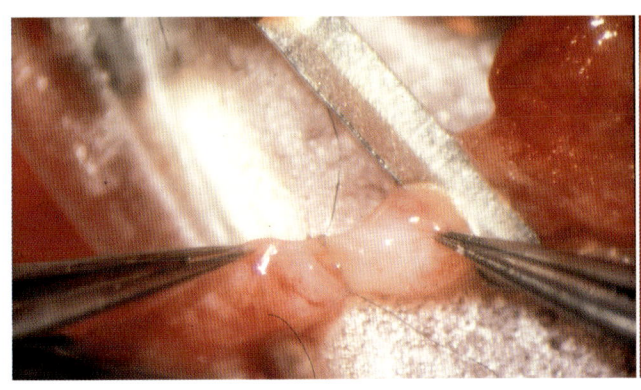

(e) 後壁縫合前の状態：血管径はほぼ同じ状態になっている。

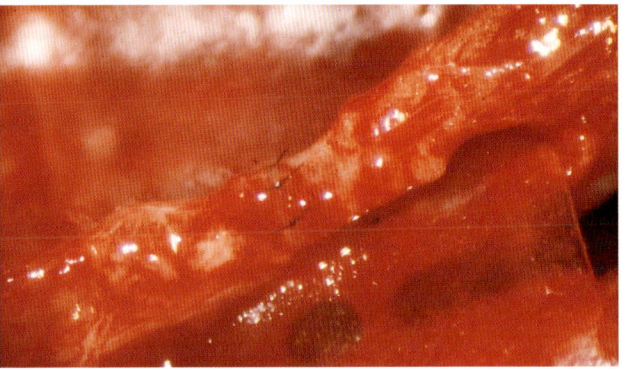

(f) 血流再開時の状態

図39 外径の異なる血管の端々吻合（臨床）

　外径差が2倍程度あってもこの方法が使えるのは、外径に大きな差があっても、血管が太くなると中膜層（血管壁）が厚くなり（特に動脈）、実際の口径が外径における差ほどなくなるためである。したがって、内膜同士を合わせるように吻合すればあまり外径差を意識せず吻合できる。

- このように吻合すると両血管は曲がって接合されるように思えるが、血流を再開すればまっすぐになる。
- この方法が安全に使えるのは血流の方向が小口径の血管から大口径の血管に流れる場合である。逆の状態では、後述するfish-mouth法などを用いるのがよいであろう。いずれにしても、血流は細い血管から太い血管に流れ込むのが血栓形成の確率が少ない（図40）。

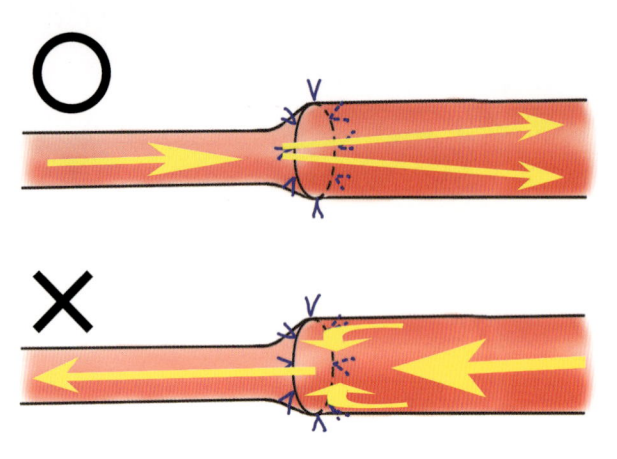

図40　血流の方向
小口径の血管から大口径の血管に流れる方が、血栓形成の可能性が少なくなる。

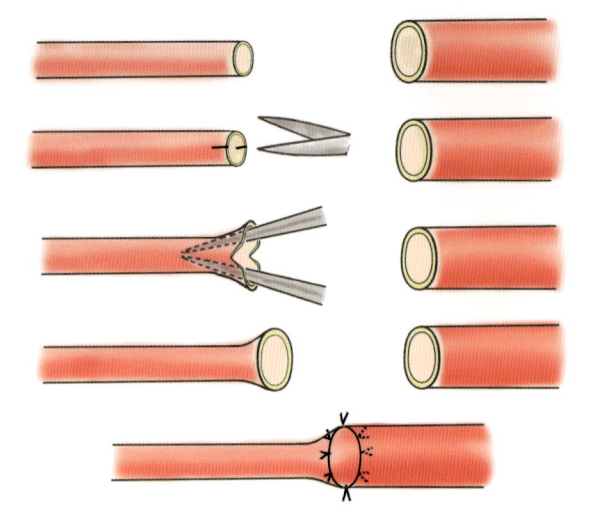

図41　Fish-mouth 法
小口径の血管に縦に割を入れて鑷子で拡げる。斜めに切断する方法より口径が拡がるが、血管が細いと割を入れにくい。

2 Fish-mouth 法

　外径の小さな血管の断端にスリット状の fish-mouth incision を加え、口径を拡大し、太い方の血管に端々吻合する方法を Harashina T ら（1980）が推奨した（図41）。理論的には優れた方法であるが、血管が細くなると手技的に難しくなる。

3 Sleeve anastomosis

　特殊な場合として、小口径の血管を大口径の血管の中に挿入し、血液を小血管より大血管へと流し込む方法が、Lauritzen C（1983）により考案されている。この方法は簡単であるが不確実な感があり、著者はあまり推奨しない。上流の血管が細すぎる場合には使ってもよいであろう。

4 端側吻合法

　太い血管に側孔を開け、細い血管を吻合する端側吻合は臨床ではよく用いられる。

5 静脈移植

　口径の異なる動脈間に静脈を移植して口径差を解消する方法であるが、あまり実際的ではない。

> 臨床における注意点：太い方の血管壁の一部を縦方向に切除して細くする方法（静脈には時に有効である）などもあるが、いずれも手技が煩雑になるのと、不確実なので、あまり推奨できない。できるだけ簡単な方法が血栓を作りにくいと言える。いずれの方法でも内膜同士の確実な接合が必要である。

マイクロサージャリーの基本手技
基礎編

4

動物による微小血管吻合の応用練習

臨床を始める前に、動物を使って切断肢の再接着や遊離皮弁の移植を経験しておくと、自信をもって臨床に臨める。本章では代表的な動物モデルを紹介するが、すべてを体得する必要はない。

なお、実験動物は各施設の実験動物管理規則および（公）日本実験動物協会の「実験動物の飼養及び保管並びに苦痛の軽減に関する基準」「実験動物の安楽死処分方法に関する指針」に従って扱う。

ラットによる練習モデル

1 遊離皮弁：下腹壁皮弁の移植

　以下の操作はすべてエーテル導入、ペントバルビタール腹腔内投与などの全身麻酔下で行う（基礎編3章参照）。

　皮弁を栄養する浅下腹壁動静脈そのものを吻合し、皮弁を移植する方法もあるが、これらの血管は外径が0.5mm前後の太さしかなく、よほど上達しないと吻合が難しい。また、剥離操作による血管攣縮のため、血行の再開が難しいことも多い。

　このため、練習モデルとして著者は浅下腹壁動静脈が分枝する大腿動静脈を血管柄とする遊離下腹壁皮弁 free epigastric flap を推奨する。

> このようにすると、鼠径靭帯付近で大腿動静脈の外径が0.8～1.0mm（動脈）、1.0～1.5mm（静脈）と太くなるので、吻合が行いやすくなる。

1 下腹壁皮弁の挙上

①皮弁のデザイン

　下腹壁を広く剃毛して消毒し、鼠径部から下腹壁部にかけて皮弁をデザインする（図1-a）。

②頭腹側より鼠径部に向かって皮弁を挙上する

　皮弁の肉様層 panniculus carnosus を含め、深筋膜上を剥離し皮弁を挙上する。皮弁の栄養血管である浅下腹壁動静脈が、大腿動静脈より直接肉様層下面に分枝しているのが、容易に確認できる（図1-b）。

> 血管攣縮を防ぐため、できるだけ浅下腹壁血管周辺の疎性結合組織を血管柄に含める（図1-c）。

　大腿動静脈を鼠径靭帯付近まで剥離する。

③浅下腹壁動静脈の分枝部より末梢で大腿動静脈を結紮切断する

　浅下腹壁動静脈の分枝部からすぐ末梢で大腿動静脈は伏在動静脈と脛骨動静脈に分岐するが、大腿動静脈の末梢側をできるだけ長く（分岐近くで）結紮離断した方が、浅下腹壁動静脈の攣縮が起きにくい（図1-d）。

④島状皮弁を作成する

　大腿動静脈より分枝する深大腿動静脈は結紮し、大腿動静脈を鼠径靭帯部まで剥離し島状皮弁にする（図1-e）。

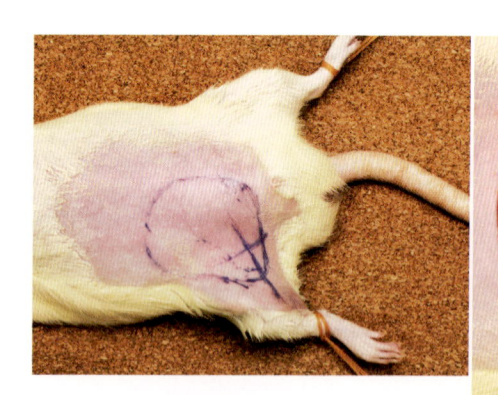

（a）皮弁のデザイン

（b）浅下腹壁動静脈を大腿動静脈に含めて、大腿動静脈を血管柄に挙上する。

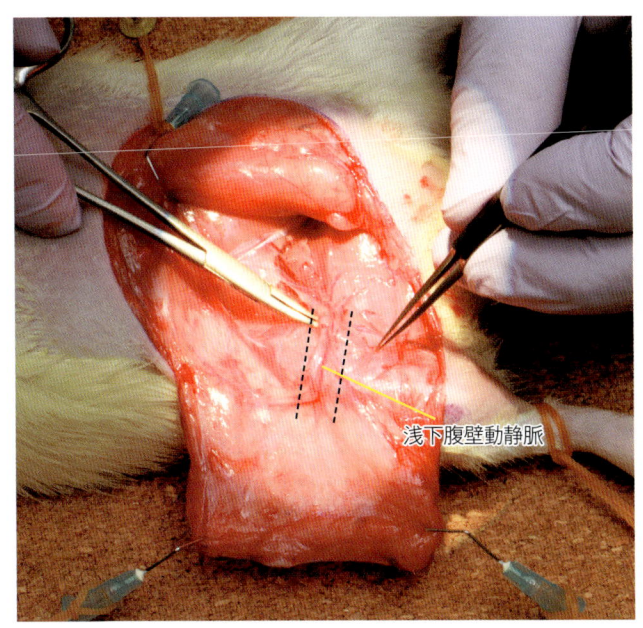

(c) 浅下腹壁動静脈周辺の疎性結合組織（点線）をできるだけ皮弁に含めて挙上する（血管の攣縮を防ぐ）。

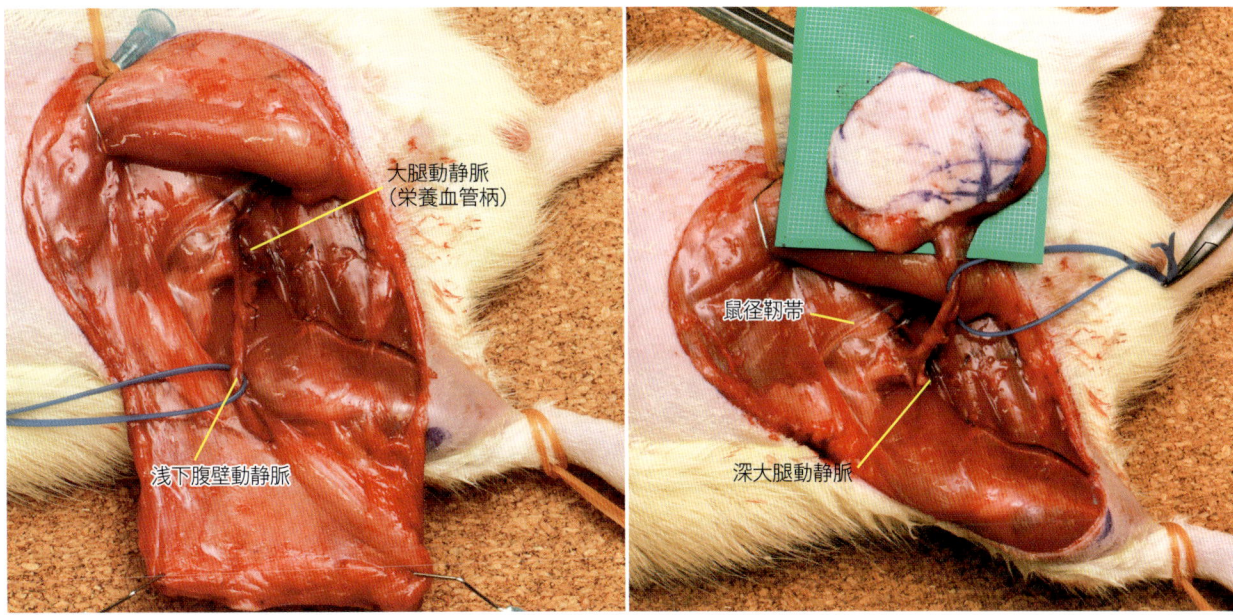

(d, e) 大腿動静脈を栄養血管柄にして挙上した島状皮弁。深大腿動静脈も結紮して、鼠径靭帯付近を吻合に使う。

図1　下腹壁皮弁の挙上

> ラット下腹壁皮弁を挙上する際の大腿動静脈やその分枝は顕微鏡下で丁寧に剥離し、結紮は8-0か9-0ナイロン糸で行う。バイポーラで凝固すると攣縮が起きやすいので注意する。

　浅下腹壁動静脈を血管柄にもつ下腹壁皮弁は、鼠径部より鎖骨部に至る一側の下腹壁全体の大きさまで作成できるが、鎖骨部を越えると先端が壊死に陥る。

2　同所性の移植

　大腿動静脈をクリッピングした後に切断して、完全に遊離した皮弁を元の位置に戻し、皮弁の栄養血管柄である大腿動静脈端と、中枢側の大腿動静脈端をおのおの吻合し、血流を再開する。この場合、外径が同大の動静脈を吻合するため、皮弁移植の第一歩として良い練習にな

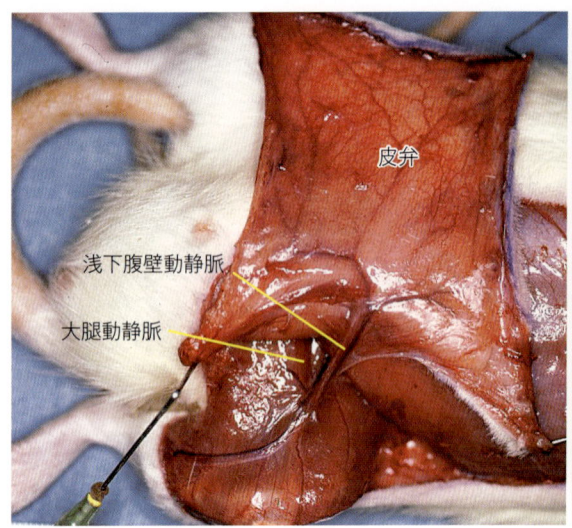

(a) 挙上した下腹壁皮弁
大腿動静脈は鼠径靱帯付近まで剥離すると血管径が大きくなる。深大腿動静脈は結紮切断する。

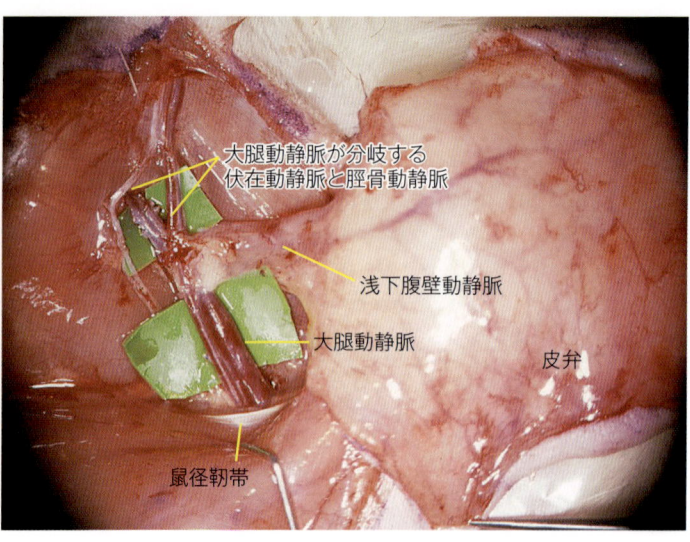

(b) 栄養血管柄の剥離
剥離は顕微鏡下に行うのがよい。

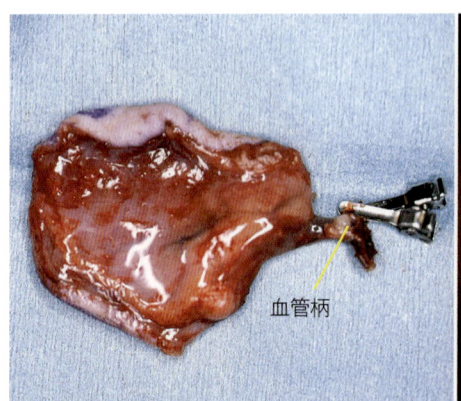

(c) 大腿動静脈を切断して遊離した下腹壁皮弁

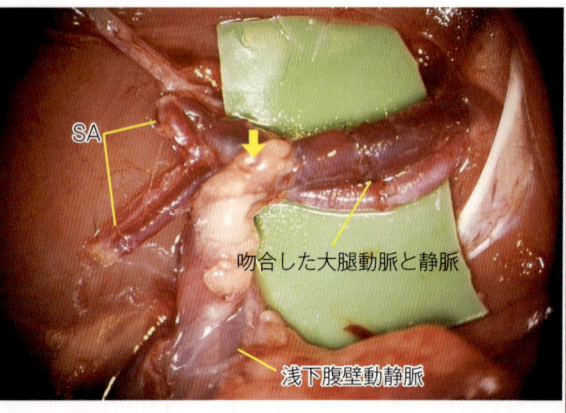

(d) 切断した大腿動静脈をそれぞれ端々吻合し皮弁の血流を再開する。
SA：結紮切断した伏在動静脈と脛骨動静脈両者は、浅下腹壁動静脈の分枝部（⇨）からできるだけ離して切断する。

(e) 手術終了時の皮弁
この段階で皮弁血流の状態は判断できない。

図2　下腹壁皮弁の同所性移植

る（図2）。

> ラット下腹壁皮弁の同所性移植は、吻合血管が同じ大きさで、手技も簡単なため、遊離皮弁移植練習の第一歩になることが多い。皮弁が生着した時の喜びも大きい。
> 一方、栄養血管である浅下腹壁動静脈は攣縮しやすく、吻合部が開存していても、皮弁が壊死に陥ることもある。熟練者が行っても100％の生着は難しいので、著者は80％くらいの生着でよいとしている。100％生着を期待すると、この段階でくじけるので注意する。

3 異所性の移植

　同所性の移植に80％以上成功するようになったら、遊離下腹壁皮弁を他の部位に作成した欠損部へ移植する。代表的なものは、頸部に作成した皮膚欠損部に移植するもので、移植床の動脈は総頸動脈（外径1.2～1.5mm）、静脈は外頸静脈（外径1.5～1.8mm：ラットには内頸静脈にあたるものがない）が選ばれる（図3）。

①消毒する
　頸部は広く剃毛する。

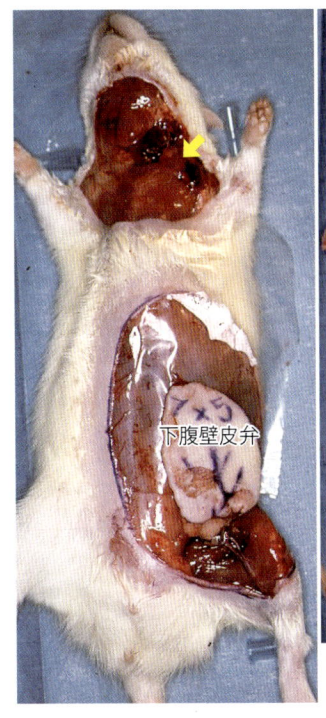

(a) ラット頸部に作成した欠損と挙上した下腹壁皮弁。総頸動脈と外頸静脈（⇨の位置）を移植床血管として露出しておく。

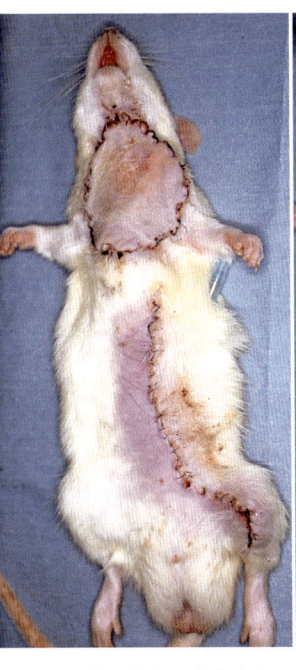

(b) 血管吻合後に血流を再開し閉創する。なお、皮弁採取部は縫縮しておく。

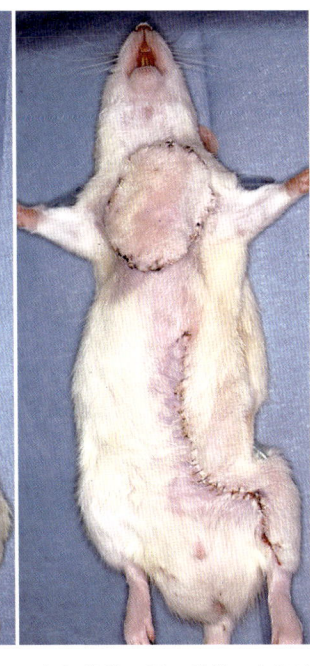

(c) 術後1週の状態。皮弁は良好に生着している。

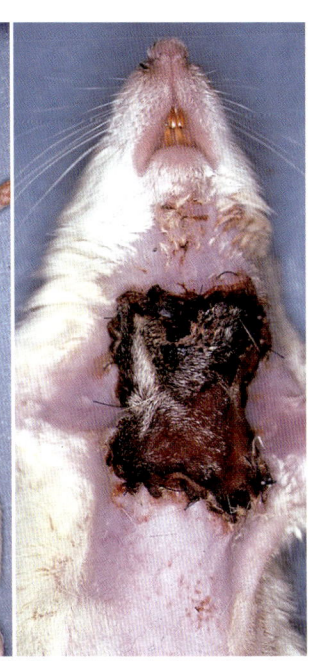

(d) 動脈血栓による壊死（dry necrosis）

図3　下腹壁皮弁の異所性移植

②必要な大きさの皮膚欠損を作成し、同時に一側の総頸動脈と外頸静脈を露出する

　できるだけ長めに剝離しておいた方が、後の吻合操作が行いやすくなる。

- 深部にある総頸動脈の露出には、胸鎖乳突筋とその下にある肩甲舌骨筋を切断（一部は切除）すると容易である。
- 外頸静脈は分枝が多いので注意深く結紮離断しながらある程度の長さ（5mm程度）を確保する。

③皮弁を採取し頸部に移動する

　挙上しておいた下腹壁皮弁の栄養血管柄である大腿動脈と静脈にそれぞれマイクロクリップを掛け切断し皮弁を採取する。

④遊離した皮弁を頸部皮膚欠損部に数カ所仮固定する

⑤総頸動脈、外頸静脈にマイクロクリップを掛けて切断し、移植床血管とする

　端々吻合を行う場合には、皮弁の栄養血管と頸部移植床血管の外径に差があるため、血管吻合は同所性移植の場合よりやや難しいものとなる。

総頸動脈を結紮するとラットが死亡することがあり、これを避けるためには、大腿動脈を端側吻合した方がよい。一方、端々吻合では口径差のある動脈吻合の練習ができるので、両者を練習するのがよい。

　ラットの場合も、血栓形成を起こすと皮弁は徐々に壊死に陥るが、ウサギの切断耳介再接着（後述）における変化ほど著明に観察されるものではない。よく生着した皮弁では、発毛はまったく正常である。

2 遊離皮弁：胸部皮弁の移植

ラットの胸部からは種々の遊離皮弁を挙上することが可能であるが、下腹壁皮弁に比べ血管解剖が複雑である。このため、血管や筋肉の解剖学的用語についても混同が多く、マイクロサージャリーの一般的なトレーニングや研究に使用されているとは言い難い。一方、下腹壁皮弁に比べて栄養血管の口径が太く、攣縮を起こしにく

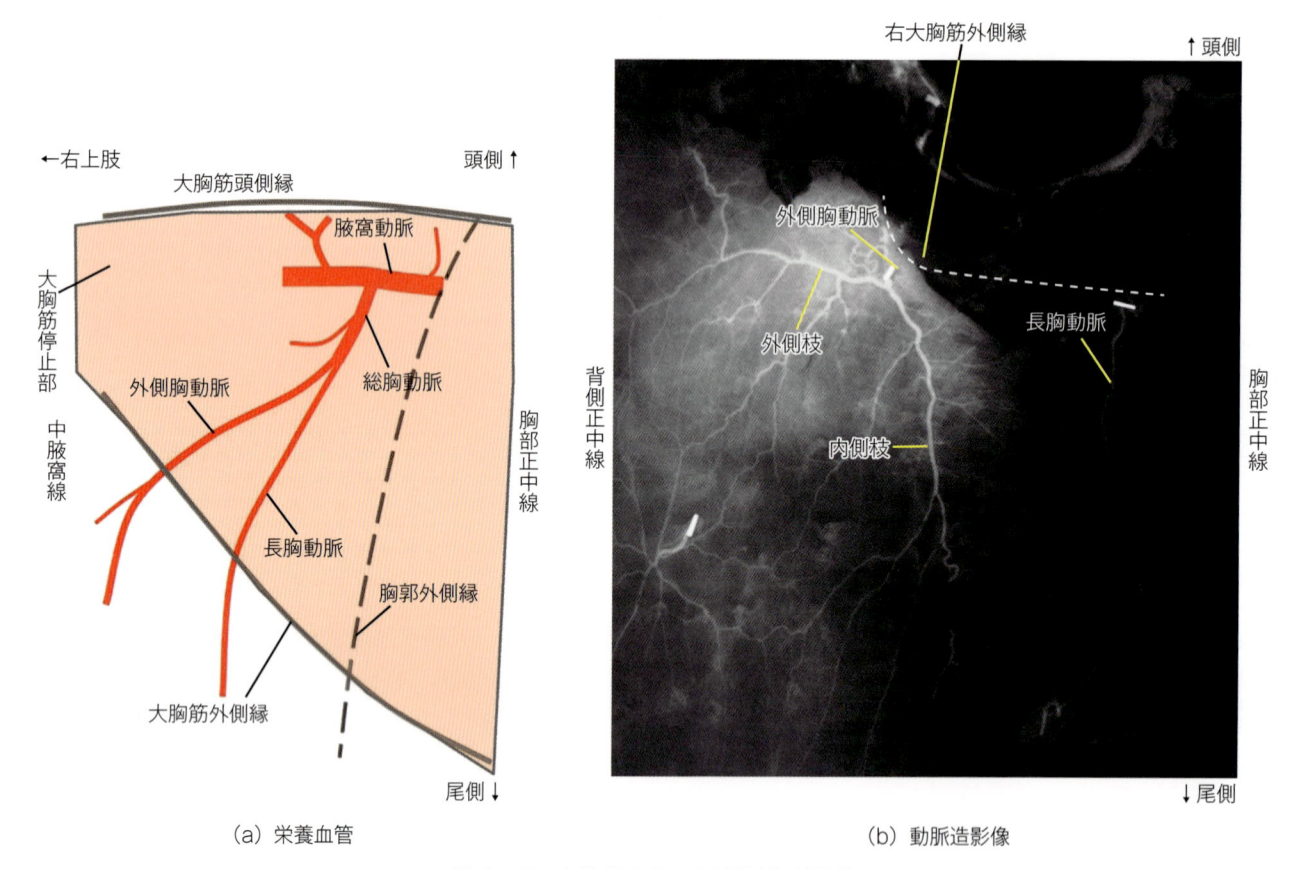

(a) 栄養血管　　(b) 動脈造影像

図4　ラット胸部皮弁の血管解剖（動脈）

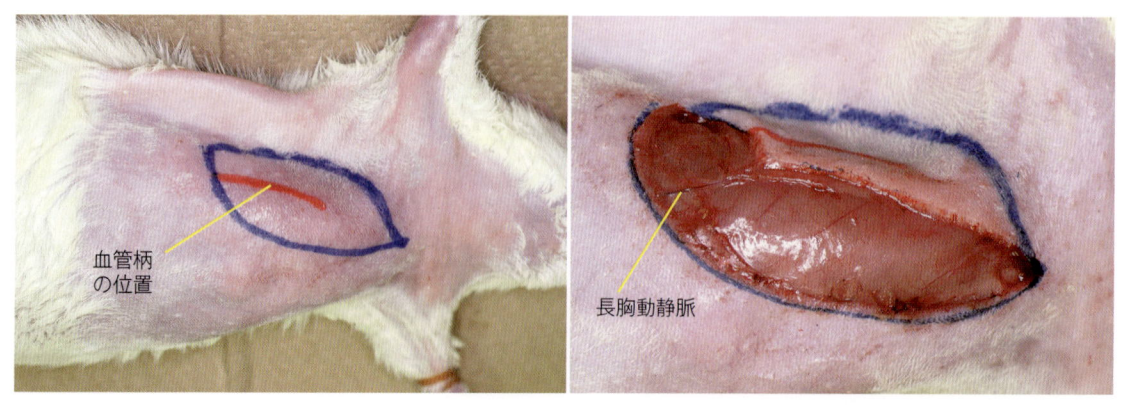

(a) デザイン　　(b) 肉様筋膜下で切開した皮弁内を走行する長胸動静脈

図5　胸部皮弁 I：デザインと切開

いので皮弁の生着率が高い、という利点がある。そのため、著者らは練習用のモデルに適当であると考えている。

> ラットの下腹壁皮弁は古くより形成外科の皮弁実験でなじみが深く、また、栄養血管の走行がはっきりしているので、遊離皮弁移植の練習には最適と考えられている。しかし、先にも述べたように大腿動脈―浅下腹壁動脈系は血管攣縮が強いので、移植後の皮弁壊死率は高い。
> このために、マイクロサージャリーによる遊離皮弁は難しく、継続練習をあきらめる人も多いようである。一方、胸部皮弁の生着率は高く、ラットにおけるこの部位の血管解剖さえ把握していれば（ヒトとは異なる）、移植の成功率は高い。

以下に、長胸動静脈を栄養血管とする胸部皮弁 pectoral skin flap と外側胸動静脈（ヒトの胸背動静脈にあたる）を栄養血管とする体幹皮筋皮弁（ヒトの広背筋皮弁に相当する）の血管解剖と皮弁挙上法について述べる。

1 胸部皮弁の栄養血管

ラットの胸部皮膚は、主に長胸動静脈と外側胸動静脈による血行支配を受けている。前者が前胸部を、後者が側胸部から胸背部を栄養する。この二対の動静脈は、大胸筋下で総胸動静脈より分岐する。長胸動静脈は大胸筋外側縁より皮下に穿通し、尾側に向かってほぼ垂直に下行し、浅下腹壁動脈と choke 吻合する。一方、外側胸動静脈は大胸筋下から体幹皮筋 cutaneous trunci muscle 内に入り、筋体内で数本に枝分かれするが、腹側の分枝が最も太く、中腋窩線に沿って尾側に下行する（図4）。

Pectoral skin flap は長胸動静脈を血管柄とするため、大胸筋や体幹皮筋を含まない direct cutaneous flap として挙上することができる。一方、外側胸動静脈を血管柄とした場合には体幹皮筋皮弁 cutaneous trunci musculo-cutaneous flap となるが、広背筋皮弁と記載されていることもある。いずれにしても、この部の皮弁に関する過去の報告では、長胸動静脈と外側胸動静脈、総胸動静脈を混同したものが多い。

2 胸部皮弁の挙上

この部位の血管解剖はやや複雑であるが、顕微鏡下の剝離操作に慣れるためにもよい。

① 皮弁のデザイン

長胸動静脈は胸骨中点の高さで大胸筋外側縁から皮下に出るため、この部を含めるよう前胸部に皮弁をデザインする（図5-a）。

② 皮弁を挙上する

皮弁内側縁に皮膚切開を加えると、尾側に向けて走行する長胸動静脈が確認できるので、これを含めるよう肉様膜下で皮弁を挙上する（図5-b）。

③ 腋窩動静脈と総胸動静脈分枝を確認する

大胸筋を胸骨付着部で切断して外側上方に反転すると、腋窩動静脈と総胸動静脈分枝の走行が明らかとなる（図6-a）。

④ 長胸動静脈の剝離を中枢へ進める

外側胸動静脈、総胸動静脈の大胸筋枝、腋窩動静脈の末梢端を処理すると、皮弁は腋窩動静脈を血管柄とする島状皮弁となる（図6-b）。

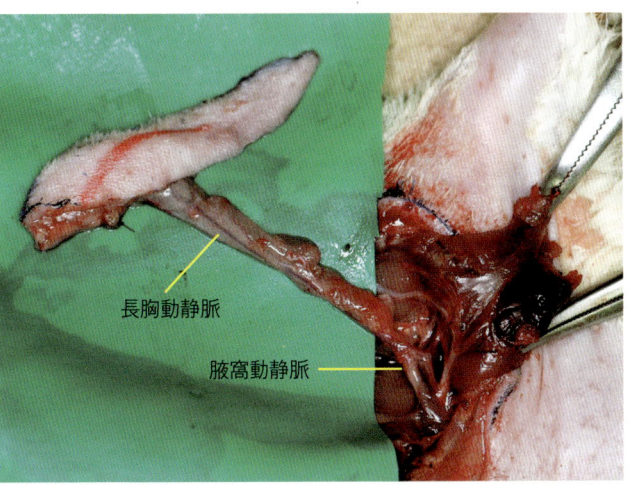

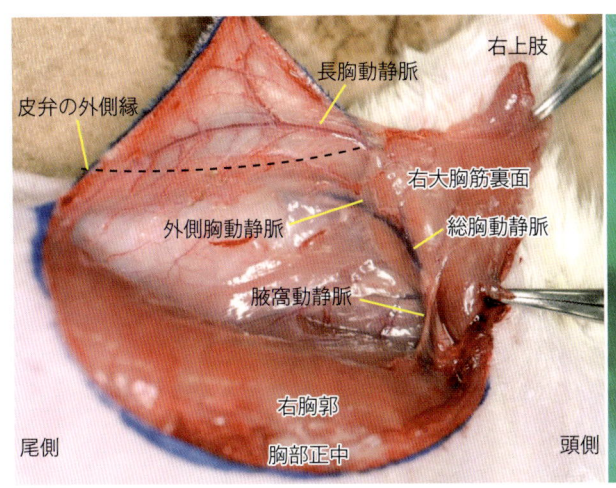

（a）大胸筋の胸骨付着部を離断、筋体を反転する。　　（b）腋窩動静脈を柄とした島状皮弁の挙上

図6　胸部皮弁 II：島状皮弁の作成

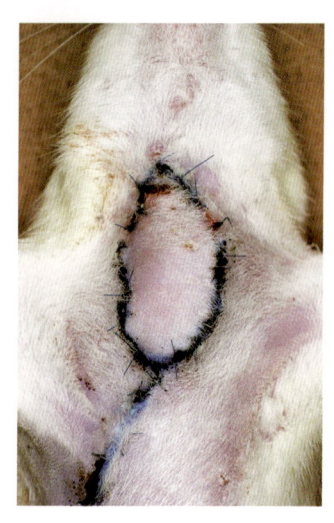

(a) 頸部の欠損に移植した皮弁
腋窩動脈と総頸動脈、腋窩静脈と外頸静脈の端々吻合で移植した。

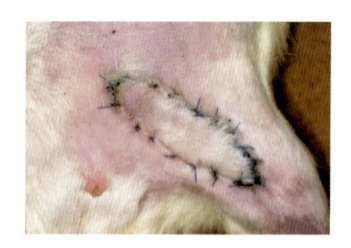

(b) 鼠径部の欠損に移植した皮弁
腋窩動脈と大腿動脈、腋窩静脈と大腿静脈の端々吻合で移植した。

図7 胸部皮弁 Ⅲ：遊離移植

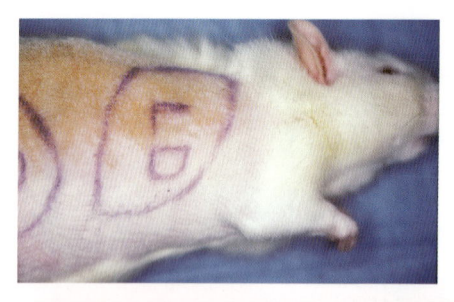

(a) 皮弁のデザイン

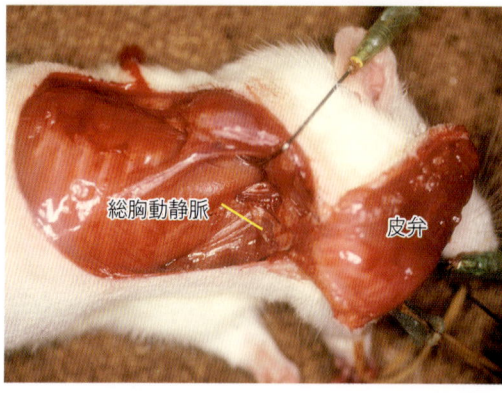

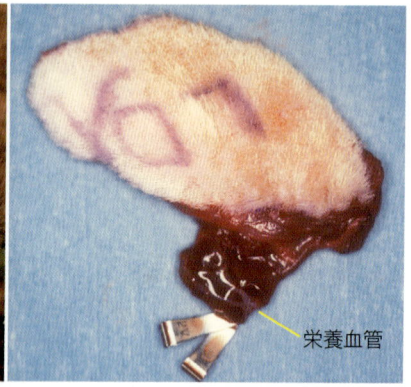

(b) 体幹皮筋を含めて挙上、採取した皮弁。栄養血管は、外側胸動静脈―総胸動静脈系

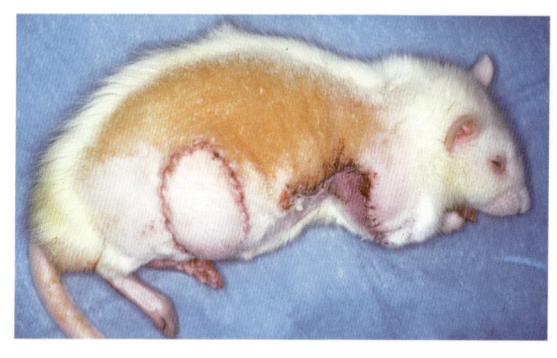

(c) 大腿動静脈と吻合して鼠径部に移植した皮弁。術後1週で完全に生着した状態。

図8 体幹皮筋皮弁の移植（ヒトの広背筋皮弁に相当する）

⑤**皮弁を遊離する**

　腋窩動静脈周囲は脂肪・結合織が多く、動静脈間の癒着も強いため、顕微鏡下に剥離を行い、胸郭からの出口で結紮・切離して皮弁を遊離する。

3 遊離移植

　本皮弁を頸部に移植する時には、総頸動脈と外頸静脈へ吻合する。また、鼠径部に移植するには大腿動脈と静脈に吻合すればよい（図7）。

　腋窩動脈の外径は0.9～1.1mmで大腿動脈（0.6～0.8mm）より太いが、頸部へ移植する際の総頸動脈（1.2～1.5mm）との口径差は少ない。このため、初心者には鼠径皮弁に比べ、動脈吻合が易しいという利点がある。しかし、腋窩動静脈の起始部から総胸動静脈の分岐部までの距離が3mm程度しかなく、クリップを掛ける余裕がないため、腋窩動静脈を切断・再吻合することによる同所性移植を行うことは難しい。また、剥離中に腋窩動脈もしくは静脈を損傷すると容易に大量出血や空気塞栓を起こし、ラットが死亡するので慎重な剥離操作が必要である。

4 体幹皮筋皮弁

　ラットの側胸部にある体幹皮筋 cutaneous trunci muscle に分布する外側胸動静脈を栄養血管とする皮弁 cutaneous trunci musculo-cutaneous flap である（図8）。ヒトの広背筋皮弁に相当する。遊離移植に際しては、総胸動静脈か腋窩動静脈を栄養血管柄とするのは、pectoral skin flap と同様である。

3 切断下肢再接着と異所性移植

ラットの切断下肢再接着モデルは、皮膚、皮下組織のみならず、筋肉や骨を移植片の中に含むことから、基礎研究の実験モデルとしてよく用いられる。膝関節より末梢レベルで再接着する方法もあるが、ここでは最も手技的に安定している大腿動静脈レベルで吻合する大腿部切断再接着モデルを紹介する。

1 切断下肢の作成

①ラットを固定し、消毒する
ペントバルビタール腹腔内投与などで全身麻酔を行い、大腿部全周より鼠径部にいたる部分を剃毛した後、ラットをコルク板上に固定し消毒する（図9-a）。
②大腿中央部の皮膚を切開する
腹側、背側それぞれで小血管を止血しながら筋膜上に剥離を進める。
③大腿動静脈を剥離する
腹側では血管柄とする大腿動静脈を、筋体への分枝を処理しながら深大腿動静脈分岐部付近まで剥離する（図9-b）。
④筋体を切断する
血管柄となる大腿動静脈を損傷しないようにしながら、大腿骨にいたるまで腹側、背側の筋体を切断する（図9-c）。この際、浅臀筋の腹側で坐骨神経も切断する。
⑤最後に大腿骨を切断する
大腿動静脈の血管柄のみで栄養される島状の切断下肢を作成する（図9-d）。

2 再接着（同所性移植）

①下肢を完全に離断する
大腿動静脈に別々にマイクロクリップを掛けて大腿骨を切断すると下肢は完全に離断される（図10-a）。
②大腿骨を固定する
再接着には、まず大腿骨の固定からはじめる。骨の固定には18ゲージの注射針をワイヤーカッターで切断して、髄内釘として用いるとよい（図10-b）。

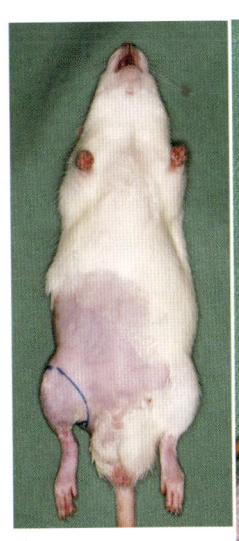

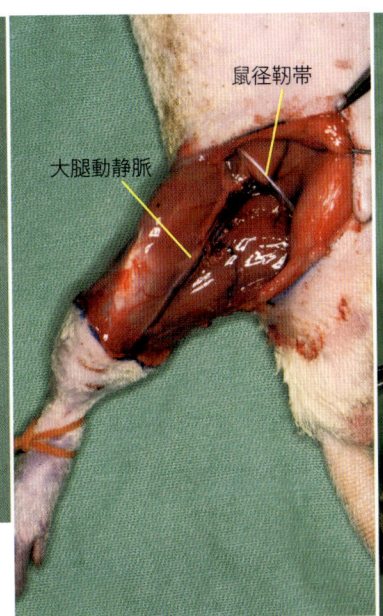

(a) 皮膚切開の位置
(b) 栄養血管である大腿動静脈を確保し、剥離する。
(c) 筋体を完全に切離する。
(d) 島状となった切断下肢（大腿骨離断前）

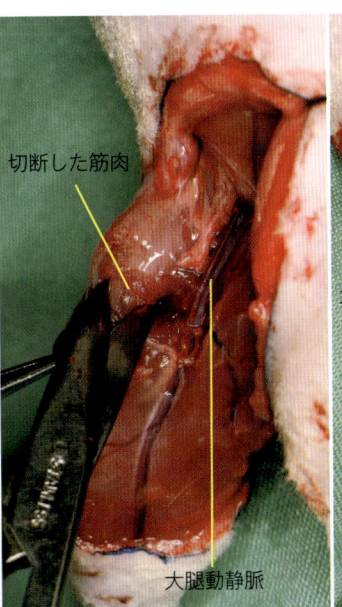

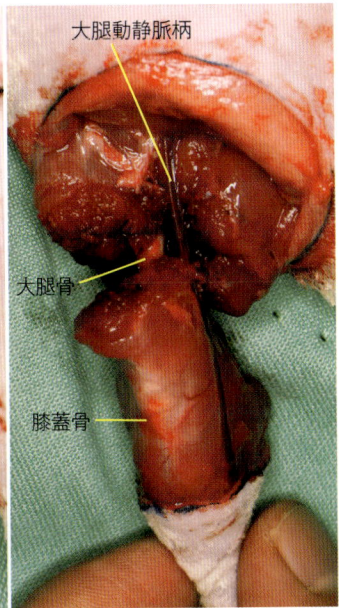

図9　切断下肢再接着 I：切断下肢の作成

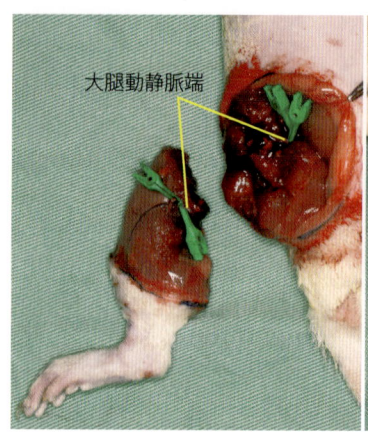

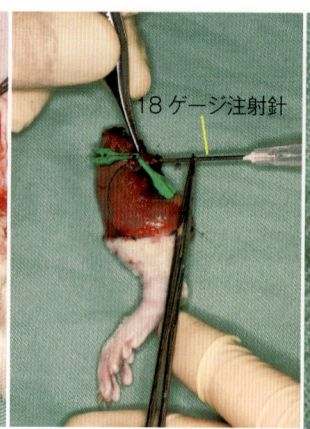

(a) 完全に切断遊離した下肢　(b) 大腿骨を18ゲージ注射針で髄内固定する。

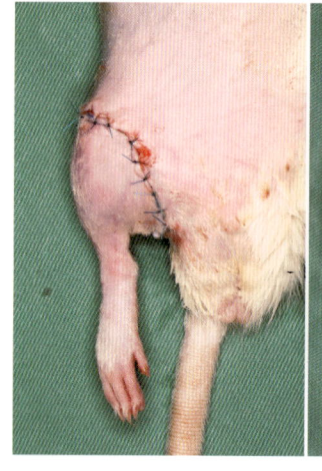

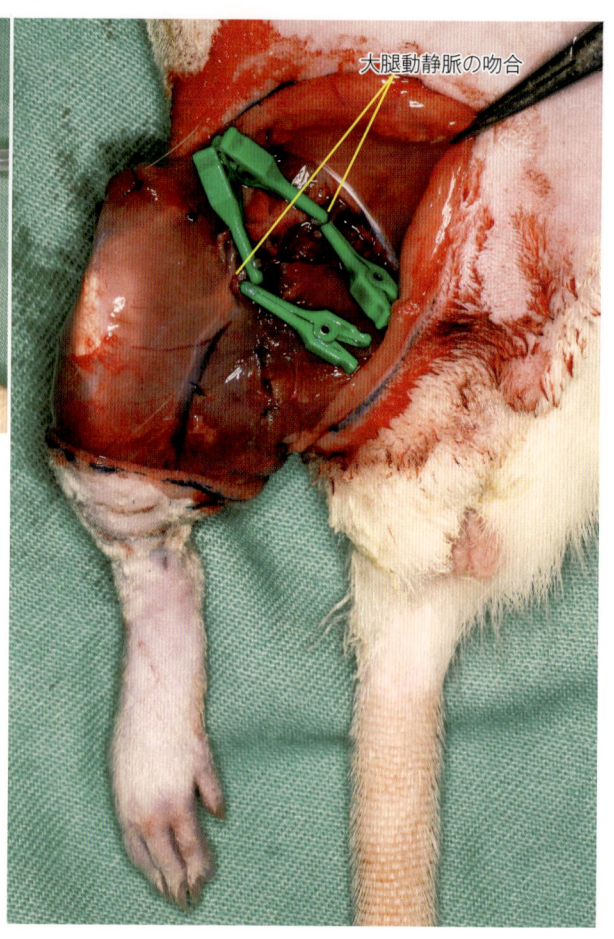

(c) 筋体縫合後、最後に大腿動静脈を吻合する。

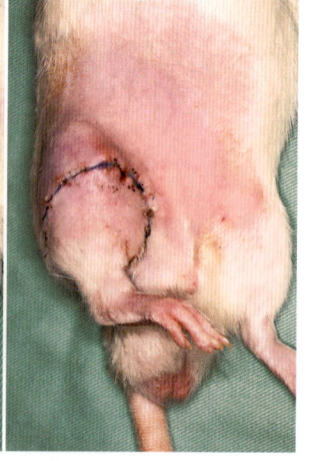

(d) 血流再開後の状態　(e) 術後1週：切断再接着下肢の生着は良好である。

図10　切断下肢再接着 II：切断と再接着

③ **筋膜縫合によって筋体断端を固定する**

髄内釘と筋膜縫合により切断下肢は固定されるので、大腿動静脈の血管吻合を行う（図10-c）。

> 余裕があれば、背側で切断した坐骨神経を縫合する（神経縫合の練習）。

④ **血管吻合後は皮膚を縫合して手術を終了する**

ラットは再接着下肢を食べてしまうことが多いので、麻酔中に前歯を抜歯して、流動食で飼育する（図10-d、e）。

> ラットの前歯を抜歯するのは動物愛護上問題であろうが、下肢や皮弁を再接着すると、ラットがその部分を引っ掻いたり、咬んだりして損傷するのでやむを得ない処置としている。

3 異所性遊離移植

再接着と同様の手技で挙上採取した下肢を、頸部の血管（総頸動脈および外頸静脈）などに吻合して異所性に移植することができる（図11）。この時、大腿動脈と総頸動脈を端々吻合すると、頸動脈血行の途絶のため術後早期にラットの死亡が増加するため、端側吻合を行うとよい。動脈端側吻合のよい練習となる。

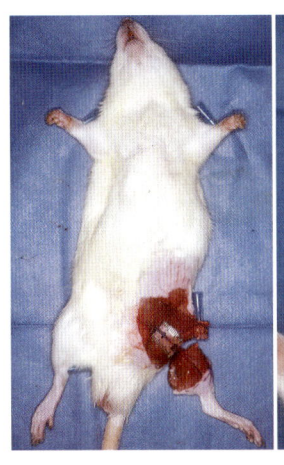

(a) 大腿動脈と静脈を血管柄として挙上した切断移植下肢

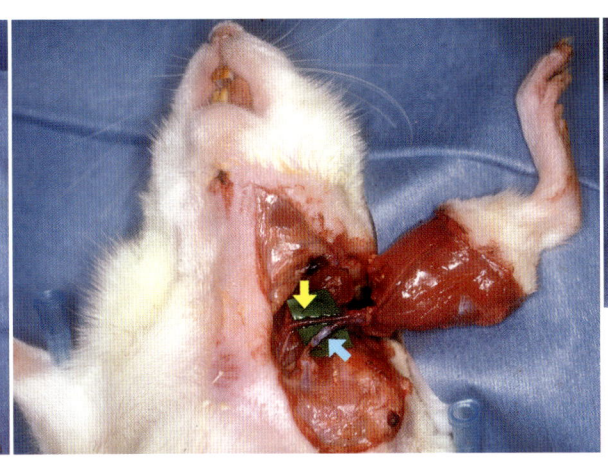

(b) 頸部への移植：大腿動脈を総頸動脈に端々吻合（⇨）、大腿静脈を外頸静脈へ端々吻合（⇨）している。

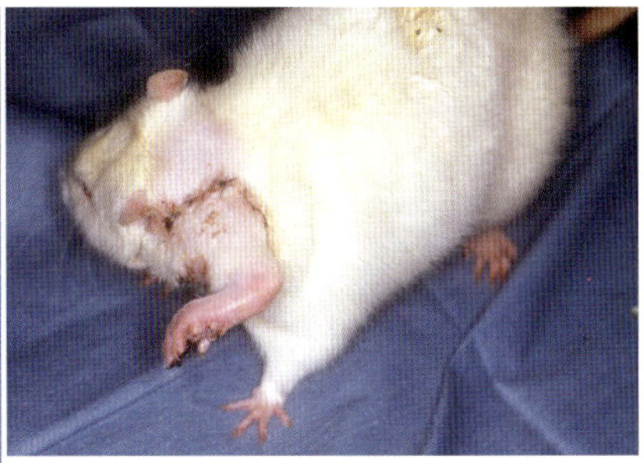

(c) 生着後2週の状態

図11　切断下肢を頸部に異所性移植

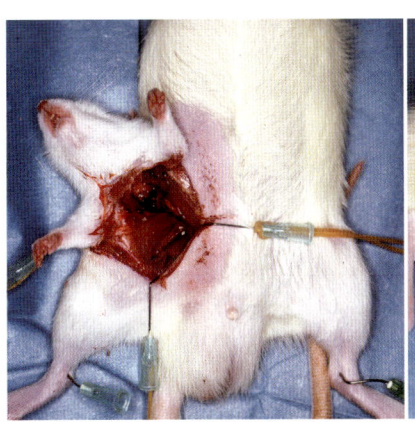

(a) レシピエントの鼠径部に移植中のドナーラット頭部（上半身）

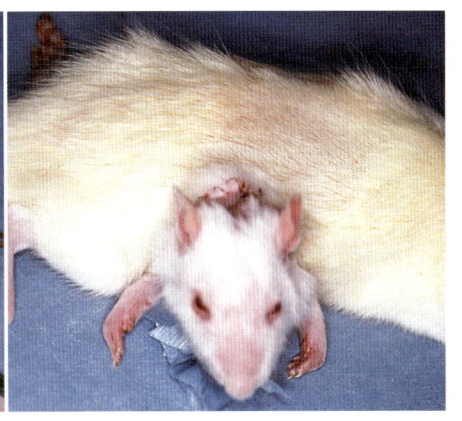

(b) 移植後2週の状態：よく生着しており、ドナーラットが幼少であれば、2週間くらいは刺激に反応する。

図12　ラット頭部（上半身）の同種異所性移植モデル

4 その他（同種異所性移植）

　ラットを使った実験として画期的なものには、Hirabayasi Sら（1988）の近交系ラットを使った頭部（上半身）の同種異所性移植がある。これは、2週齢のドナー近交系ラットの上半身 upper-half-bodyをレシピエントの10週齢近交系ラットの鼠径部に移植するものである。ドナー頭部は胸部大動脈と大静脈で栄養され、これらをレシピエントの大腿動静脈に端々吻合して鼠径部に移植する（図12）。この実験により、頭蓋骨の発育、脳虚血実験や脊椎神経の再生など、さまざまな実験が可能となった。

> この実験自体は非常に意義の深い実験であるが、動物愛護の観点から写真の掲載を許諾しなかった出版社もあった。しかし、今後の医学発展を考えると非常に大きなポテンシャルがあると思うので、本書では実例を提示することにした。

家兎による練習モデル

1 切断外耳の再接着

　家兎の耳介の血管は比較的太いので、初心者の練習にはよいが、家兎の飼育・管理がラットなど小動物に比べて面倒で、費用も掛かるのが欠点である。

> 家兎切断外耳の再接着はBuncke HJら（1965）によりマイクロサージャリーの練習モデルとして最初に報告された有名な方法である。

　家兎の耳介は、その中央部に中心動静脈 central artery and vein が走行しており、皮膚表面より容易に確認できる（図13）。これらの血管は、成獣での外径が耳介の基部に近いところで、動脈1.0～1.3mm、静脈1.5～1.8mm程度の太さがある。また、この動静脈で外耳全体が栄養されるので、切断組織の再接着の練習に便利である。

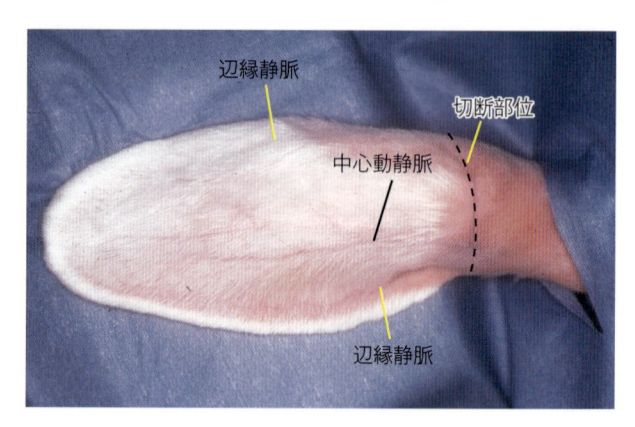

図13　家兎外耳の血管走行と切断部位

（辺縁静脈／切断部位／中心動静脈／辺縁静脈）

1 手術準備

　まず再接着を行う側の耳介を剃毛して、他側の耳介辺縁静脈よりペントバルビタール静脈麻酔（基礎編3章参照）を行う。手術は3時間くらいかかるので、持続点滴を確保し、家兎が覚醒しかかったら、少量ずつペントバルビタールを静注する。

2 切断外耳の作成

　消毒を行った外耳は、耳介の付け根より5cmくらい離れた部位で完全切断して再接着する。

①皮膚と耳介軟骨を同時に切断する

　最初に、耳介の中心動静脈を露出し、それぞれにマイクロクリップを掛けておいてから、皮膚・耳介軟骨を一気に切断すると、時間が短縮できる（図14）。

②切断した耳介を短縮する

　両端の軟骨を各1cmくらいずつ切除し、中心動静脈断端のギャップを少なくしておけば、吻合が楽である。また、切断した耳介の潅流は行わなくてよい。しかし、ヘパリン加生食水溶液（20i.u./ml 生食水）で動脈より耳全体を潅流しておけば、吻合後、動脈の鉗子を除去した時点で、動脈血の流入がよく観察できる。

> 切断組織や遊離皮弁の潅流については、マイクロサージャリーが始まった当初、よく議論された。現在、臨床では切断組織や遊離皮弁を潅流することは有害無益とされ、四肢の大切断などで replantation toxemia が危惧される時以外は推奨されない。

3 再接着

①耳介内側面で皮膚と軟骨を縫合する

　軟骨を切除した切断耳介は、耳介内側面で皮膚および軟骨を一緒に3-0程度のナイロン糸（絹糸でもよい）で縫合しておくと、しっかり固定できる。このように固定した外耳は、健側よりやや短くなる（図15-a）。

②血管を吻合する

　動静脈の後面にバックシートを敷いてから、顕微鏡下に吻合を行うが、動脈、静脈のどちらを先に吻合してもよい。家兎の血管は、ラットに比べて動脈の壁は厚いが、攣縮が強く、内腔が狭小となっている。したがって、動脈の外膜をやや多めに切除し、5番鑷子で内腔を

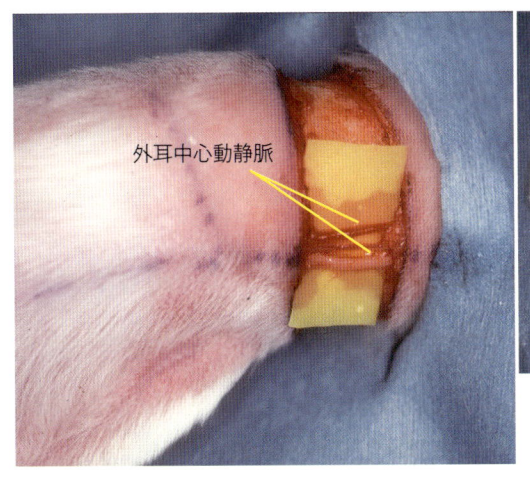

（a）外耳中心動静脈の露出

（b）動静脈それぞれにマイクロクリップを掛けて耳介軟骨を含めて外耳を離断する。

図14　家兎外耳の切断

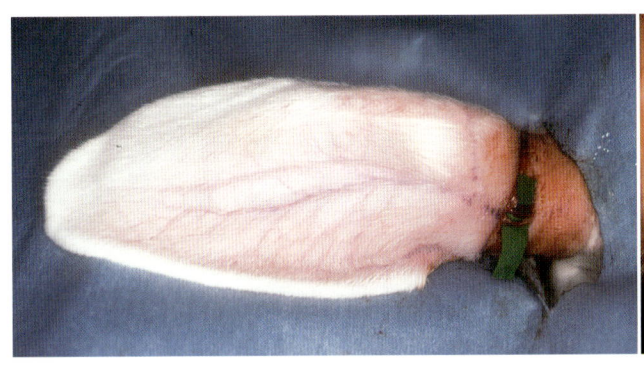

（a）最初に切断した軟骨を固定する。

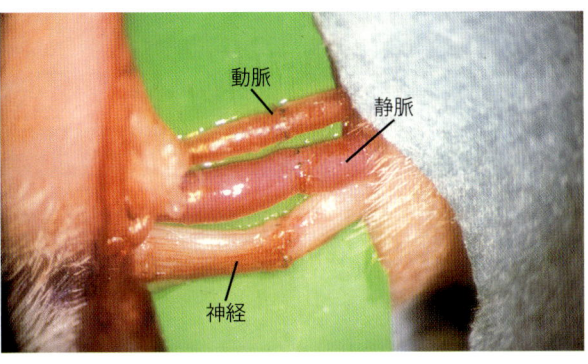

（b）吻合した中心動脈、静脈、神経

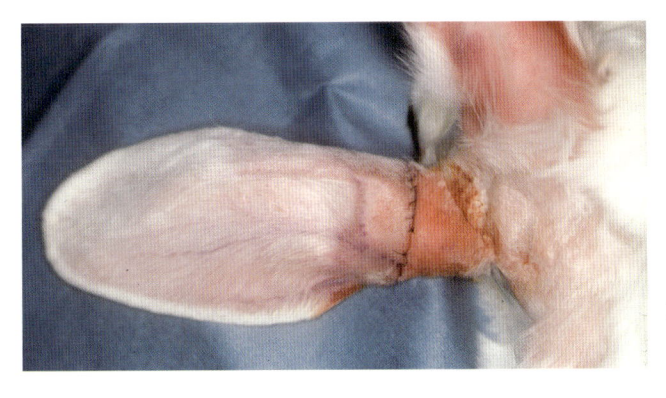

（c）血行再開直後の外耳。切断時に潅流しておくと動脈血の流入がよくわかる。

図15　外耳の再接着

充分に拡大してから縫合する（図15-b）。

> 静脈は壁が薄いため、外膜の切除はほとんど行わない。

③血流を再開する

両血管の吻合が終了した時点で、静脈、動脈の順にマイクロクリップを除去する。吻合が上手に行われていれば、速やかに血液が流入し、静脈吻合部への還流が観察できる（図15-c）。

④再接着耳介を固定する

家兎の切断耳介再接着において、術後の外耳の固定が結果を大きく左右することがある。しっかりとした外耳の固定が得られるように、耳介軟骨を強固に縫合固定し、耳介の内腔に簡単な支柱を入れて包帯を行う。

> 外耳の固定が悪くぶらぶらすると血栓の原因となる。また、家兎が引っ掻いて切断耳介が取れてしまうこともある。

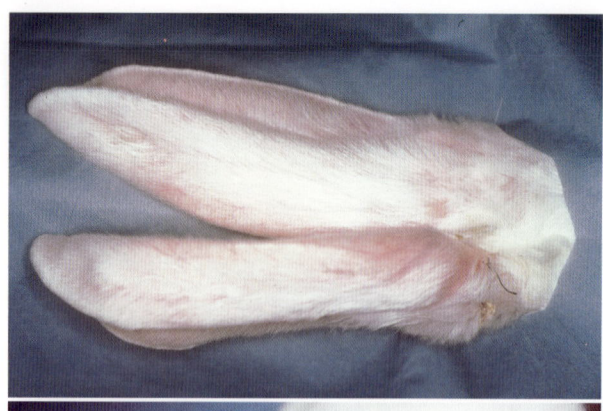

(a) 良好に生着した例：術後1カ月の状態
接着側（右耳）は軟骨を切除したため、やや短いが生着は良好である。

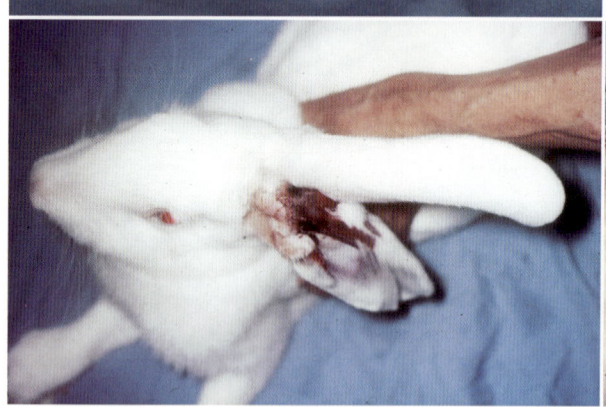

(b) 動脈血栓によるdry necrosis：術後1週の状態

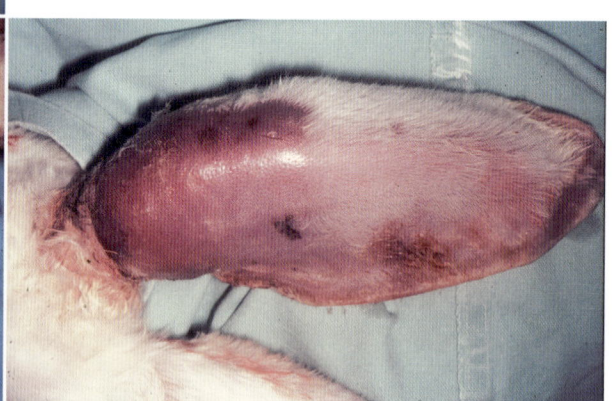

(c) 静脈血栓によるwet necrosis：術後1週の状態
浮腫とうっ血が強い。

図16　再接着後の状態

4 術後経過

■ 浮　腫

術後4～5日間は再接着耳介全体に浮腫が起きるが、血行の良好な場合には1週間目くらいより浮腫は急速に減少し、毛の成長もまったく健常側と同じ速さになる。浮腫は灌流を行った場合の方が強く起きる（図16）。

■ 血栓による壊死

血栓を容易に観察できるのが、このモデルの優れた点であろう。動脈の血栓では、当初、切断耳介は全体に白っぽい感じで、触ると冷たい。やがて完全に黒くなり乾燥壊死（dry necrosis）に陥る。一方、静脈に血栓が起きた場合には、浮腫が増強し著明なうっ血を示し、やがてうっ血性壊死（wet necrosis）に陥る。

> これらの所見は、術者の吻合能力を判定するのに非常に役立つので、ぜひ練習されることを奨める。

2 耳介島状皮弁の移植

　耳介を完全に切断すると固定が面倒なことがある。このため、中心動静脈を血管柄として、耳介の中央に島状皮弁を作成する。こうしておくと固定が容易になり、虚血再還流の実験などの安定したモデルとなる（図17）。

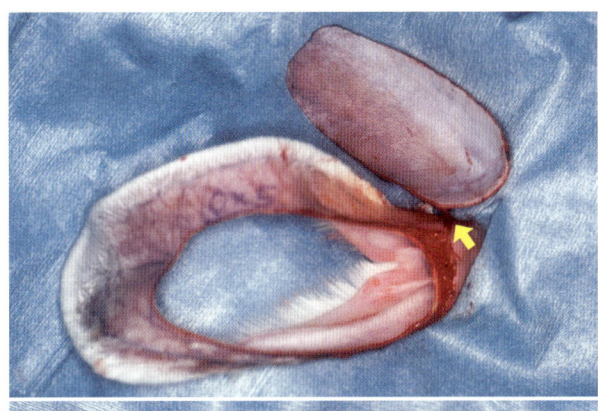

（a）耳介中心動静脈を栄養血管柄（➡）とした耳介島状皮弁。完全切断耳介より固定が易しいので、遊離移植として便利な実験モデルとなる。

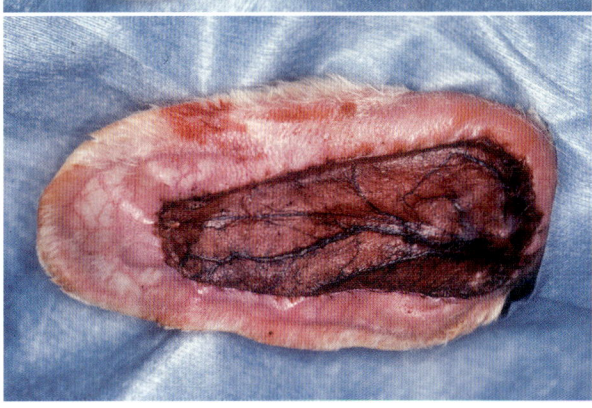

（b）動脈血栓による dry necrosis

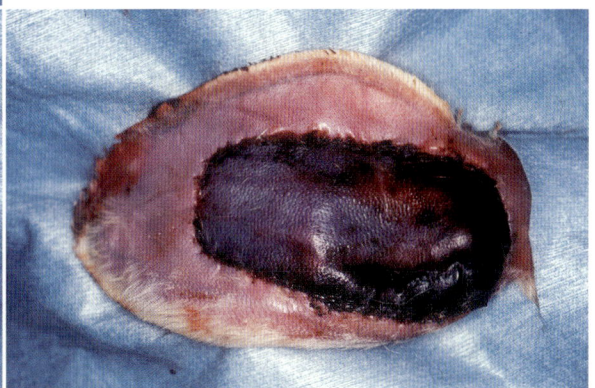

（c）静脈血栓による wet necrosis

図17　耳介島状皮弁

【参考文献】

Akizuki T, Harii, K: A histopathologic study of spinal cord ischemia using anisohistogenic rat upper-half-body transplantation model. Spine 15: 1104-1109, 1990

Akyürek M, Safak T, Kayikçioğlu A, et al: A new flap model in the rat; the pectoral skin flap. Ann Plast Surg 42: 185-192, 1999

Ashur H, Owen ED: Reimplantation of completely amputated rat limb. Int Surg 64: 43-50, 1979

Hirabayashi S, Harii K, Sakurai A, et al: An experimental study of craniofacial growth in a heterotopic rat head transplant. Plast Reconstr Surg 82: 236-243, 1988

Kihira M, Miura T, Ishiguro N: Preservation of skeletal muscle in tissue transfers using rat hindlimbs. Plast Reconstr Surg 88: 275-284, 1991

Matsuda H, Hata Y, Matsuka K, et al: Pectoralis major myocutaneous flaps in rats. J Reconstr Microsurg 11: 439-445, 1995

Miyamoto S, Takushima A, Okazaki M, et al: Free pectoral skin flap in the rat based on the long thoracic vessels; a new flap model for experimental study and microsurgical training. Ann Plast Surg 61: 209-214, 2008

Syed SA, Tasaki Y, Fujii T, et al: Cutaneous vascular anatomy of the thoracic region of the dorsum and its role in flap design in the rat. Ann Plast Surg 29: 420-424, 1992

Ulusal BG, Ulusal AE, Yazar S, et al: Pectoral skin flap as a reliable and simple model for vascularized composite skin transplantation research. J Reconstr Microsurg 21: 187-190, 2005

Weiss AP, Carey LA, Randolph MA, et al: Oxygen radical scavengers improve vascular patency and bone-muscle cell survival in an ischemic extremity replant model. Plast Reconstr Surg 84: 117-123, 1989

Werker PM, Kon M: Cutaneous trunci myocutaneous flap; a new and reliable model for muscle free flap research in the rat. Microsurgery 13: 204-207, 1992

マイクロサージャリーの基本手技
基礎編

5

微小血管吻合の組織学的所見

外径が3mm以下のいわゆる微小血管、特に動脈は、動物の種類(大きさ)や部位により、構造や性状が異なる。したがって、微小血管吻合においても、このことを十分考慮して練習しておく必要がある。

1 組織学的所見による開存率の検討

多く使われる実験動物で、イヌが最もヒトに近い血管構造をしているのは、その体の大きさより推察しても当然と思われる。一方、血管の攣縮性や血栓形成などに相異があるため、動物において得られた開存率が、ただちに臨床例に通用するとは限らない（図1）。

■ 全層縫合は血栓を形成しにくい

関口ら（1978）はラットの大腿動脈における端々吻合の組織所見を報告している。この実験においては、10-0 モノフィラメントナイロン縫合糸を完全に内膜に掛けるように縫合を行ったもの（全層縫合）と、縫合糸を内腔に出さないように縫合を行ったもの（中層縫合）の2つの縫合法が行われ、結果の判定がなされている。

これによると、前者の方法においては97％の開存が得られ、後者の開存率79％に比べ、良好な成績が示されている。すなわち、全層縫合の方が早期に内皮化することが証明されると同時に、吻合部に炎症性細胞の集合も少なく、瘢痕形成も少ないという結果であった。

■ 中層縫合は血栓を形成する可能性が高くなる

また、開存したラット大腿動脈の端々吻合部を、走査電子顕微鏡を用いて調べてみると、全層縫合を行った動脈吻合部は、ほぼ1週間以内で内皮の連続性が得られている。全層縫合により、内腔に現われた縫合糸は、この間、血流中に露出しているが、血栓の形成は認められない（図2）。

一方、中層縫合においては、内膜の完全な接合（coaptation）を得るのが難しく、動脈壁同士を確実に接合するためには、より多くの縫合が必要となり、血栓

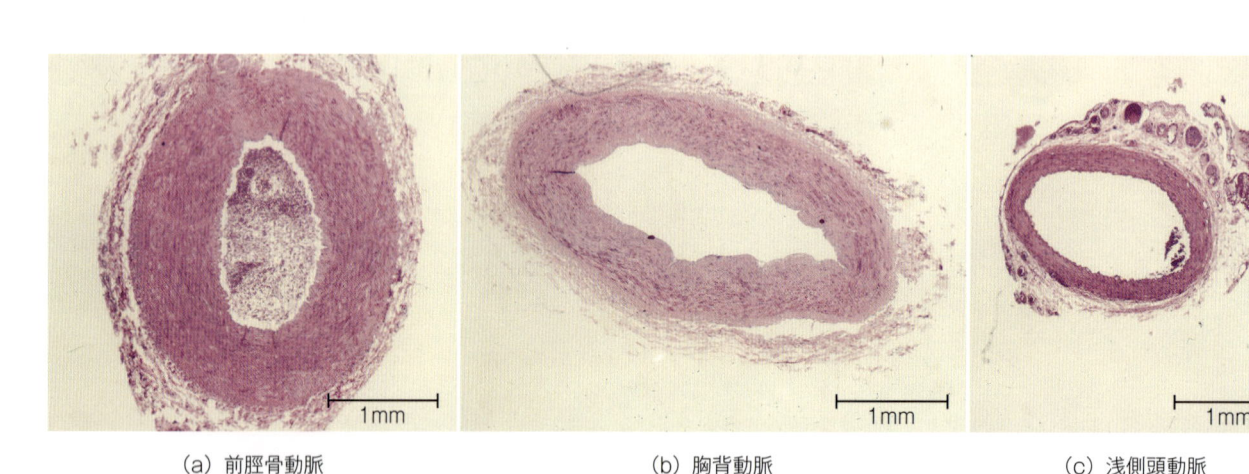

（a）前脛骨動脈　　（b）胸背動脈　　（c）浅側頭動脈

図1　外径3mm以下のヒト正常微小動脈の性状（EVG染色、×2）
部位や太さによって血管壁の厚さや構造に違いがある。

（a）全層縫合直後の所見
内腔に縫合糸（⇨）が露出しており、内膜（IM）同士がよく接合されている。

（b）全層縫合後1週の所見
縫合部の内皮化が進んでいる。血栓形成はなく、白血球や血小板の集積もない。

（c）全層縫合後3週の所見
内腔に露出した縫合糸（⇨）は内皮により完全に覆われている。

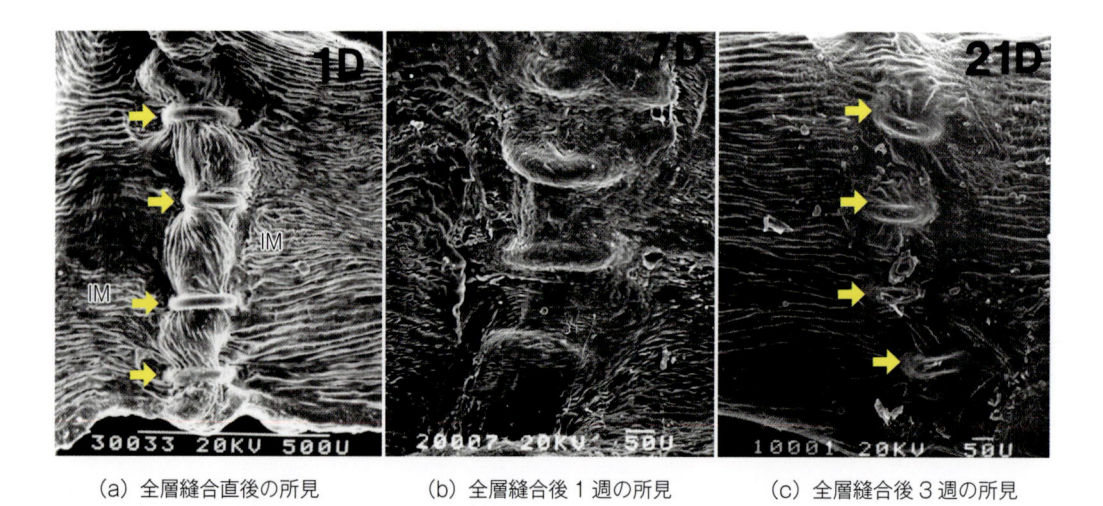

図2　吻合血管内腔の走査電子顕微鏡所見（ラット大腿動脈端々吻合）

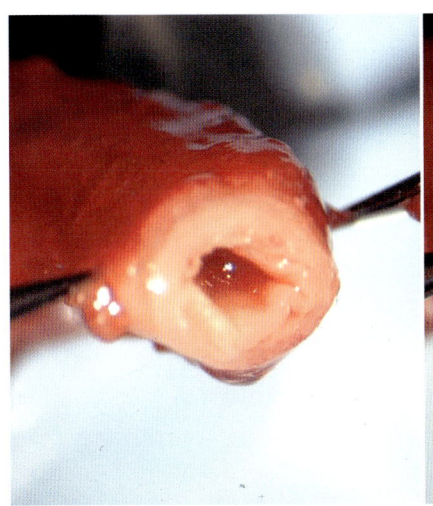

(a) ほぼ正常な状態の前脛骨動脈
中膜がやや肥厚している。

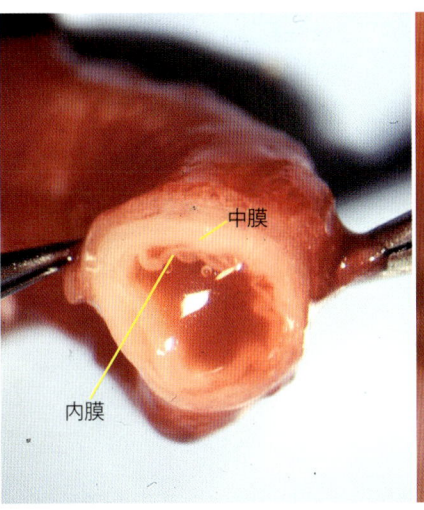

(b) やや変性した前脛骨動脈
内膜が中膜より剥離している部分がある。

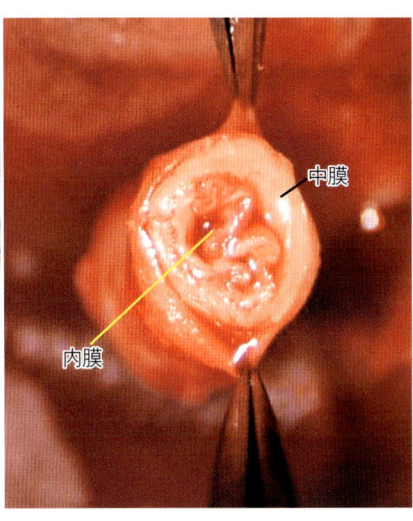

(c) 高度に変性した前脛骨動脈
内膜が顕著に肥厚し、中膜より完全に剥がれている。

図3　変性した動脈壁（臨床例）

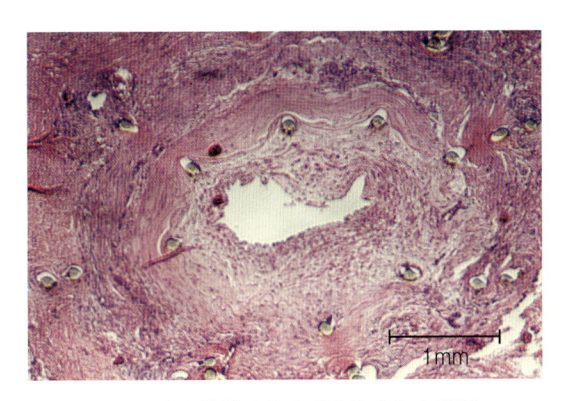

図4　吻合後約1年を経過したヒト動脈
臨床例、端々吻合（HE染色、×2）
縫合糸自体への反応は少ないが、内膜の肥厚による内腔の狭小化がある。良好に開存している所見である。

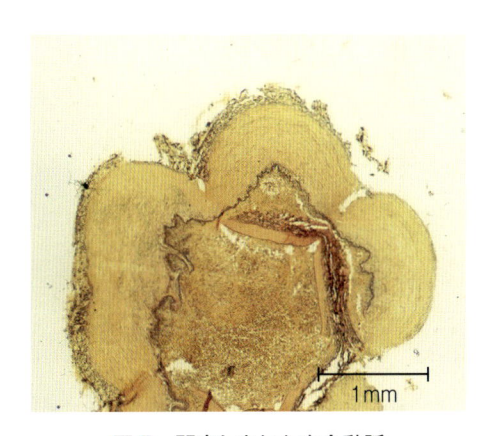

図5　閉塞したヒト吻合動脈
臨床例、端々吻合（EVG染色、×2）
血栓形成は内膜の不接合が原因と思われる。

形成の確率も高くなる。

> マイクロサージャリーによる微小血管吻合術が開発された当初は、縫合糸を血管内腔に出さない、いわゆる「中層縫合」が推奨された。しかし、多くの経験の結果、中層縫合では内膜同士の接合（coaptation）が悪く、血栓形成の原因となることがわかっている。

特に、臨床例においては移植床血管の周辺に起こった炎症性変化の波及や動脈硬化などの原因により、動脈内膜の肥厚や中膜からの剥離などが見られる（図3）。このような症例に中層縫合を行うと、必ずといってよいほど、吻合部に血栓形成が起きる。これは内膜が中膜より剥がれ、弁状となり、血栓形成のきっかけとなるためであろう。また、ヒトにおける血管吻合部の炎症性変化は、小動物のそれに比べてはるかに強く、しかも慢性化するのが普通である。この慢性炎症性変化は、主に血管内膜炎の形態をとり、内膜の肥厚を起こし、吻合部の狭窄の原因となる。

■ 縫合糸について

一方、縫合糸は早期に血管壁内に埋没し、血管の内腔は連続した内皮細胞に覆われているのが、開存血管の所見である。動脈の内弾性板 internal elastic lamina は、通常、縫合糸によりその連続性を断たれているが、縫合糸自体に対する異物反応は強くない（図4）。一方、血栓形成を起こした動脈は、ほとんどの原因が内膜同士の連続性の悪さにあると考えられ、縫合糸が原因となったものは少ない（図5）。

2 開存率の高い吻合法

以上の組織所見などより、臨床的に開存率の高い吻合法は次の点に注意して行われたものであると考える。

1. 縫合は確実な全層縫合にする。
2. 縫合針は血管壁に垂直に刺入し、必ず内膜に糸が掛かるようにする（図6）。
3. Bite はあまり大きくしない（血管壁の2倍程度がよい）。
4. 縫合糸はなるべく血流の障害にならないように、血流の方向に平行に掛ける。
5. 縫合と縫合の間隔をできるだけ一定にし、血管円周に対しバランスよく縫合を行えば、縫合数が少なく、しかもリークの少ない吻合ができる。
6. 内膜の肥厚のある血管は、できるだけ atraumatic に扱い、中膜と内膜間に剥離を起こさないようにする。
7. 針の刺入部および刺出部の内膜の損傷をできるだけ少なくするため、針の進め方、糸の引っぱり方、結紮の強さなどに注意する。
8. 縫合糸は強く締めすぎない（内膜が断裂する）。

3 その他：動脈の切断について

臨床上、縫合手技以外に注意すべき点は、動脈の切断法である。通常では、マイクロ用直剪刀で動脈壁に直角に切るが、変性の強い動脈ではこの操作で肥厚した内膜が中膜より剥がれることが多い。この状態では切断し直しても同じことが起こる。これを防ぐには、一度切断して内膜が剥がれていたら5番鑷子を挿入して内膜を中膜に圧迫するようにしながら再切断する。

それでも駄目な場合には、挿入した5番鑷子の間を剪刀で血管壁を縦に切り、鑷子で内膜を中膜へ圧迫しながら血管の円周に沿って壁を切るとよい（図7）。

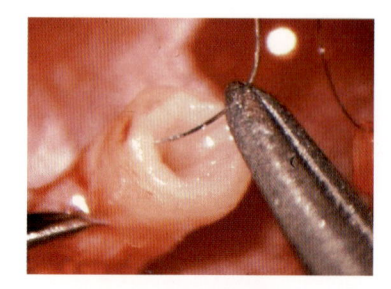

図6　厚い動脈壁への針の刺入
できるだけ壁に直角に、かつ、確実に内膜を刺通するようにする。

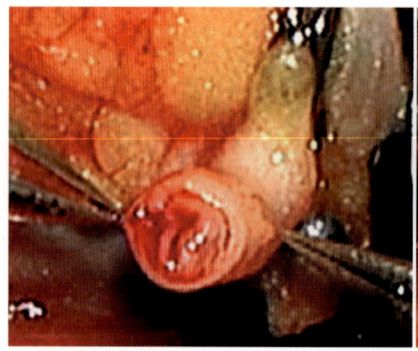

(a) 肥厚して中膜より内膜が剥離した状態

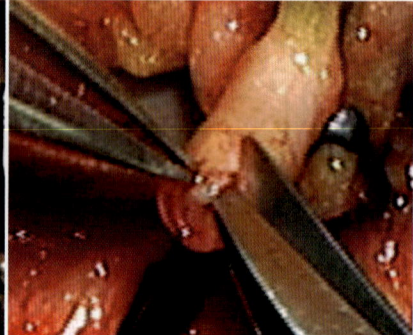

(b) 血管壁を縦に切る。

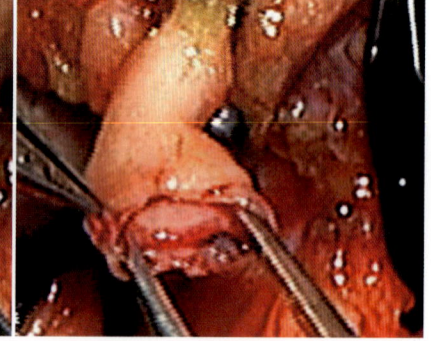

(c) 5番鑷子を内腔に挿入して、剥がれそうな内膜を中膜に圧迫する。

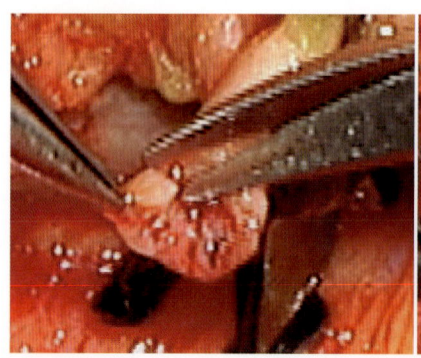

(d) 鑷子で動脈壁を圧迫しながら、彎剪刀で少しずつ全周を切って行く。

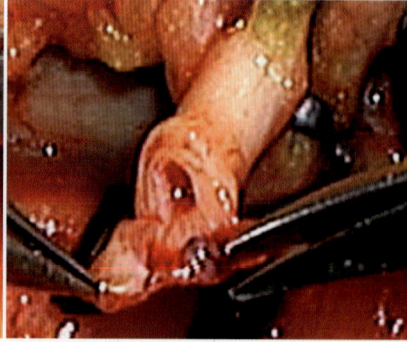

(e) 最後に鑷子のバネを使うようにして内膜を中膜に圧迫すれば、内膜の剥離は防げる。

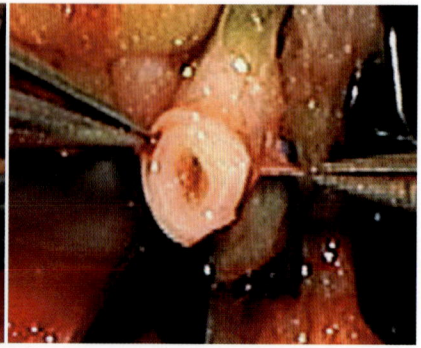

(f) 吻合可能な内腔となる。

図7　変性した動脈の切断法（臨床例：顔面動脈）

マイクロサージャリーの基本手技
基礎編

6

血管拡張剤と抗血栓剤

血管拡張剤と抗血栓剤は血管外科を扱う微小血管外科には不可欠なものである。
薬剤の適切な効果を得て、合併症を避けるためには、薬剤の種類、投与量の設定などに十分な知識が必要である。

1 血管拡張剤

　剥離や吻合などの手術操作による血管の攣縮 spasm を解除するためには、血管拡張剤の局所投与が有効である。本邦で広く用いられているのは、塩酸リドカイン、塩酸パパベリンである。

1 塩酸リドカイン

　塩酸リドカイン（以下、リドカイン、商品名：キシロカイン®、アストラゼネカ社）は古くから局所血管拡張剤として用いられてきた。静注用10％キシロカイン®は一番攣縮の解除に効果があったが、現在、販売中止となっているため日本で市販されているのは2％までである。一方、動物実験において2％では抗攣縮効果は弱いともされており、現在では塩酸パパベリンを使用する施設が増えている。

2 塩酸パパベリン

　非特異的平滑筋弛緩剤であり、血管平滑筋に直接作用して血管を拡張させる。濃度は0.3％程度で用いられることが多く、20％リドカインと同等の抗攣縮作用を有するとされる。著者らの施設では、塩酸パパベリン注射液（大日本住友製薬、規格4％ 1管　1ml：40mg/ml）を生食水で10倍に希釈した溶液（0.4％、4mg/ml）で用いている。術野にかけた時に少し白濁するが問題はない。

2 抗血栓剤

　術中、血管断端の凝血の洗浄にはヘパリンナトリウム溶液（商品名：ヘパリンナトリウム注、田辺三菱製薬など、1,000単位/ml、1管5ml～各種）を用いられることが多い。通常、5ml（5,000国際単位）を100mlの生食水で希釈した溶液（1ml：約50単位）として用いている。

　一方、術後の抗血栓療法の要否については議論が多いところであり、その種類や容量も各施設が独自のプロトコルで行っているのが現状である。一般的には、遊離皮弁移植に関しては、特定の抗血栓療法により皮弁生着率が有意に向上するというエビデンスは存在しない。さらに、血腫を形成しやすくなるので、著者らは、通常の遊離皮弁移植では特に抗血栓療法を行っていない。しかし、血管の状態が極めて悪い症例や血栓除去・再吻合症例では何らかの抗血栓療法を行うことも多い。一方、切断指再接着症例に関しては、ヘパリンを中心とした抗血栓療法が行われることが多い。

1 ヘパリン

　ヘパリンはアンチトロンビンIII（AT III）と結合することによりトロンビン、第Xa因子などを失活させ、強力な抗凝固作用を発揮する。通常はヘパリンナトリウムとして用いられる。全身的に投与する場合の用量は1,000～10,000単位/日（1,000単位/ml）と報告によりさまざまであるが、APTT（活性化部分トロンボプラスチン時間）もしくはACT（活性化全血凝固時間）が対照値の1.5～2倍程度になるようにコントロールする必要がある。

　動物実験での血栓形成モデルや挫滅血管モデルにおいて、ヘパリンの全身投与が開存率を著しく向上させることが明らかになっているため、挫滅された血管を扱うことが多い切断指肢再接着での有用性は高いと思われる。しかし、従来の未分画ヘパリン（unfractionated heparin）を用いると術後出血・血腫形成の発生率が有意に増加す

るため、これらの合併症が大きな問題になる遊離皮弁移植においては用いられることが少ない。

これに対し、第 Xa 因子を選択的に阻害する低分子量ヘパリン（Low Molecular Weight Heparin；LMWH）は、本来の凝固能を保ちつつ、血栓形成を予防する効果をもつとされ、近年では遊離皮弁移植例への応用も報告されている。

2 抗血小板剤

血小板凝集能あるいは放出能を抑制し、血液の凝固を阻害する。

■ アスピリン

アスピリン（アセチルサリチル酸）は本来、解熱・鎮痛薬であるが、血小板凝集抑制作用を有することが明らかとなり、現在では抗血小板剤としても広く用いられている。作用機序としては、シクロオキシゲナーゼ（COX）の働きを阻害することにより、血小板凝集・血管収縮作用を有するトロンボキサン A2（TXA2）の産生を抑制し、血小板の二次凝集を抑制する。しかし、高用量になると血管内皮細胞に作用し、抗血小板凝集作用を有するプロスタサイクリン（PGI2）の産生も抑制するため（アスピリンジレンマ）、抗血小板剤として用いる場合には 50〜100mg/日（商品名：バイアスピリン®、バイエル社、1 錠 100mg）の用量で投与する必要がある。

本邦では微小血管吻合後の抗血栓療法に用いられることは少ないようであるが、欧米では現在でも広く用いられている。主な副作用として胃腸障害が挙げられるが、近年ではより胃腸障害の少ない腸溶錠（商品名：バイアスピリン®、バイエル社など）が開発されている。また、塩酸サルポグラレート（商品名：アンプラーグ®、田辺三菱製薬）、塩酸チクロピジン（商品名：パナルジン®、サノフィ）などの抗血小板剤もあるが、いずれも内服剤である。

■ 低分子デキストラン

低分子デキストランは本来、代用血漿として用いられるが、血液の粘度低下作用と血小板凝集抑制作用があるため、古くから血管吻合後の抗血栓療法に用いられている。用量としては、500ml/日程度を持続点滴静注で 3〜5 日間投与されることが多い。

> ヘパリンに比べると出血や血腫形成のリスクが少ないため、漫然と用いられがちであるが、吻合部血栓形成の予防に関する臨床でのエビデンスは皆無である。また、近年、急性呼吸不全症候群やアナフィラキシーショック、急性腎不全といった重篤な全身合併症が報告されており、本剤投与に対して否定的な見解も報告されている。

3 血栓溶解剤

血栓溶解剤にはウロキナーゼ、ストレプトキナーゼ、t-PA（組織プラスミノーゲン活性化因子）が含まれ、いずれもプラスミノーゲンをプラスミンに変換することにより線溶系を賦活する。本邦では、ウロキナーゼ（商品名：ウロキナーゼ Wf®、田辺三菱製薬、商品名：ウロナーゼ®、持田製薬など）が最も多く用いられているが、欧米ではストレプトキナーゼや t-PA（商品名：プラスベータ®、旭化成ファーマ）が用いられることが多い。

通常の遊離皮弁移植では、投与後の出血や血腫形成、全身合併症のリスクが高いため用いられることは少ない。しかし、救済手術の際に皮弁内の血栓溶解を目的として、栄養動脈からの動注という形で用いられることもある。

一方、切断指肢再接着では比較的好んで用いられており、著者らの施設でもウロキナーゼを 1 日最大量 24 万単位、通常で 12 万単位（6 万単位/1 管）より漸減しながら使用している。

【参考文献】

Ashjian P, Chen CM, Pusic A, et al: The effect of postoperative anticoagulation on microvascular thrombosis. Ann Plast Surg 59: 36-39, 2007

Conrad MH, Adams WP, Jr: Pharmacologic optimization of microsurgery in the new millennium. Plast Reconstr Surg 108: 2088-2096, 2001

Greenberg BM, Masem M, May JW, Jr: Therapeutic value of intravenous heparin in microvascular surgery; an experimental vascular thrombosis study. Plast Reconstr Surg 82: 463-472, 1988

Khouri RK, Cooley BC, Kunselman AR, et al: A prospective study of microvascular free-flap surgery and outcome. Plast Reconstr Surg 102: 711-721, 1998

Salemark L: International survey of current microvascular practices in free tissue transfer and replantation surgery. Microsurgery 12: 308-311, 1991

Xipoleas G, Levine E, Silver L, et al: A survey of microvascular protocols for lower-extremity free tissue transfer I: perioperative anticoagulation. Ann Plast Surg 59: 311-315, 2007

マイクロサージャリーの基本手技
基礎編 7

末梢神経縫合法の基本手技

末梢神経縫合の目的は、神経の切断部から終末器管にいたるまでの神経伝導路の連続性の回復である。本章では、末梢神経縫合におけるマイクロサージャリーの基本手技について述べるが、詳しくは成書が多数あるので参照されたい。

1 末梢神経の解剖

1 神経束 Funiculus または Fasciculus

■ 末梢神経幹

比較的丈夫な神経上膜 epineurium で保護され、内部には神経周膜 perineurium で取り巻かれた神経束とその間を埋める疎性結合組織が存在する。神経束の中には、無数の神経線維が神経内膜 endoneurium に囲まれて存在するが、神経線維自体は電子顕微鏡的太さであり、マイクロサージャリーと言えども外科手術の対象ではない（図1）。

一方、神経束は手術用顕微鏡でよく確認できる構造であり、正中神経のような太い神経では、何本かの神経束がおのおのグループ状になり、分岐と吻合を繰り返しながら神経幹内を軸走して終末器官に至る（図2）。末梢神経の神経束には、知覚線維のみを含むもの、運動線維のみを含むもの、双方を含むものがあり、それぞれが固有の終末器官を支配する。四肢（特に上肢・前腕）の代表的な神経については、神経束ごとの機能的神経線維の局在と神経束パターン（funicular topography と呼ばれる）が比較的よく調べられている。

■ 神経幹断面における神経束のパターン

切断された神経の位置によりその太さ、数や配列が異なり、同じパターンを示す範囲は約1.5cm以下と言われる（図3）。したがって、clean cut な神経の両断端面での神経束パターンは mirror image となるが、切断神経間に少しでも距離があると神経束パターンは異なってくる。切断神経を縫合するにあたっては、過誤支配を避けるため、できるだけ同じあるいは同じグループの神経束同士の接合が重要である。このため、四肢末梢神経の縫合においては、マイクロサージャリーによる神経束縫合が推奨される。

2 血管系

■ 神経を栄養する血管

神経間膜より流入する血管が神経上膜に分節上に分布し、さらに神経束間隙の組織に入り神経周膜を経て、神

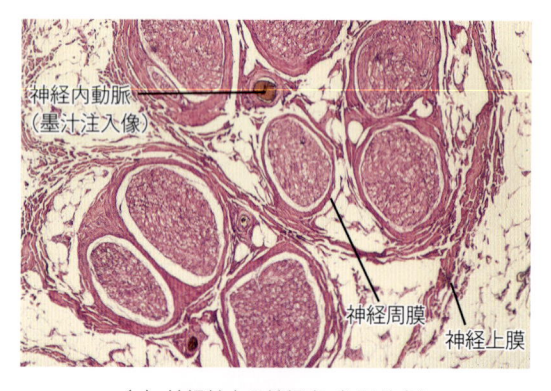

（a）神経幹内の神経束（HE染色）
神経内動脈（墨汁注入像）
神経周膜
神経上膜

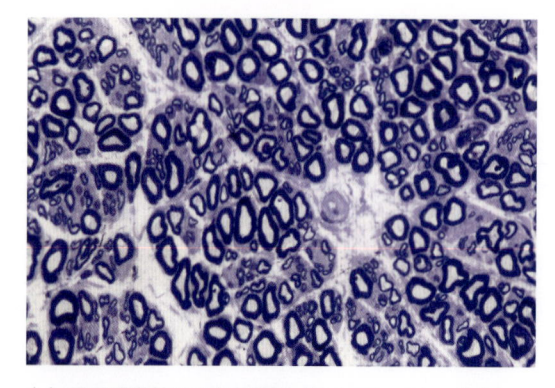

（b）電子顕微鏡下の有髄線維（Toluidine blue 染色）

図1　末梢神経の構造

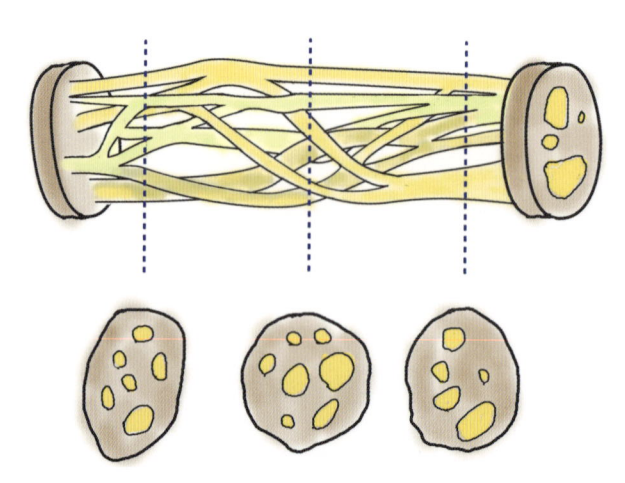

図2　神経束の走行
（Sunderland S, 1972 より改変）

(b) 神経束の少ないもの（Oligo-funiculus：◀）と多いもの（Poli-funiculus：▼）がある。

神経束の1つ

◀(a) 正中神経（手関節部）断端の神経束（⇨）

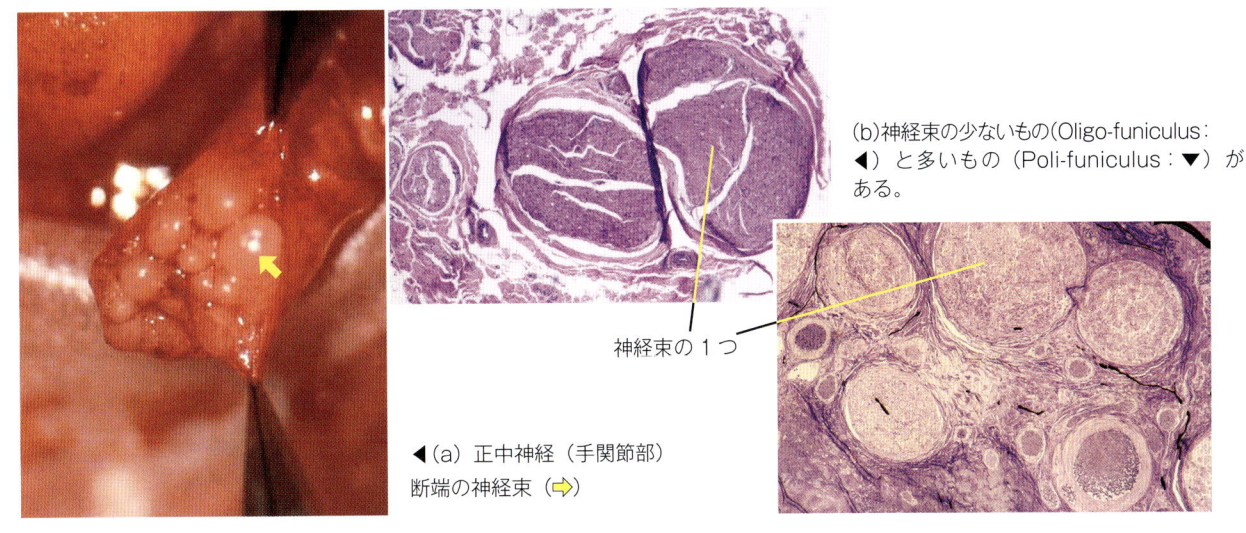

図3　末梢神経断端の神経束

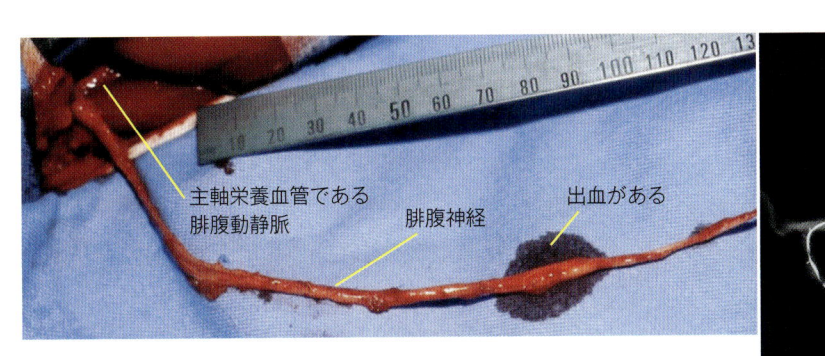

主軸栄養血管である腓腹動静脈　　腓腹神経　　出血がある

(a) 血管柄付き腓腹神経

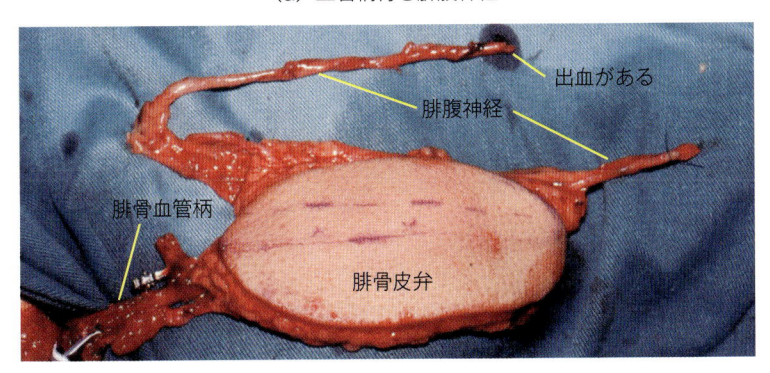

腓腹動脈　　腓腹神経

(b) 腓腹動脈より造影剤を注入したところ（切断廃棄下腿より採取）。動脈は腓腹神経に伴走し神経へ分枝している。

出血がある　腓腹神経
腓骨血管柄
腓骨皮弁

(c) 腓骨皮弁内に含まれた腓腹神経周辺の微細血管で栄養される。

図4　末梢神経（腓腹神経）の血行

経束内に分布する。神経上膜に分布する血管は神経幹を分節的に栄養しているので、長い距離（約8cm以上と言われる）で神経幹が神経間膜より分離すると神経が虚血壊死に陥る。

> また、神経が過度の伸展に弱いのも神経上膜の血管分布のためでもあるが、神経束内の血行も伸展で容易に減弱する。

Lundborg G（1973）は、15％の伸展で神経内の血行は完全に途絶すると報告している。神経の欠損部を無理に縫合するよりは、Millesi Hら（1972）の報告したように積極的に自家神経移植が推奨される理由でもある。一方、神経間膜自体は関節部などでの神経幹の伸展に対応できるように、比較的伸縮性に富む組織である。

■ **主要軸血管を栄養血管として利用する**

血管柄付き遊離神経移植や有茎神経移行術は、神経間膜に分枝を派出する主要軸血管（axial vessels）を栄養血管柄として利用する。例えば、腓腹神経を栄養する腓腹動静脈などである。また、神経には周辺からのrandom

77

な血行もあり、お互いが複雑に吻合をしている。このため、腓腹神経を腓骨皮弁に含ませて血管柄付き神経、皮弁移植とすることも可能で、広範囲な神経損傷を伴う皮膚欠損の再建などに適応がある（図4）。

- 血管柄付き遊離神経移植は栄養血管で血行を保持したまま移植できる点で優れている。一方、通常の移植床では腓腹神経程度の太さの神経移植片はいわゆるcomposite graftの形でも生着する。したがって、放射線照射野など移植床の血行状態が悪い場合以外には、本法の利点は少ない。
- 血管吻合で遊離移植した神経と通常の方法で遊離移植した神経との間で神経再生を比較したエビデンスのある論文は少ない。

2 神経縫合法

1 縫合法の種類

端々縫合を行う場合には、①神経上膜を縫合する方法（神経上膜縫合）、②神経周膜（神経束）を縫合する方法（神経周膜縫合あるいは神経束縫合）、③神経上膜および周膜を同時に縫合する方法（神経上膜・周膜縫合）が行われるが、基本的に②と③はマイクロサージャリーを利用する。

神経縫合自体は古くから行われているが、肉眼下の操作では神経上膜縫合しかできなかった。このため、神経束が縫合線からはみ出す（extrusion）、折れ曲がる（buckling）、重なり合う（overriding/uneven）、接合が不完全である（gap）、などが起こり切断端同士を正確に接合することができなかった（Bora FW Jr, 1978）（図5）。

これに対して、マイクロサージャリーにより、相対応する神経束同士ができるだけ正確に接合できると、過誤支配を防ぐことができ、良好な神経回復が得られる可能性が高い（図6）。

■ 神経上膜縫合法 epineurial suture

切断面の神経束の位置を確認しながら、対応する部位の神経上膜を縫合することによって神経束の接合をはかる。手技的にも比較的簡単で、最も一般的であるが、神経束と神経上膜は疎な組織で結合されているため、縫合部と神経束との間にずれ（gap）が生じやすい。特に神経上膜に対して神経束が長くはみ出ていると、神経束が折れ曲がったり、縫合面よりはみ出したりする。縫合糸

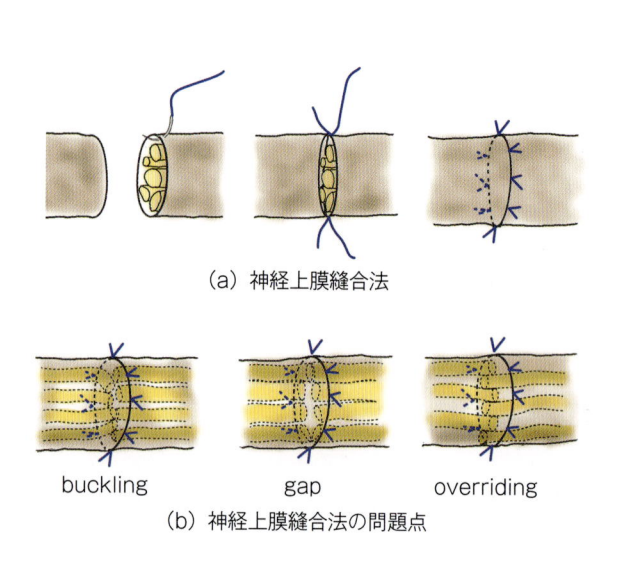

(a) 神経上膜縫合法

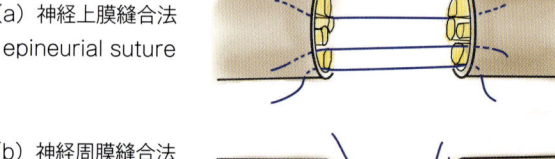

(b) 神経上膜縫合法の問題点
buckling　gap　overriding

図5　裸眼による神経上膜縫合

(a) 神経上膜縫合法 epineurial suture

(b) 神経周膜縫合法 perineurial suture あるいは神経束縫合法 funicular suture

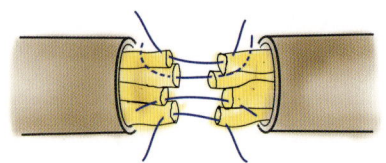

(c) 神経上膜・周膜縫合法 epineuro-perineurial suture

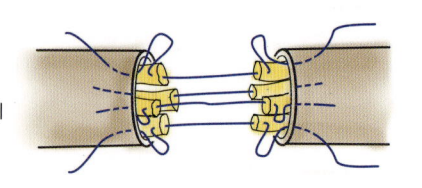

図6　末梢神経縫合法

を過剰に締めつけないこと、神経上膜および神経束のトリミングを適切に行うことが必要である。

特に外傷による鋭的切断では、切断レベルを問わず神経上膜縫合を推奨する人も多いが、いずれもマイクロサージャリーによる正確で愛護的な手技は必須である。また、顔面神経や指神経など、比較的細く、神経束の少ない（mono/oligo –funiculus）神経では、神経上膜縫合で充分良好な成績が得られる。

■ 神経周膜縫合法 perineurial suture と神経束縫合法 funicular suture

対応する神経束同士を、ずれが生じることなく接合させることを目的に、個々の神経束（またはグループ）あるいは神経周膜を縫合する方法である。神経束を個々に縫合する方法（真の「神経束縫合法 funicular or fascicular suture」）は、縫合針による神経束内の神経線維への直接的な損傷、縫合糸による瘢痕形成などが、逆に神経線維の再生を阻害する可能性が指摘されるようになった。また、対応する神経束を間違えて縫合すると過誤支配を強める結果となる。

神経束あるいはグループを正確に接合するには、神経幹内の神経束局在 funicular topography を認識したうえで、断面の状態をよく観察することが第一である。一方、より正確に神経束の局在を知るため、運動神経線維が accetylcholine exterase に、知覚神経線維が carbonic anhydrase に染色されることを利用し、術中に組織学的染色を行って神経束を識別するカルノフスキー染色法（Kanaya Fら，1991）や、神経束を選択的に電気刺激して、おのおのの神経束の機能をある程度同定する方法（Hakstian RW, 1968）などがある。しかし、前者は染色に時間がかかりすぎて実際的ではなく、後者は受傷後時間が経つと筋肉が反応しなくなる、という欠点がある。

> したがって、ほとんどの場合、神経上膜の血管の走行により縫合神経がねじれないよう保ちながら、いわゆる funicular topography を参考にして縫合している。

■ 神経上膜・周膜縫合法 epineuro-perineurial suture

縫合糸の結節を神経の内部に残すことなく、相対応する神経束を接着させるために、部分的に神経周膜を拾いながら神経上膜縫合を行う縫合法である。縫合糸の過剰な締めつけを避け、神経束内への操作を最低限にすることなど、手技上の注意点は神経上膜縫合、神経周膜縫合それぞれに準ずる。個々の神経束を接合するのではなく、神経束グループを神経上膜・周膜縫合法で縫合する方法が実践的とされている。

2 縫合材料

神経の太さ、縫合方法に応じて 8-0～10-0 の太さのナイロン糸を用いて行う。フィブリン糊などの生体接着剤を用いた神経接着法についても報告があるが単独での使用は信頼性にかける。一方、脆弱な神経束を支持し神経束の断面同士が向かい合うよう仮固定をするのに非常に有用であるため、著者らは顔面神経分枝などの細く支持性の弱い神経を縫合する際には常用している（図7）。

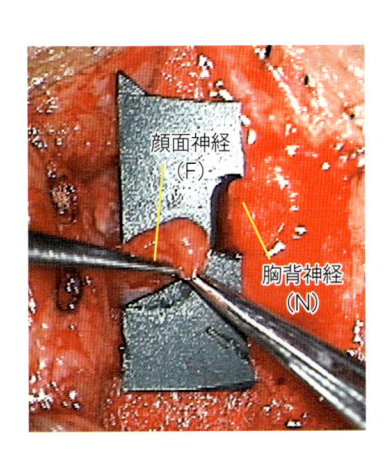

(a) 顔面神経と胸背神経の縫合

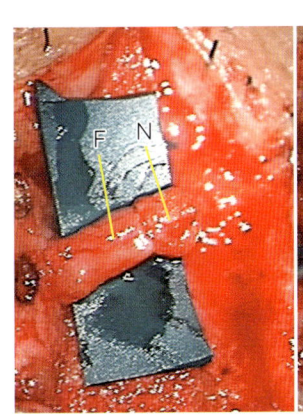

(b) フィブリン糊による接着。30秒ほどで、軽く引っぱっても離れなくなる。

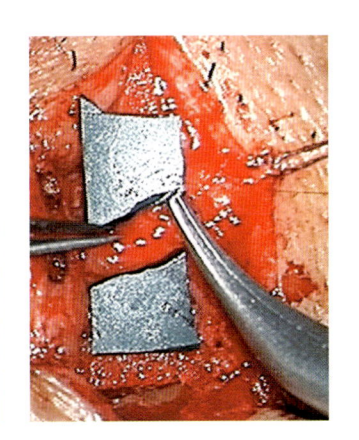

(c) 10-0 ナイロン糸による最終的な縫合。神経束のはみ出しが少なくなる、縫合糸の数が減らせる、などの利点がある。

図7 フィブリン糊による細い神経の接着
縫合前に仮固定しておくと縫合が易しくなる。

3 自家神経移植

　神経縫合部には過剰な緊張がかからないように周囲組織からの剥離を行うが、欠損が大きい場合には自家神経移植を行う必要がある。神経移植術は古くからある手技であるが、Millesi Hら（1972）がマイクロサージャリーによる神経束間移植 interfascicular graft を行い良好な成績を報告してから、広く一般的に用いられるようになった。これは、太い神経幹の欠損に細い移植神経を束にして移植する cable grafting を応用したものであるが、対応する神経束（あるいはそれらのグループ）間に移植するのが特徴である。Millesi Hらは過剰な緊張のもとに神経断端を直接縫合するよりも、神経移植の方がはるかに良好な機能回復が得られるとしている。

> 一方、神経移植のためには、腓腹神経、大耳介神経、内側・外側前腕皮神経などの知覚神経を採取するが、採取に伴う知覚異常の後遺症にも注意を払う必要がある。

4 ラットでの練習

　マイクロサージャリーの基本的な手技、器具の取り扱いなどについてはラットを用いた血管吻合練習で身につけるとよい。
　小動物を用いた神経縫合の良い練習モデルはないが、ここではラットの坐骨神経を用いた練習方法について述べる。血管吻合の練習に最もよく用いられる大腿動静脈に沿っても大腿神経が走行しているが、神経縫合の練習には、マイクロ下で神経束がよく確認できる坐骨神経の方が適している。

① ラットの固定
　麻酔後のラットの臀部より大腿部後面を剃毛した後、腹臥位に固定する。股関節の高さから正中にかけて、背側皮膚に横切開をおく（図8-a）。

② 浅臀筋を確認する
　穿通枝を処理しながら、筋膜上を剥離すると浅臀筋 gluteus superficialis muscle が横走するのが確認できる（図8-b）。

③ 坐骨神経を確認する
　同筋の下縁で、大腿二頭筋との筋間を剥離すると、術野の底部で半膜様筋上を坐骨神経が走行しているのが容易に確認できる（図8-c）。ここから先はマイクロ下に操作を行う。

④ 坐骨神経を切断する
　バックシートを敷いた後、坐骨神経をマイクロ用の直剪刀で切離する。通常は断端に大小2個（時に3個）の神経束が確認される（図9-a）。

⑤ 第1の支持糸を掛ける
　縫合は10-0ナイロン糸を用いて、神経上膜・周膜縫合を練習する。相対する神経束同士の位置関係が揃うように神経上膜より針を刺通し、第1の神経束周膜を掛ける。

> 神経上膜を走行する血管を目安にするとよい。

　そして相対する神経束周膜を掛けて上膜に向けて糸を引き抜き結紮し、第1の支持糸とする（図9-b）。

⑥ 第2の支持糸を掛ける
　血管吻合同様に約180°対側の位置に第2の支持糸を掛ける。この支持糸間を神経束が正確に接合できるように上膜・周膜縫合を2〜3針行う（図9-c）。

⑦ 後面を縫合する
　支持糸を持って、神経を反転し後面も同様に縫合して終了する（図9-d）。

> 以上のほか、ラット坐骨神経は神経束が少ないので、神経周膜縫合の練習も行った方がよい（図10）。

⑧ 術後
　ラットの患肢に褥瘡が起きるが神経回復とともに治癒するので、回復度がわかる。自家神経移植の練習には、対側の坐骨神経を移植するが、あまりよいモデルではない（ラットの死亡する確率が高い）。

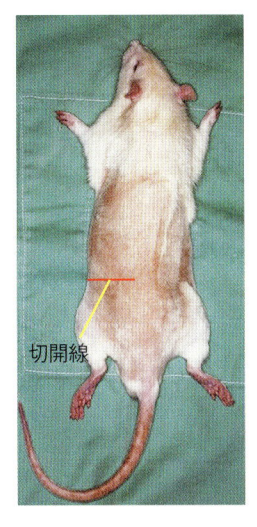

(a) ラットの準備。腹腔内麻酔後、術野を剃毛して腹臥位で固定する。

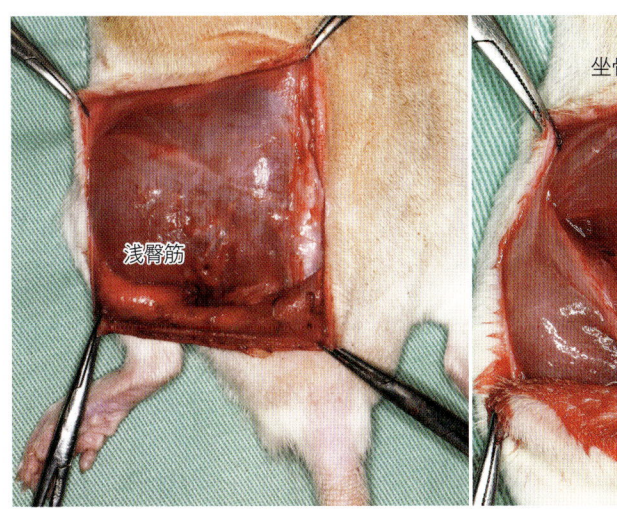

(b) 皮膚切開後、浅臀筋を露出する。

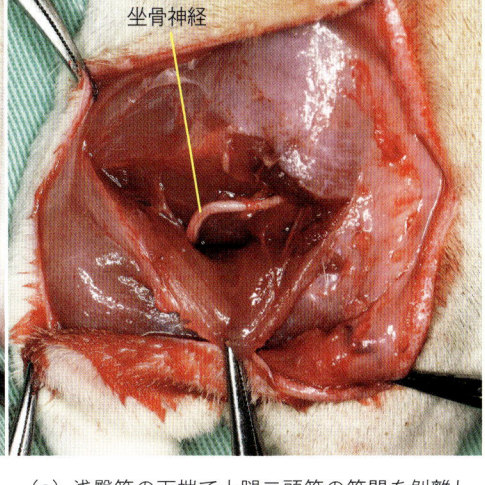

(c) 浅臀筋の下端で大腿二頭筋の筋間を剥離し、半膜様筋上で坐骨神経を露出する。

図8 ラット切断坐骨神経の縫合 I：坐骨神経の露出

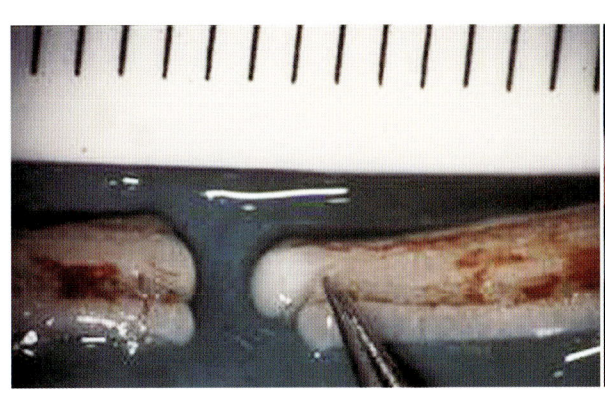

(a) 坐骨神経下にバックシートを敷き、マイクロ用直剪刀で神経を切断する。断端には、通常、大小2個（時に3個）の神経束が確認できる。

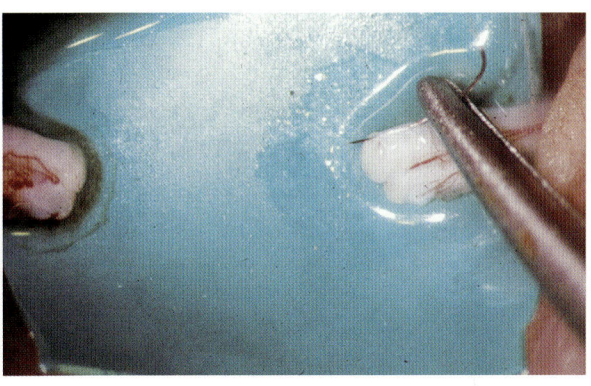

(b) 10-0ナイロン糸で、神経上膜より神経周膜に針を通し、対側の神経周膜から神経上膜に刺通し結紮する（神経上膜・周膜縫合）。

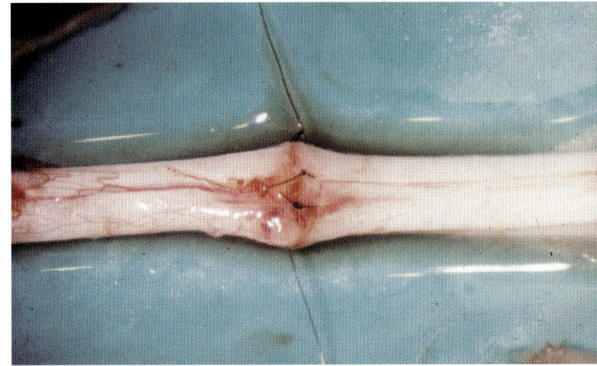

(c) 最初の縫合と対側の神経束も同様に縫合し、支持糸とし、支持糸間の対応する神経束に上膜・周膜縫合を行う。

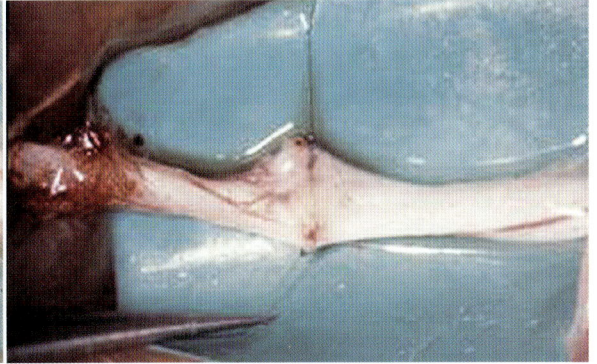

(d) 支持糸を反転し、後面にも同様の縫合を行う。

図9 ラット切断坐骨神経の縫合 II：マイクロ下の操作

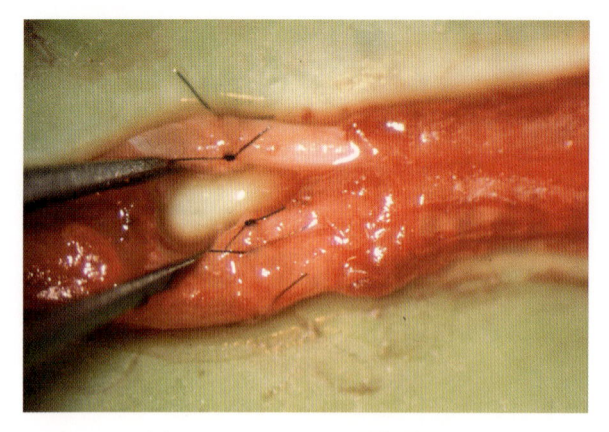

(a) ラット坐骨神経の神経周膜縫合

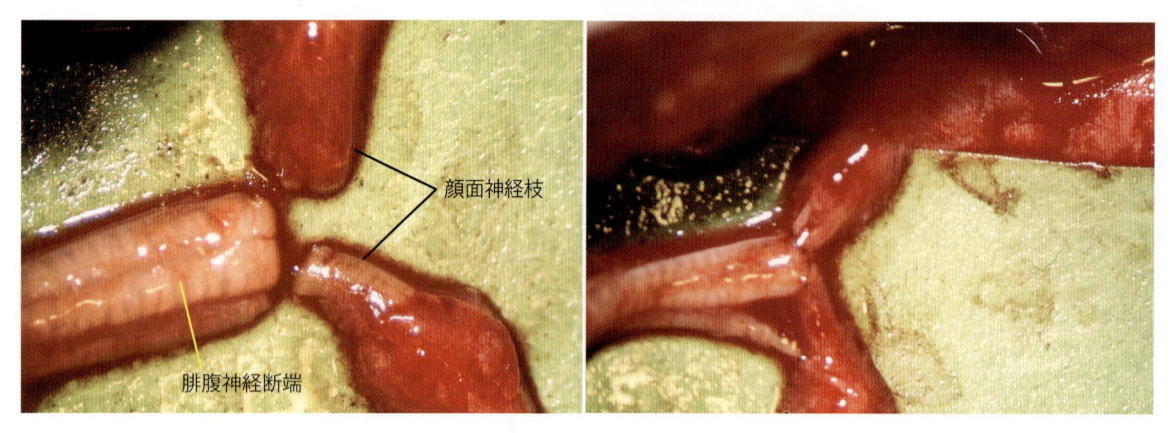

(b) 臨床における神経縫合。顔面交叉神経移植における顔面神経枝と腓腹神経断端間の神経周膜縫合

図10　神経周膜縫合の練習と実際

【参考文献】

Bora FW Jr: A comparison of epineurial, perineurial and epiperineurial methods of nerve suture. Clin Orthop Relat Res 133: 91-94, 1978

Hakstian RW: Funicular orientation by direct stimulation; an aid to peripheral nerve repair. J Bone Joint Surg Am 50: 1178-1186, 1968

Jabaley ME, Wallace WH, Heckler FR: Internal topography of major nerves of the forearm and hand; a current view. J Hand Surg Am 5: 1-18, 1980

Kanaya F, Ogden L, Breidenbach WC, et al: Sensory and motor fiber differentiation with Karnovsky staining. J Hand Surg Am 16: 851-858, 1991

Lundborg G, Rydevik B: Effects of stretching the tibial nerve of the rabbit. J Bone Joint Surg Br 55: 390-401, 1973

Millesi H, Meissl G, Berger A: The interfascicular nerve-grafting of the median and ulnar nerves. J Bone Joint Surg Am 54: 727-750, 1972

Sunderland S: Funicular suture and funicular exclusion in the repair of severed nerves. Br J Surg 40: 580-587, 1953

Young L, Wray RC, Weeks PM: A randomized prospective comparison of fascicular and epineural digital nerve repairs. Plast Reconstr Surg 68: 89-93, 1981

マイクロサージャリーの基本手技
基礎編

8

リンパ管吻合法の基本手技

1977年、O'Brien BM らはマイクロサージャリーによるリンパ管静脈吻合の臨床応用を報告した。彼らは長期経過観察においても、約半数の症例で改善が認められたとしており、この報告以後、本法は広く行われるようになっている。Koshima I ら（2000）はスーパーマイクロサージャリーの手技を導入して良好な結果が得られるとしている。しかし、結果が確実でないとの議論もあり、今後の研究の余地が多い。

また、近年では近赤外線蛍光標識である ICG ― Indocyanin green ―で術中に微細なリンパ管を標識できるような進歩を遂げている。

1 リンパ管静脈吻合法の適応

　二次性リンパ浮腫のうち、保存的治療が無効である中等度以上の症例が本術式の適応となる。本邦では子宮癌や乳癌に対するリンパ節郭清後や放射線照射後の症例が圧倒的多数を占め、フィラリア感染症によるリンパ浮腫はほとんど見られない。長期にわたる浮腫により皮膚が象皮様変化を来たしているような重症例には原則的に本法は無効である。また、リンパ管やリンパ節の発育不全による一次性リンパ浮腫に対して本法が適応されることは少ない。

2 基本手技

①皮膚切開
　下肢では膝内側や、下腿前面、足関節周囲、上肢では肘関節や手関節背側などにおく。

②リンパ管を同定する
　皮膚をメスで浅く切開した後、真皮直下から皮下脂肪浅層を顕微鏡下に剥離し、リンパ管を同定する（図-a）。切断した際、リンパ液の良好な漏出を認めるものを選択した方がよい。

- リンパ液の漏出が不良な場合には、リンパ管か否かの判別がつきにくいことがある。皮膚切開部より末梢を圧迫してリンパ液漏出の有無を確認する。
- 浮腫発症後、長期間経過したような症例では、組織の線維化も強く、明らかなリンパ管が同定できないことも多い。
- かつてはインジゴカルミンなどの色素を皮下注射してリンパ管を同定する試みがなされたが、機能の低下したリンパ管は染色されないことが多い。
- 近年では、より感度の高いインドシアニングリーン（ICG）を用いた近赤外線下リンパ管造影の応用が効果を上げている。

③皮静脈を探す
　リンパ管が同定されたら、血管テープで確保し、その近傍で同程度の径を有する皮静脈を探す（図-b）。

④端々吻合を行う
　適当な大きさのリンパ管と皮静脈が見つかったら、11-0もしくは12-0ナイロン糸を用いて顕微鏡下に端々吻合を行う（図-c）。

> 静脈側にはクリップを掛けるが、リンパ管側は内腔を確認するため、クリップは掛けずリンパ液を漏出させた状態で吻合を行う。

⑤吻合終了後、静脈のクリップをはずす
　静脈へのリンパ液の良好な流入を認める場合もあるが、漏出があまりないリンパ管の場合には、静脈血の逆流を認めることが多い（図-d）。

3 術後成績

1 本術式の有効性について

　未だ確立されているとは言い難く、報告者による成績にもばらつきが多い。Huang GKら（1985）は91例の下肢リンパ浮腫に本法を施行し、89.1%の症例で3cm以上の周径減少を認め、平均で6.4cmの周径減少が得られたとしている。一方、O'Brien BMら（1990）は52例の上肢または下肢のリンパ浮腫に対し本法を施行した長期成績で、42%で患肢容積の有意な減少を認めたとしているが、45%では逆に容積が増加したとしている。一方、Koshima Iら（2000）は乳癌術後の上

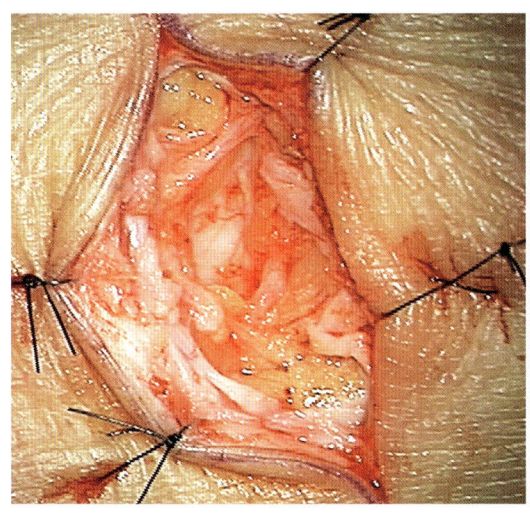

(a) 皮膚切開と皮下の剥離：剥離は顕微鏡下に行う。

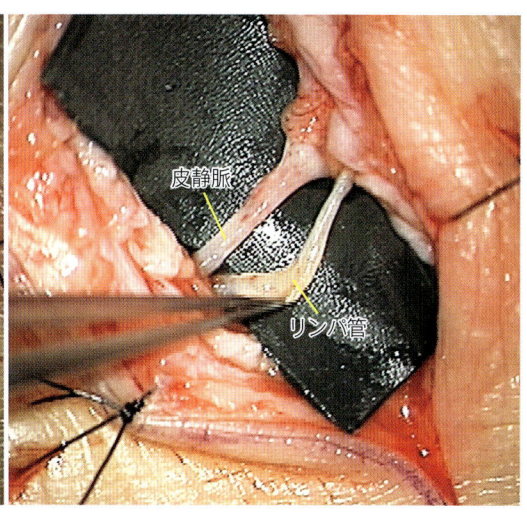

(b) 同定したリンパ管と皮静脈：リンパ管の同定にはICG標識を用いると便利である。

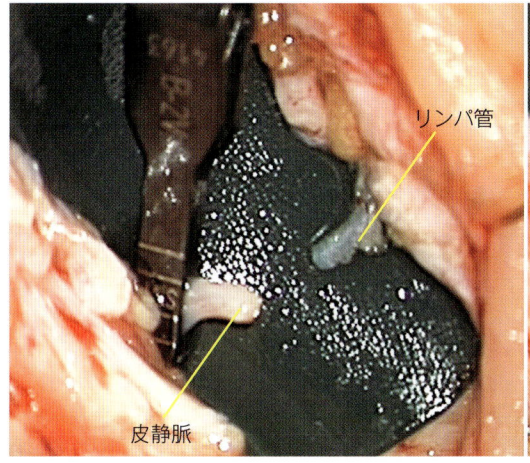

(c) 吻合前の皮静脈とリンパ管：リンパ管には通常、クリップは掛けない。

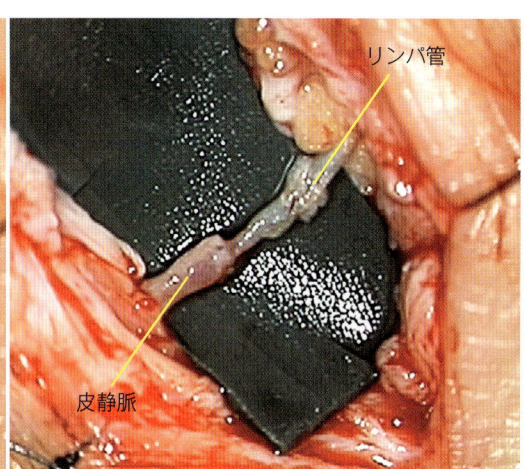

(d) 吻合したリンパ管と皮静脈

図　リンパ管―静脈吻合

肢リンパ浮腫12例に本法を行い、平均で4.1cmの周径減少が得られたとしている。また、下肢リンパ浮腫25例にも本法を行い、長期成績で62%の症例で4cm以上の周径減少を認めたとしている。

著者らの経験では、本法は下肢よりも上肢の方が効果的であり、また、浮腫発症後早期の症例の方が数年経過した症例に比べ、成績が良かった。一方、術後早期には改善する症例が多いものの、長期的には浮腫の再発を来たす症例も多い。これらの見解については、諸家の報告でも概ね一致しており、長期的な圧迫保存療法との併用は不可欠であろう。

また、吻合部の長期的な開存に関するエビデンスはほとんどなく、術後評価の多くも術者自身による患肢の周径測定という極めて主観的で誤差の多い方法で行われているのが現状である。今後は、画像検査などを利用した定量的で客観性の高い評価法を確立するとともに、適応基準の明確化も行っていく必要がある。

2 術後成績の測定について

リンパ管静脈吻合の術後成績の測定は、客観性をもたせるのが難しい。一番簡単な術前、術後の患肢全周のメジャーによる測定では再現性がなく、また、測定箇所も少ないので判定が難しい。さらに、圧迫療法を行っている症例では、圧迫をはずしてどれくらいの時間をおいて測定するのかも結果を大きく左右するであろう。

【参考文献】

Huang GK, Hu RQ, Liu ZZ, et al: Microlymphaticovenous anastomosis in the treatment of lower limb obstructive lymphedema; analysis of 91 cases. Plast Reconstr Surg 76: 671-685, 1985

Koshima I, Inagawa K, Urushibara K, et al: Supermicrosurgical lymphaticovenular anastomosis for the treatment of lymphedema in the upper extremities. J Reconstr Microsurg 16: 437-442, 2000

Koshima I, Nanba Y, Tsutsui T, et al: Long-term follow-up after lymphaticovenular anastomosis for lymphedema in the leg. J Reconstr Microsurg 19: 209-215, 2003

Ogata F, Narushima M, Mihara M, et al: Intraoperative lymphography using indocyanine green dye for near-infrared fluorescence labeling in lymphedema. Ann Plast Surg 59: 180-184, 2007

O'Brien BM, Mellow CG, Khazanchi RK, et al: Long-term results after microlymphaticovenous anastomoses for the treatment of obstructive lymphedema. Plast Reconstr Surg 85: 562-572, 1990

O'Brien BM, Sykes P, Threlfall GN, et al: Microlymphaticovenous anastomoses for obstructive lymphedema. Plast Reconstr Surg 60: 197-211, 1977

臨床編

マイクロサージャリーの基本手技
臨床編

1

切断手指再接着術

上肢、下肢の中枢側における切断 major amputation もあるが、微小血管吻合が不可欠となるのは手（足）関節より末梢側における切断、いわゆる minor amputation である。

本章では、最もよく経験される切断（手）指再接着の基本手技について述べる。四肢以外も含めた身体各部における再接着の詳細に関しては、成書や文献が多数あるので参照されたい。

ID# 切断手指の応急処置と搬送

1 応急処置

　手指切断の患者が来院した場合、まず行うことは止血であるが、手関節より上位の切断と異なって、切断（手）指中枢側断端のほとんどが圧迫包帯のみで止血できる。この段階で出血部位を結紮したり、ペアン鉗子などで止血したりすると、断端の血管が圧挫され再接着を難しくする。
　したがって、手術開始までの間、切断中枢側断端は圧迫包帯で止血し、切断手指は生食水で湿らせた滅菌ガーゼで包んで保存しておく。

> 生食水ガーゼは軽く絞っておき、切断手指断端が生食水で浸軟してしまう状態にはしない。

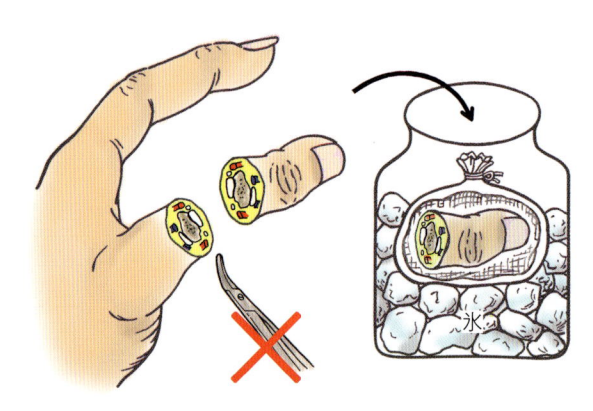

図1　切断手指の応急処置と搬送
切断手指の中枢側断端は、圧迫止血のみとする。切断手指は、湿ったガーゼかタオルをしぼって包み、ビニール袋に入れて氷中で保存し、できるだけ速やかに専門医に搬送する。

2 搬送

　他院に搬送する場合、切断手指はそのまま、あるいは湿った滅菌ガーゼに包んでビニール袋に入れて密封し、氷水で保存しながら搬送する（図1）。直接生食水に入れたり、びしょびしょのガーゼで保存してはならない。また、過度の冷却も禁忌で、ドライアイスなどを使うと凍傷を起こし再接着が不可能となる。

2 術前の評価、適応の決定と術前準備

1 局所および全身状態の評価

　創部の切断端状態を観察するとともに、受傷機転を本人、家族あるいは付添い人からよく聞いておく。同時に全身に対する評価と管理を行う。外傷が手だけではなく他部位に及んでいる場合は、他科と連携して処置を行う必要がある。また、高血圧、心臓疾患、糖尿病などの既往歴や内服中の薬剤などに関しても情報を得ておく。

2 再接着適応の決定

■ 全身状態と適応
　頭部や内臓など重要臓器の重度損傷を合併している場合には、生命的予後を第一として治療するため、再接着をあきらめる場合もある。糖尿病や循環器疾患などの基礎的な疾患がある場合には、それぞれの専門医と手術に関するリスクなどを相談する。

■ 社会的背景と適応
　患者の年齢、性別、職業などの社会的背景は、手術適応を決めるうえで非常に重要な要素であるが絶対的なものではない。たとえば、比較的高齢者でも再接着を否定

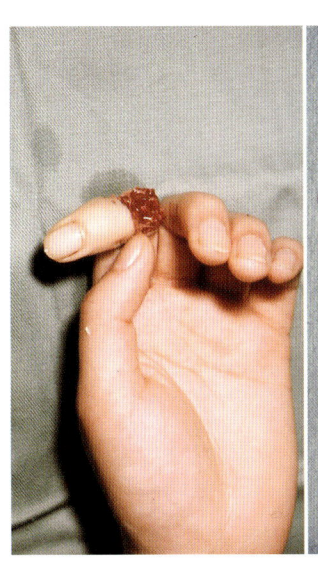

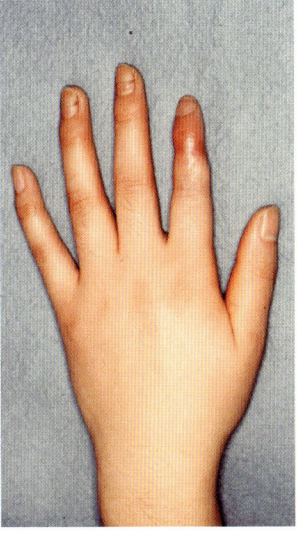

（a）術前の状態　　（b）再接着後8カ月の状態
図2　再接着の適応
23歳、女性、左示指PIP関節レベルでの完全切断例。
若い女性や小児では、整容的な適応もある。

するものではないが、肉体労働者の末梢レベルでの指再接着の適応は若年者でも低いとされている。逆に、若い女性や小児では末梢レベルの単独切断であっても、整容的な見地から積極的に再接着が推奨される（図2）。

しかし、最終的には、手術内容、結果（一般的な再接着の成功率）および予想される術後経過、機能的・整容的予後を説明したうえで、患者あるいは家族（保護者）に決定してもらう。

> 社会的な適応に関しては文献的にもかなり異なる。肉体労働者の末梢レベルでの再接着が推奨されないのは、労働に復帰するまでの期間がかかるためであり、絶対的禁忌ではないと言える。

■ 局所状態と適応

①虚血時間

再接着を行うか否かを決定するには、まず虚血時間 ischemia time（切断されてから血流の再開までに要する時間）が問題となる。多量の筋肉を含んでいる major amputation の症例に比較して、虚血に影響される筋肉をほとんど含まない手指切断 minor amputation の症例の方が、虚血許容時間は大幅に延長されると考えられる。また、切断部が常温状態で保存されている場合と冷却保存されている場合では、後者の方が大幅に再接着適応の可能性が高くなる。

一般的に再接着が可能である常温虚血時間 warm ischemia time は、major amputation で最長6時間まで、minor amputation で10時間まででであろうとされているが、虚血時間の短い方が再接着成功の可能性は高くなるとともに、機能的予後が良いのは当然である。

切断部が冷却保存された場合、虚血時間（いわゆる冷温虚血時間 cold ischemia time）は延長されるが、冷却温度と虚血時間、再接着成功率などに関する正確なデータは報告されていない。ちなみに、中国における報告（厳寒時、寒中にさらされていたと言われる）では、30時間以上の虚血状態にもかかわらず、再接着に成功した切断指もあるという。動物実験においては、Hayhurst JW ら（1974）により、冷却したサルの切断指における虚血時間の延長が報告されている。

> 虚血時間と再接着の可能性に関しては臨床的なエビデンスを求めることが難しく、あくまで推察によるところが大きい。

②切断部の状態

できる限り挫滅の少ない鋭利切断の状態（clean-cut amputation または guillotine amputation）が最もよい適応で、成功率も高い。ある程度の挫滅があっても、強い力で一気に切断されている方が、鈍的な力で引き抜かれるように切断されている症例より、再接着成功の確率が高い。

> 最も成績が悪いのは、いわゆる「引き抜き損傷」で、再接着成功率や機能的予後は極端に悪い。また、高度な挫滅例は適応にならないことが多い（図3）。

③切断レベル

再接着の適応を決めるうえで最も重要な要素の一つは切断のレベルである。本邦では玉井分類および爪基部より末梢での石川分類を用いることが多いが、海外文献ではAllen分類によるものも多い（図4）。

■ 絶対的適応

切断レベルから見た再接着の絶対的適応は、基本的に下記である。

- 手掌部、およびそれより中枢側の切断
- 母指の切断（特に、IP関節より中枢側）
- 多数指の切断

ことに多数指の切断例では、後日、再建に要する組織の救済も含め、できる限り再接着を行った方がよいのは、O'Brien BM ら（1973）や諸家も強調しているところである。多数指の切断においては、その挫滅の程度、切断の部位にもよるが、術後の機能的立場より、示指、小指、中指、環指の順に再接着されることが多い。また、重要指が挫滅され再接着が不可能な場合、他指を利用して再接着を行う場合もある（図5）。

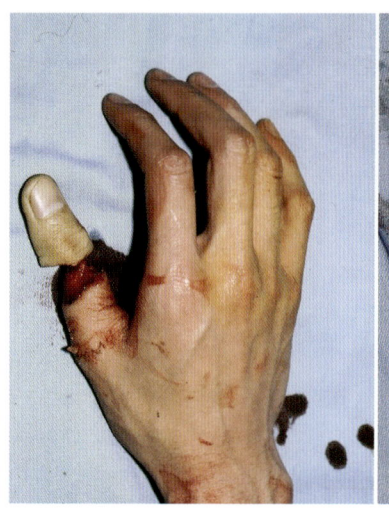

(a) 鋭利な刃物による切断例（guillotine amputation）は、再接着の成功率が高い。

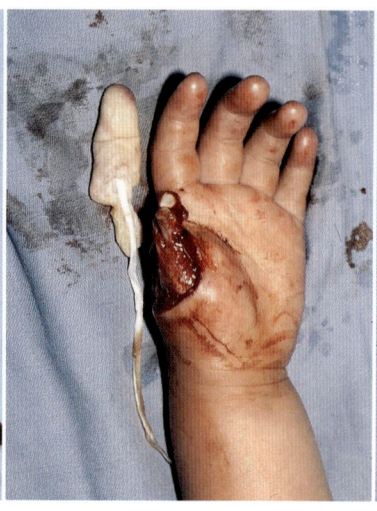

(b) 引き抜き損傷例。再接着の成功率は低い。機能的予後も良くない。

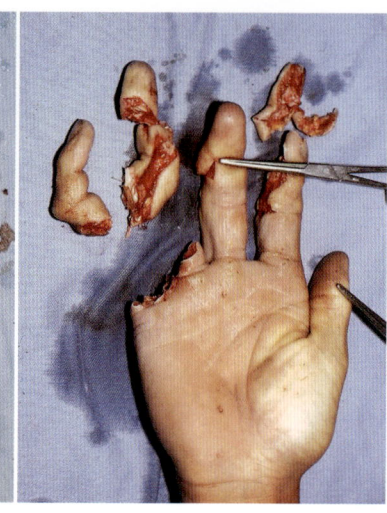

(c) 挫滅損傷例。多くの場合、適応にはならないが、損傷が少ない指はできるだけ再接着する。

図3　切断の状態

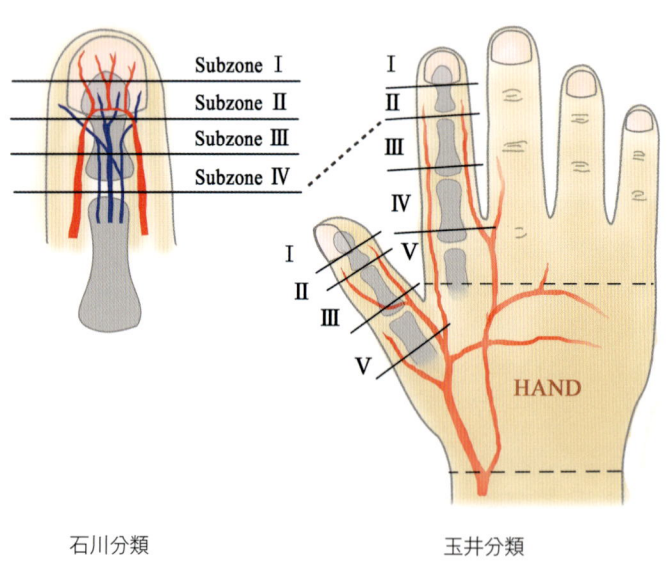

石川分類　　　　玉井分類

図4　切断指のレベル分類

切断指の再接着順序は切断部の状況にもよるが、母指以外では絶対的な順序はなく、母指と対立できる機能が得られる指をできるだけ再接着する。

■ 相対的適応

　母指以外の単指切断は、通常、絶対的適応とはならないが、患者の強い希望や、若い女性、小児などでは整容面においても再接着される場合が多い（社会的適応、図2参照）。最近では、他に重篤な合併症がない切断例の再接着の適応は広くなっており、単独指切断でも重度な引き抜き損傷や挫滅損傷などでもない限り、適応としている施設も多い。さらに、DIP関節より末梢側や爪レベルでの再接着も積極的に行われており、爪機能の回復と整容的効果が大きいので、患者の満足度は高い（図6）。

以上のように、切断手指再接着の適応は広がっているが、後日、神経の回復を期待できない症例、関節部の高度挫滅症例などでは、無理して再接着を行っても術後機能が悪く、寒冷不耐性 cold intolerance や持続疼痛を訴えるなど、あまり再接着の意味がないこともある。

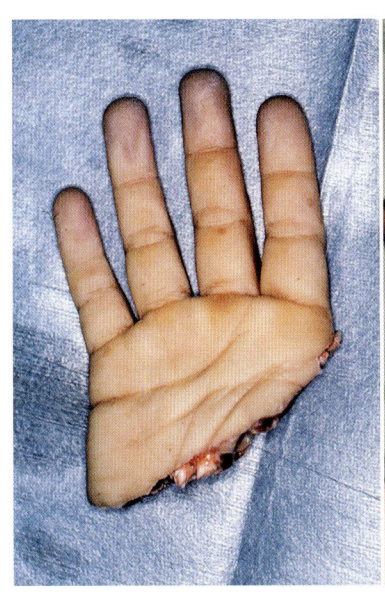

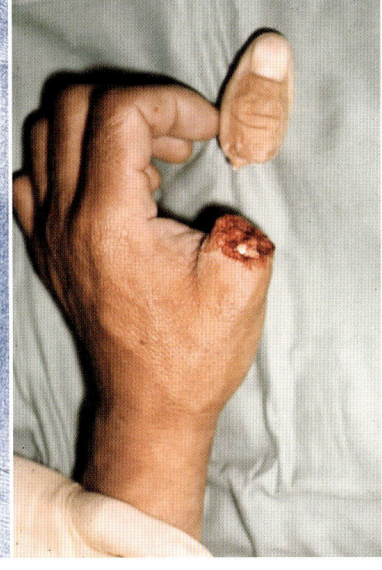

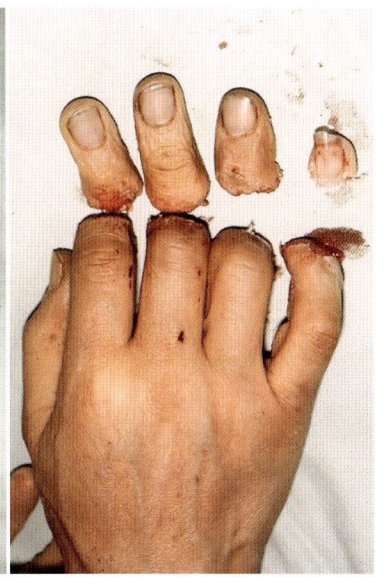

（a）手掌部完全切断　　　　　　（b）母指切断　　　　　　（c）多数指切断

図5　絶対的適応症例
代表的なものを挙げる。

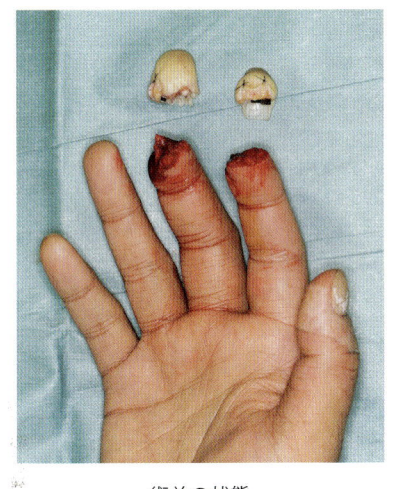

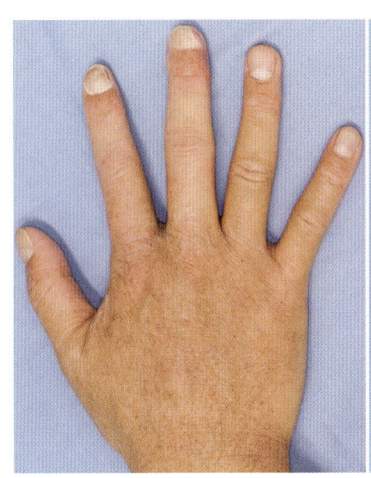

術前の状態　　　　　　　　　　　術後6カ月の状態

図6　末節部切断
34歳、男性。プレス機による右示指（石川分類 subzone I）、中指（石川分類 subzone II）の完全切断例。両者とも指動脈終末枝のみ吻合、静脈吻合はできなかったので、医用ヒルで脱血した。指神経縫合は行わず、骨固定はキルシュナー鋼線でピンニングした。再接着後6カ月で形態・機能とも回復は良好で、患者の満足度は高かった。
（白石知大ほか：切断指再接着の基本．形成外科 54：775-786、2011に掲載症例）

3　検査とインフォームド・コンセント

　手指切断例では基本的に術前の血管造影は必要ないが、離断骨の状況を把握するため、爪部以外では切断部の単純X線撮影は必要である。基本的には伝達麻酔で手術を行うことができるが、場合によっては全身麻酔となるので、全身状態の一般検査も行っておいた方がよい。
　また、患者、家族（保護者）には術前の説明と同意文書の取得が必要であることは言うまでもない。特に、術中・術後に抗凝固剤を投与することもあるので、輸血の必要性も説明しておく。また、再接着後の疼痛、機能的予後や腱・神経に対する再手術の必要性なども説明しておく。

> 例え成功率の高そうな切断例であっても、決して希望的な観測は述べない方がよい。状態が良くても、血管攣縮などで成功しないこともある。

3 再接着術の基本手技

一般に再接着は次の順序で行われる。

1 麻酔

単指切断例では、腕神経叢麻酔（Kulenkampff 麻酔）や腋窩ブロック axillary block などの伝達麻酔で手術が可能である。一方、多数指切断や、複雑で時間のかかりそうな症例、出血のコントロールが難しいと思われる症例などでは、全身麻酔の方がよい。しかし、救急時における麻酔医の確保や患者の状態（full stomach など）により、施行できない場合もある。

2 手技

■ 切断端の新鮮化（デブリドマン）

①失血を抑えて切断端を洗浄する

中枢端は当然出血があるので、駆血帯を掛け、できるだけ失血を抑える。工場災害などが多いため、切断端は大量の生食水（最近では通常の水道水でよいとされている）と薬用石鹸で充分にブラッシングを行って油や泥を落とす（図7）。

> このとき、断端面はできるだけブラッシングしないようにし、最後に生食水で薬用石鹸をよく洗い流しておく。

②術野を消毒する

滅菌シーツをかけて手術準備を完了する。

③組織を露出し、解剖学的位置を確認する

顕微鏡下で atraumatic に最終的なデブリドマンを行いながら、両断端面においてすべての組織を露出し、その解剖学的位置を確認する。

> ● 手術時間を短縮するためには、この両断端のデブリドマンを、2チームで同時に行うとよい。顕微鏡が1台しかない場合には手術用ルーペを用いる。
> ● 切断指が小さい場合は、手術布に2～3針仮固定して断端を探すと、顕微鏡下やルーペ下での操作がしやすい。

典型的な指基節部切断例では、2本の指動脈、1～2本の背側皮静脈（動脈の伴走静脈は細すぎて使えないことが多い）、2本の固有指神経、浅・深指屈筋腱断端、

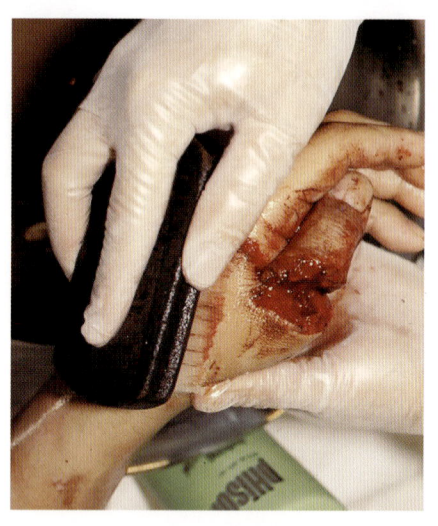

（a）ブラッシングでは、断端部を擦らないようにする。

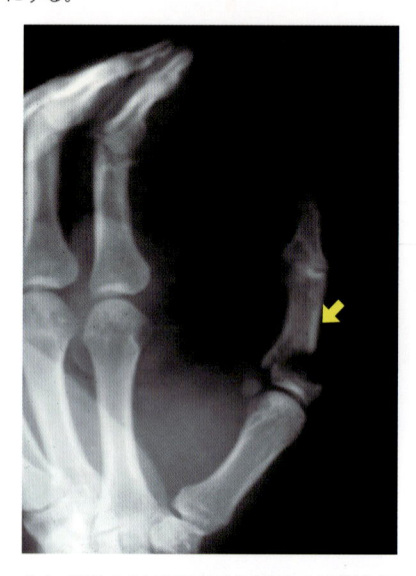

（b）術前のX線写真は切断骨の状態を把握するため、必ず撮影しておく。この症例は不完全切断（⇨）であった。

図7 切断指の消毒とデブリドマン

総指伸筋腱断端、指骨断端を露出する（図8）。そして、必要な動脈、静脈および神経には目印をつけておく。

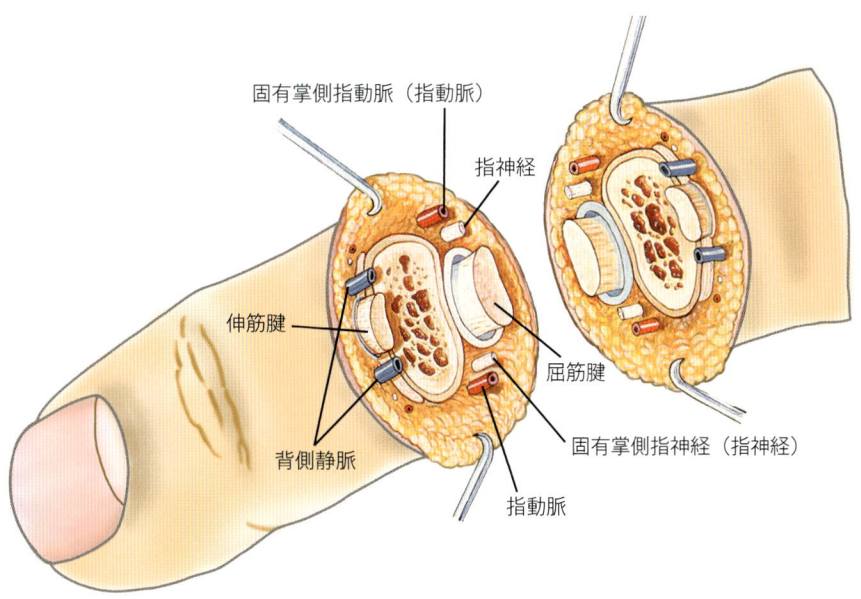

固有掌側指動脈（指動脈）
指神経
伸筋腱
屈筋腱
背側静脈
固有掌側指神経（指神経）
指動脈

(a) 指基節骨部での切断

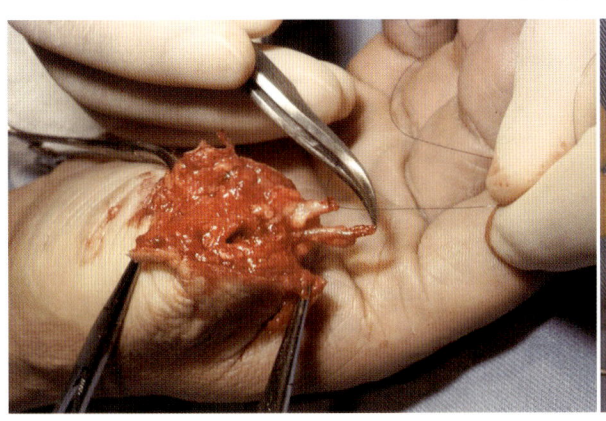

(b) 切断中枢端

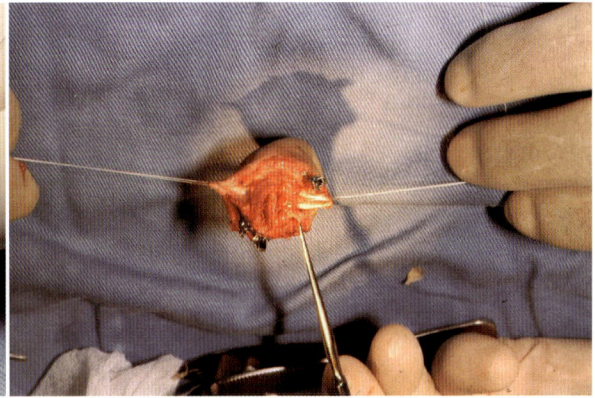

(c) 切断末梢端。両断端で露出した血管、腱、神経組織には目印をつけておく。小さな切断指は手術布に糸で縫い止めておくと操作がしやすい。

図8　切断端の処置
顕微鏡やルーペを使ってatraumaticに剥離する。

- この時、指屈筋腱の中枢側断端は近位側に引き込まれていることが多い。特に、引き抜き損傷の場合には筋腱移行部などで断裂していることもあり、前腕部での補助切開も必要なことがある。
- 血管には、デブリドマンの時点で鉗子をかけると、血管壁の圧挫を起こす危険がある。できる限り断端に近い部分を8-0ナイロン糸などの細いマイクロ用糸で結紮し、糸端を少し長く残し吻合開始までのマーカーにしておく。神経も同様にしておくとよい。
- 切断部位が末梢になると、背側皮静脈の同定が難しいことがある。このような時には、動脈吻合を先に行い血液を還流させて末梢側の静脈の位置を確認する。

■血管の確保

④まず切断端両側で固有指動脈を探す

　解剖学的な固有指動脈の位置に沿って指側方に縦切開を加え、断端よりやや中枢側と末梢側で動脈を露出するとよい。

　手掌部および指の動脈は攣縮性が強く、外傷による挫滅のため容易に攣縮を起こす。このような状態にある動脈は、その中枢側断端をかなり剥離しても、断端より良好な出血を得ることができない場合が多い。

　これを防ぐには、2%リドカイン溶液（あるいは塩酸パパベリン溶液）を滴下し、顕微鏡下に観察すると、動脈が徐々に弛緩し、拍動が充分に観察できるようになる

93

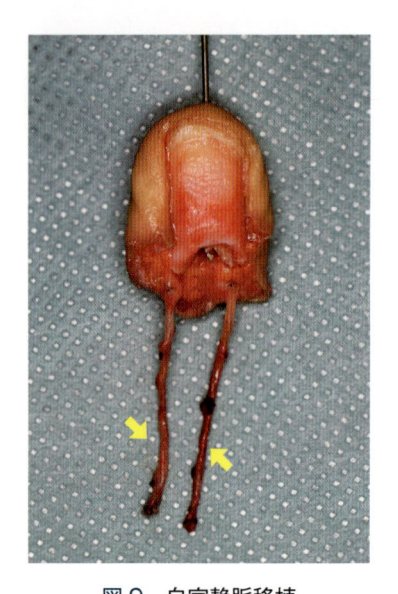

図9　自家静脈移植
この症例（石川分類 subzone II）では、切断指側動脈に2本の静脈移植（⇨）をあらかじめ行っている。この方が術中での吻合部位の決定が易しくなる。

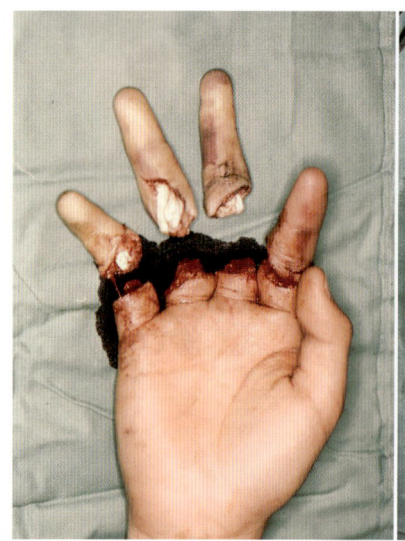

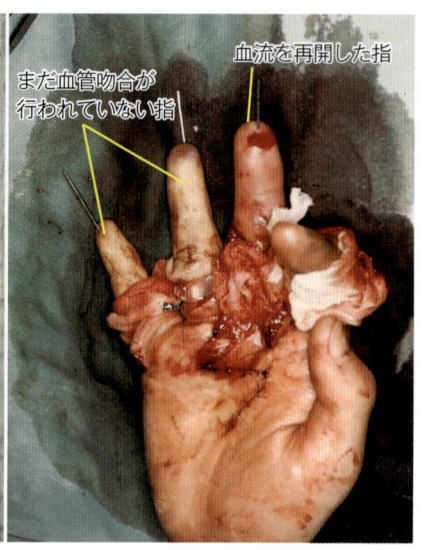

（a）術前の状態　　　（b）術中の状態

図10　多数指切断例（15歳、男性）
原則的には重要度の高い指、切断状態の良い指から血流を再開していく。

ので、断端より必要最小限の挫滅組織を切除する。動脈がどうしても弛緩しない場合は、外膜をやや広く切除し、攣縮を除く場合もある。手を温めるのも一法である。

このようにしても、動脈の中枢側断端より充分な出血が得られない場合には、内膜の広範囲な損傷が疑われるので、中枢側へと剥離を進め、充分な出血を得るまで動脈端を短くせざるを得ない。したがって、自家静脈移植が必要となる場合も多い（図9）。

- 末梢側の動脈の挫滅を確かめるよい方法はなく、顕微鏡下に断端の内膜損傷の程度を観察するしかない。静脈は動脈に比べ攣縮性が少ないので、強度の挫滅がない限り、広範囲に切除する必要はない。
- 著者らの施設では積極的に自家静脈移植を行っている。静脈の採取部は一般的に足背部か手関節内側部周辺である。切断末梢側動脈にあらかじめ静脈移植片を吻合しておき、中枢側の動脈の状況に合わせると緊張なく移植できる。直接吻合するより静脈移植を用いた方が成功率が高かった。

■ 骨の固定
⑤骨の切除短縮を行う
　断端のデブリドマンと組織の同定が終了したら、吻合する血管の両断端を近接させるため、若干の指骨を切除短縮する。

しかし、むやみに骨を短くするべきではなく、むしろ自家静脈移植を行うことを推奨する。

⑥骨を固定する
　骨の固定は、血管吻合後の固定、ならびに吻合後の接着指の回旋を防ぐため、確実な方法で行う必要がある。一般的に、キルシュナー鋼線による固定が行われるが、固定が不確実で骨の癒合不全が起きることもある。著者らの施設では、できるだけ手指骨固定用のマイクロプレートを使用し、強固な固定による接着指の早期運動練習を開始するようにしている。ただし、DIP 関節より末梢側では鋼線1本の固定か、骨固定を行わないことも多い。

切断指再接着にマイクロプレートを用いて固定するのは、面倒な操作のようであるが、慣れれば簡単である。

■ 腱の縫合
⑦腱の端々縫合を行う
　解剖学的に正しい位置に腱の両断端をおき端々縫合する。多くの場合、切断された指屈筋腱の中枢側は後退しているので、補助切開を加えてこれを引き出し、再建できる距離があればできる限り一次縫合を行う。No man's land 内で屈筋腱が切断されている時も、できる限り浅・深両屈筋腱を縫合するようにしている。腱の挫滅が高度であれば、二次的に腱移植術や腱移行術を行う必要があ

るが、充分な機能的回復を得るのは難しい。

> 以前は、no man's land 内での腱断裂は、術後の癒着による可動域の制限が起こるため深屈筋腱のみを縫合するように言われた。最近では、状態の許す限り、浅屈筋腱も同時に縫合し、早期のリハビリテーションの開始が奨められている。

■ 血管吻合

骨および腱の固定により、切断端の接合、固定が行われたら、顕微鏡を用いて血管の吻合を行う。この段階で駆血帯をはずし、動脈中枢断端よりの出血を必ず確認し、マイクロクリップを掛ける。

⑧血管吻合を行い、血流を再開させる

ヘパリン加生食水溶液で動脈内腔を洗浄して、内膜の損傷がないことを確認して動脈吻合を行う。また、多数指切断では重要指、切断状態の良い指から血管吻合を行い血流を再開させる（図10）。

吻合は動脈、静脈のどちらを先に行ってもよいが、静脈の断端が発見しにくい場合や、強度の動脈損傷が疑われる場合には、まず動脈を吻合し血流の再開を行って、静脈断端よりの出血を確認してから静脈吻合を行うのがよい。

> ● 指切断の場合、文献的には1本の動脈に対し、2本の静脈を吻合することが強調されている。しかし、静脈の還流不全よりも、動脈よりの血行途絶のため切断指が壊死を起こす確率が高いため、できれば2本の動脈を吻合した方がよい。
> ● 成功率を高めるにはできるだけ多数の動・静脈を吻合しておいた方がよいが、切断部位にもよる。
> ● 指先端部の再接着では動脈のみの吻合で成功した例も多く報告されているが、術後の指萎縮などが起こることがあり、できるだけ静脈の吻合も行うのがよい。文献的にも、血管吻合数が「動脈1本＜動脈・静脈1本ずつ＜動脈1本・静脈2本＜動脈2本・静脈2本」と吻合数が増えると生着率が高くなっている。しかし、爪基部付近より末梢では静脈を探すことが難しい場合も多く、動脈のみ吻合し指先端の fish mouth 切開や医用ヒルなどを用いて持続瀉血させて生着させることもある（図6参照）。

■ 神経縫合

できるだけ一次縫合を行う。指の重要側の中枢端が高度に挫滅されている場合には、他側の中枢端と重要側の末梢端とを交差させて縫合する報告もある。

二次再建では、瘢痕の中で両神経断端を見つけるのが難しくなる。また、神経間のギャップが大きくなるので、自家神経移植が必要となる。

⑨神経縫合を行う

縫合は顕微鏡下に行うが、指神経の場合には神経上膜縫合でよい。

> 爪基部より末梢側の切断では神経縫合が不可能なことが多い。これら以外では、できる限り固有指神経を縫合し、術後の再接着指の萎縮、寒冷不耐性や疼痛を防ぐ。

■ 創の閉鎖

⑩創を閉鎖する

皮膚は挫滅されている場合が多く、断端接合部を完全に被覆できないこともある。無理に皮膚を閉鎖して血管吻合部に緊張がかかると、容易に血栓形成が起こるので、緊張のない状態で閉創するか開放創としておく。開放創とする場合には、血管や神経などの重要組織をできるだけ周辺の皮弁や組織弁で被覆し、残った部分は人工真皮などで一時的に被覆しておく。遊離植皮は2週間くらい後に、再接着が成功してから行った方が確実であるが、人工真皮で被覆しておいた創部は、自然に上皮化することも多い。

血腫は吻合部を圧迫し、再接着失敗の大きな原因となる。ドレナージが充分に行われるように、皮膚縫合は粗く行い、必要があればドレーンを挿入する。

> 切断手指の再接着後の閉創は、結果を大きく左右する要因の一つである。吻合血管に圧迫やねじれを加えることなく、抗凝固剤使用中の出血が容易にドレナージできるように閉創する。

4 術後管理と血流のモニタリング

1 固定と包帯

■ 圧迫・投薬など

再接着指は、術後多かれ少なかれ腫脹を起こす。したがって、ガーゼなどで創部をきつく圧迫すると、血栓の原因となるので注意する。圧迫を防止するため、多量のバラガーゼを使っていわゆる bulky dressing とし軽く包帯を巻く（図11）。ギプス・シーネ固定は指先から上腕まで行うが、肘関節は約90°屈曲位とし、術後の挙上位を保ちやすくする。術後、患肢はやや挙上しておくが、高く吊るす必要はない。再接着指の指尖は必ず包帯より出し、頻回に状態の観察を行うことができるようにしておく。

抗凝固剤の投与については別章（基礎編6章参照）でも述べるが、投与する場合には、全身状態の管理を充分に注意する。抗生物質などは必要に応じて投与する。

■ ガーゼ交換について

先に述べたごとく、手掌側の動脈は攣縮性が強く、軽い刺激で容易に攣縮し、再接着指が血流不全を起こすため、ガーゼ交換時には注意を要する。著者らは、術後最低1週間はガーゼ交換を行わず、指尖部に浮腫や色調の変化が起きれば、ただちに包帯をゆるめて創部の緊迫を除くようにしている。虚血やうっ血の状態が続くようであれば、至急、手術室において創部を開き吻合部の状態を点検し、血栓形成があれば再吻合（場合によっては自家静脈移植）を行う。

■ 虚血について

動脈の単純な攣縮による虚血は、神経ブロックで改善することがあるので、行ってみる方がよい。しかし、攣縮が長時間反復すると、やがて血栓形成を起こすので、再手術し原因を除く必要がある。

> 術後の包帯交換は極めて愛護的に行う。せっかく生着していた指が、乱暴な操作で動脈攣縮を起こす危険も多い。また、術後の早期に行った動脈撮影が原因で攣縮を起こし、再接着に失敗した報告もあるので注意を要する。喫煙も禁忌である。

■ 術後経過とリハビリテーション

術後2週間を経過すれば再接着指は安定した状態になるので抜糸を行い、必要な部位に植皮をする。しかし、再接着指をねじらないように注意をする必要があるため、ギプス固定は継続して行う。キルシュナー鋼線で固定した場合は、約6週間で抜去し、徐々に運動練習を始めるが、指用プレートで固定した場合には術後2週間くらいよりリハビリテーションを開始する。最近では、できるだけ早期のリハビリテーションが推奨されるが、最低2週間は安静にした方がよい。

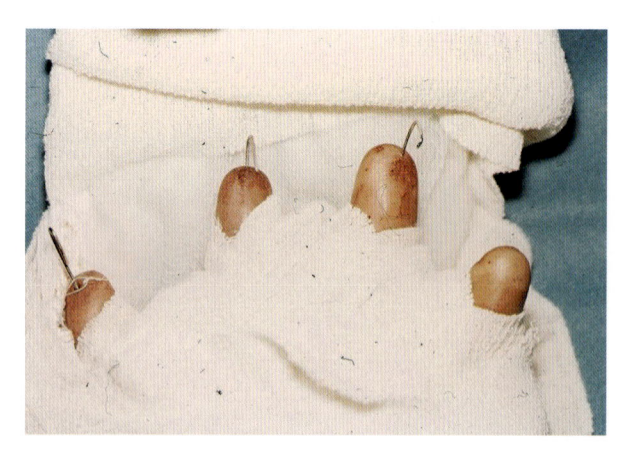

2 血流のモニタリング

再接着手指血流のモニタリングには、ドップラ聴診が有用であるが、指先端の色調の変化を頻回に（3時間に一度くらい）観察するのが一番簡単で確実である。動脈血栓では指先が蒼白になるし、静脈血栓ではうっ血状態になるので発見は容易である。

> 不確かな場合には、25ゲージ針で pin prick をして出血はあるか、その色はどうか、などを調べるが、頻回の pin prick は組織を損傷するので注意を要する。

その他、サーモグラフィーなど各種のモニター法の報告もあるが、再現性・正確性に欠けるため、いずれもあまり使用されていないようである。

図11 術後包帯
創部には非固着性被覆材をあて、周辺を多量のガーゼで bulky dressing を行う。術後、色調を観察するため、再接着した指の指尖は必ず出しておく。

3 抗凝固剤の投与

　遊離皮弁移植では、原則として抗凝固剤は使用しないが、切断手指再接着では抗凝固剤の使用がほぼ必須である。これは、血管が挫滅を受けていることが多いのと、手指の動脈が攣縮を起こし血栓ができやすいためである。静脈吻合などの状況により変化はあるが、著者らの施設の手指再接着における基本的な抗凝固剤の投与プロトコルは、以下のごとくである。

(1) ヘパリン 10,000〜20,000 国際単位 / 日（活性化部分トロンボプラスチン値 APTT 60〜70 秒を目安）を約 2 週間投与

(2) ウロキナーゼ 24 万単位 / 日から 3 日おきに半量に漸減（24 万単位→12 万単位→6 万単位→3 万単位）投与

(3) PGE1 60μg を 2 回 / 日（静脈点滴で血管痛が強い時には中心静脈カテーテルより持続点滴することもある）を 2 週間投与

- 抗凝固剤の投与については、切断部位、吻合血管の状態などにより異なる。
- 爪レベルの切断で静脈吻合を行うことができない症例では、自然に血管新生が完成する 2 週間ほどは、動脈血を外部に排出する必要がある。いわゆる、抗凝固剤を用いた血液の「垂れ流し」状態になるので、輸血の必要も生じる。このため、このような状態での再接着を疑問視する意見もある。

5 切断指再接着術の成功率と予後

　再接着成功の確率は、guillotine amputation では当然高く、90％以上が見込まれる。そして、その機能的予後も、挫滅を伴った切断例よりもはるかに優れている。

　これに対し、高度の挫滅を伴った症例では、再接着成功自体の確率も悪いが、術後の機能獲得も悪く、頻回の二次再建にもかかわらず、労多く効果の少ない結果になることもある。

　現在、世界中で多数の経験例が報告されており、日常の手術の一つになっているが、80％以上の再接着成功を収めるには、切断指の状況が大きく影響する。患者・保護者への説明では若干控えめの成功率を提示しておくのがよい。

　機能的予後が、挫滅の程度によることは言うまでもないが、切断レベルも大きく関係する。特に、基節骨部切断（玉井分類 zone IV）や PIP 関接レベルでの母指以外の指切断は一般的に良好な術後機能が得られにくい。また、腱縫合の状態によっては Quadriga 現象（Neu BR ら、1985）を起こし他指の屈筋腱機能を障害するという報告もある。

　一方、DIP 関節より末梢、特に爪部の再接着は機能的、整容的予後がよいので、最近では広く行われている。この部位では、静脈が見つけにくいので動脈吻合のみで生着を期待する報告も多い。しかし、fish-mouth 切開などで持続瀉血させ、うっ血壊死を防ぐ必要があるために、意外な出血量になり輸血が必要なことがある、生着後に萎縮を起こすことがある、などの欠点もある。

6 臨床例

1 症例1：20歳、男性
左母指完全切断（玉井分類 zone III 切断）

　作業中のロープにより左母指基節骨の中央より完全に切断された（玉井分類 zone III 切断）。手術は全身麻酔下に行った。骨は両端を約5mm短縮し、キルシュナー鋼線1本で固定し1本の指動脈と、2本の背側皮静脈を吻合し同時に両側の指神経を縫合した。母指伸筋・長母指屈筋腱も同時に再建した。

　術後、再接着指の状態は良好で、5週間目にキルシュナー鋼線を抜去し運動練習を開始した。骨癒合は良好で、術後1年、充分な機能回復が得られた（図12）。

2 症例2：38歳、男性
右示・中・環・小指の完全切断

　プレス機により受傷した。手術は全身麻酔下で行った。

　示指（玉井分類 zone IV 切断）は、静脈移植で指動脈1本を再建、皮静脈1本吻合、両側指神経縫合、深屈筋腱と指伸筋腱縫合、マイクロプレートで指骨固定を行った。中指（zone IV 切断）も同様であったが、皮静脈は2本吻合した。環指（zone III 切断）は、指動脈1本および皮静脈2本の吻合と、両側指神経、深屈筋腱と指伸筋腱を縫合し、指骨はマイクロプレートで固定した。小指（zone I 切断）は動脈と静脈を1本ずつ吻合したが、神経は縫合しなかった。骨固定も行わなかった。

　術後、示・中・環指の腱剥離術を追加し、日常生活に不便のない程度までの機能回復が得られている（図13）。

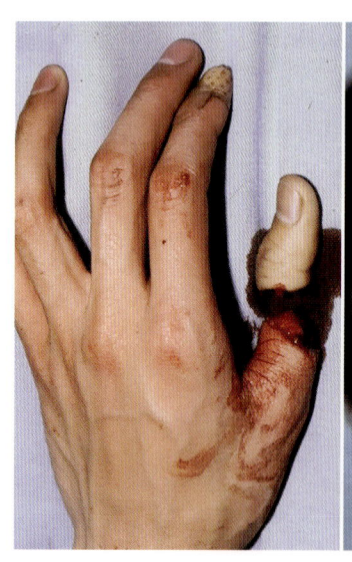

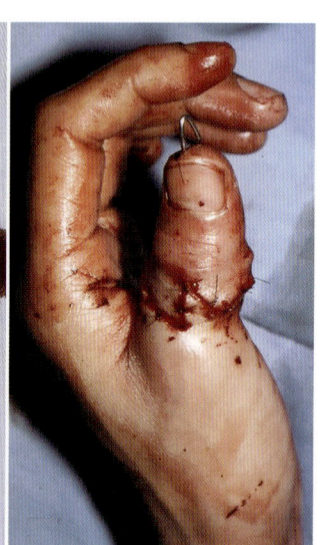

(a) 術前の状態　　(b) 再接着術直後の状態

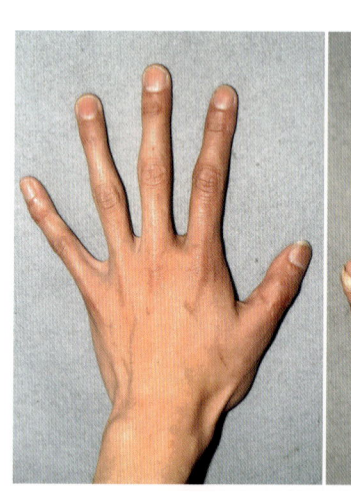

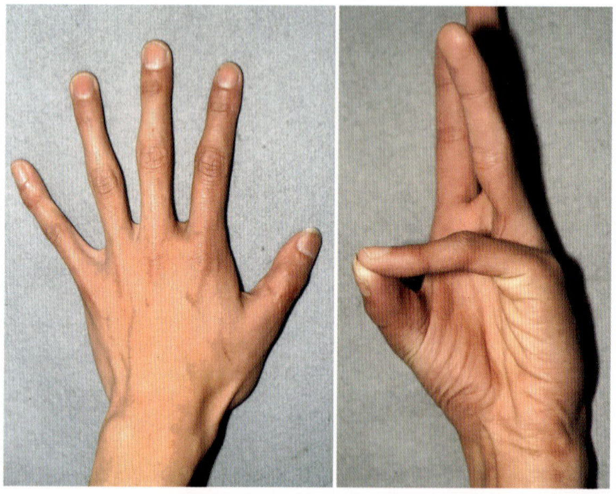

図12　症例1：20歳、男性、左母指完全切断（玉井分類 zone III 切断）

(c) 術後1年の状態。再接着指は完全に生着し、知覚神経の回復もよく、機能も良好である。

(a) 切断指の状態

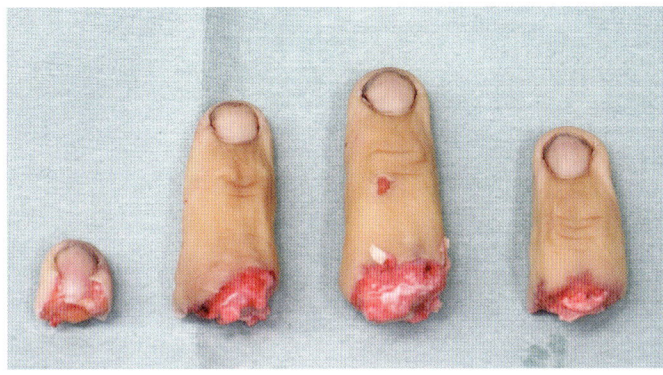

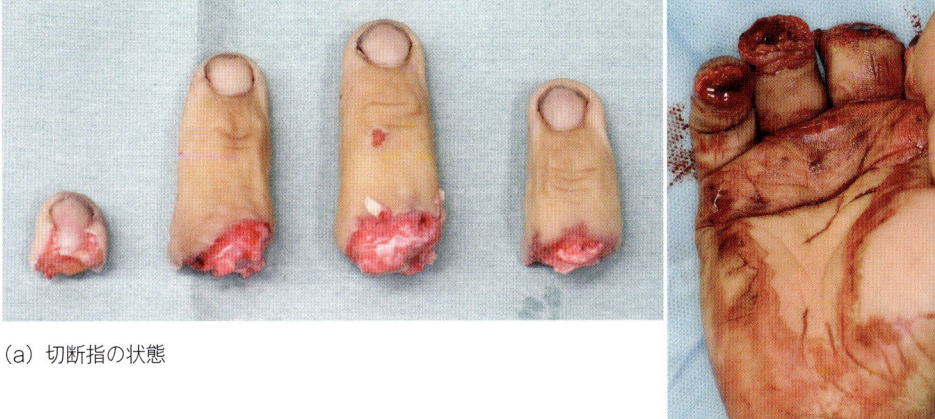

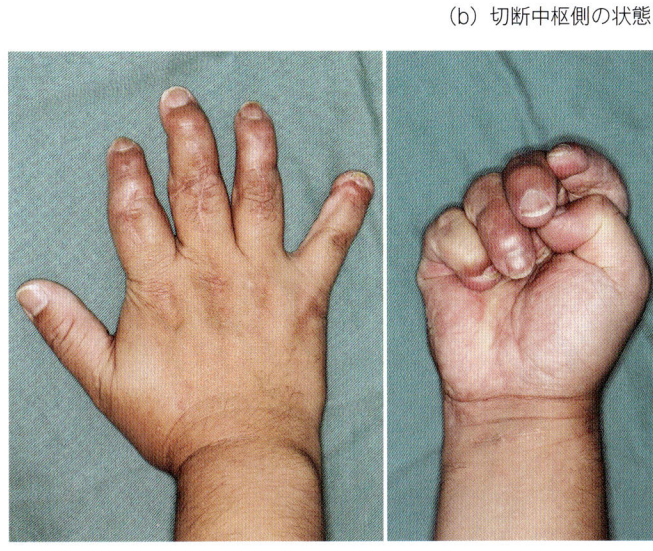

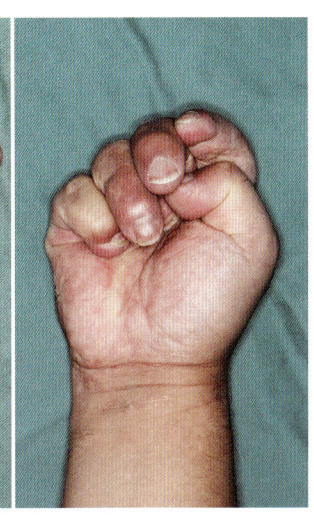

(b) 切断中枢側の状態

(c) 切断全指の再接着が行われ、再接着指の機能は良好である。

図13 症例2：38歳、男性、右示・中・環・小指の多数指切断
プレス機による鋭的切断であった。

【参考文献】

Chaivanichsiri P, Rattanasrithong P: Type of injury and number of anastomosed vessels; impact on digital replantation. Microsurgery 26: 151-154, 2006

Dec W: A meta-analysis of success rates for digit replantation. Tech Hand Up Extrem Surg 10: 124-129, 2006

Foucher G, Norris RW: Distal and very distal digital replantations. Br J Plast Surg 45: 199-203, 1992

Hayhurst JW, O'Brien BM, Ishida H, et al: Experimental digital replantation after prolonged cooling. Hand 6: 134-141, 1974

Neu BR, Murray JF, MacKenzie JK: Profundus tendon blockage: quadriga in finger amputations. J Hand Surg Am 10: 878-883, 1985

O'Brien BM, MacLeod AM, Miller GD, et al: Clinical replantation of digits. Plast Reconstr Surg 52: 490-502, 1973

Tamai S: Twenty years' experience of limb replantation; review of 293 upper extremity replants. J Hand Surg Am 7: 549-556, 1982

Yoshizu T, Katsumi M, Tajima T: Replantation of untidily amputated finger, hand and arm; experience of 99 replantations in 66 cases. J Trauma 18: 194-200, 1978

Waikakul S, Sakkarnkosol S, Vanadurongwan V, et al: Results of 1018 digital replantations in 552 patients. Injury 31: 33-40, 2000

Zhong-Wei C, Meyer VE, Kleinert HE, et al: Present indication and contraindication for replantation as reflected by long-term functional results. Orthop Clin North Am 12: 849-870, 1981

マイクロサージャリーの基本手技
臨床編

2

遊離皮弁の基本知識

血管柄付き遊離自家組織移植は切断組織再接着術と並ぶ、あるいはそれ以上に重要なマイクロサージャリー手術手技である。特に、いわゆる遠隔皮弁に代わる遊離皮弁は、形成外科手技の代表的なものの一つで、再建外科を行う形成外科医には必須の手技となっている。

1 皮弁の分類と遊離皮弁

　一般的な皮弁の分類については、皮弁の血行形態、構成組織、作成部位や形による分類などがあるが、遊離皮弁を理解するには血行形態による分類を考えるのがよい。

1 血行形態による皮弁の分類

■ Axial pattern flap と Random pattern flap

　McGregor IA ら（1972）の提唱した axial pattern flap（軸走型皮弁）と random pattern flap（乱走型皮弁）の分類が現在でも一般的に用いられている。

　これに対して、Daniel RK ら（1973）は、固有筋膜上を走行する動脈（と静脈）direct cutaneous artery (and vein) を皮弁の長軸方向に長く含むタイプを arterial flap、特に軸となる血管を含まないタイプを cutaneous flap と分類した。Daniel らの分類は、McGregor らの分類を言い換えただけであるが、彼らは arterial flap が島状皮弁、さらにその血管柄を切離して移植床血管と吻合することにより遊離皮弁（free skin flap、または free cutaneous flap）にできる、としたことが特徴的な点であった。現在では、筋肉や筋間を穿通する皮膚穿通枝を含めて、皮弁の血行形態が解明されている（図1）。

　臨床的に遊離皮弁（free flap と総称される。後述）が開発された1970年代前半期では、手術用顕微鏡下に吻合が可能な太さの血管を軸とする axial pattern flap（arterial flap）が代表的な遊離皮弁であった。それらは、遊離頭皮皮弁、遊離鼠径皮弁、遊離胸三角筋部皮弁、などであったが、その種類も少なく、栄養血管柄となる血管の直径が小さく、長さも短かった。このため、安定した成績を得るのが困難であった。

■ 遊離筋弁・筋皮弁

　一方、1970年中頃より米国で盛んに開発された筋皮弁は、筋肉皮膚穿通枝を派生する筋肉の栄養血管を利用することができるため、遊離筋皮弁（あるいは遊離筋弁）として free flap に画期的な発展をもたらした。遊離筋皮弁の栄養血管は、いわゆる axial pattern flap の栄養血管である direct cutaneous artery (and vein) に比べて、はるかに太く、かつ長く作成できる（図2）。このため安全に血管吻合ができるという大きな利点があり、現在でも free flap の代表的存在である。

■ 遊離穿通枝皮弁

　また、1980年代に入ると、筋間中隔より皮膚に穿通する筋間中隔皮膚穿通血管 septo-cutaneous perforator が登場した。いわゆる、穿通枝皮弁 perforator flap の元祖ともなるもので、Song R ら（1982）により中国で開発された遊離橈側前腕皮弁などがその代表である（図3）。

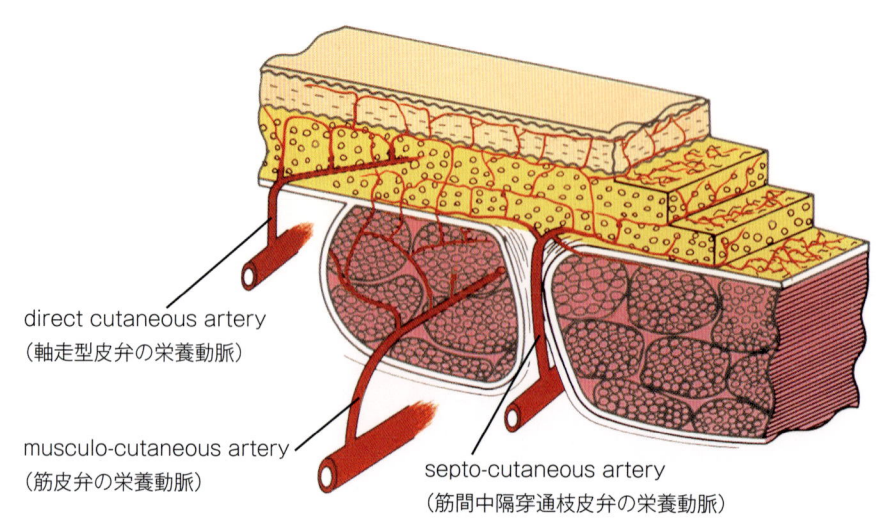

図1　皮弁の血行形態
基本的に静脈は動脈に伴走する。

- direct cutaneous artery（軸走型皮弁の栄養動脈）
- musculo-cutaneous artery（筋皮弁の栄養動脈）
- septo-cutaneous artery（筋間中隔穿通枝皮弁の栄養動脈）

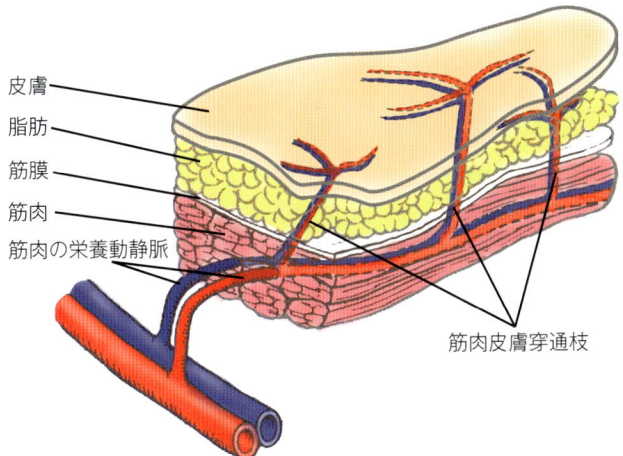

臨床編

皮膚
脂肪
筋膜
筋肉
筋肉の栄養動静脈

筋肉皮膚穿通枝

(a) 遊離筋皮弁の栄養血管：筋肉から皮膚に立ち上がる筋肉皮膚穿通枝を筋肉とともに挙上

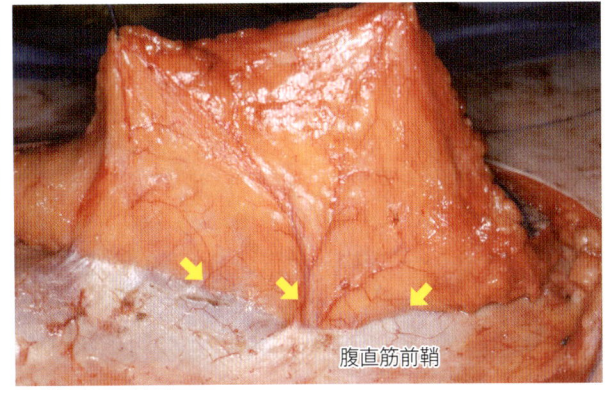

(b) 腹直筋を栄養する下腹壁動静脈から皮膚に派生する筋肉皮膚穿通枝（⇨）

腹直筋前鞘

図2　遊離筋皮弁の形態

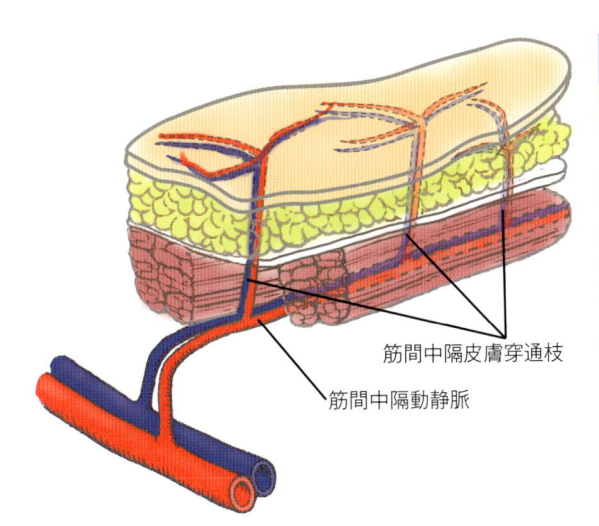

筋間中隔皮膚穿通枝
筋間中隔動静脈

(a) 筋間中隔を走行する血管から派生する皮膚穿通枝

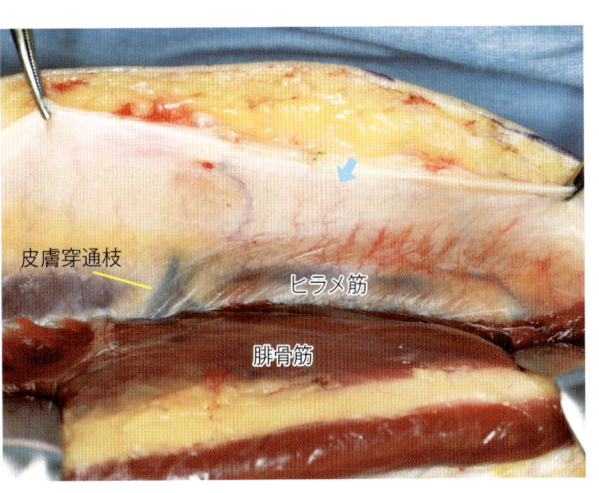

(b) 腓骨皮弁：腓骨筋とヒラメ筋の筋間中隔（⇨）を立ち上がる皮膚穿通枝で栄養される皮弁（筋間中隔皮弁）

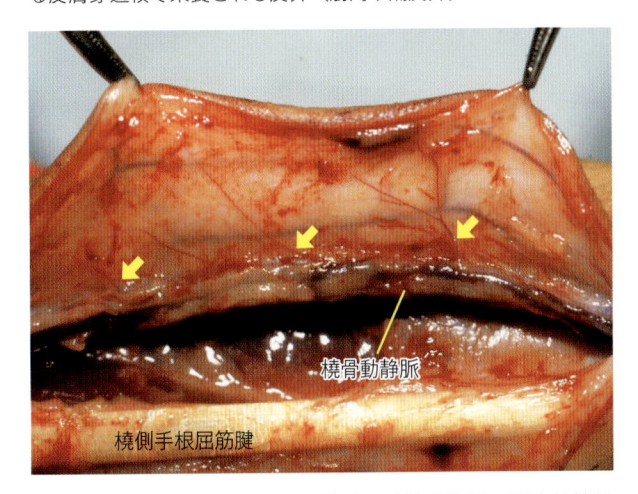

皮膚穿通枝
ヒラメ筋
腓骨筋

(c) 橈側前腕皮弁：橈側手根屈筋腱と腕橈骨筋腱の間より橈骨動静脈から立ち上がる皮膚穿通枝（⇨）で栄養される皮弁（腱間中隔皮弁）

橈骨動静脈
橈側手根屈筋腱

図3　遊離筋（腱）間中隔皮弁の形態

103

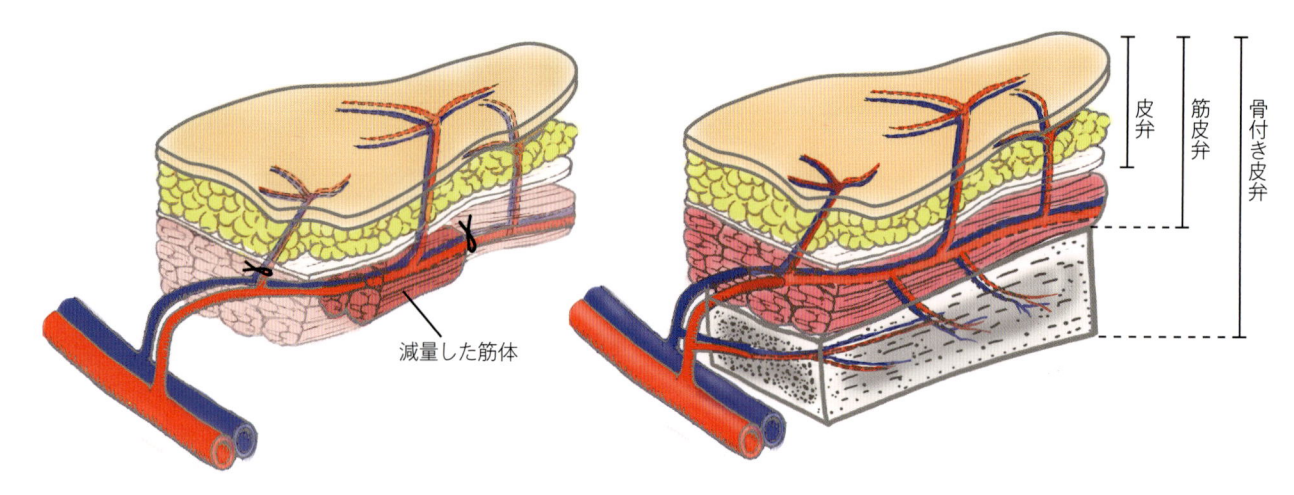

図4　筋体を減量した筋皮弁（いわゆるmuscle-sparing flap）

図5　基本的なfree flapの種類
Free flapには筋肉、骨など各種の組織を含めることが可能である。

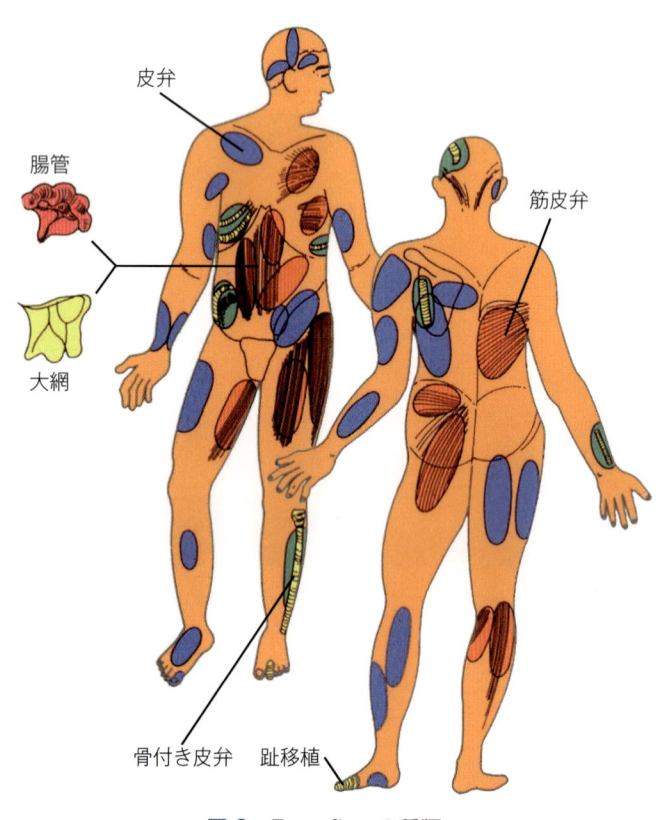

図6　Free flapの種類

最近では、穿通枝に筋肉皮膚穿通枝が加えられ、いわゆる遊離穿通枝皮弁 free perforator flap として遊離皮弁の一角を担っている。

〈穿通枝皮弁 perforator flap とは〉
　2001年、ベルギーのGentでBlondeel PNらが主催した国際穿通枝皮弁講習会で穿通枝皮弁の定義に関して「筋膜または筋肉を含めず皮膚と脂肪から構成され、1本または数本の穿通枝 perforator によって栄養される皮弁」とされた。
　穿通枝皮弁は深部血管より立ち上がる皮膚栄養枝の位置によって下記などに分類される。
①筋肉内穿通枝皮弁（代表例は腹直筋穿通枝皮弁）
②筋間あるいは腱間中隔穿通枝皮弁（代表例は前外側大腿皮弁、橈側前腕皮弁など）
③骨・軟骨間穿通枝皮弁（代表例は肋間穿通枝皮弁、広くはDP皮弁も含まれる）

> このように穿通枝皮弁の概念を拡大すると、すべての皮弁がその範疇に入る。一方、筋皮弁などで筋肉皮膚穿通枝にこだわり、筋肉を含めないで挙上を試みると、穿通枝の血管攣縮などを招来し移植に失敗することがある。特に、皮弁の挙上に慣れないうちは多少の筋肉をつけた、いわゆるmuscle-sparing flap として挙上した方が安全である（図4）。

2 皮弁組織と分類

　遊離皮弁（free flap）は血行による分類のほかに、含まれる組織により単なる遊離皮弁 free cutaneous（またはskin）flap、遊離筋弁・筋皮弁 free muscle/musculocutaneous flap、さらには遊離骨付き皮弁 free osteocutaneous flap などに分けられる（図5）。

■ 血管柄付き遊離自家複合組織移植
　遊離皮弁という言葉は、元来 free cutaneous（skin）flap に対応された日本語で、微小血管吻合により遊離移

植される動脈皮弁 arterial skin flap を意味して作られたと思われる。しかし、現在ではこれらの遊離皮弁のほか、遊離筋皮弁、血管柄付き遊離骨移植 free vascularized bone graft、趾移植、神経血管柄付き筋肉移植、腸や大網など身体各部からさまざまな自家複合組織が遊離移植され、これらは free flap と総称されることが多い（図6）。

> 社会保険診療報酬表では、前者は遊離皮弁術（顕微鏡下血管柄付きのもの：K017）、後者は自家遊離複合組織移植術（顕微鏡下血管柄付きのもの：K020）とに区別されているが、顕微鏡下に微小血管を吻合して組織・臓器を移植する基本的な手技は同じである。

2 遊離皮弁の基本手技

1 適応と症例の選択

　一般的には、遠隔皮弁 distant flap による再建が必要な大きな皮膚・組織欠損が遊離皮弁の適応になる。局所皮弁や有茎筋弁・筋皮弁で被覆できるような欠損においては、遊離皮弁は特殊な場合にのみ選択される。

■ 遊離皮弁の利点と適応
①一期的（one-stage）手術で皮弁（組織弁）を移植することができる。一般的な遠隔皮弁とは異なり、皮弁の delay や切り離し手術が不要である。
②長期間の固定が不要で、患者の肉体的・精神的負担を著しく軽減することができる。このため、幼小児や高齢者にも良い適応となることが多い。
③血行の良い皮弁（組織弁）を移植できるため、骨・腱露出部なども確実に閉鎖することができる。
④移植皮弁（組織弁）を移植床の状態に合わせて、自由な形に細工することができる。
⑤皮弁以外にも骨、筋肉、臓器の一部（空腸など）、足趾の移植など（いわゆる血管柄付き自家遊離複合移植）、移植床の状態に合わせた再建材の選択が可能である。
⑥皮弁（組織弁）採取部の創閉鎖が容易で、閉創部瘢痕の整容的な問題が少ない。
⑦神経を縫合した皮弁の知覚獲得（知覚皮弁）や筋肉移植など、機能的再建に優れている。
⑧Deepithelialized flap や大網弁によりロンバーグ病のような陥凹疾患を治療することができる。
⑨感染の可能性が少ない。また、骨髄炎などの感染創にも利用することができる。

■ 遊離皮弁の欠点と禁忌
①移植床および周辺に適当な移植床血管がない症例（絶対的禁忌）。
②末梢血管に変性疾患がある症例（変性の程度による相対的禁忌）。
③全身麻酔下の手術時間が長くなるため、全身状態の悪い（poor risk）患者は避ける。
④移植部が高度な放射線照射を受けている症例。ただし、照射野外に移植床血管が求められる場合には可能である。

2 術前の準備

■ 全身状態の把握
　全身麻酔下での手術が長くなるので、全身状態の把握が必須である。最近では、高齢者でも重度糖尿病などの合併疾患がない場合には適応とすることも多いが、抗血栓剤の長期内服などに注意する。

■ 局所状態の評価
　高度な放射線照射後、高度な炎症や瘢痕症例などでは移植床の血管の状態を把握する（基礎編5章参照）。多少の感染は問題にならないが、重度な局所感染創では術前に感染を鎮静化させておく必要がある。

　以下、移植床血管（特に動脈）の選択に影響を与えるいくつかの注意点を挙げる。
①放射線照射野内の血管（動脈）は、高度に変性しているか、攣縮が強い（できるだけ選択を避ける）。
②高度瘢痕内での静脈などは変性が強いことがある。
③下肢の動脈は、頭頸部や体幹の動脈に比べて、年齢的な変性が進んでいることが多い。また、糖尿病や末梢動脈疾患では変性がより高度となるので注意する。一方、糖尿病でも頭頸部の血管は意外に変性が少ないことが多い。
④頭頸部癌切除後の再建では、既往に頸部郭清術が行われていると、郭清の程度や術後瘢痕で、適当な血管が

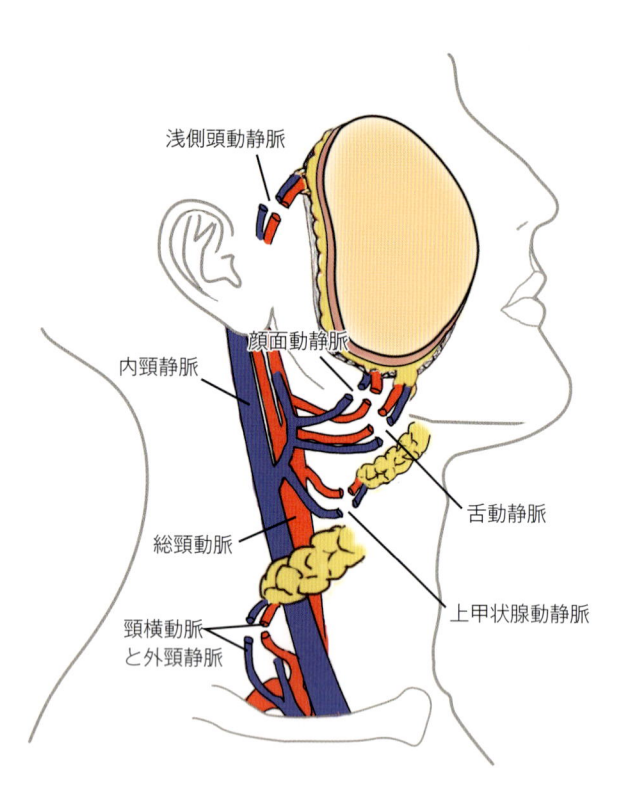

(a) 頭頸部領域で選択できる移植床血管は体幹や四肢に比べて、はるかに多い。

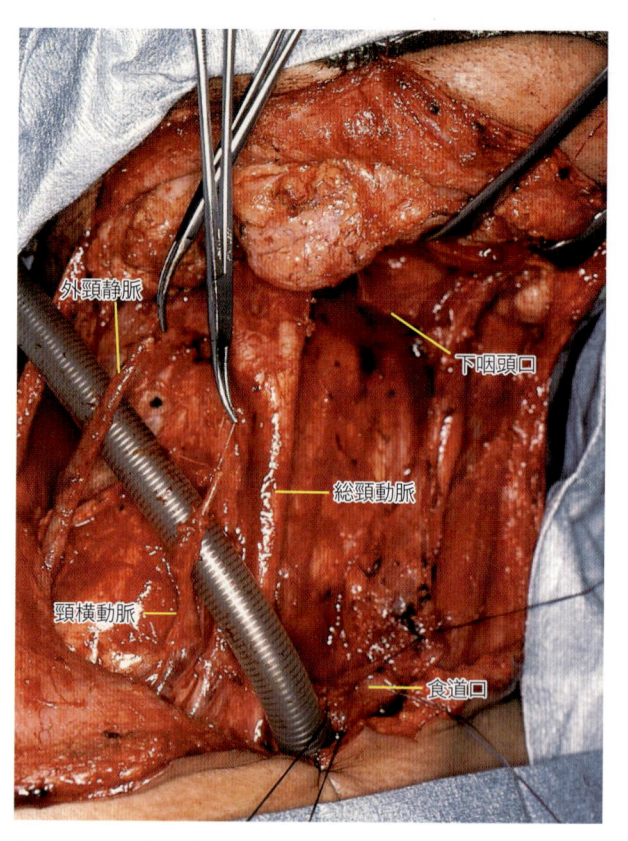

(b) 下咽頭頸部食道癌に対する咽喉食摘術と頸部郭清術後に露出された移植床血管の頸横動脈と外頸静脈（内頸静脈は合併切除されている）。

図7　頭頸部で選択できる移植床血管

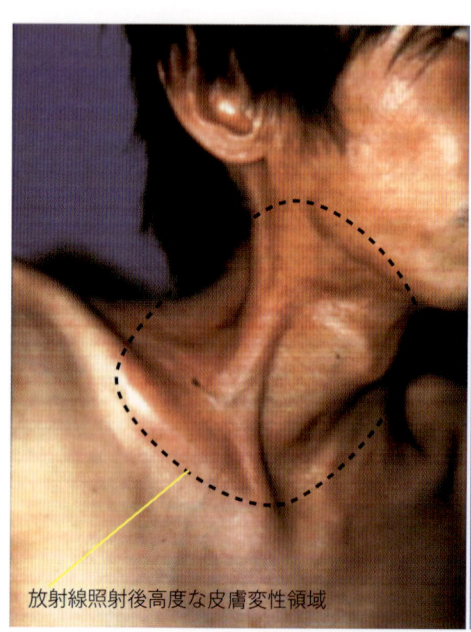

(a) 頭頸部でも高度放射線照射例では移植床血管の選択に難渋するので、できるだけ遊離皮弁は避ける方がよい。

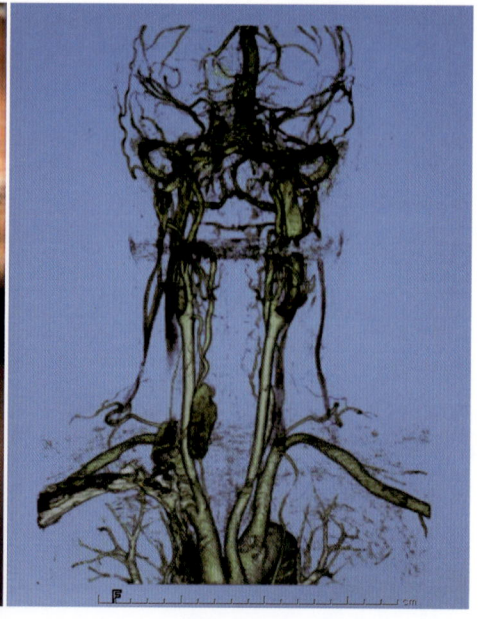

(b) 頭頸部郭清後のCTA
頸部郭清症例などでは、術前のMD-CTなどで情報を得ておく。

図8　術前血管状態の把握

無いことがある（術前にCTAやMD-CTなどで血管の状態を把握しておく必要がある）。

■ 血管造影と移植床血管の選択

顔面や頭頸部では選択できる血管も多いが、体幹や四肢では移植床の血管（特に動脈）の選択が結果に大きく影響する（図7）。

> 最近では、DSAの他にCTA、MRAやMD-CTなどの診断手技が進歩しているので、術前に血管の状態の正確な把握が容易となっている（図8）。

■ 皮弁の選択

移植床の状態により皮弁の選択が自由にできるのが、遊離皮弁の利点である。著者はできるだけ血管柄の太く、かつ長い皮弁を選択する。穿通枝皮弁では、含める穿通枝の位置をドップラ血流計などで確認しておく。解像度の高いMRAやMD-CTを利用した精密な3D-CTAなども、穿通枝の術前検出に用いられている。

■ インフォームド・コンセント

遊離皮弁の最も大きな欠点は、血栓形成による移植皮弁の壊死である。著者らの経験では、動脈の血栓形成の約90％は術後24時間以内に起こる（静脈血栓は術後2〜3日を経過しても起こる）。速やかな血栓形成の発見と再手術による血栓形成の除去、再吻合は壊死の救済に必須である。

> 血栓の形成は吻合血管の3〜5％程度に起こるので、ICにはこの可能性および再手術（血栓除去術、再吻合、再移植術など）の必要性を説明しておく。また、再手術を行っても皮弁を救済しえない場合もあるので、多数例の統計では約2〜3％に全壊死を起こす危険のある手術である（決して100％の生着を期待できる手術ではない）ことを、患者および家族（保護者）によく理解してもらっておく。

その他は、有茎皮弁移植でも同じであるが、血腫、漿液腫、採取部の瘢痕などについて説明をしておく。

3 基本手技

①移植床の準備：移植床血管の露出

移植床の準備と皮弁の挙上は2チームで行うと手術時間を短縮できる。しかし、移植床血管の剝離・露出がある程度済むまでは原則として皮弁の採取を始めない。術前の評価にも関わらず、移植床に良好な血管が見つからないことがある。

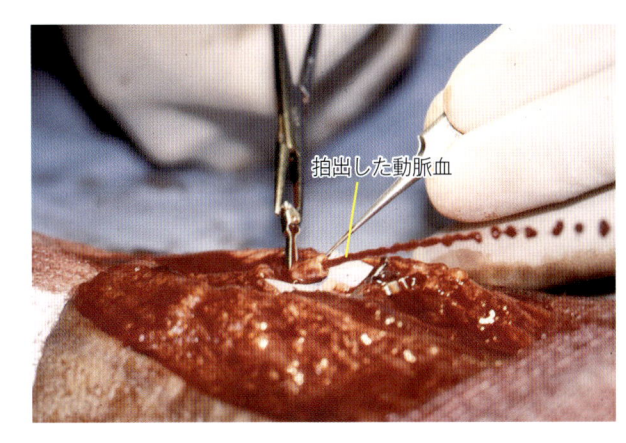

図9 動脈の拍出の確認

> ● 特に移植床の動脈は、拍動していても良好な血液の拍出がないこともある。このため、端側吻合でない場合には、動脈を一度切断して良好な動脈血の拍出を確認するのがよい（図9）。切断した動脈の中枢端は細いナイロン糸などで結紮しておく（長時間のクリッピングは内膜を損傷する可能性がある）。
> ● 静脈は壁の肥厚がない場合には内腔の変性が少ない。

移植床の近傍に適当な血管がない場合には、近隣部（少し離れた部位）より血管を移動する（図10）。

なお、移植床血管と皮弁栄養血管との間の静脈移植は、血栓形成の確率が高くなるので勧められない。このため、移植床の血管の位置が確定できた後、皮弁の大きさおよび栄養血管柄の位置を合わせて、皮弁のデザインと挙上を行うのがよい。

> 四肢では主要動脈の損傷を防ぐため、できるだけ端側吻合にする（図11）。なお、Godina M（1979）は下肢動脈の端側吻合の安全性を強調して有名になったが、著者らの経験では端々吻合と端側吻合での血栓形成に有意差はなかった。

また、下腿などで患側に適当な血管が無い場合には、Yamada Aら（1995）が報告したように対側肢（健側肢）に吻合血管を求める足交差遊離皮弁 cross-leg free flapの方法もある。

②皮弁の挙上

移植床の血管の位置やだいたいの大きさがわかった時点で別チームが皮弁を挙上する。特に頭頸部癌の一次（即時）再建では、このタイミングが手術時間の大幅な短縮につながる。

③皮弁の移植と固定

栄養血管柄のみで島状皮弁として挙上した皮弁（ある

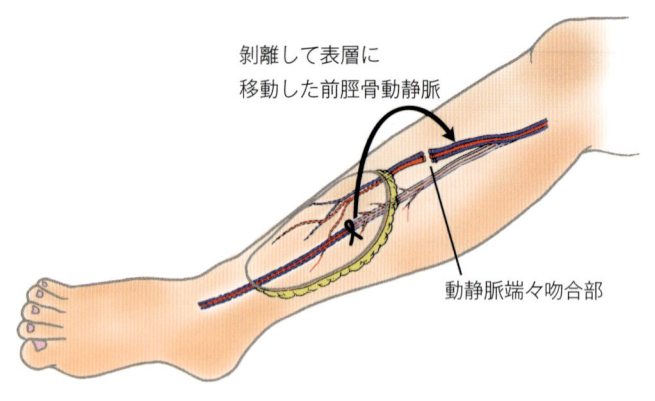

(a) 端々吻合による移植（移植床血管─前脛骨動静脈）

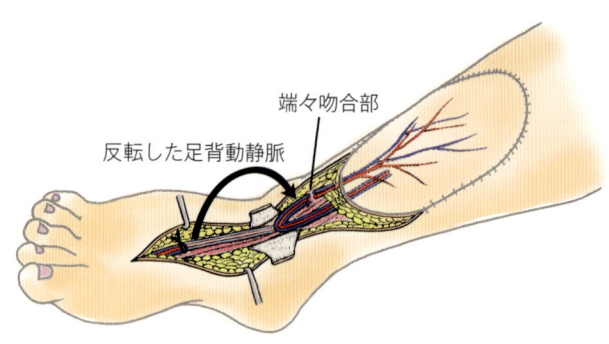

(b) 反転した足背動静脈と端々吻合部

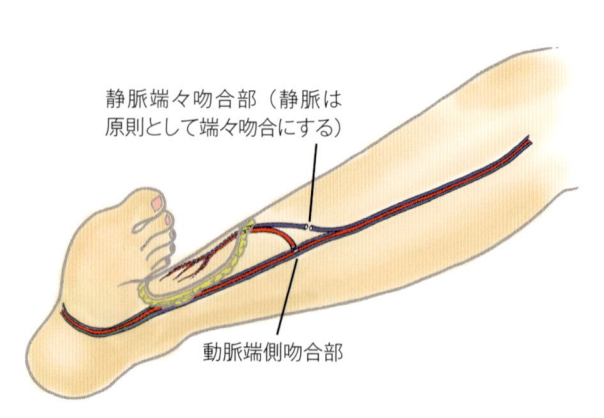

(c) 動脈端側吻合による移植（移植床血管─後脛骨動静脈）

図10 四肢の移植床血管の選択

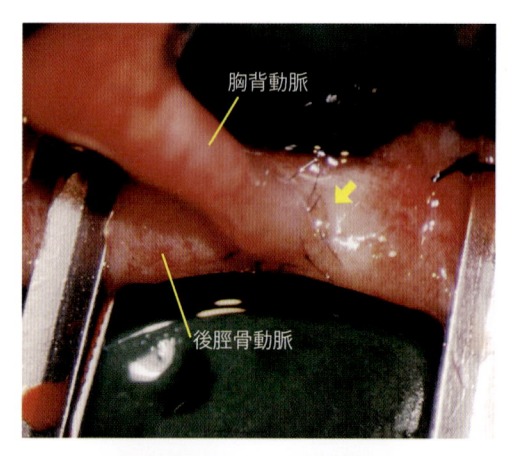

(a) 後脛骨動脈と胸背動脈との端側吻合（⇨）の状態

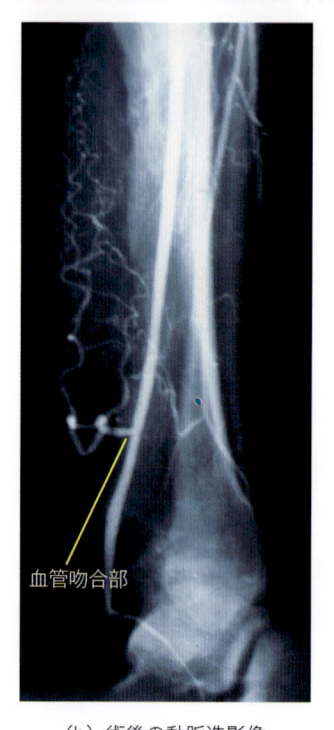

(b) 術後の動脈造影像

図11 動脈端側吻合による移植

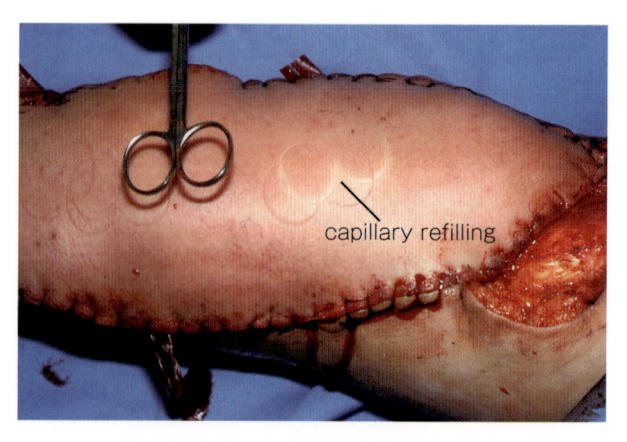

図12 吻合した皮弁の血流のチェック
小ペアンの取っ手で皮膚面を圧迫し、ペアンを離しcapillary refillingを確認する。

108　臨床編　2章　遊離皮弁の基本知識

いは複合組織弁）は、まず、血流の状態を調べる。辺縁よりの出血の色調、あるいは皮膚面のcapillary refillingの速度などから虚血状態、うっ血状態を確認しておく。なお、この時点で栄養血管の攣縮がある場合には、2％リドカイン溶液、塩酸パパベリン溶液などをかけて攣縮を解除する。

栄養動静脈のそれぞれにマイクロクリップを掛け切断して皮弁を完全に遊離し、速やかに移植床に仮固定する。この時、皮弁栄養血管と移植床血管をある程度長さの余裕をもって合わせておく。ただし、余裕がありすぎると吻合後に血管が極度に彎曲した状態になり、血栓形成の原因ともなる。

> なお、皮弁（あるいは組織弁）を数カ所で移植床に仮固定しておかないと、血管吻合などの操作中に思いがけなく皮弁を引っぱって、吻合した血管を引き裂いてしまう危険がある。

④微小血管吻合と血流の再開

あらかじめ準備しておいた手術用顕微鏡下に血管吻合にうつる。吻合前および吻合中はペパリン加生食水溶液で血管内腔の血栓の洗浄、吻合血管の乾燥の防止に努める。

> ただし、ペパリン加生食水溶液を動脈内腔に強くかけすぎると内膜が剥離する危険があるので、血栓の洗浄程度にとどめる。

吻合法は基礎編で記述した通りである。通常は1本の栄養動脈と1本の栄養静脈を吻合すればよいが、適当な血管があれば多くを吻合した方がよい。

血管吻合が終了したら、静脈末梢、静脈中枢、動脈末梢、動脈中枢の順でマイクロクリップをはずし、血流を再開する。吻合部のリークは少量であれば圧迫で止血できるが、動脈吻合部などから拍出するようであれば、追加縫合を加える。この時の縫合は対側面が確認できないので、やや浅めに行うのがよい。

血流再開後の皮弁は、辺縁の出血状態やcapillary refillingを確認しながら縫合固定を行う（図12）。

⑤創の閉鎖

血管吻合を行っている間に、別のチームが採取部の閉創を行う。大きな皮弁採取部を無理に閉創すると漿液腫などを合併するので、一部を植皮で閉鎖することもある。

移植部の閉鎖は血管吻合を行った術者が立ち合って閉創する。この時、吻合血管のねじれや圧迫が無いように注意する。創の縫合閉鎖により血管が圧迫される場合（四肢などに多い）には、人工真皮などを貼布して、後日閉創する方が安全である。ドレーンは適宜挿入するが、移植床では吻合部にあたらないように注意する。特に、吸引型のドレーンには注意する。

> 移植部の一次縫合閉鎖しない場合には、血管吻合部はできるだけ周辺の組織で被覆しておく。

4 術後管理

■ 包帯固定

閉創した皮弁は軽く圧迫包帯をする。固定は栄養血管柄と吻合部が折れ曲がらないようにすることが重要である。頸部などでは術後の首の位置により静脈などが圧迫され、血栓が起きる危険があるので、首の位置を注意して固定する。

■ 血流モニタリング

> 過去に多数の血流モニターが登場したが、測定が難しい、再現性がないなどの問題も多く、現在でも視診による判断が第一となる。

皮弁表面をペアンなどで圧迫しcapillary refillingをチェックする。この時、静脈うっ血は判断しやすいが、動脈血栓による虚血は判断に迷うことがある（図13）。あやしいと思ったら、術者あるいは上級医に判断してもらう。

皮弁に針を刺し出血を確認するpin-prick testが使われることも多いが、あまり頻回に針を刺すと皮弁自体を傷める可能性がある。判断が難しい場合には、辺縁の縫合部を2、3本抜糸し、皮弁辺縁からの出血を見るのが一番よい。しかし、筋肉移植やdeepithelialized flapなど皮下に移植が行われる場合には、ドップラ聴診器で吻合部の開存をチェックするしかない。

> ドップラ聴診器は一番簡便であり、病室でも使いやすい。しかし、どの血管音を聴取しているかが問題である。このため、血流再開直後（術中、閉創完了前）にドップラ音が聴取できる吻合部上の皮膚に目印を付け、その部分のドップラ音の変化で判断するを奨める。しかし、100％信頼性のある方法ではない。

■ モニタリング皮弁

皮下に埋入するdeepithelialized flapや血管柄付き骨移植では、一部に皮弁を付けて皮下に出しておき、その色調をチェックするmonitoring flap法も有用である（図14）。

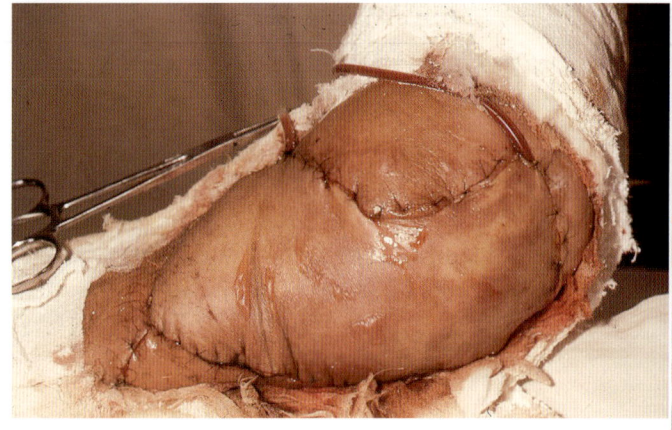

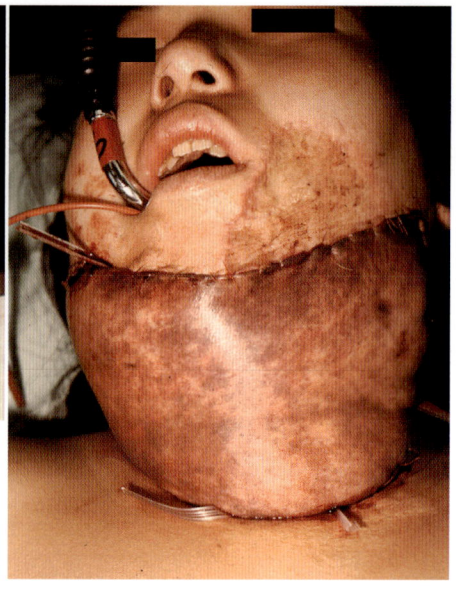

▲ (a) 動脈血栓
皮弁の虚血は判断しにくいことがある。この症例は色調は良いと判断したため、血栓除去術の機会を失して救済できなかった。
▶ (b) 静脈血栓
血栓による皮弁のうっ血は判断しやすい。この症例は静脈血栓除去、再吻合で完全生着した。

図13　術後皮弁の色調による生着の判断

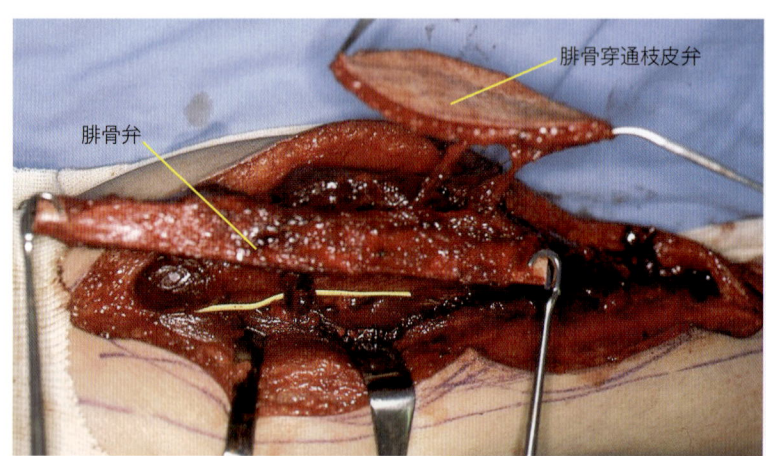

(a) 血管柄付き腓骨移植のモニター皮弁：腓骨穿通枝皮弁を腓骨弁のモニターとして利用する。
(b) 遊離空腸移植のモニター：空腸の一部（⇨）を創外に誘導してモニターにすることもある。 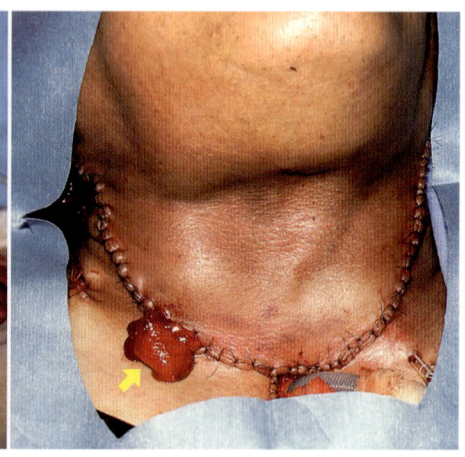

図14　Monitoring flap 法

5 合併症と対策

■ 血栓形成

> インフォームド・コンセントでも絶対に説明が必要であるが、free flap の生着は100％を期待するのは難しい。また、有茎皮弁とは異なり、壊死のほとんどが血栓形成による完全壊死である。

一般的に、頭頸部＜体幹＜四肢の順に血栓形成率が高くなる（特に、動脈）。また、頭頸部では動脈血栓の90％以上は術後24時間以内に起こり、速やかな再手術（血栓除去―再吻合）で救済できることが多いが、四肢（特に、下腿・足部）では次のようなリスクが高くなる。

①動脈血栓の確率が頭頸部よりも高くなる。
②術後1週間以内は発生する可能性がある（late thrombosis）。
③再手術による救済率が頭頸部より低くなる。

一方、静脈血栓は1週間以内では発生の可能性があるが、色調の変化から発見しやすいし、再手術（血栓除去―再吻合）による救済率も高い。著者らの4,000例以上の経験（1977〜2008年、4,170例、4,245移植、

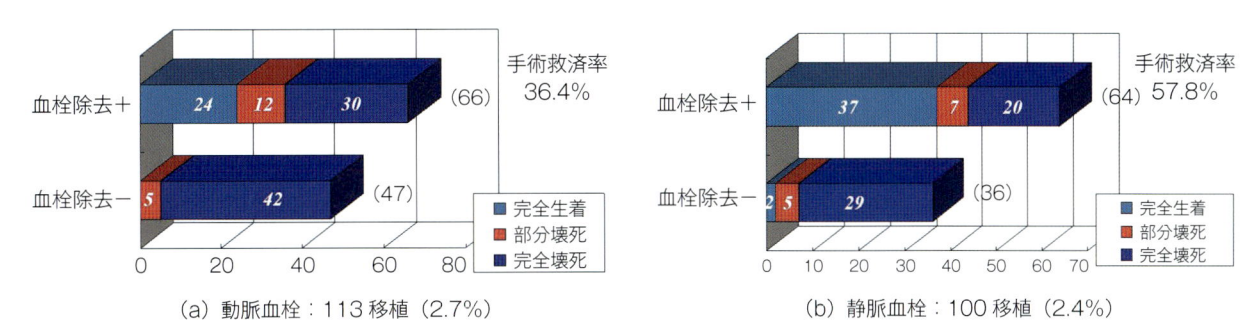

(a) 動脈血栓：113 移植（2.7%）　　(b) 静脈血栓：100 移植（2.4%）

図15　血栓と救済率

表　移植組織の壊死の原因

	完全壊死	部分壊死
動脈血栓	72（1.7%）	17（0.4%）
静脈血栓	49（1.2%）	12（0.3%）
感染・瘻孔	23（0.5%）	14（0.3%）
血管柄のトラブル	9（0.2%）	5（0.1%）
皮弁挙上のトラブル	8（0.2%）	59（1.4%）
その他	6（0.1%）	5（0.1%）
合計	167（3.9%）	112（2.6%）

図15、表：
4,245移植／4,170症例
1977.11～2008.12
東大病院、杏林大学病院と関連施設

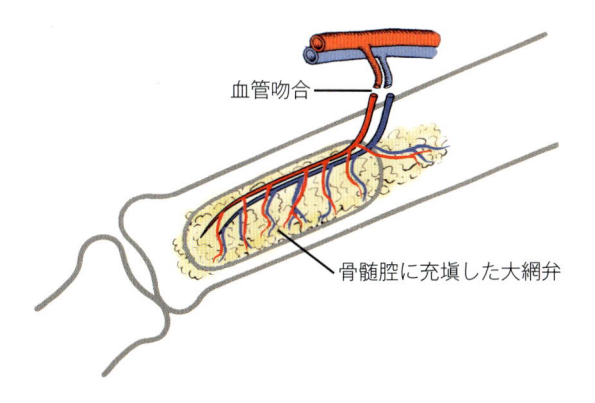

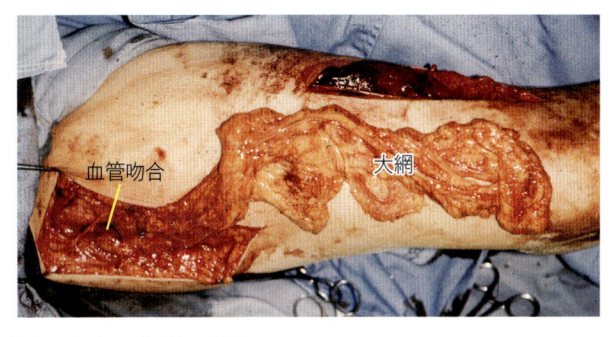

図16　大腿骨慢性骨髄炎に対する大網の移植
大腿骨骨髄炎部をデブリドマンして大網を内腔にパッキングする。

東大病院、杏林大学病院と関連施設）では、動脈血栓は全移植の2.7%に起こり、そのうち適切な血栓除去術で救済できた移植組織は36.4%、静脈血栓は2.4%に起こり、そのうち血栓除去による救済率は57.8%であった（図15）。

両者に統計的有意差はなかったが、いずれにしても一度血栓を形成するとその救済は約半数であった。また、動静脈とも血栓形成率は3%以内であったが、血栓ができた時の完全救済が難しいことも念頭に置いておく必要がある。

そのため、術後3日以内は1日に数回の色調のチェック、ドップラ聴診などは必須で、それ以後、1週間までは少なくとも1日最低2回程度のチェックが必要である。そして、血栓形成が疑われた場合、できるだけ速やかに再手術による血栓除去が重要である。

■ その他の原因による壊死

　吻合部の血栓による移植組織・臓器の壊死は遊離皮弁最大の欠点であるが、その他にも、感染や瘻孔（特に頭頸部）、血管柄のねじれなども壊死の原因となる。移植皮弁を血行形態に反して挙上した場合にも、部分壊死を起こすことがある（表）。

■ 血腫・漿液腫

　これらは通常の皮弁と発生原因は同じである。特に、大きな皮弁の採取・一次閉創部では漿液腫を起こし、治癒が遷延することがあるので、圧迫やドレーン処置、術後の安静などに注意する。

■ 瘻孔・感染

　頭頸部、ことに口腔・咽頭部再建では、皮弁の小壊死でも唾液瘻が起こり感染は必発となる。死腔が無いように移植できるのも遊離皮弁の利点であるので、必要に応じて皮弁の一部の皮膚を denude し死腔部を充填する。下腿骨髄炎などでは、感染が鎮静化するのを待って移植するのがよいが、慢性骨髄炎では感染部をデブリドマンして、皮弁（あるいは大網が有用であった）を充填移植すると治癒させることができる（図16）。

■ 採取部のトラブル、後遺症

　遊離皮弁は身体各部に採取部を求めることができるが、利用組織によっては採取部に後遺症を残すことがある。各組織を安全に採取するには、各章を参考にされたい。

【参考文献】

Blondeel PN, van Landuyt KH, Monstrey SJ, et al: The "Gent" consensus on perforator flap terminology; preliminary definitions. Plast Reconstr Surg 112: 1378-1382, 2003

Cormack GC, Lamberty BG: A classification of fascio-cutaneous flaps according to their patterns of vascularisation. Br J Plast Surg 37: 80-87, 1984

Daniel RK, Williams HB: The free transfer of skin flaps by microvascular anastomoses; an experimental study and a reappraisal. Plast Reconstr Surg 52: 16-31, 1973

Harii K, Ohmori K, Sekiguchi J: The free musculocutaneous flap. Plast Reconstr Surg 57: 294-303, 1976

Koshima I, Soeda S: Inferior epigastric artery skin flaps without restus abdominis muscle. Br J Plast Surg 42: 645-648, 1989

Mathes SJ, Nahai F: Classification of the vascular anatomy of muscles; experimental and clinical correlation. Plast Reconstr Surg 67: 177-187, 1981

McCraw JB, Dibbell, DG, Carraway JH: Clinical definition of independent mycocutaneous vascular territories. Plast Reconstr Surg 60: 341-352, 1977

McGregor IA, Morgan G: Axial and random pattern flaps. Br J Plast Surg 26: 202-213, 1973

Song R, Gao Y, Song Y, et al: The forearm flap. Clin Plast Surg 9: 21-26, 1982

Song YG, Chen GZ, Song YL: The free thigh flap; a new free flap concept based on the septocutaneous artery. Br J Plast Surg 37: 149-159, 1984

Taylor GI, Corlett RJF, Dhar SC, et al: The anatomical (angiosome) and clinical territories of cutaneous perforating arteries; development of the concept and designing safe flaps. Plast Reconstr Surg 127: 1447-1459, 2011

マイクロサージャリーの基本手技
臨床編

3

遊離皮弁・穿通枝皮弁移植

Ⅰ. 鼠径皮弁
Ⅱ. 胸三角筋部（DP）皮弁
Ⅲ. 頭皮皮弁・側頭筋膜弁
Ⅳ. 橈側前腕皮弁
Ⅴ. 前外側大腿皮弁
Ⅵ. 肩甲皮弁

先にも述べたようにFree flapには、皮弁の遊離移植（遊離皮弁、free skin flap）のみではなく、血管柄付き遊離自家複合組織移植全体が含まれている。しかし、これらの基本は遊離皮弁にあるので、free flapという用語自体が遊離皮弁を指していると思われていることも多い。
本章ではfree flapの基本となる皮弁の遊離移植（free skin flap）について基本手技を紹介する。

I

鼠径皮弁
Groin flap

1 特徴と適応

　Free groin flap は Daniel RK ら（1973）の報告以来、1970年代中頃までは遊離皮弁の代表的存在であった。鼠径皮弁（以下、groin flap）自体はいわゆる軸走型皮弁 axial pattern flap として McGregor IA ら（1972）により初めて紹介された皮弁である。したがって、groin flap には主軸栄養動脈（と静脈）が明らかに存在するが、その解剖学的形態が複雑なため、遊離皮弁とするには挙上手技が難しい（図1）。また、皮弁の栄養血管柄が短く、口径も小さいため、血管吻合も難しくなるなどの欠点があり、1980年頃よりは次第に遊離筋皮弁や穿通枝皮弁などにとって代わられるようになった。しかし、以下に述べるような多くの利点もあり、基本的な遊離皮弁として現在でも重要な皮弁である。

■ 利点
①他の遊離皮弁に比べて大きな利点は、皮弁採取部が目立たないことである。

> 若い女性のロンバーグ病、hemifacial microsomia や小児の再建など皮弁採取後の瘢痕が気になる症例には、現在でも第1選択となる。

②皮弁が比較的薄く、かつ伸展性があるため、頸部熱傷瘢痕拘縮や四肢重度関節拘縮への適応が大きい。
③比較的大きな皮弁が採取できる。

> 著者らの経験では最大幅約25cm×長さ30cm、平均約15cm×20cm の皮弁を良好な血行で挙上することができた。なお、幅10cm 以内であれば採取部の一次縫合閉鎖が容易であるし、採取部側の下肢を挙上して股関節を屈曲位にすれば、さらに大きな採取部も縫合閉鎖が可能である。

④腸骨付き皮弁、外腹斜筋膜付き皮弁などの形でも利用できる（臨床編5章Ⅱ参照）。

■ 欠点
①皮弁の栄養血管柄が解剖学的に複雑な走行をしており、変異が多い。
②栄養血管柄が短く、また、血管（特に動脈）の口径が小さいため血管吻合が難しくなる。
③一般的に栄養血管の口径が太い遊離筋皮弁などに比べて成功率が低く、手技の熟練が必要である。
④移植床血管（特に動脈）が非常に太い場合や、比較的遠距離にある場合には移植することが難しい。

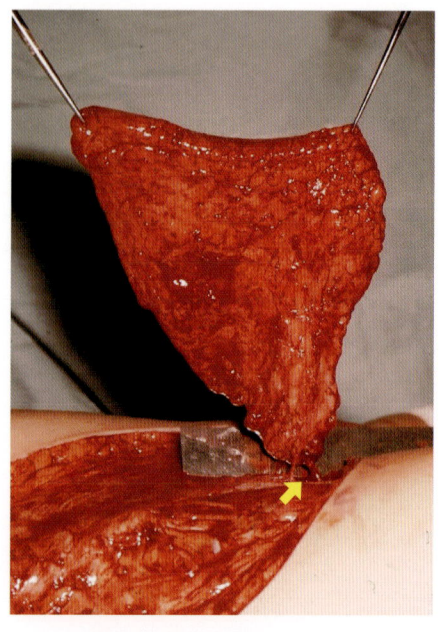

図1　挙上した groin flap
栄養血管柄（⇨）の口径が細く短い。

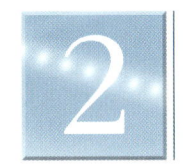

2 栄養血管

1 動脈

■ 解剖

Groin flap は下腹壁より鼠径部および腸骨外側に至る部位（通常、groin region と呼ばれるが、iliofemoral region と呼ぶ人もある）で挙上される皮弁である。この部位には、大腿動脈より分枝する浅腹壁動脈、下腹壁動脈、浅・深腸骨回旋動脈、浅・深外陰部動脈や深大腿動脈が複雑に走行する（図2）。これらの動脈のうち free groin flap の栄養動脈となるのは、浅腹壁動脈 superficial epigastric artery（以下、SEA）および浅腸骨回旋動脈 superficial circumflex iliac artery（以下、SCIA）である。

- 浅腹壁動脈（superficial epigastric artery　解剖学名：A.epigastrica superficialis）は、最近、形成外科領域で superficial inferior epigastric artery（浅下腹壁動脈、SIEA と略されることが多い）と呼ばれることがあるが、正式な解剖学用語には無い。本書では、正式な解剖学用語に従い、「浅腹壁動脈」と呼ぶ。ちなみに、腹直筋内を走行するのは、下腹壁動脈 A.epigastrica inferior と上腹壁動脈 A.epigastrica superior である。深下腹壁動脈（deep inferior epigastric artery、DIEA と略される）という解剖学用語も無い。
- 皮弁の血行研究で有名な Cormack GC & Lamberty BGH 著の「The Arterial Anatomy of Skin Flaps (Churchill Livingstone, 1994)」では、"superficial inferior epigastric artery (SIEA)" と、従来の解剖学書では無視されていた "superficial superior epigastric artery" が臍部付近で皮下血管網を形成すると書かれている。

SCIA と SEA の両者は通常、大腿動脈より分枝するが、O'Brien BM ら（1973）の報告、著者ら（1975）の報告にも見られるように、分枝部位や太さなどに関してはさまざまな変異がある。著者らの経験では、2本の動脈が同じ太さで大腿動脈（時に、深大腿動脈や深腸骨回旋動脈など）より分枝するのは約23％、SCIA の方が太いのは約28％、SEA の方が太いのは約21％、両者が共通の分枝（common trunk）を構成して派生し、その後に分かれるのが約28％程度であった（図3-a）。また、O'Brien らは SEA がしばしば欠如すると述べているが、臨床的には両動脈どちらかの欠如か、common

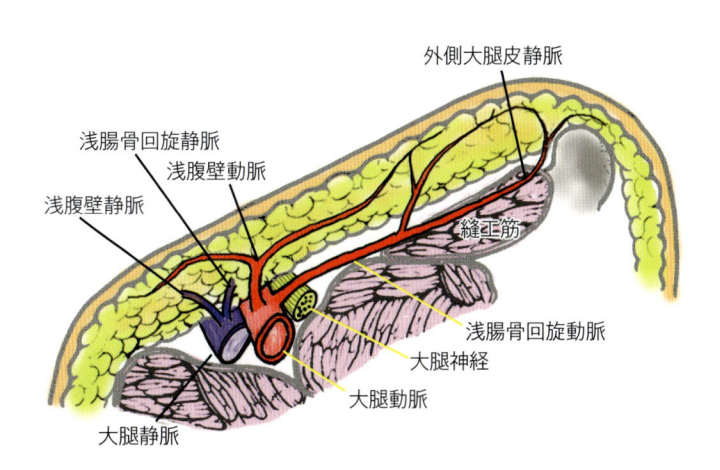

図2　Groin flap に必要な鼠径部の血管解剖

trunk を形成しているのかは区別がつきにくい。さらに、大腿動脈以外の動脈（深腸骨回旋動脈や深大腿動脈など）から分枝する場合もあり、皮弁挙上時にわかりにくいことも多い（図3-b）。SCIA と SEA は groin flap を栄養する主軸動脈 axial artery となる direct cutaneous artery であるが、前者は上前腸骨棘より外側部で、後者は臍下部で皮下血管網へ移行し random pattern area となる。

■ 栄養動脈の選択

Free groin flap を採取するにあたって、SCIA と SEA のどちらが優位に皮弁を栄養するかを判断する良い方法はない。しかし、両動脈は鼠径部（いわゆる groin region）において密な吻合を作っており、臨床上、どちらの動脈によっても皮弁の栄養領域はあまり変わらないことがわかっている（図3-c、図4）。したがって、太い方の動脈を選択するのが実際的である。

> Free groin flap の採取を難しくしているのは、動脈の血行形態である。SCIA と SEA が common trunk を形成しているのが一番よい。ただ、大腿動脈の派生部から両者の分岐部までがあまりに短い場合、口径が太く吻合は易しいが、術後に吻合部と分岐部間で血栓を作りやすい（図5）。このようなタイプでは、思い切って分岐部でどちらか太い方を選ぶことを奨める。

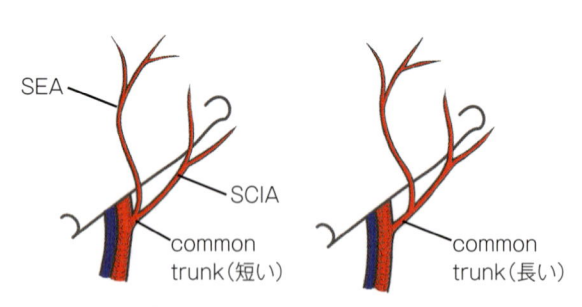

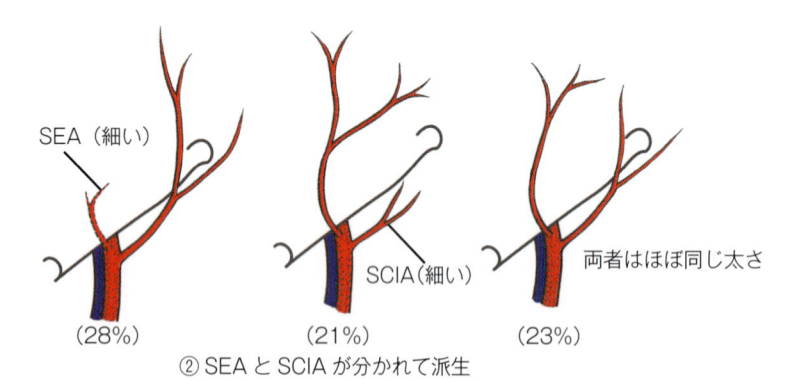

① common trunk（28%）

② SEA と SCIA が分かれて派生
 （28%） （21%） （23%）

(a) 栄養動脈：SEA と SCIA の派生形態

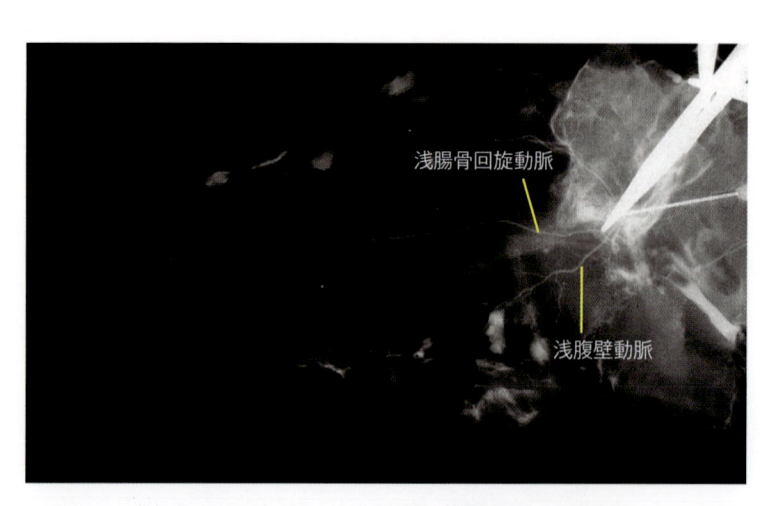

(b) 大腿動脈鼠径部より分枝する動脈
 鼠径靭帯は切除されている。
 （解剖屍体所見）

(c) Free groin flap 内の動脈網（新鮮屍体の血管造影）

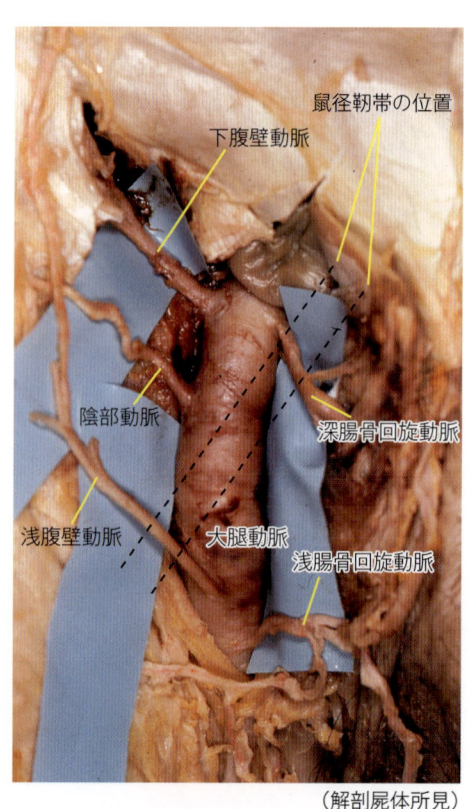

図3　Free groin flap の栄養動脈

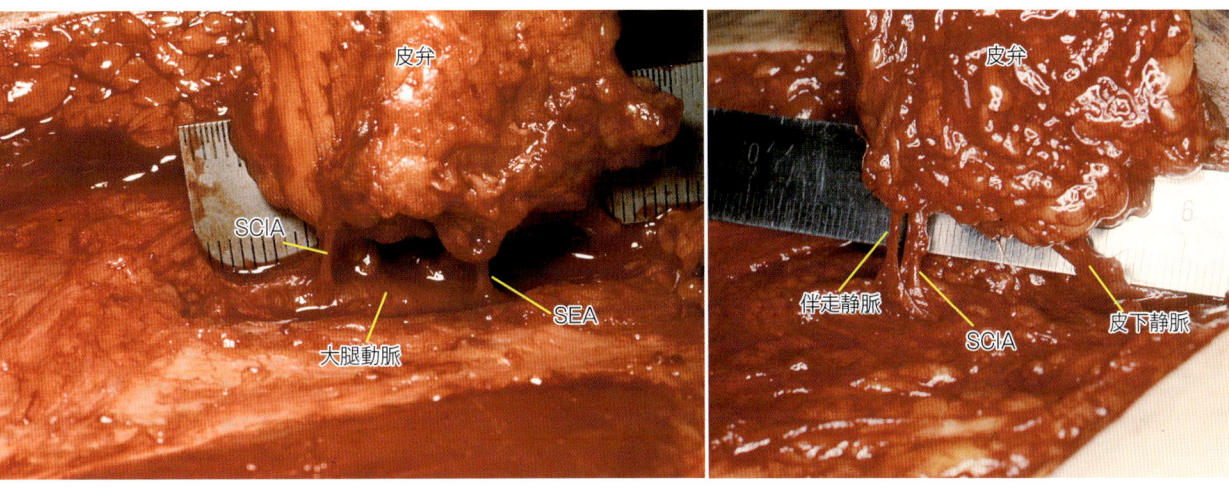

(a) 大腿動脈からほぼ同じ太さの SEA と SCIA が分枝

(b) 太い SCIA と伴走静脈

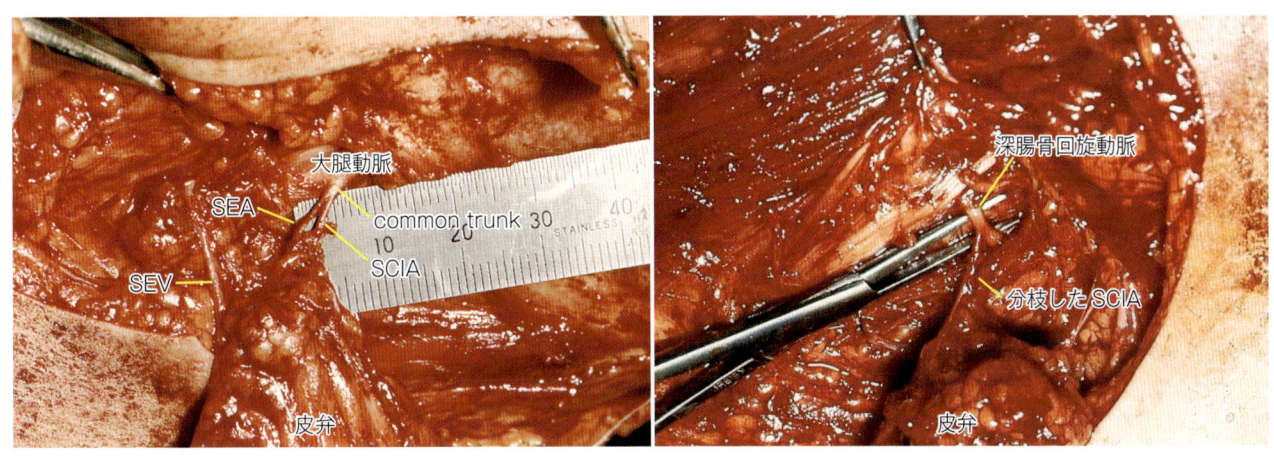

(c) 両者が common trunk を形成

(d) 大腿動脈以外の動脈より分枝した SCIA

図4　SEA と SCIA の分枝形態

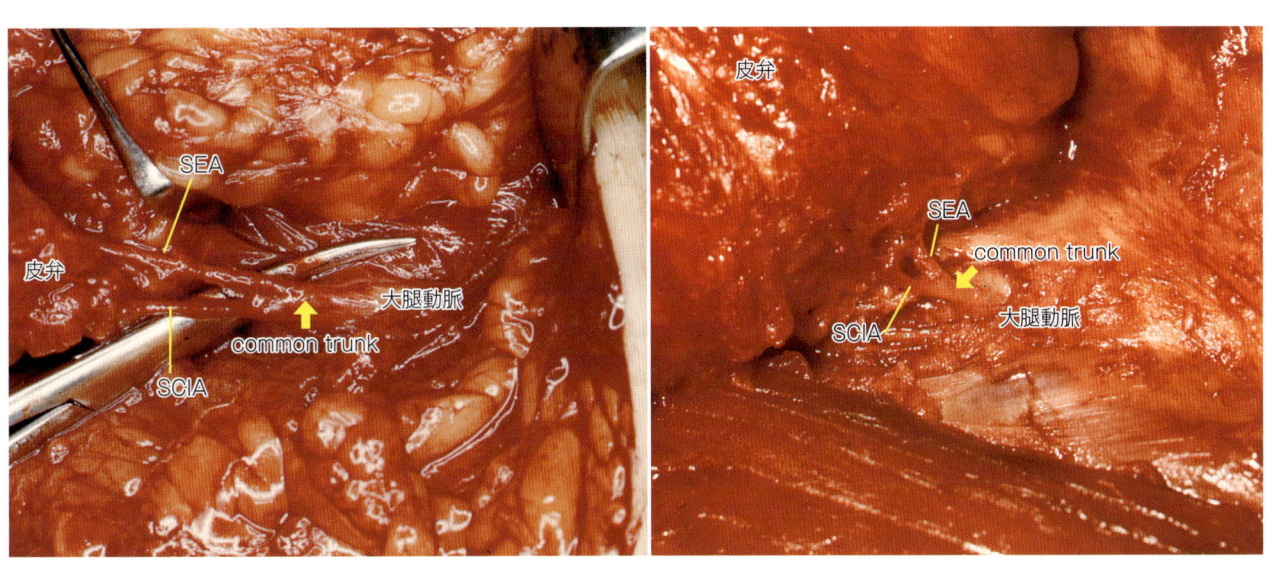

(a) 大腿動脈からの派生部より、SCIA と SEA の分岐部までが短い common trunk（⇨）。この部分を吻合に使うと血栓を作りやすい。

(b) 派生部より分岐部までが比較的長い common trunk（⇨）。口径が太くなるので吻合が易しい。また、安全に使うことができる。

図5　Common trunk の形態

I 鼠径皮弁

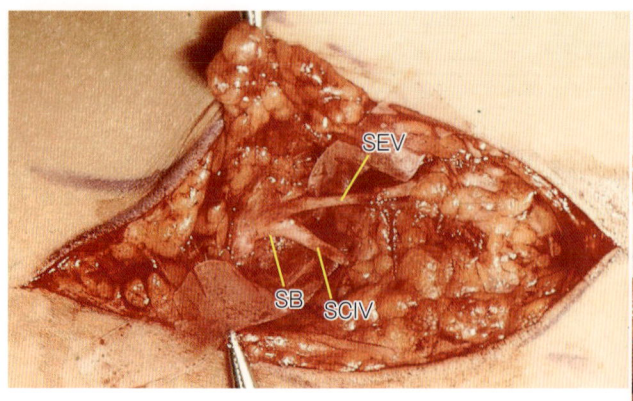

(a) SEV と SCIV は大腿内側部で saphenous bulb (SB) を形成し大腿静脈に流入する。

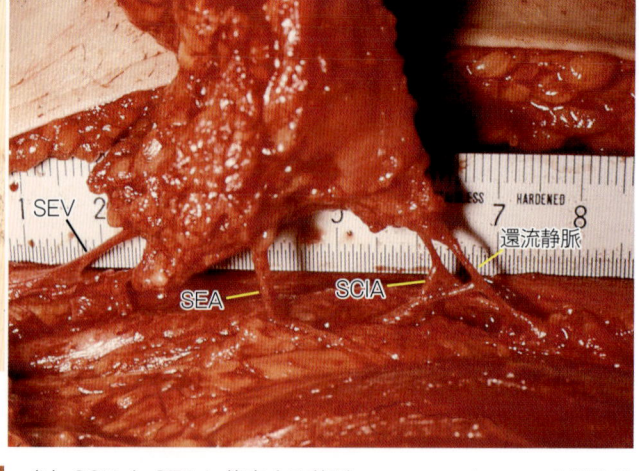

(b) SCIA と SEA に伴走する静脈 venae comitantes も還流静脈として利用できるが、多くの場合、細いのが難点である。

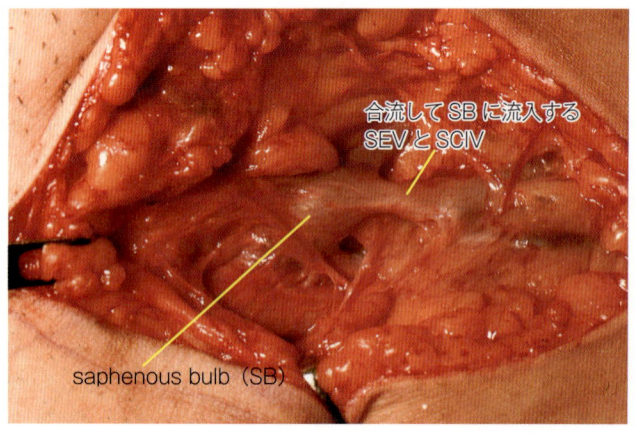

(c) 1本に合流して SB に流入する SEV と SCIV

図6　Free groin flap の還流静脈

2 静脈

■ 解剖

皮弁の還流静脈は、両動脈に伴走する静脈と皮静脈である。伴走静脈 venae comitantes は、両動脈に沿って2本（時には1本）ずつ存在するが、通常は細いため（平均0.8mm）、この静脈1本では十分な還流が得られない危険がある。また、移植床の静脈が太い場合には口径差が大きすぎて端々吻合が難しくなる。

一方、皮下脂肪層内に存在する皮静脈は、浅腹壁静脈 superficial epigastric vein（以下、SEV）と浅腸骨回旋静脈 superficial circumflex iliac vein（以下、SCIV）であり、両者は鼠径部の内側下方でいわゆる saphenous bulb を経て大腿静脈へと流入する。両者は common trunk を形成して saphenous bulb (SB) に流入することもあるが、別々に流入したり、大伏在静脈に流入するなどの変異も多い（図6）。

■ 栄養静脈の選択

両静脈が common trunk を形成する場合には、この部で1本の静脈血管柄として皮弁内に含めると確実な還流が得られる。一方、SCIV と SEV が分離している場合には、SCIV が主軸還流静脈となることが多いが、SCIV は欠損していることがある。SCIV に対して SEV は常に存在するが、皮弁の中心線を axial line（鼠径靱帯にほぼ平行）に合わせてデザインすると、SEV が皮弁内側縁ぎりぎりに走行し、還流静脈として機能しないことがある。

著者らは後述するように、皮弁のデザインを常にやや腹部正中側にずらし、SEA と SEV も皮弁に含まれるようにデザインする。そして、SEV を確実に含んで皮弁を挙上し、SCIV と common trunk にならない場合には、どちらか一方の太い方を吻合するようにしている。

また、まれではあるが、両皮静脈が異常に細い場合もある。このような症例では、逆に動脈の伴走静脈が太いことが多く、これを吻合すると十分な還流が得られる。移植床に2本以上の静脈があれば皮静脈と伴走静脈を

吻合しておくと、より十分な還流が得られるし、静脈血栓による皮弁壊死のリスクも少なくなる。

> 鼠径部の血管、特に伏在裂孔におけるSEVとSCIVおよび伏在静脈の走行は、「解剖学アトラス（Kahle VWほか著、越智淳三訳、pp196-201、文光堂、東京、1981）」に非常に詳しく書かれているので、参考になる。

3 手技

1 デザイン

前述の栄養動脈と静脈ができるだけ皮弁の基部に含まれるようにデザインする。

①消毒とドレープ

鼠径部より下腹部に至る皮弁採取予定部を広く消毒し露出しておく。陰部の剃毛は必要最小限でよい。

②大腿動脈と鼠径靭帯を線描する

鼠径部において大腿動脈の拍動を触れ線描し、さらに恥骨結節と上前腸骨棘間の鼠径靭帯を線描する。

③ Axial line を引く

次いで、大腿動脈上で鼠径靭帯より約3cm尾側の点（A点）と上前腸骨棘に相当する点（B点）を決める。A点とB点間に線を引き皮弁の中心線（axial line）とする（図7-a）。

④皮弁のデザイン

> SEAとSEVを皮弁に確実に取り込むため、デザインする皮弁の中心線をaxial lineよりやや頭内側にずらせておくとよい（図7-b）。

欠損部の大きさを濾紙などで型取りし、採取する皮弁の大きさを決める。通常のデザインでは皮弁の基部にあたる部分を大腿動脈上に、axial lineを皮弁の中心線と一致させるように濾紙を置き、全層植皮を採取する場合と同様に少し大きめ（約10%）に皮弁をデザインする。

> 欠損よりやや大きめの皮弁を採取するのは、特に、頸部や関節部のように術後の伸展可動が必要となる部位へ移植する際には重要である。このような部位への移植では、欠損の大きさより約10%以上は大きく皮弁を採取する。

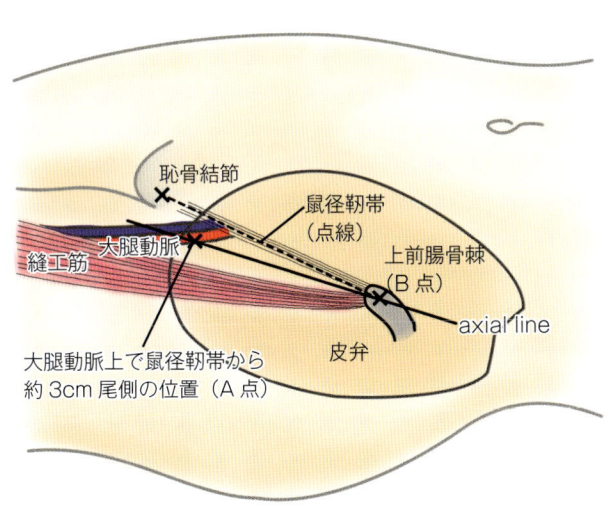

(a) A点とB点を結ぶ実線がgroin flapのaxial lineとなる。

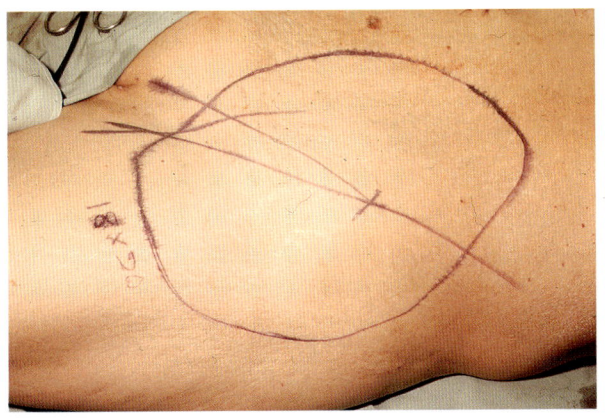

(b) A点とB点に引いたaxial lineを皮弁中心線として作図している。SEAとSEVも皮弁に取り込むには、axial lineよりやや腹側に皮弁をデザインする方がよい。

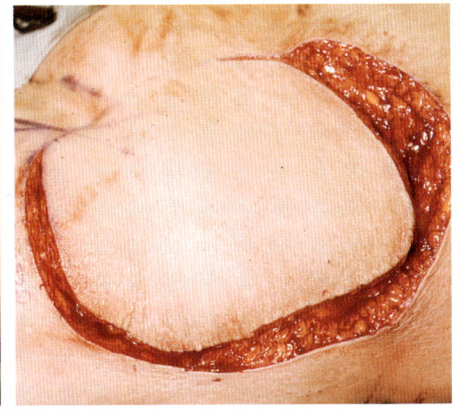

(c) 皮弁外側縁切開より筋膜（Scarpa筋膜や大腿筋膜）より浅層で、内側（大腿動脈側）に向かって皮弁を挙上する。

図7 Groin flapのデザインと切開

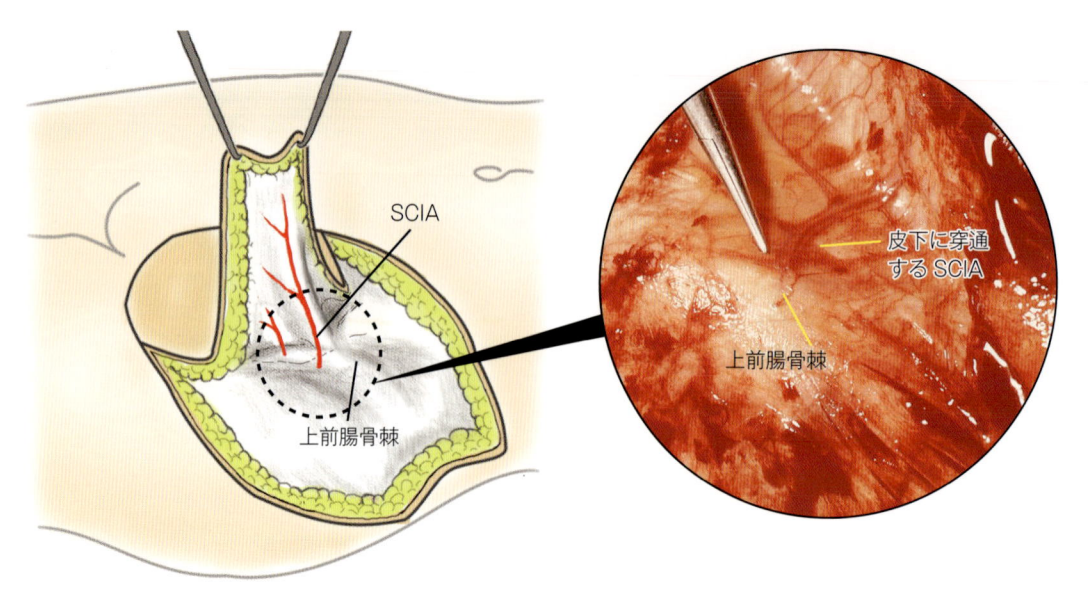

(a) 縫工筋外側縁で、上前腸骨棘より約 2cm 尾内側で皮下に穿通する SCIA を確認する。

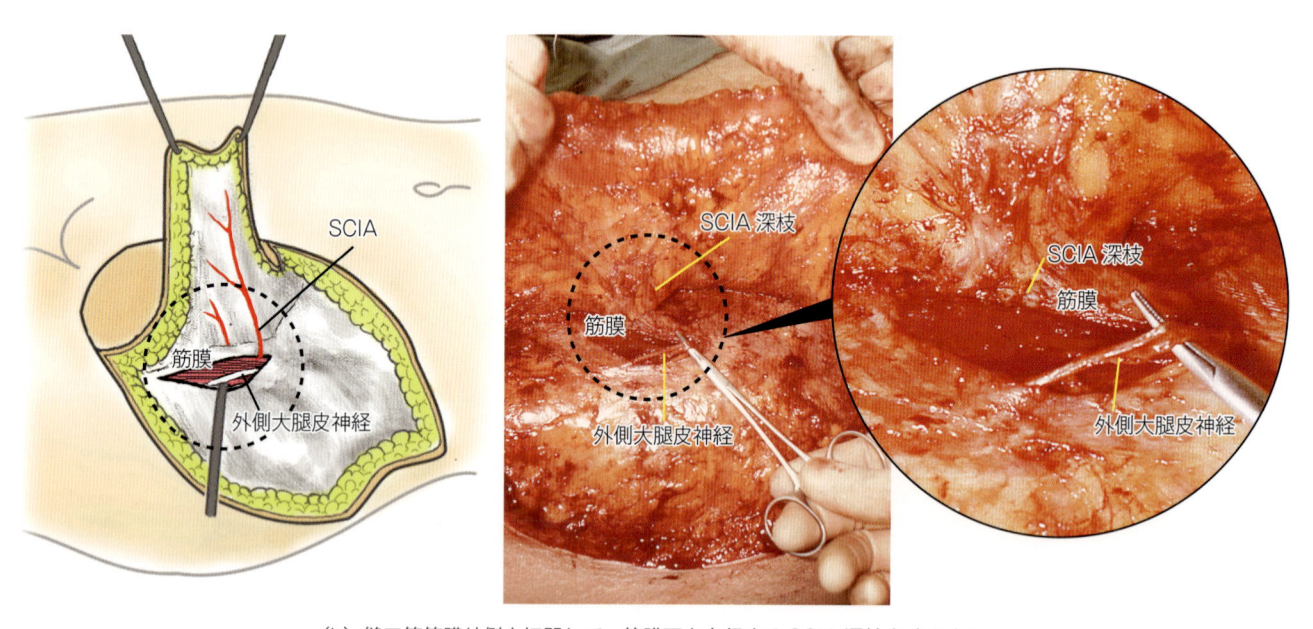

(b) 縫工筋筋膜外側を切開して、筋膜下を走行する SCIA 深枝を確認する。

図8　Groin flap の挙上 I：SCIA 深枝の確認

2 皮弁の挙上

　Groin flap の挙上においては、O'Brien BM ら（1973）が提唱したように、まず、皮弁の基部にあたる大腿動脈上に切開を加え、この部分で皮弁を栄養する SCIA、SEA および皮静脈を露出してから、皮弁全体を挙上する medial dissection 法がある。これに対して、著者らが推奨したのは、皮弁の外側縁より挙上をはじめ、SCIA の走行を追跡しながら皮弁基部に至り、最後に SEA および静脈を露出して、島状皮弁を作成する lateral dissection 法である。

> Lateral dissection 法は、①解剖学的 layer に沿って剝離を行うので皮弁の挙上が迅速である、②栄養動脈が深大腿動脈や深腸骨回旋動脈など大腿動脈以外の動脈から派生した場合でも発見が容易である、という利点が大きく、現在ではこの方法をとる人が多い。

Lateral dissection 法による groin flap の挙上

①切開、剝離の開始

　皮弁の外側縁のほぼ 2/3 に切開を加え、上前腸骨棘より外側では大腿筋膜上と Scarpa 筋膜より浅層で内側

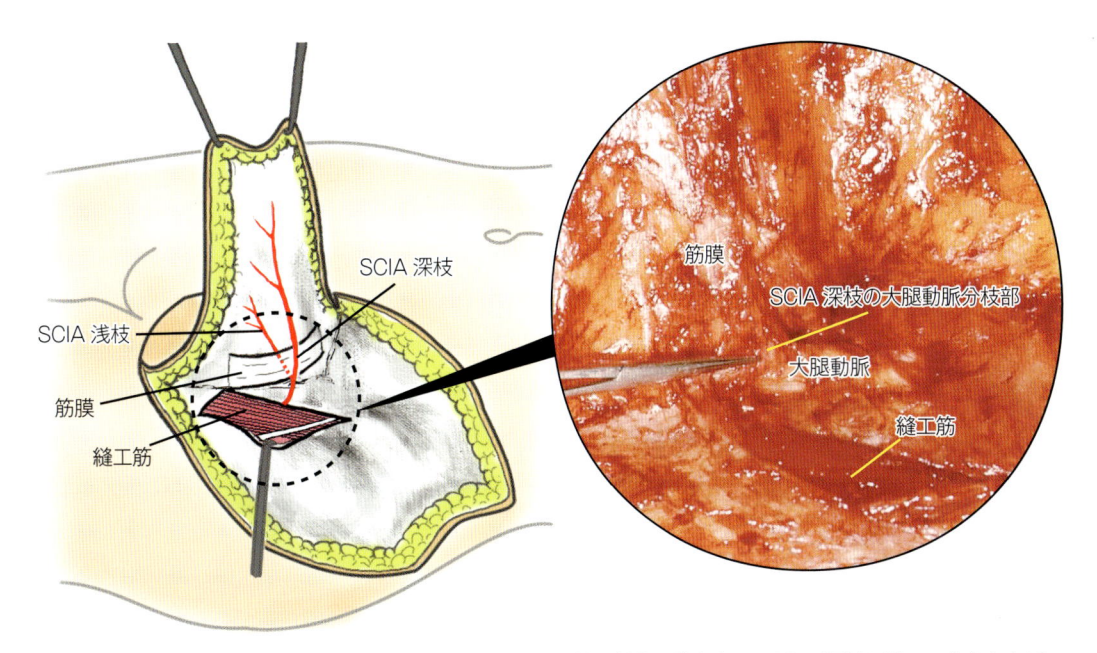

縫工筋筋膜の裏面に付着して走行する SCIA 深枝を筋膜と一緒に剝離・挙上する。SCIA 深枝に沿って皮弁を大腿動脈方向に挙上し、分枝部を露出する。

図 9　Groin flap の挙上 II：SCIA を皮弁に含める

方向に剝離を進める（図 7-c）。同時に、下腹部縁においては外腹斜筋と腹直筋の筋膜上で鼠径靱帯方向に剝離すると、鼠径靱帯に至るまでほとんど用手的に剝離でき、かつ出血も少ない。剝離のコツは、一部のみの剝離を進めるのではなく皮弁全体を幅広く均等に挙上していくことである。

> 上前腸骨棘より外側において、皮弁はいわゆる random pattern flap の形になるので、皮下血管網を温存すれば thin flap として挙上できる。しかし、この random area に安定した血行があるのは、上前腸骨棘より背側約 10 cm までであろう。また、皮弁の背・尾側方向の血行は悪くなるのでこの部分での極端な thinning は奨められない。

② SCIA 深枝を皮弁に含める

皮下脂肪の薄い症例では、上前腸骨棘より外側でも SCIA 浅枝が脂肪層下部の疎結合組織内に透けて見えることがあるが、この分枝は存在しないこともある。したがって、SCIA の深枝が縫工筋外側より皮下に穿通する部分を皮弁に含めるのが安全である。この分枝は上前腸骨棘より約 2 cm 尾内側で皮下に穿通するので、縫工筋筋膜外側に切開を加え、筋膜の一部とともに深枝を皮弁に含める（図 8-a）。

この時、外側大腿皮神経が深枝と交差している場合があり、この神経を切断せざるを得ないことがある（図 8-b）。この神経の切断は大腿前中央部に知覚麻痺領域を残し、1 年以上経過しても違和感が残る。このため、切断神経は縫合しておいた方がよい。

> 外側大腿皮神経は知覚神経であり大腿中央部の前外側面の知覚を支配する。移植神経として使われることもあるが、術後の大腿部知覚脱失や鈍麻は意外に患者の愁訴となることがある。

③ 縫工筋内側を切離して SCIA を確認する

SCIA の深枝は筋膜に付着しているように走行しているので、2〜3 本の縫工筋へ派生する細い分枝を結紮する。縫工筋内側に至ると深枝と浅枝が合流するので、注意深く縫工筋内側縁を切離する。同時に下腹部方向から鼠径靱帯へ皮弁を挙上すると縫工筋筋膜下の深枝の剝離が容易になる。

④ 大腿三角部結合組織内で SCIA を大腿動脈方向に剝離する

SCIA の本幹が大腿三角部深筋膜上を大腿動脈に向かって走行するのがわかる。これをマイクロ用剝離子（あるいは先の細いモスキート鉗子）で注意深く大腿動脈方向に鈍的に剝離していくと、通常、SCIA が大腿動脈外側より分枝しているのが認められる。

> SCIA を血管テープで確保した後、大腿動脈に沿って頭側を剝離すると SEA が露出される。しかし、両者が common trunk を形成している、あるいは SEA が欠損していることもあるので、吻合できる太さ（sizable）の SCIA が認められたら剝離はここで終了してもよい（図 9）。

⑤ 皮弁の基部を切開し皮静脈を確保する

皮弁の基部を切開し、大腿動脈方向に鈍的に剝離すると、SEV と SCIV の走行が確認できる（図 10）。また、

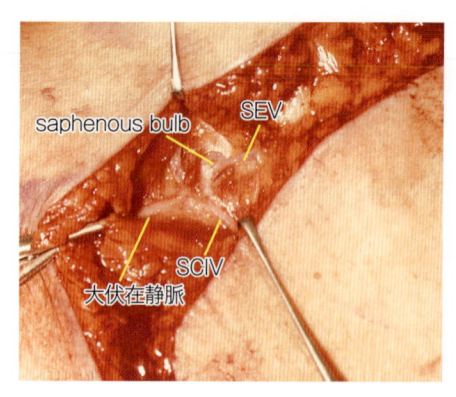

図10 Groin flap の挙上 Ⅲ：皮弁基部で皮静脈を露出する

この時、はじめて SEA が現れることもある。これで皮弁が完全に栄養血管柄のみで島状皮弁として挙上される（図11-a）。なお、伴走静脈は最後まで残しておくのがよい。移植床に適当な静脈があればこれも吻合しておく。最後に、capillary refilling で皮弁の血行状態を確認する（図11-b）。

3 採取と移植

①吻合する動脈と静脈を選定する

皮弁の基部ですべての血管を露出したら、移植のためにどの動脈と静脈を利用するかを決定する。

> 原則的には、SCIA と SEA の両者が分かれて大腿動脈より派生する症例では、一般的に太い方の動脈を選択する。

まず、吻合しない予定の血管にマイクロクリップを掛け血流を遮断し、皮弁辺縁からの出血を確認する。クリップを掛けた後に、著明に出血が減少する場合には、もう一方の動脈をクリッピングして血行を確認する。このようにして皮弁辺縁よりの出血が良好な方の動脈を選ぶのが確実である（clamping test）。

> 両者が common trunk を形成している場合は血管径も太くなり理想的ではあるが、前述のように common trunk の部分が短すぎると吻合部に血栓を作りやすい。このような場合には、むしろ一方を結紮して犠牲にした方がよい。

●静脈の選びかた

静脈は SCIV か SEV の吻合に適するものを選ぶ。両者が適当でない場合には、動脈の伴走静脈を使ってもよいが、一般的には口径が小さい（0.8〜1.2mm 程度）。

②他の血管を結紮する

吻合する動脈と静脈を選定したら、他の血管を結紮するが、先に選んだ血管に問題が生じることも考えて、なるべく長く血管を残すように細いナイロン糸で結紮しておく。

以上の操作で groin flap を一対の動静脈で島状に挙上できるが、移植床に適当な血管があれば、結紮する予定の血管も吻合した方がよい（図11-b）。

③皮弁を採取して移植する

最後に、血行状態を確認して栄養動脈・静脈にそれぞれマイクロクリップを掛けて切断し皮弁を遊離する。皮弁を移植床に移動してマイクロ下に血管吻合し、血流を再開する。

皮弁の lateral modification

Free groin flap の欠点の一つは、栄養血管柄が短いことである。皮弁の血管柄を長く作りたい場合には、Acland RD（1979）が述べているように、SCIA を縫工筋外側縁まで剝離して血管柄とする iliac flap の形にもできる。この場合には、皮弁基部は縫工筋外側縁でSCIA の深枝が縫工筋筋膜を穿通する位置に置かれる（最近 SCIP flap と呼ばれる皮弁と同一である）。しかし、SCIA や SCIV を長く（大腿動静脈より約5cm）剝離するのは、時間がかかる、血管柄を損傷する危険がある、血管攣縮の原因となる、などの欠点がある。

> このため、著者らは長い血管柄を必要とする場合には、groin flap の基部を剝皮（denude）して血管を皮下脂肪層に含ませて柄を作るようにしている（図12）。

4 皮弁採取部の閉鎖

平均的な成人日本人では8〜10cm 幅の皮弁採取部は一次縫合閉鎖できる。しかし、あまり緊張がかかると漿液腫を作ったり、創縁に壊死が生じたりして治癒が遷延することがある。

緊張下の縫合閉鎖時には、術後数日間は股関節をやや屈曲位に保ち、持続吸引ドレーンを挿入し、さらに砂嚢のようなもので圧迫しておくとよい。皮弁の幅がそれ以上であれば分層植皮で閉鎖するしかないが、整容的結果は劣る。

> Free groin flap の大きな利点の一つは、採取部が下着に隠れる点である。かなり大きな皮弁を採取して一部を植皮で閉鎖しても、機能的な障害はなく、瘢痕も目立つ部位には残らない。著者らは、かなり大きな皮弁の採取部を縫縮閉鎖し、その後、妊娠、自然分娩で出産した症例も経験している。この部位が伸展性に優れているためであろう。

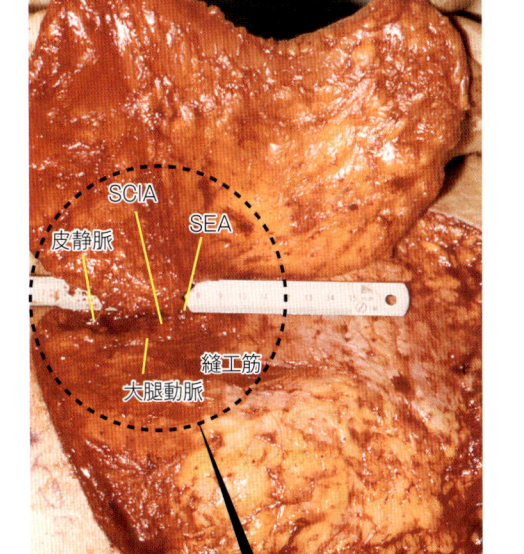

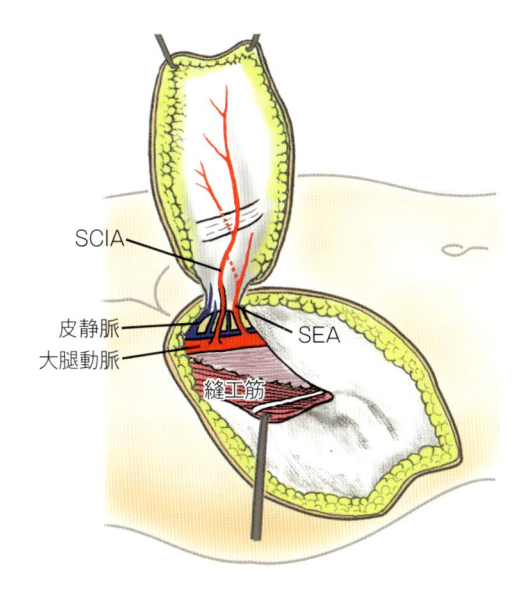

(a) 完全に島状皮弁として挙上された groin flap

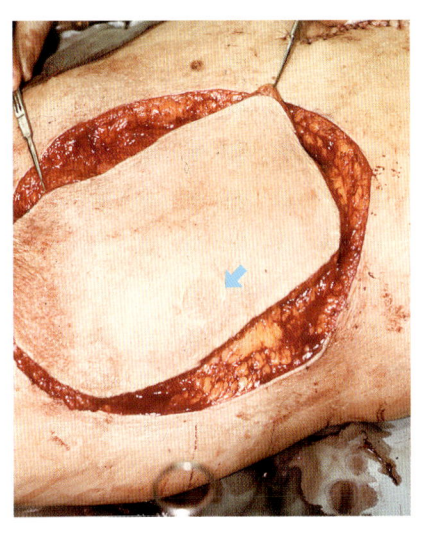

(b) Capillary refilling（⇨）による皮弁色調のチェック

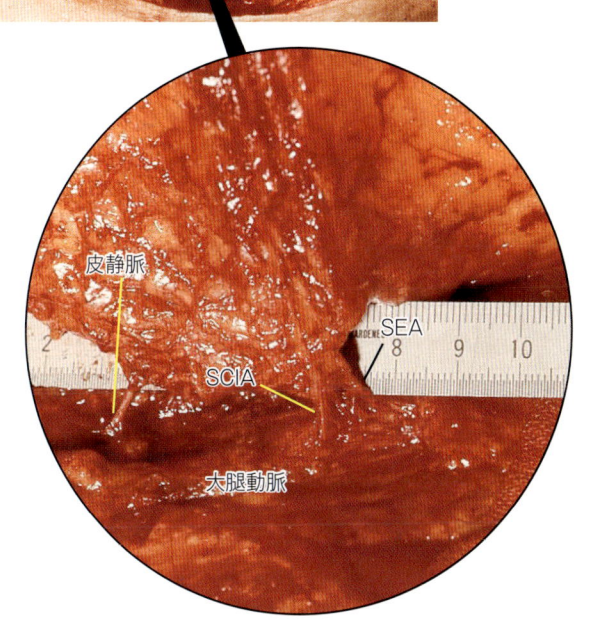

図11 Groin flap の挙上 Ⅳ：皮弁の基部を切開して皮静脈を露出
皮弁を島状に挙上する。

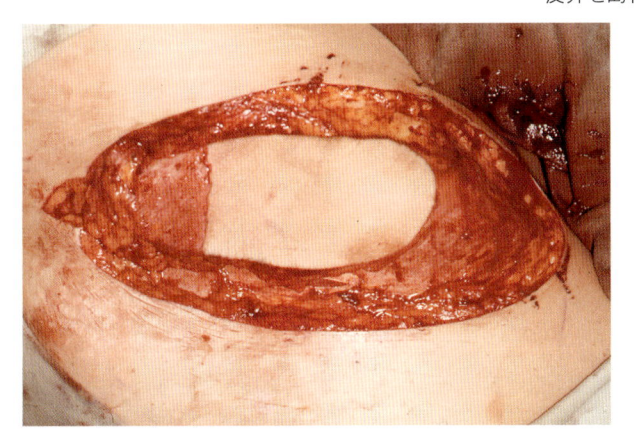

図12 Lateral modification：基部を denude した free groin flap の挙上
血管柄が長く作れる。

5 合併症と対策

　先にも述べたように free groin flap の最大の欠点は、栄養血管柄が短く、口径が小さいことである。このため、移植後の皮弁壊死の確率は大きくなる。これを回避するには手技の上達以外にはない。特に経験の浅いうちは、下肢への移植は奨められない。皮弁採取自体の機能的後遺症がないのが本皮弁の最大の利点であるが、外側大腿皮神経を切断すると大腿前面に知覚異常が残る。

4 臨床例

1 症例1：4歳、男児 右足背剥脱創

　交通事故により右足背に剥脱創を受けた。挫滅範囲も広かったので、受傷後約1週間保存的に治療した。肉芽形成は良好であったが、足根骨、伸筋腱の一部が露出しており、成長も考えて free groin flap による再建を行った。

　全身麻酔下にデブリドマンを行い、露出した伸筋腱と骨・関節包を 7×13cm 大の free groin flap で被覆した。この症例では、free groin flap の栄養動脈は SCIA と SEA の common trunk、栄養静脈は SCIV と SEV の common trunk を使い、それぞれを前脛骨動脈と静脈に端々吻合した。皮弁採取部は一次的に縫合閉鎖でき、皮弁は、先端の一部が少し壊死したものの生着は良好であった（図13）。

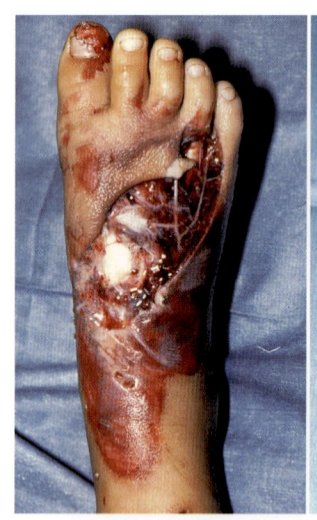

(a) 受傷時の状態
(b) 受傷後1週の状態。肉芽の状態は良好であったが、骨、腱の一部が露出していた。 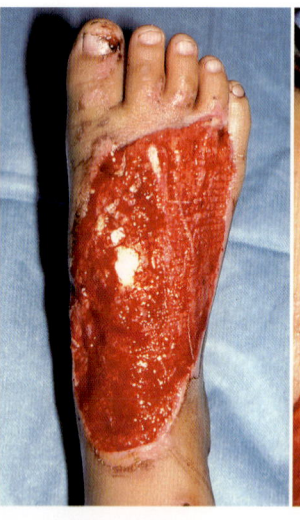
(c) 挙上した groin flap　栄養血管柄 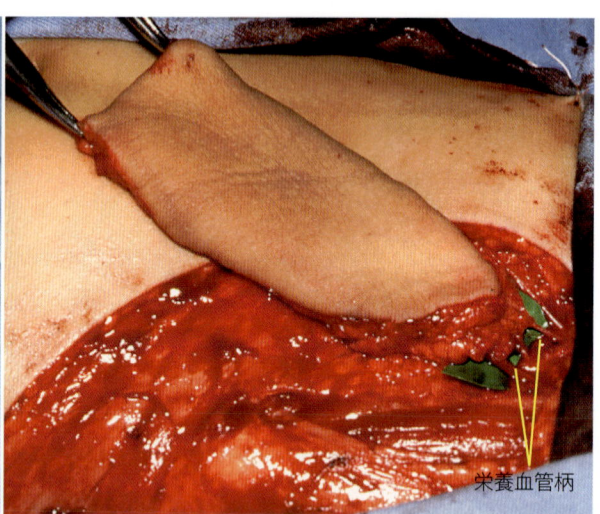
(d) 移植後3日の状態。皮弁の末梢の血流が少し悪い。皮弁先端の一部が壊死したので、後日、植皮を行った。
(e) 術後7年の状態。患足の成長は良好である。一次縫縮で閉創した採取部は機能的、整容的にも問題がない。 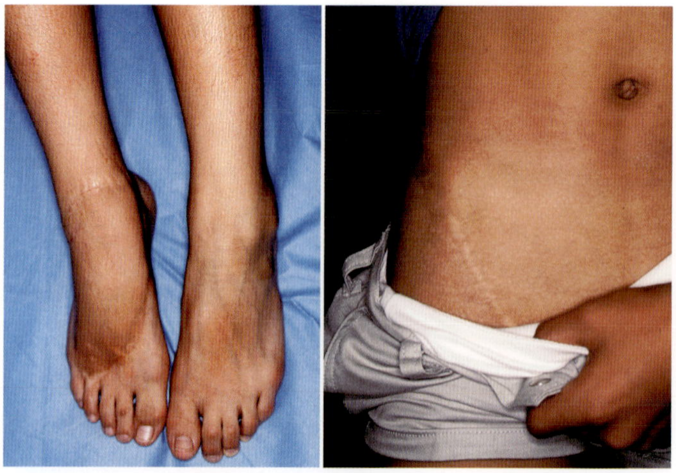

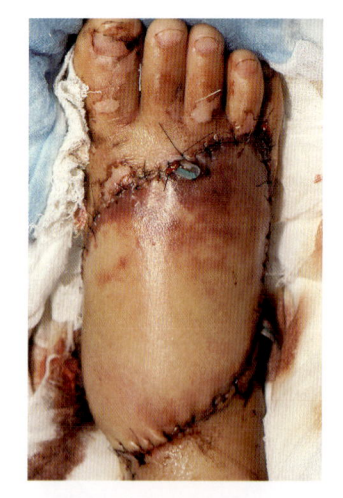

図13　症例1：4歳、男児、右足背剥脱創

2 症例2：8歳、男児 頸部熱傷瘢痕拘縮

　重症熱傷により頸部から前胸部、両側腋窩部にかけて高度な瘢痕拘縮を生じた。今回の手術では、頸部の瘢痕をできるだけ切除し拘縮を解除、生じた皮膚欠損部に対し、22×16cm大のfree groin flapを移植した。Groin flapの栄養動脈には、SCIAとSEAが存在していたが口径の大きいSCIA（口径約1.5mm）を選択、栄養静脈にはSCIVとSEVのcommon trunk（口径約2mm）を選択し、移植床で露出した右顔面動脈（口径約2mm）と顔面静脈（口径約2mm）にそれぞれを端々吻合した。大きな皮弁にもかかわらず皮弁は完全に生着した。なお、皮弁採取部は一部を縫合閉鎖し、残りの部分は臀部より採取した分層植皮で閉鎖した。その後、辺縁のZ形成術や除脂術が行われたが、頸部拘縮は再発せず成人している（図14）。

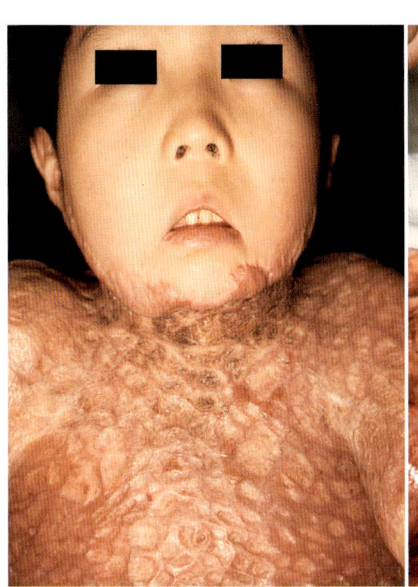

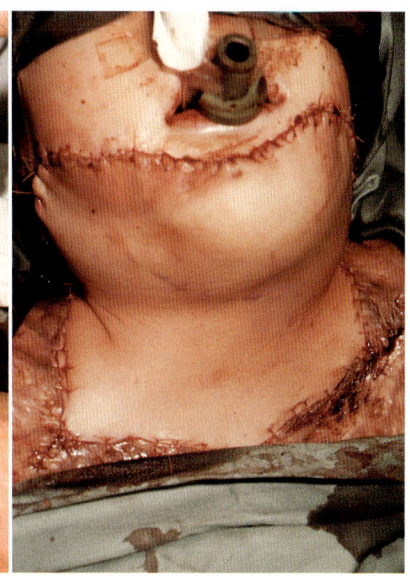

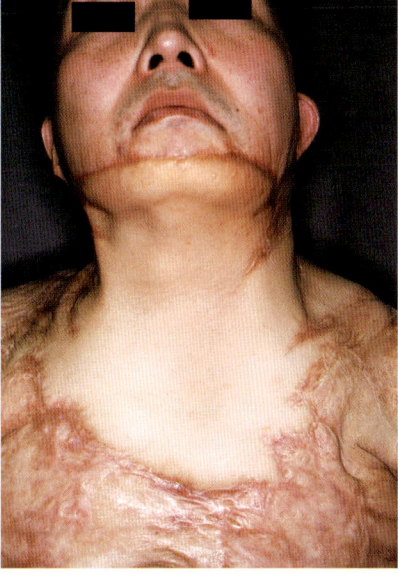

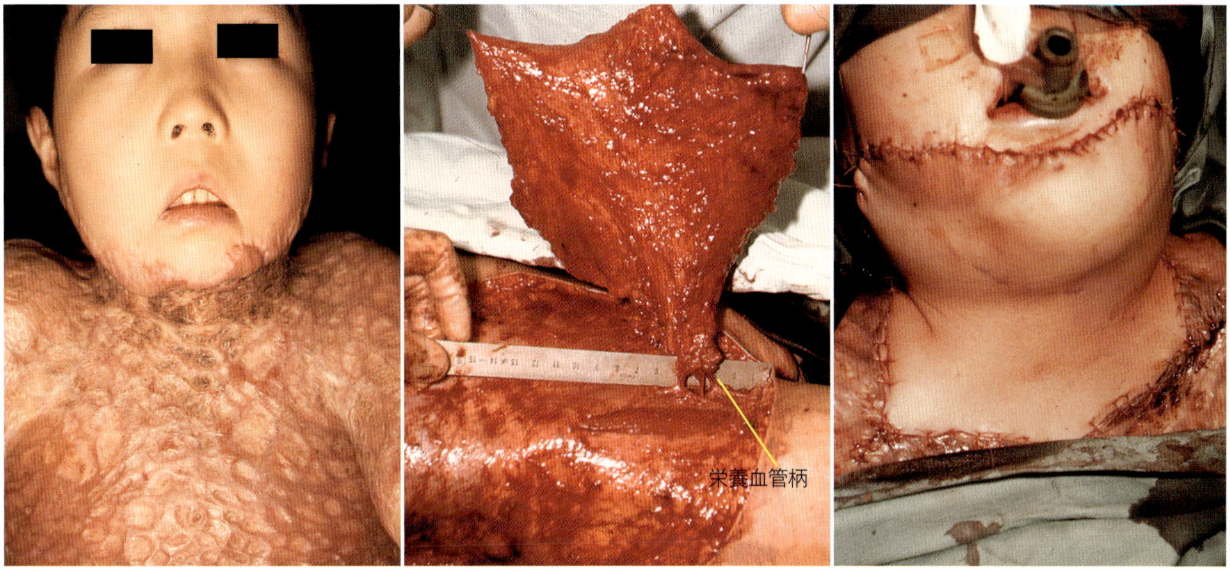

(a) 術前の状態
(b) 挙上したgroin flap　栄養血管柄
(c) 移植直後の状態。皮弁の血流は良好である。
(d) 術後2カ月の状態 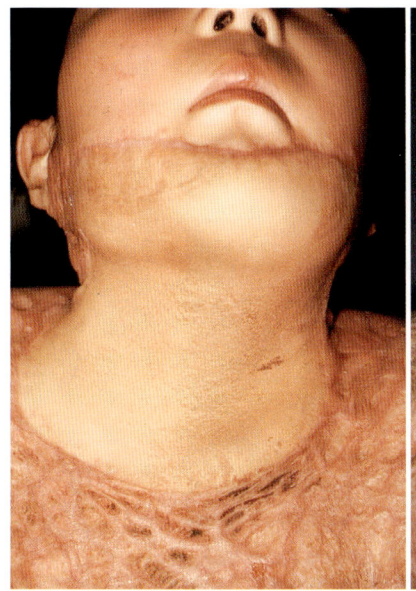
(e) 術後14年（22歳）の状態。この間、除脂術、辺縁のZ形成術などを行った。

図14　症例2：8歳、男児、頸部熱傷瘢痕拘縮
(Harii K: Microvascular free tissue transfers. World J Surg 3: 29-41, 1979に掲載症例)

3 症例3：20歳、女性 左ロンバーグ病

発症後、数年を経過し症状が安定したのでde-epithelizeしたfree groin flapを移植した。左耳前部のface-lift切開より頬部皮下を鼻唇溝部まで広く剝離し、同時に移植床血管となる左浅側頭動静脈を露出した。Free groin flapは充填する欠損部に合わせて左鼠径部に作図し、まず、剝皮を行い皮弁表層よりの出血を丁寧に止血した後、挙上採取した。栄養動脈はSCIAとSEAのcommon trunk、静脈は皮静脈（SCIV）を選択し、おのおのを左浅側頭動脈と静脈に端々吻合した。移植皮弁は後日の下垂を防ぐため脂肪層を表面にして移植し、真皮を頬骨骨膜および皮下組織に強固に固定した。

術後4年を経過し眼周辺に若干の萎縮を認めるが頬部のaugmentationは良好に保たれている（図15）。

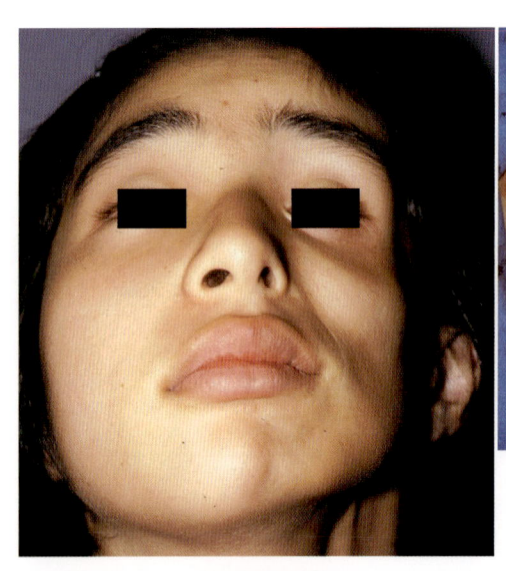

(a) 術前の状態

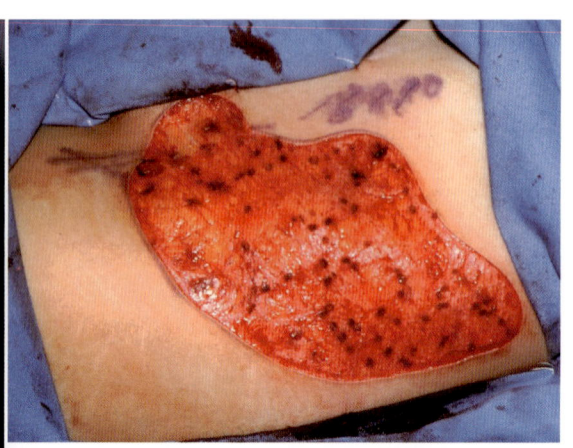

(b) 挙上前に皮弁を剝皮しde-epithelized flapにした。

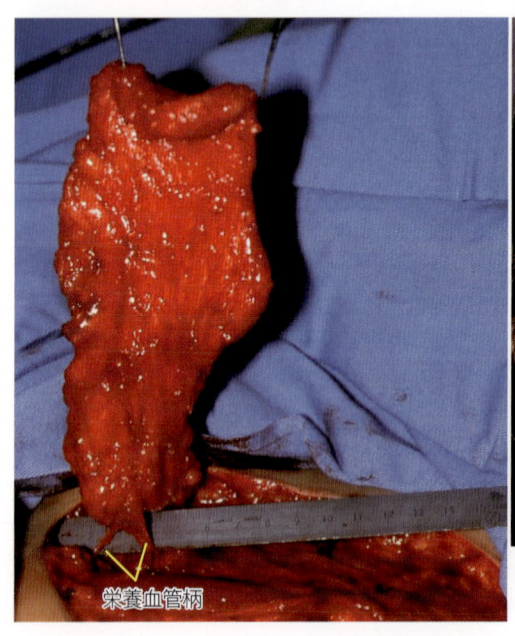

(c) 剝皮後に挙上したfree groin flap

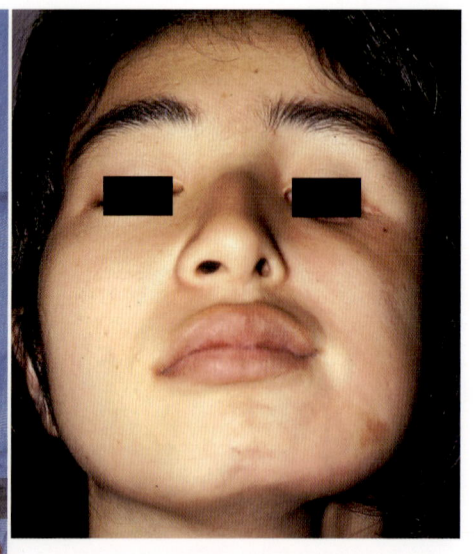

(d) 術後4年の状態。左眼周辺に陥凹が残っているが、頬は全体に良好な状態である。

図15 症例3：20歳、女性、左ロンバーグ病

【参考文献】

Acland RD: The free iliac flap; a lateral modification of the free groin flap. Plast Reconstr Surg 64: 30-36, 1979

Cooper TM, Lewis N, Baldwin MA: Free groin flap revisited. Plast Reconstr Surg 103: 918-924, 1999

Daniel RK, Taylor GI: Distant transfer of an island flap by microvascular anastomoses; a clinical technique. Plast Reconstr Surg 52: 111-117, 1973

Harii K, Ohmori K, Ohmori S: Successful clinical transfer of ten free flaps by microvascular anastomoses. Plast Reconstr Surg 53: 259-270, 1974

Harii K, Ohmori K: Free groin flaps in children. Plast Reconstr Surg 55: 588-592, 1975

Harii K, Ohmori K, Torii S, et al: Free groin skin flaps. Br J Plast Surg 28: 225-237, 1975

Hough M, Fenn C, Kay SP: The use of free groin flaps in children. Plast Reconstr Surg 113: 1161-1166, 2004

Ikuta Y, Watari S, Kawamura K, et al: Free flap transfers by end-to-side arterial anastomosis. Br J Plast Surg 28: 1-7, 1975

Iñigo F, Jimenez-Murat Y, Arroyo O, et al: Restoration of facial contour in Romberg's disease and hemifacial microsomia; experience with 118 cases. Microsurgery 20: 167-172, 2000

McGregor IA, Jackson IT: The groin flap. Br J Plast Surg 25: 3-16, 1972

O'Brien BM, MacLeod AM, Hayhurst JW, et al: Successful transfer of a large island flap from the groin to the foot by microvascular anastomoses. Plast Reconstr Surg 52: 271-278, 1973

Ohmori K, Harii K: Free groin flaps; their anatomical basis. Br J Plast Surg 28: 238-246, 1975

Taylor GI, Watson N: One-stage repair of compound leg defects with free, revascularized flaps of groin skin and iliac bone. Plast Reconstr Surg 61: 494-506, 1978

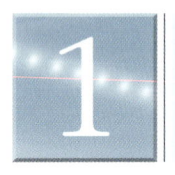

II 胸三角筋部（DP）皮弁
Deltopectoral flap

1 特徴と適応

　胸三角筋部皮弁 deltopectoral flap（以下、DP flap）は、1960年代後半から Bakamjian VY（1965）により頭頸部再建に応用されて有名になった代表的な axial pattern flap である。1973年、著者らが初めて free flap として移植に成功した。まだ遊離皮弁の採取部が少なかった1970年代には代表的な皮弁の一つであったが、以下に述べるような欠点があるため多種類の遊離皮弁が選択できる現在では、使われることが少なくなっている（図1）。

■ 利点
①比較的薄く、かつ、顔面への color match、texture match は各種皮弁の中でも最良である。整容的再建が可能という点では、本皮弁の価値は大きい。
②比較的長く、幅のある皮弁が作成できる（自験例の最大は幅12cm、長さ19cm、平均10×15cmが第2前肋間穿通枝1本で安全に挙上できた）。

■ 欠点
①栄養血管である内胸動静脈第2前肋間穿通枝（anterior intercostal perforator、まれに第3前肋間穿通枝）の口径が小さい。また、肋間で穿通枝を使う場合には、血管柄の長さも短い。

> この欠点を解消するには、穿通枝を分枝する内胸動静脈本幹を使う方法も報告されている（後述）。

②皮弁採取部の瘢痕が前胸部という目立つ部位に残る。したがって、若い女性や小児には不適当であろう。

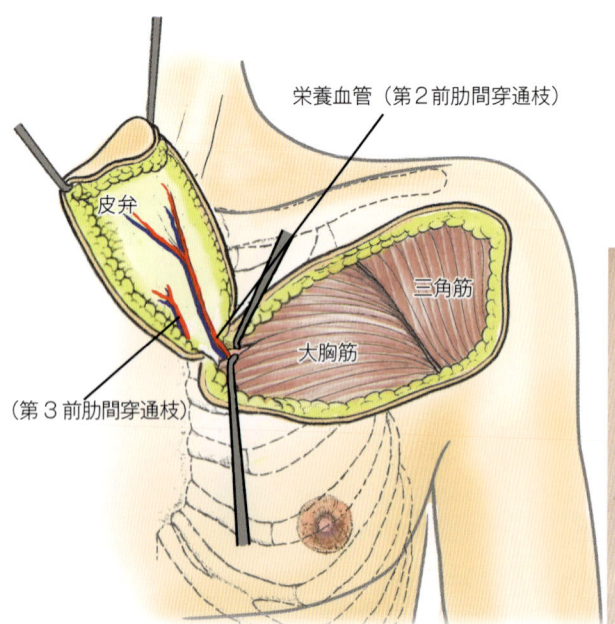

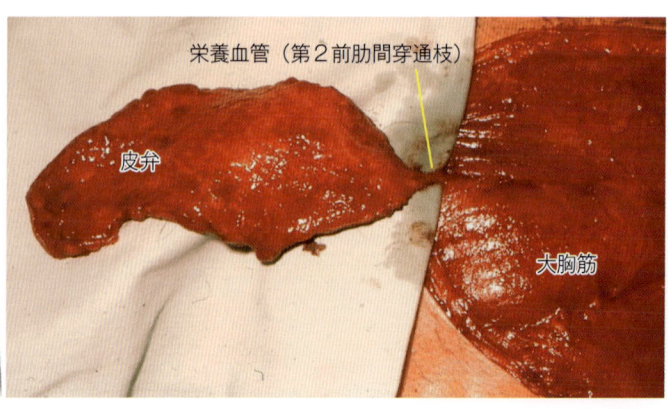

図1　胸三角筋部皮弁（DP flap）

2 栄養血管

1 動脈

　本皮弁の栄養動脈である第2（まれに第3）前肋間穿通枝は、内胸動脈より肋間に立ち上がり、内肋間筋（肋軟骨筋）を経て、傍胸骨縁外側で大胸筋の胸肋起始部を穿通する。そして、大胸筋の筋膜上を肩峰方向に走行する direct cutaneous artery となる（図2）。通常は第2前肋間穿通枝が優位であるが、まれに第3前肋間穿通枝が優位となることがある。

> 肋間基部（内肋間筋上）での穿通枝動脈の太さは外径0.8～1.2mm（静脈は1.2～1.5mm）と細いが、内胸動脈の外径は3mm前後と太い。

2 静脈

　静脈は動脈の伴走静脈で、内胸静脈より分枝する。外径1.2～1.5mmと動脈よりやや太い。なお、動静脈には前肋間神経皮膚枝が伴走している。

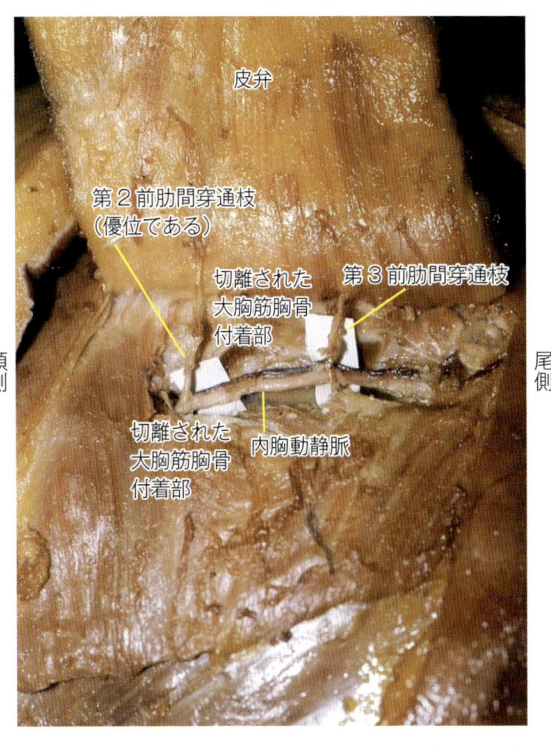

（解剖屍体所見）

図2　内胸動静脈からの前肋間穿通枝

3 手　技

1 デザイン

　基本的には Bakamjian VY が報告した DP flap の挙上手技と同じである。傍胸骨部に皮弁基部を置き、上縁は鎖骨下縁と平行に、下縁は第4肋骨と平行に、外側縁は肩峰突起を通る肩の線上の範囲内にデザインする（図3）。
　なお、皮弁の基部には第3前肋間穿通枝も含めるように作図し、不要な場合（第2前肋間穿通枝が優位な場合）には、この部分を三角皮弁として残しておくと皮弁基部欠損部の閉創に利用できる。

> まれではあるが、第2前肋間穿通枝の方が細い場合があり、この時は、逆に第2前肋間穿通枝を含めた三角弁を残すことになる。

2 皮弁の挙上

①皮膚切開
　皮弁は外側縁（肩側に平行の線）から上縁と下縁に沿って皮膚切開を加え、胸骨方向に挙上する。

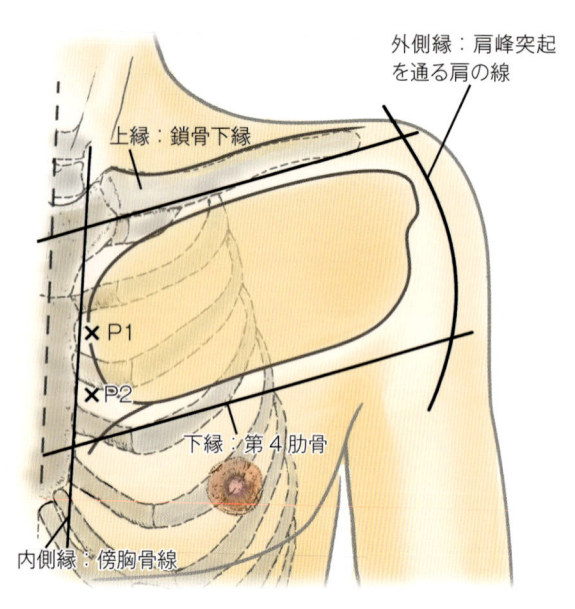

図3　Free DP flap のデザイン

デザインのポイント：上記の範囲内で、第2前肋間穿通枝を中心に、必要な大きさの皮弁を作図する。

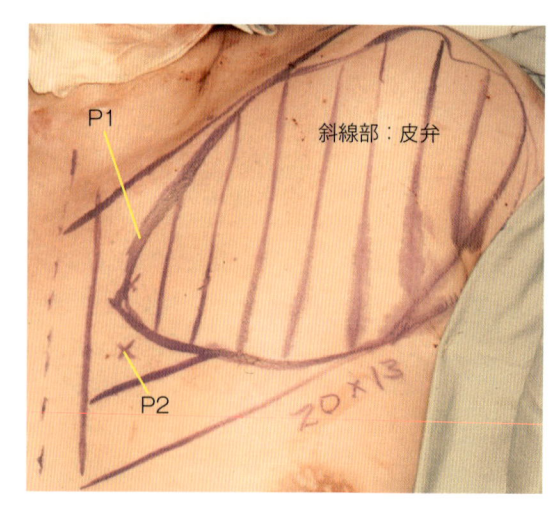

臨床でのデザイン
P1：第2前肋間穿通枝の位置　　P2：第3前肋間穿通枝の位置

②三角筋筋膜直上の剝離
　まず、三角筋筋膜直上で剝離を進めるが、三角筋胸筋溝 deltopectoral sulcus より外側の三角筋上の部分は random pattern flap となる（図4-a）。

　三角筋胸筋溝を走る橈側皮静脈を損傷しないようにする（図4-b）。

③大胸筋上の剝離
　大胸筋上は横走する皮弁の栄養血管（direct cutaneous vessels）を損傷しないように筋膜下で剝離するのがよい。大胸筋より皮膚への小穿通枝は凝固（結紮）切離する。
　剝離はメスで速やかに行うことができるが、胸骨外側縁近くになればモスキート鉗子やマイクロ剝離子などを使って注意深く剝離する。この部位で肋間から大胸筋胸肋起始部付近を穿通して皮下に立ち上がる第2前肋間と第3前肋間穿通枝を確認する（図4-c）。

　前肋間穿通枝は胸骨縁近くで大胸筋胸肋起始部（傍胸骨線より約1cm外側）を穿通することに留意する。

④穿通枝を確認する
　第2肋間と第3肋間からの前肋間穿通枝2本が確認できればよい。また、第2肋間の穿通枝が吻合に十分なほど太ければ、第3前肋間穿通枝は必ずしも探す必要はない。
　第2前肋間（時に第3前肋間）穿通枝を大胸筋胸骨起始部の筋体内方向に剝離し、第2肋軟骨と第3肋軟骨間筋に至る。露出した穿通枝には血管テープを掛けて確保しておく。

　この部分の穿通枝外径が動脈1.0mm、静脈1.5mm程度であれば微小血管吻合に十分である。なお、細い場合にはさらに肋軟骨間筋内に剝離を進める。

⑤皮弁基部を切離し島状皮弁を作成する
　第2前肋間穿通枝が十分に太ければ、第3前肋間穿通枝を含めた三角弁を残して皮弁基部を完全に切離し島状皮弁を作成する（図5）。
　前肋間穿通枝が細い時は、積極的に内胸動脈（静脈を伴走）の分枝部まで剝離して、内胸動静脈を栄養血管柄（動脈・静脈とも外径2.5〜3mm）にすることもある。手技が煩雑にはなるが、吻合血管の口径が太く、かつ、血管柄が長くとれる利点がある。

　なお、この際には第3、4肋軟骨を切除してアプローチするのが簡単である。ただし、左側の内胸動脈は、将来、冠動脈バイパス術に使う可能性があるので、犠牲にしない方がよい。

3 採取と移植

　他の皮弁と特に変わることはないが、栄養血管柄の口径が小さいため、微小血管の手技が難しくなる。顔面に移植する場合には、浅側頭動静脈を移植床血管とすると、皮弁と移植床血管の口径差が少なくなる。

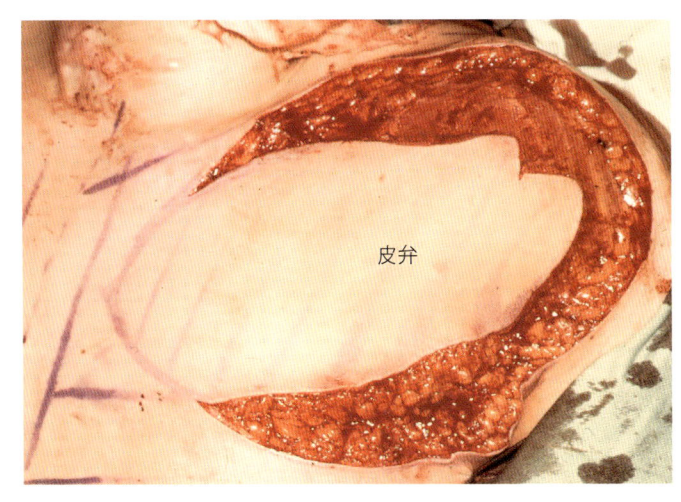

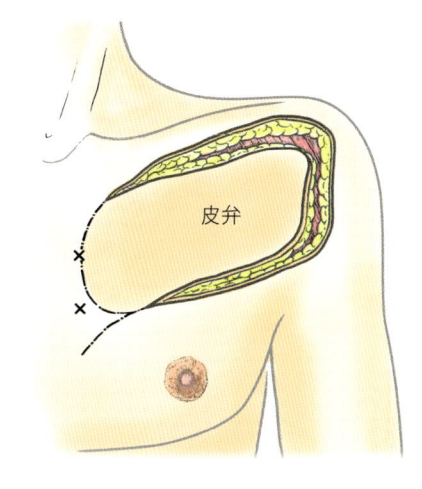

(a) 皮弁外側縁より三角筋筋膜上を胸骨側に向かって挙上する。

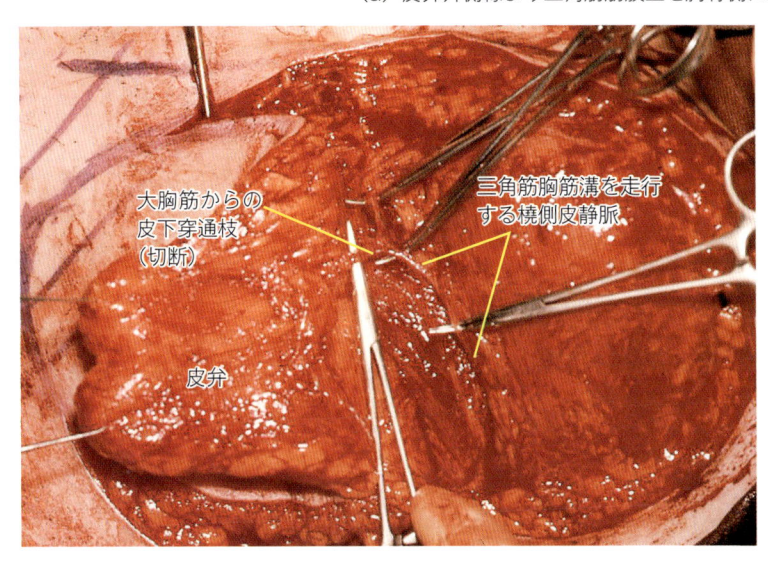

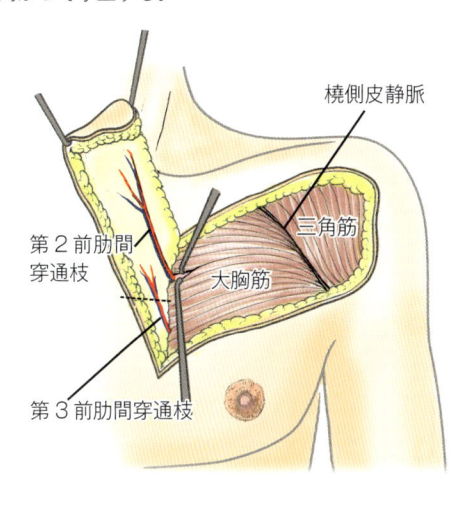

(b) 大胸骨筋上は筋膜下で胸骨方向に剝離する。大胸筋からの皮膚穿通枝は切断する。

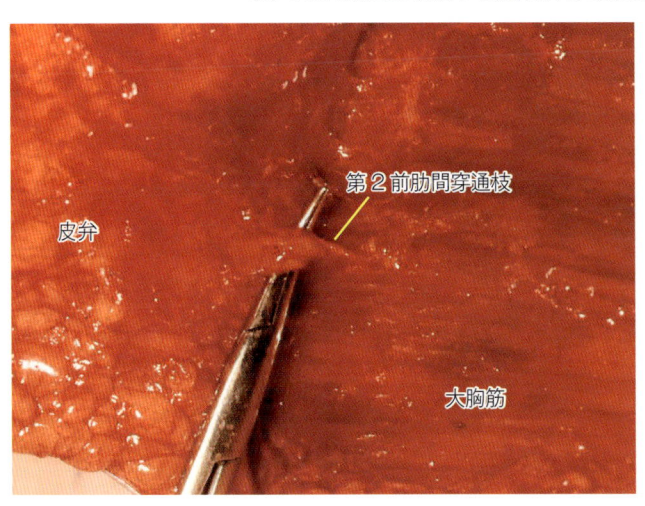

(c) 胸骨縁の近傍で第2、第3前肋間穿通枝が、大胸筋筋膜を皮下に穿通する。

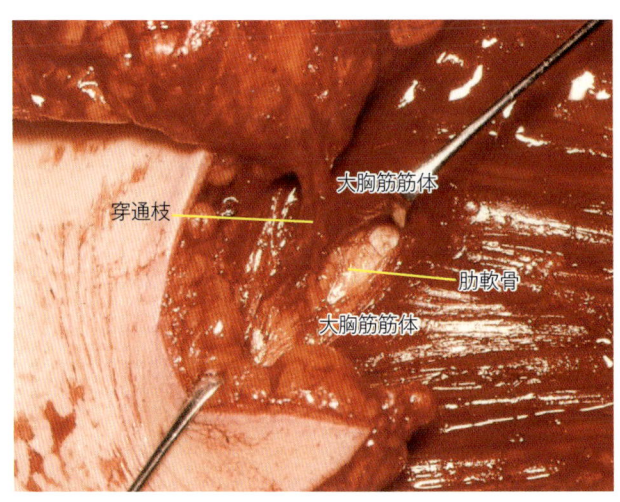

(d) 大胸筋筋体内へ剝離した穿通枝

図4 DP flap の挙上

II 胸三角筋部（DP）皮弁

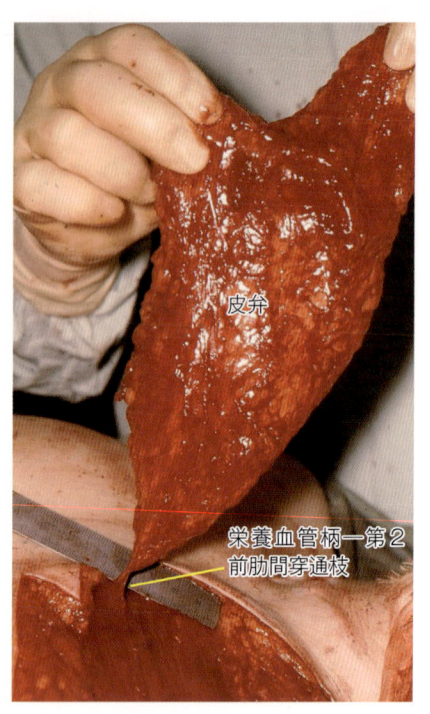

図5　島状皮弁に挙上したDP flap

4 皮弁採取部の閉鎖

本皮弁の一番の後遺症は前胸部に残る瘢痕が目立つ点である。できるだけ、一線に縫縮するが、三角筋上の皮膚欠損は縫縮が難しい。

> 皮弁採取前にexpanderで拡張しておき、expanded free flapとするのも良い方法であろう。

5 合併症と対策

採取部の瘢痕が目立つ部位に残る以外は、本皮弁に特徴的な合併症はない。

4 臨床例

1 症例1：50歳、男性　右頰単純性血管腫（毛細血管奇形）

真皮層への進展が深く多数の隆起性腫瘤を伴っており、レーザー治療の適応は考えられなかった。そのため、本症例では、頰部を中心に肥厚増殖した血管腫を広範囲に切除し、欠損を幅9cm、長さ17cmのfree DP flapで被覆した。

皮弁栄養血管の第2前肋骨穿通枝（動静脈）は右側頭動静脈と端々吻合した。

皮弁の幅は大きかったが、採取部は周辺を広く剝離し、一次的に縫合閉鎖が可能であった（図6）。

2 症例2：35歳、男性　右側頭部外傷性皮膚欠損

右側頭部に外傷を受け、頰骨弓を含む頰骨の粉砕骨折を伴った側頭筋膜に至る皮膚欠損を生じた。

近医で治療されていたが、感染により閉創せず東京警察病院形成外科に紹介された。デブリドマンにより前頭骨、頰骨の一部と側頭筋膜が露出した皮膚欠損を幅7.5cm、長さ15cmのfree DP flapで閉鎖した。皮弁栄養血管である第2前肋間穿通枝（動静脈）は移植床の右浅側頭動静脈と端々吻合した。皮弁採取部は一次的に縫合閉鎖した（図7）。

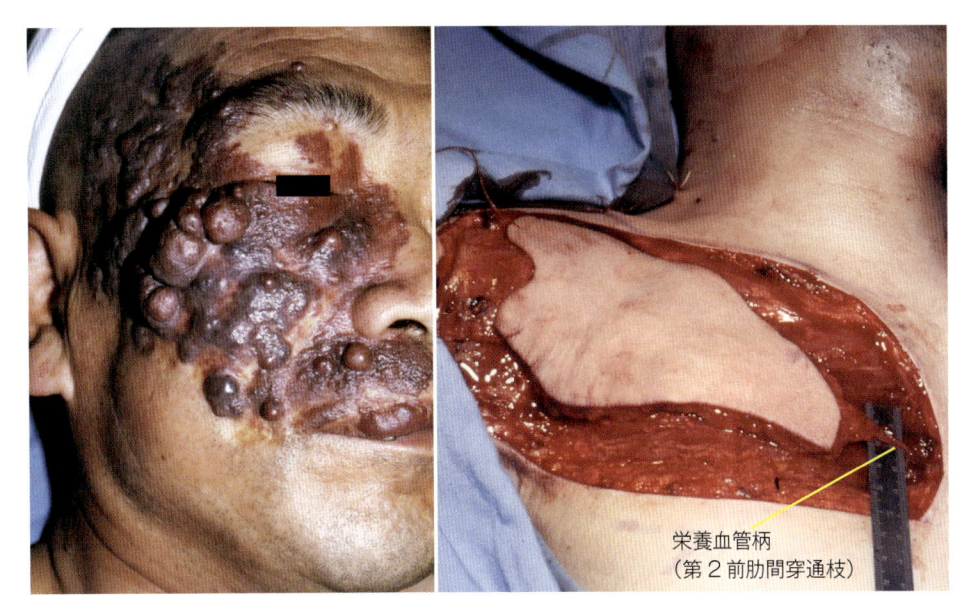

(a) 術前の状態　　　　　　　　(b) 挙上したDP flap

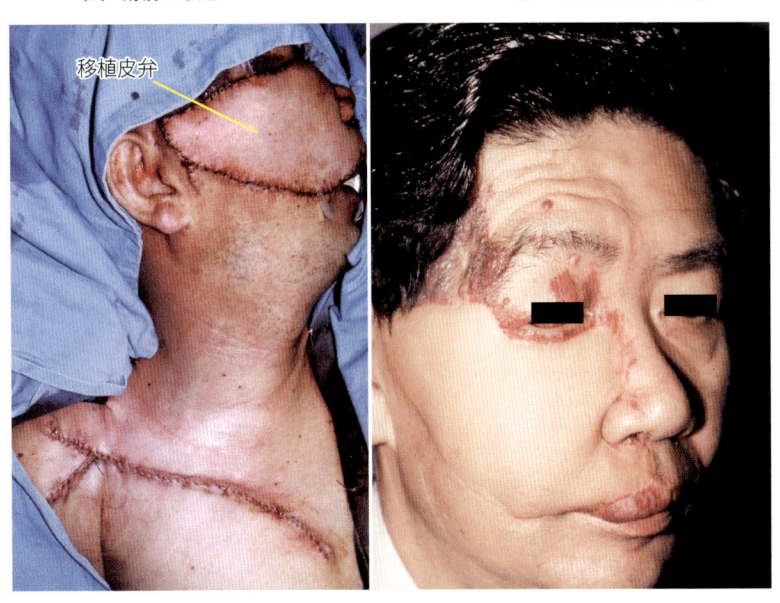

栄養血管柄
（第2前肋間穿通枝）

移植皮弁

(c) 移植直後の状態。皮弁採取部は縫合閉鎖されている。
(d) 術後10カ月の状態（皮弁debulking前）

図6　症例1：50歳、男性、右頰単純性血管腫（毛細血管奇形）
（Harii K: Microvascular Tissue Transfer. IGAKU-SHOIN, Tokyo/New York, 1983に掲載症例）

【参考文献】

Bakamjian VY: A two-stage method for pharyngoesophageal reconstruction with a primary pectoral skin flap. Plast Reconstr Surg 36: 173-184, 1965

Harii K, Ohmori K, Ohmori S: Free deltopectoral skin flaps. Br J Plast Surg 27: 231-239, 1974

Sasaki K, Nozaki M, Honda T, et al: Deltopectoral skin flap as a free skin flap revisited; further refinement in flap design, fabrication, and clinical usage. Plast Reconstr Surg 107: 1134-1141, 2001

Song B, Zhao J, Guo S, et al: Repair of facial scars by the free expanded deltopectoral flap. Plast Reconstr Surg 131: 200e-208e, 2013

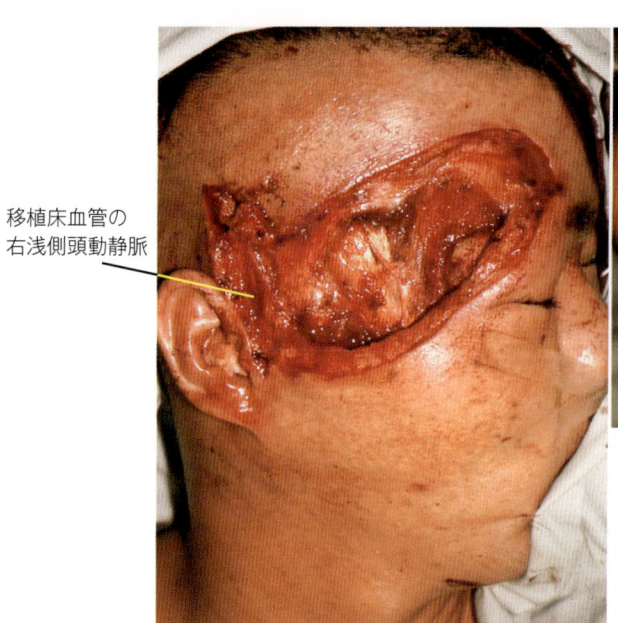

移植床血管の
右浅側頭動静脈

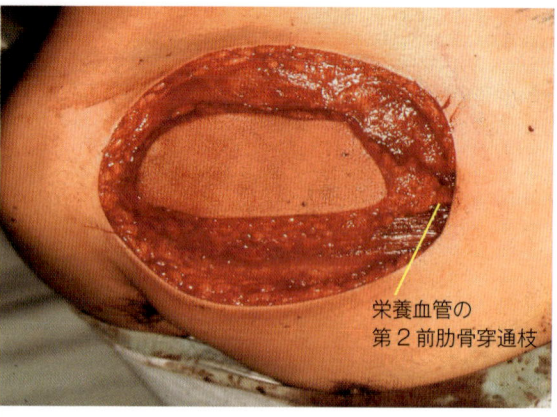

栄養血管の
第2前肋骨穿通枝

（b）挙上した DP flap

（a）デブリドマン後の皮膚欠損

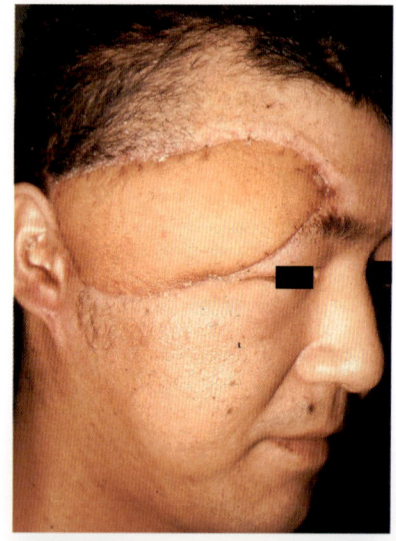

（c）術後1カ月の状態。皮弁の生着は良好である。

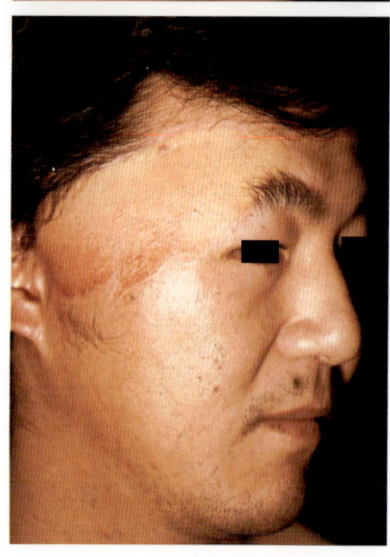

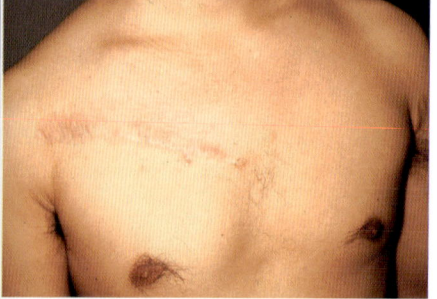

（d）術後2年の状態。皮弁の debulking を行った。皮弁採取部の障害はない。

図7　症例2：35歳、男性、右側頭部外傷性皮膚欠損
(Harii K, Ohmori K, Ohmori S: Free deltopectoral skin flaps. Br J Plast Surg 27: 231-239, 1974 に掲載症例)

III 頭皮皮弁・側頭筋膜弁
Scalp flap・Temporal fascia flap

頭皮皮弁

1 特徴と適応

　遊離頭皮皮弁 free scalp flap は1972年9月、東京警察病院において、著者らによりマイクロサージャリーによる移植として世界で最初に臨床成功された歴史的な遊離皮弁である。頭髪を移植するという特殊な遊離皮弁であり、適応が限られるが自然な毛流と形の頭皮皮弁が移植できるのは局所皮弁にはない優れた点である（**図1**）。
　本皮弁の適応は、下記などである。
①熱傷や腫瘍切除後の瘢痕による禿髪（特に前頭部生え際からもみ上げ部の再建）
②男性型禿髪 male pattern baldness
③眉毛再建
④髭の濃い男性の口唇・口角部の再建
　②は整容的な目的で行われるが、最近では遊離植毛術（特に毛包単位移植）が進歩したので適応は少なくなっている。③と④も適応症例は多くない。また、最近では、①においてもティッシュ・エキスパンダーが第1選択になることも多く、適応は減っているが広範囲な瘢痕性禿髪の前頭部生え際の自然な毛流の再建には最適な方法である。
　特に、Ohmori K（1984）により報告されているような、側頭部から後頭部方向に皮弁（temporo-occipital flap）を作成すると長く幅のある皮弁（報告では4×20cm程度）が挙上できるし、毛流も前頭部に適する方向に設定できる。また、採取部の瘢痕も目立たないので、男性型禿髪の治療に用いられている。
　禁忌として特に挙げるものはないが、浅側頭動脈の拍動を触知しない症例では、術前にドップラー血流計などを用いた評価が必要である。

■ 利点
①頭髪有毛部を移植できる（他の皮弁にはない特徴である）。
②浅側頭動静脈は比較的太く、解剖学的変異も少ないので手技が簡単で安全である。

■ 欠点
①皮弁採取部に脱毛部（瘢痕性禿髪）が残るので、採取部の選択に注意する（後述）。
②採取できる皮弁の大きさに制限がある。

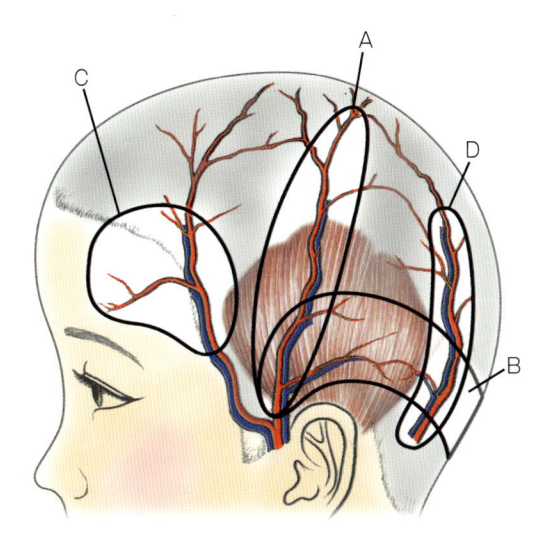

図1　各タイプの頭皮皮弁
A〜Cは浅側頭動静脈、Dは後頭動静脈を栄養血管柄とする。

2 栄養血管

1 動脈

　浅側頭動脈 superficial temporal artery は外頸動脈の浅在終枝で、耳下腺の深部、顔面神経本幹の尾側において、外頸動脈の深在終枝である顎動脈と分岐する。その後、顔面神経をくぐり、耳下腺の浅葉と深葉の間の外耳道前方を上行し、耳珠前方の位置で耳下腺深部から皮下に立ち上がるように走行する。顔面横動脈、頬骨眼窩動脈および中側頭動脈を分枝する。

　特に、中側頭動脈は頬骨弓の直上で分枝し、深側頭筋膜に入り側頭筋上を走行する。

　浅側頭動脈は、耳輪脚の前方部約1cmのところを蛇行しながら上行し、頬骨弓上縁2～4cmの位置で側頭・頭頂枝 temporoparietal branch と前頭部を走行する前頭枝 frontal branch に分岐する（図2）。この部分は、動脈の拍動が最もよく触知できるが、毛髪内に入ると頭頂枝は3～4cm程度しか触知できなくなることが多い。

　前頭枝の方が太いこともあるが、通常、free scalp flap として使われるのは、側頭・頭頂枝で栄養される側頭部と後頭部領域である。

　なお、頬骨弓より側頭・頭頂部での浅側頭動脈（通常、静脈を伴走）の走行は、浅側頭筋膜 superficial temporal fascia の直上であるが、galea に至ると皮下に流入し皮下血管網と密に吻合する。

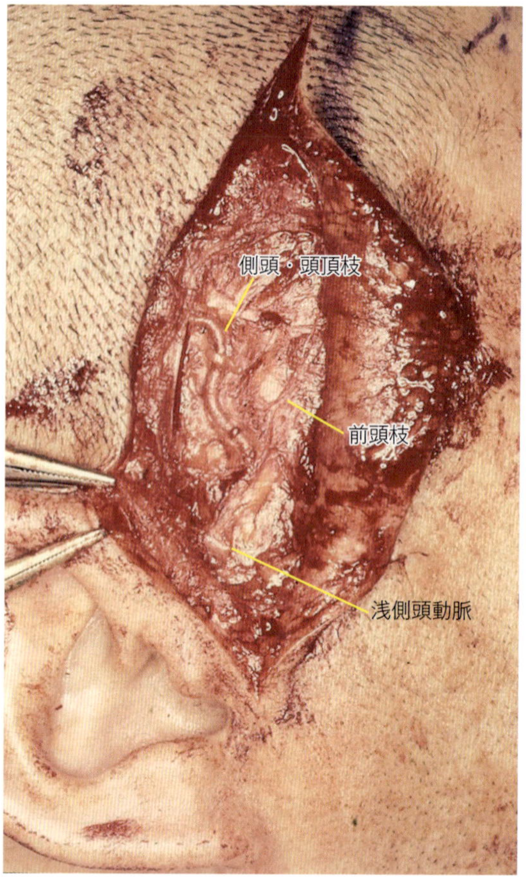

図2　浅側頭動脈の走行
耳輪前方を蛇行して上行する浅側頭動脈

2 静脈

　浅側頭静脈は耳前部では動脈の後方、耳輪脚のすぐ前方を走行し、耳珠前方で動脈と交叉・伴走するようにしながら、耳下腺深部へ入る。最終的には顎静脈に合流し下顎後静脈を経て外頸静脈となる。

- 成書には浅側頭静脈は浅側頭動脈の前方を走行すると記述されているものもあるが、著者らの経験では耳輪脚前方ではほとんどが動脈の後方を走行する。
- 耳輪脚と耳珠間で比較的太い分枝を耳輪脚に向けて派生していることが多く、採取時にこの分枝を損傷すると、出血が多く浅側頭静脈自体の剥離が難しくなる。

　静脈は動脈より皮下浅層を走行するので、切開時に損傷しないように注意する。

　浅側頭動静脈には、三叉神経の知覚枝である耳介側頭神経 auriculotemporal n. が並走するが、あまり重要な神経ではない。著者らの経験では切断しても目立った後遺症は残らない。

3 手技

1 デザイン

> - 著者らは、最初、浅側頭動脈の拍動を軸にした側頭部から頭頂部方向に縦長の皮弁を作成した（図3）。しかし、採取できる皮弁（一次縫合閉鎖することが前提）の幅が最大でも2.5cm、長さも12cm程度であった。
> - このため、後にOhmori K (1980) は、Juli J (1975) の報告したparieto-occipital flapを利用しfree temporo-occipital flapを開発した。この皮弁は主として後頭部に長く作成されるため、採取できる皮弁の幅と長さが大きく（平均4×27cm）、採取部の瘢痕性禿髪が目立たないのが大きな利点である。

耳輪脚前方で浅側頭動脈の拍動を触知し、頭皮方向に追跡し、マーキングする（図4）。

2 皮弁の挙上

①準備：側臥位とし、毛髪はまとめる

側頭部からの頭皮皮弁（いわゆるtemporal flap）は、背臥位で採取部の肩下に枕を入れ頸部を横にする体位で挙上できる。しかし、parieto-occipital flapでは、側臥位にした方が採取と閉創は易しい。毛髪は剃毛せず、少しずつ、輪ゴムなどで束ねるようにまとめておく。

②耳輪脚部の前方で浅側頭動脈の拍動に沿って縦に切開を加える

この時、浅側頭静脈が浅い部分を走行するので、皮下を注意深く剥離し、最初に静脈を露出・確保した方がよい。

> なお、静脈の走行には変異が多いので注意する。静脈が動脈と離れて走行することもあるので、耳輪脚より毛髪部内1cm程度の間の皮下を剥離して、動脈と静脈の走行を確認しておく。

一方、浅側頭動脈は、耳輪脚前方部では浅側頭筋膜の直上を走行し、拍動も強く認めるので損傷する危険は少ない（図5-a）。

③浅側頭動静脈を確保した後、デザインに沿って浅側頭筋膜下に皮弁を剥離・挙上する

この操作は極めて簡単である。静脈が離れて走行するようであれば、ある程度の幅の浅側頭筋膜を皮弁に含めると、静脈の小枝を筋膜とともに皮弁に取り込める。

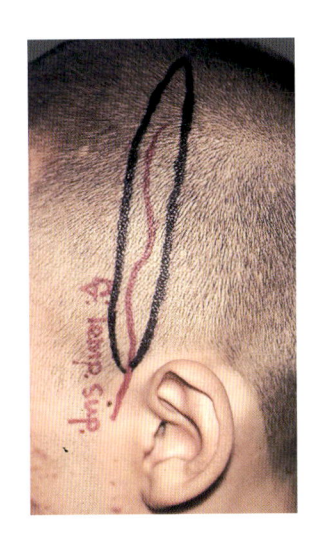

図3 浅側頭動脈に沿った側頭部頭皮皮弁（temporal flap）のデザイン
著者らが最初に行った頭皮皮弁のデザイン。赤線は浅側頭動脈の走行を示す。

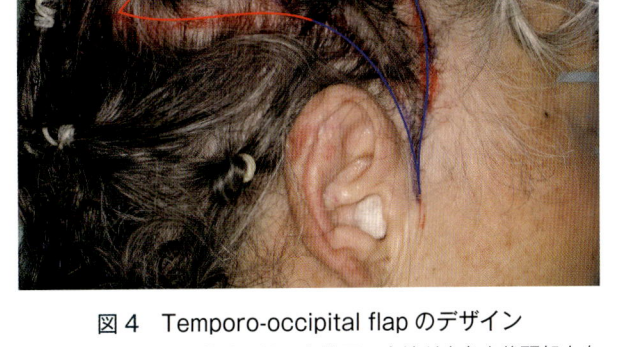

図4 Temporo-occipital flapのデザイン
青線が浅側頭動脈の拍動に沿った作図、赤線が皮弁を後頭部方向に伸ばしたtemporo-occipital flapのデザイン。

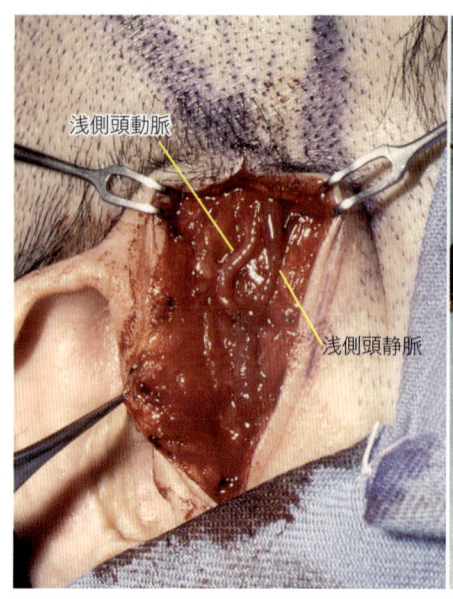

(a) 耳輪脚前方で浅側頭動脈と静脈を露出する。なお、この症例では静脈が動脈の前方に存在している。

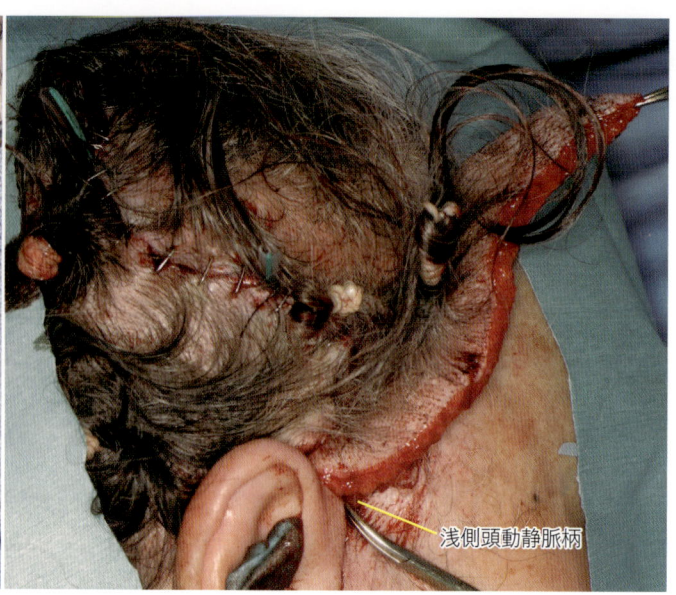

(b) 島状に挙上した皮弁

図5　Scalp flap の挙上

④挙上した皮弁の一部を挙上部皮膚に縫合固定する

　浅側頭動静脈を血管柄に島状に挙上した皮弁は、体位変換時に血管柄を引っ張らないように、一部を周辺皮膚に仮縫合固定しておく（図5-b）。

⑤血管柄の部分を残して採取部を縫合閉鎖する

　血管柄の部分は皮弁採取後に閉創する。

3 採取と移植

　通常は、対側の浅側頭動静脈を移植床血管とする。このため、体位を変換しなければならない。皮弁の切り離しは移植床で動静脈を確保したのちに行う。

4 皮弁採取部の閉鎖

　皮弁は基本的に一次縫合閉鎖できる幅で採取する。真皮縫合は密に行わず、皮膚縫合はステープラでゆるめに行う。

5 合併症と対策

　Free scalp flap 自体に特有な合併症はないが、採取部の瘢痕性禿髪は後遺症として問題となる。したがって、瘢痕が後頭部に残る temporo-occipital flap などが推奨される。

4 臨床例

1 症例1：75歳、女性　瘢痕性禿髪

　幼児期に頭部熱傷を受傷し、側頭部に植皮術を受けていた。側頭部からもみ上げにかけての瘢痕性禿髪の治療を希望して来院した。

　右健側で採取したtemporo-occipital flap 2.5×12cmを左前側頭部からもみ上げにかけての禿髪部に移植した。皮弁の栄養血管である右浅側頭動静脈を移植床の左浅側頭動静脈と耳前部で端々吻合した。皮弁は前頭部生え際からもみ上げにかけて移植し、残りの禿髪部は後日、ティッシュ・エキスパンダーの拡張皮弁で治療する計画であったが、移植皮弁の頭髪で十分に残存部の禿髪が隠せているので、患者はこれ以上の手術を希望していない（**図6**）。

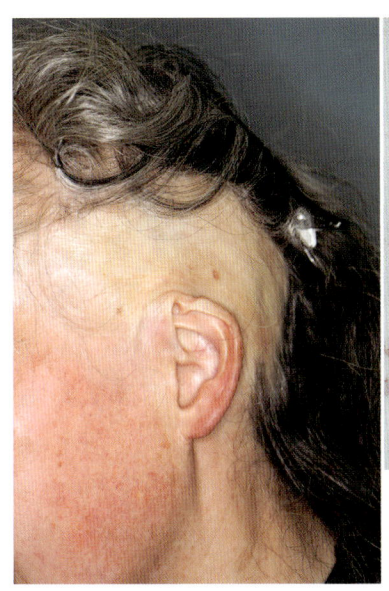

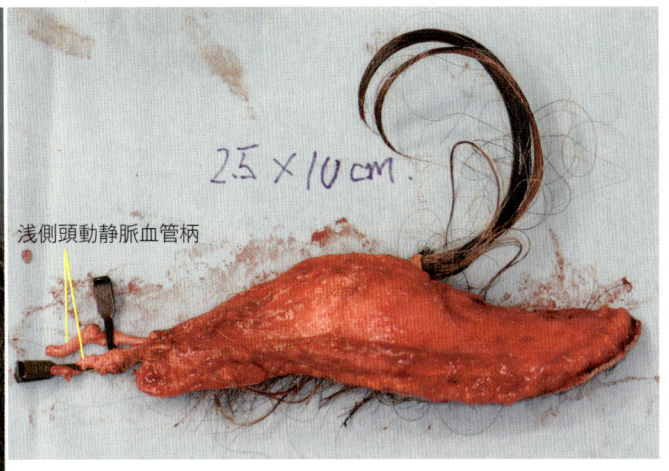

（b）採取した皮弁

◀（a）術前の状態

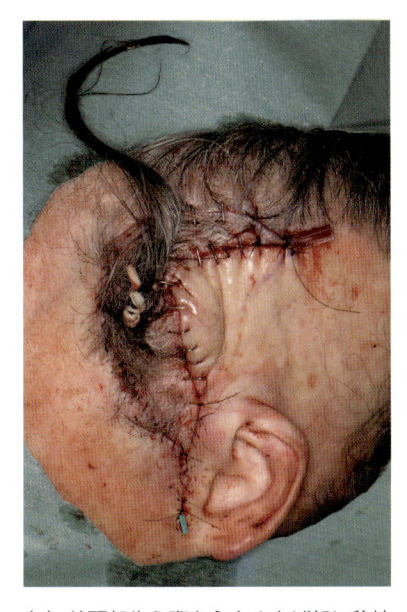

（c）前頭部生え際からもみ上げ部に移植した皮弁

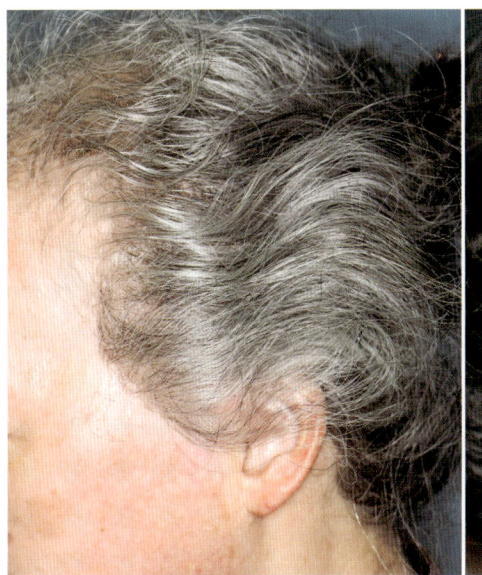

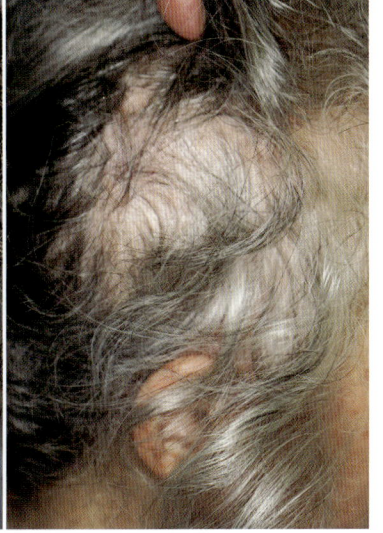

（d）術後3年6カ月、皮弁移植部（左）と採取部（右）の状態。禿髪部は残存するが、移植皮弁の毛髪で隠せるため、患者はこれ以上の手術を希望しなかった。

図6　症例1：75歳、女性、瘢痕性禿髪

2 症例2:30歳、男性 左口唇・口角部瘢痕拘縮

広範囲な壊疽性口内炎(noma)による左口唇・口角部の欠損に対して、tube flapなどで多数回の再建が行われていたが、左口唇・口角部に高度な瘢痕変形と閉口障害が残っていた。この患者はひげが濃かったので、移植されていたtube flapを反転して口唇内側の裏打ちとし、表面の欠損部に右前頭部で浅側頭動静脈を柄とするscalp flapを作成し移植した。口唇にあたる一部は前頭部の無頭髪部が移植できるように作図した。皮弁は右側頭動静脈柄をできるだけ長く作成(約6cm)し、左頬部皮下を通して、左浅側頭動静脈と端々吻合した。皮弁採取部は前頭の一部を植皮で閉創した。

皮弁の生着は良好で、術後3カ月で口角形成を行い、整容的にも満足な結果が得られた(図7)。

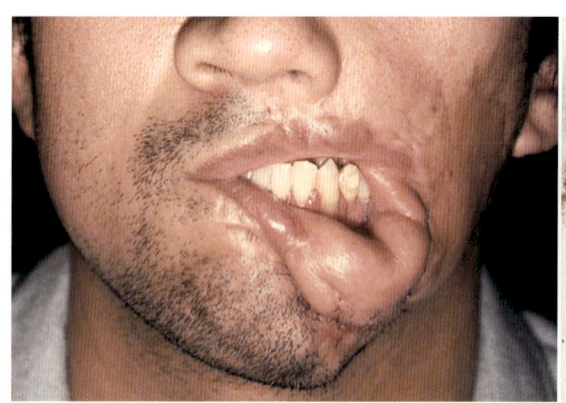

(a) 術前の状態

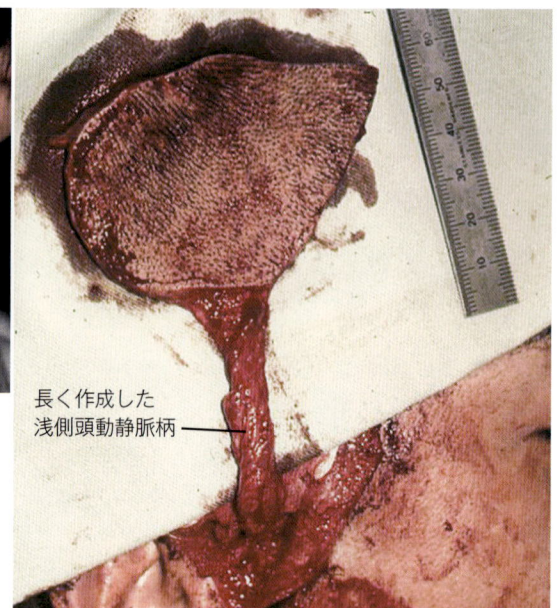

(b) 挙上した右scalp flap
浅側頭動静脈前頭枝を利用した。

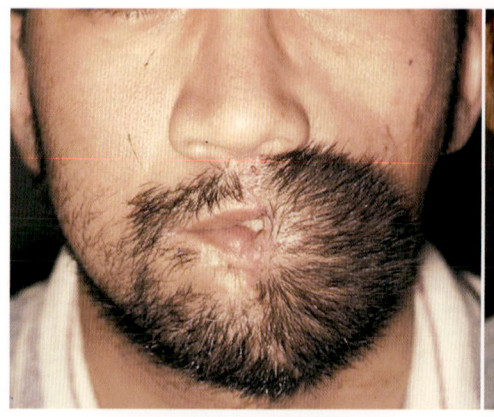

長く作成した浅側頭動静脈柄

(c) 術後1カ月の状態

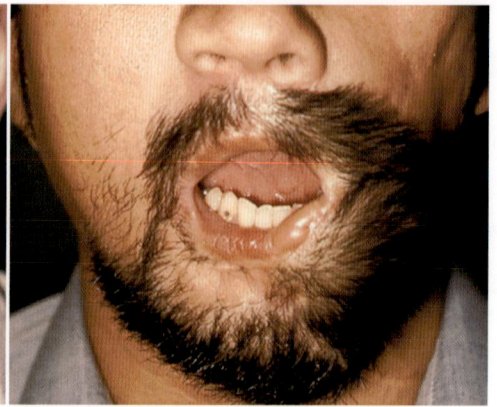

(d) 術後6カ月、口唇・口角修正後の状態。開口にも問題はない。

図7 症例2:30歳、男性、左口唇・口角部瘢痕拘縮
(Harii K, Ohmori K, Ohmori S: Successful clinical transfer of ten free flaps by microvascular anastomoses. Plast Reconstr Surg 53: 259-270, 1974 に掲載症例)

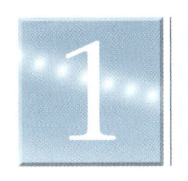

側頭筋膜弁

1 特徴と適応

　側頭筋膜弁 temporal fascia flap には、浅側頭筋膜弁 superficial temporal fascia flap あるいは temporo-parietal fascia flap（いわゆる TPF flap）と、深側頭筋膜弁 deep temporal fascia flap がある。前者は、側頭部皮下に存在する結合組織弁（厚さ 2〜4mm/成人）で頭頂部では帽状腱膜 galea aponeurosis に移行し、尾側では頬骨弓上で SMAS に、前方では前頭筋筋膜、後方では後頭筋筋膜に移行する。

　後者は側頭筋の固有筋膜で、浅側頭筋膜との間に薄い疎結合組織である innominate fascia（loose areolar tissue：いわゆる「もやもや弁」とも言われている）が存在する。

　特に、浅側頭筋膜には浅側頭動静脈からの血管が豊富に走行しており、筋膜は頬骨弓上から頭頂部にかけて扇状に広がっているので、最大幅 15cm 程度に flap が挙上できる（図8）。また、頭頂部で galea を含めると長く作成できるが、通常は側頭筋付着部より 2〜3cm 頭頂側までの血行が安定している。また、galea の部分では頭蓋骨外板を血管柄付き骨弁として挙上できるが、あまり大きな骨弁は栄養できない（図9）。

> これらの筋膜および帽状腱膜（galea）、その下の骨膜組織である pericranium などにより作成される組織弁の名称は統一されていない。Galea-pericranial flap、galea-periosteal flap、temporo-parietal fascia（TPF）flap、parieto-temporal flap などがある。通常は、浅側頭筋膜弁を TPF flap と呼ぶことが多いが、galea flap と記述されていることもある。

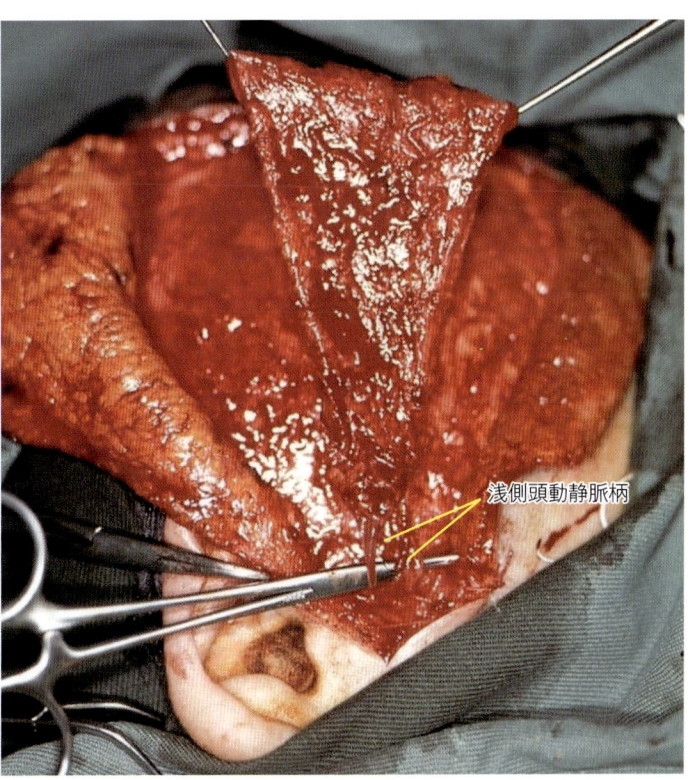

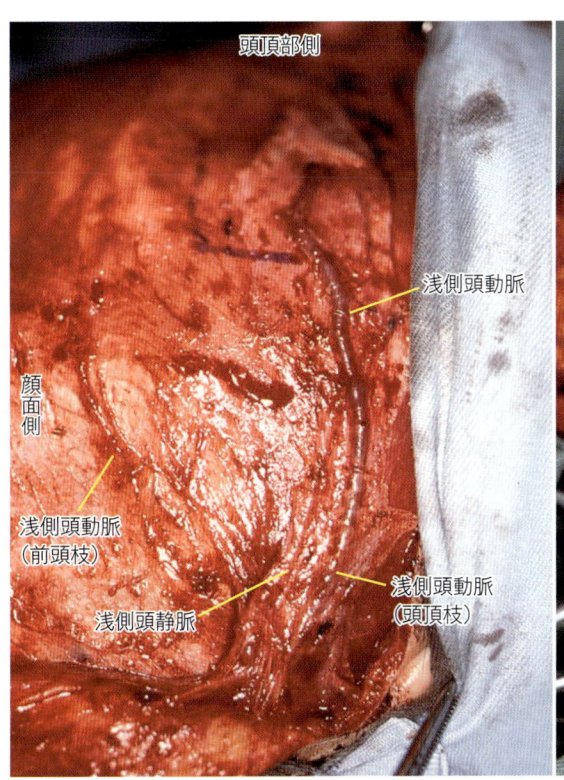

（a）左浅側頭筋膜上を走行する浅側頭動静脈　　（b）挙上した右 TPF flap の血管網

図8　浅側頭筋膜弁（TPF flap）の挙上

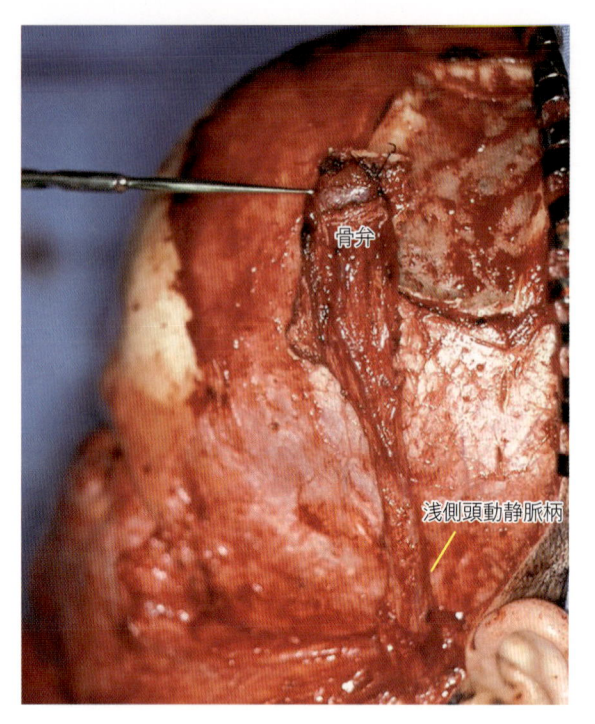

図9 頭蓋骨付き浅側頭筋膜弁の挙上
頭蓋骨外板の一部を付けて挙上した TPF flap

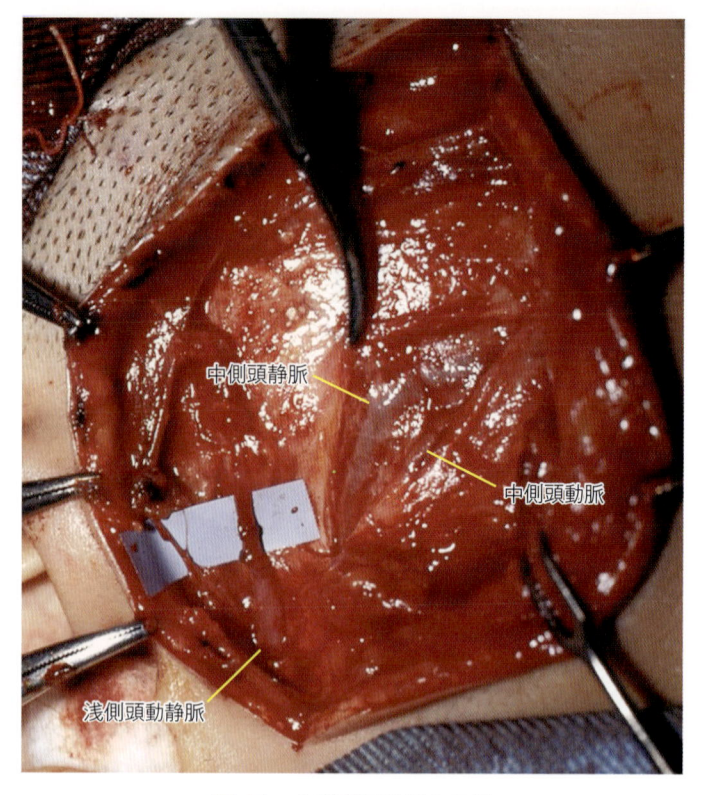

図10 中側頭動静脈の走行
側頭筋膜直下を分枝しながら走行し、筋体内を走行する深側頭動静脈と吻合する。

　TPF flap は、薄くしなやかで血行が豊富なため、有茎移植で前頭・眼窩部、耳介、顔面上部の再建などに用いられている。一方、栄養血管柄である浅側頭動静脈を吻合することにより free flap として、手の再建などに適応がある。特に、手指の再建では腱がすべりやすく sliding flap と呼ばれることもある。

　深側頭筋膜弁も同様の特徴があり、栄養血管である中側頭動静脈は頬骨弓のすぐ頭側で浅側頭動静脈から分岐し側頭筋膜下に入る。そして側頭筋体上を分枝しながら走行し、筋体内で顎動脈（静脈）から分枝した深側頭動静脈と吻合するが、free flap の栄養血管としては浅側頭動静脈を使うことが多い（図10）。

> 禁忌は特にないが、耳前部で浅側頭動脈の拍動が触知できない症例では、ドップラや CT-angio などで術前の評価は必要である。特にロンバーグ病、hemifacial microsomia の症例では浅側頭動静脈が未発達か欠損していることもある。

■ 利点
①薄く、しなやかである。
②血行が豊富で安定している。
③手指の再建に有用である。特に、gliding 機能を必要とする腱露出部の再建に適している。

■ 欠点
①採取部に瘢痕性禿髪が残ることがある。
②顔面神経（主に側頭枝）を損傷することがある。
③採取組織の大きさに制限がある（平均 10×12cm）。
④血管柄が比較的短い（5cm 以内）。

2 栄養血管

1 動脈

　TPF flap の栄養動脈は浅側頭動脈である。通常は、側頭・頭頂枝 temporo-parietal branch で挙上するが、大きな筋膜弁を必要とする場合には、前頭枝 frontal branch も含めることがある。この時には、顔面神経側頭枝を損傷する危険があるので注意する。
　深側頭筋膜弁は中側頭動脈で栄養される。この動脈は浅側頭動脈の分枝であるので、浅側頭動脈を使って TPF flap と深側頭筋膜弁の両者が2つの組織弁として挙上できる。

2 静脈

　基本的には動脈に伴走するが、時に変異がある（かなり後方寄りに走行することがある）ので注意が必要である。

3 手技

1 デザイン

　浅側頭動脈の拍動を軸に必要な大きさの TPF flap を頭皮上に作図する。切開線は通常、直線でよいが、大きな flap が必要な時には、T字あるいはY字型に切開する。毛流に沿ったジグザグ切開もよい。基部は耳輪脚のすぐ前方におく。他は、scalp flap と同様である。

2 皮弁の挙上

①局所止血剤
　20万倍エピネフリン加生食水溶液を細い針（27G 程度）で、切開予定線の皮下（毛根直下）に注射する。

> 深く入り血管を損傷しないように注意する。

②耳前部切開で浅側頭動静脈を露出する
③動静脈を剥離し、露出する
　浅側頭動静脈を頭頂部方向へペアン鉗子などで鈍的に剥離・露出する。この時、静脈が浅い位置にあるので注意する。
④毛髪部を剥離する
　毛髪部に至ったら、毛流方向にメスを入れ、脂肪層内に見える毛根を傷つけないように剥離する。

⑤頭皮下剥離を丁寧に行う
　小出血が多いので随時、バイポーラで細かく止血する。この操作が一番面倒で、剥離が深くなると血管を損傷する危険があり、浅すぎると毛根を損傷し禿髪を残す。

> 浅側頭筋膜上に最小限の脂肪層を残すのがコツである。このためには、メスで鋭的に切るのではなく、メスの刃で脂肪をゆっくりと圧し、毛根を確認しながら切る「圧し切り」がよい。剪刀では平面的に剥離ができない。

⑥採取する TPF flap 領域の皮下剥離が終わったら遠位側より flap を挙上する
　TPF と側頭筋膜とは疎結合組織でつながっているだけなので、用指的にも簡単に挙上できる。

> Flap の前方の挙上の際には顔面神経側頭枝の走行に十分注意する。

3 採取と移植

　挙上した TPF flap は浅側頭動静脈（動脈外径 1.5～2.0mm、静脈外径 2.0～2.5mm）で栄養されている。これらを移植床の血管と吻合し free flap として使うが、皮弁にするには、その上に遊離植皮が必要である。植皮は強く圧迫しないように固定する。

4 皮弁採取部の閉鎖

　頭皮の深層に中縫いを掛けるが、最小限にとどめる。T字状に切開した場合には、3点縫合部の血流が悪くないかを確認し、悪いようであればその部分を少し切除しておく。

　持続吸引ドレーンを入れ、ステープラーで皮膚縫合を行う。

5 合併症と対策

　TPF flap 採取部は血腫を作りやすい。持続吸引ドレーンと圧迫で対応する。筋膜弁を厚くするために頭皮を薄く剥離すると、脱毛を起こすので剥離操作に注意が必要である。

　浅側頭血管に伴走する耳介側頭神経を切断しても特別な後遺障害はないが、できるだけ温存する。

4 臨床例

1 症例：54歳、女性　外傷性皮膚欠損

　外傷により左手背、小指に剥脱創を受けた。左小指基節部の挫滅が高度であったため、小指はMP関節部で離断し、残存した指伸筋腱の露出を伴う欠損部を TPF flap で被覆し、栄養血管である左浅側頭動静脈を snuff box で露出した橈側動脈と皮静脈に端々吻合した。

　TPF flap 上には遊離植皮を行って閉創した（図11）。

【参考文献】

Abul-Hassan HS, von Drasek Ascher G, Acland R: Surgical anatomy and blood supply of the fascial layers of the temporal region. Plast Reconstr Surg 77: 17-28, 1986

Harii K, Ohmori K, Ohmori S: Hair transplantation with free scalp flaps. Plast Reconstr Surg 53: 410-413, 1974

Juli J: Use of parieto-occipital flaps in the surgical treatment of baldness. Plast Reconstr Surg 55: 456-460, 1975

Ohmori K: Free scalp flap surgery. Ann Plast Surg 5: 17-23, 1980

Ohmori K: Hair transplantation with microsurgical free scalp flap. J Dermatol Surg Oncol 10: 974-978, 1984

Upton J, Rogers C, Durham-Smith G, et al: Clinical applications of free temporoparietal flaps in hand reconstruction. J Hand Surg Am 11: 475-483, 1986

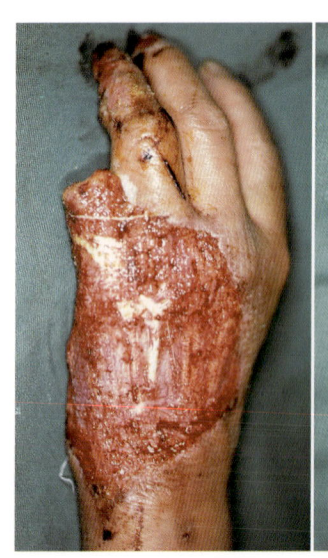

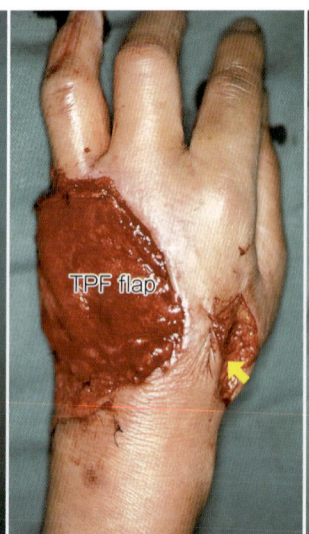

(a) 術前の状態　　(b) 移植した TPF flap。移植床血管（橈側動脈と皮静脈）（➡）　　(c) 植皮直後の状態　　(d) 術後3カ月の状態。植皮は良好に生着している。

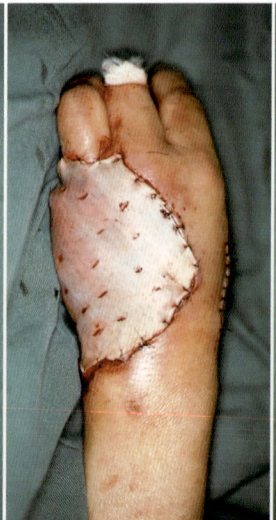

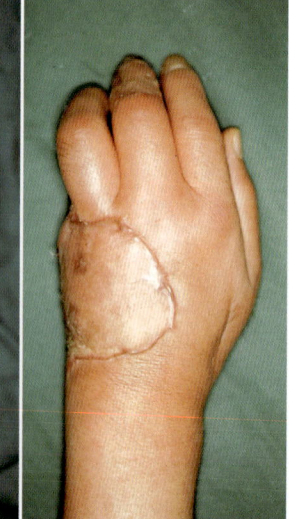

図11　症例：54歳、女性、外傷性皮膚欠損

IV 橈側前腕皮弁
Radial forearm flap

1 特徴と適応

　遊離橈側前腕皮弁 free radial forearm flap は 1978 年、中国の Yang GF らにより最初に報告されたとされるが、欧米文献では Song R ら（1982）により初めて報告された。その後、欧米からも Soutar DS ら（1983）、Foucher G ら（1984）により本皮弁の使用が報告され、口腔・咽頭の粘膜欠損や手指の再建に用いられるようになった。中国で開発されたことから"Chinese flap"と呼ばれることもある。挙上が容易であり、また血管径も太いことから、最も安全な遊離皮弁の一つである（図1）。

■ 利点

①栄養血管となる橈骨動脈（と伴走静脈）と橈側皮静脈の走行に解剖学的変異が少なく、挙上も比較的容易である。

②血管柄が長くとれ、栄養血管の口径も大きいため、吻合が易しい。

③本皮弁の栄養血管の末梢端に別の遊離皮弁の栄養血管を吻合して bridge flap として用いることが可能である。

④薄くしなやかな皮弁である。このため、口腔・咽頭、手指の再建などに適している。また、皮弁を筒状にし

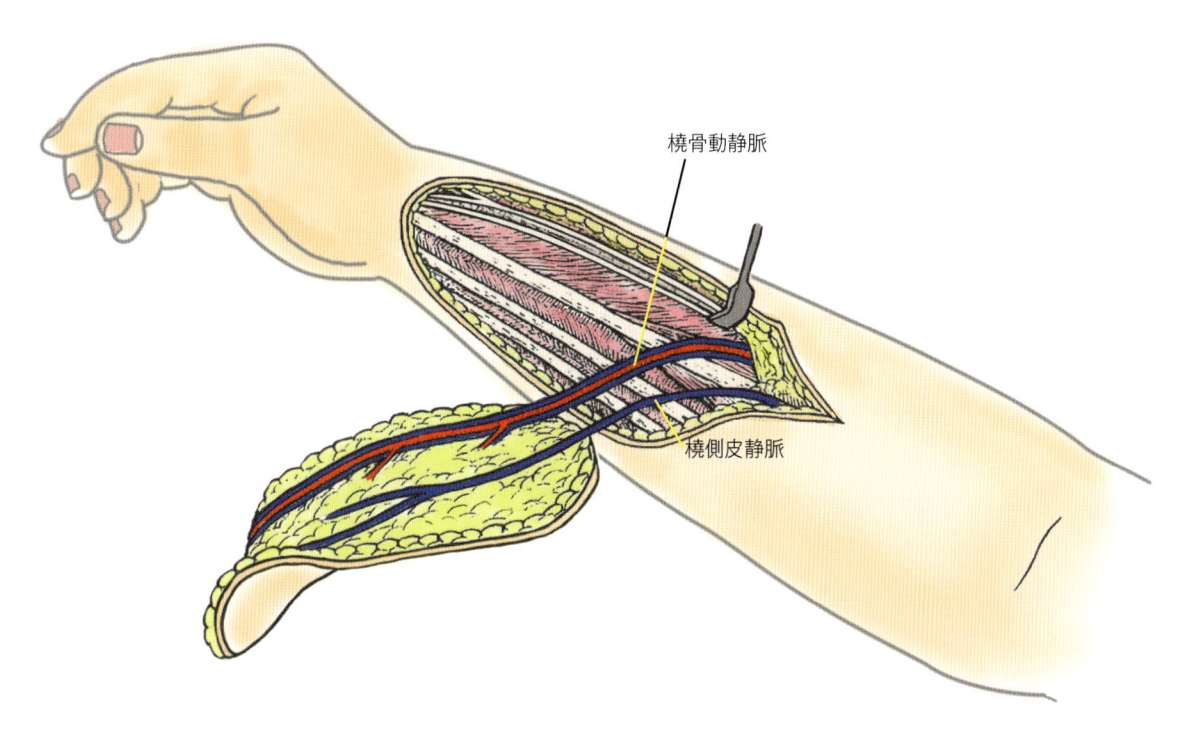

図1　橈側前腕皮弁

て食道再建や陰茎再建に用いることも可能である。
⑤橈骨の一部を含めてosteocutaneous flapとすることが可能であり、手指、外鼻や上下顎の再建に用いることができる。また、腕橈骨筋、橈側手根屈筋、長掌筋などの筋体や腱を含めた筋腱付き皮弁とすることが可能である。
⑥外側前腕皮神経を含めることにより知覚皮弁にできる。

■ 欠点
①皮弁採取部の閉創には通常、植皮が必要となる。したがって、露出部に目立つ瘢痕を残すため、若年者や女性に対しては使用しにくい。
②採取時に腱の露出を伴った時は、遊離植皮による採取部の一次閉創は難しい。人工真皮などで被覆して肉芽形成後に植皮する。
③皮弁採取後、橈骨神経浅枝の支配領域（anatomical snuff boxから母指背側にかけて）に知覚鈍麻を来すことが多い。しかし、大半は術後6カ月程度で軽減する。
④橈骨を含めて採取した場合、術後の橈骨骨折が高率に生じることが報告されている（骨折の発生率は報告によりばらつきがあるが、10～30％とする報告が多い）。
⑤橈骨動脈採取による手指の血行障害も報告されているが、術前のAllenテストで問題がないこと（陰性）を確認できれば、血行障害を起こすことは極めてまれである。

> 橈側前腕皮弁で一番の問題とされたのは、橈骨動脈を犠牲にするための手指の血行不良であった。このため、静脈移植による橈骨動脈の再建を提唱する論文もあったが、著者らの多数の経験では、術前のAllenテストが陰性であれば、動脈再建は不要である。なお、最近ではCT angioなどが簡単にできるので、術前の客観的評価を行っておいた方が安全ではあろう。

2 栄養血管

1 動脈

　上腕動脈より分岐した橈骨動脈（静脈を伴走）は、前腕末梢2/3では腕橈骨筋と橈側手根屈筋の間の比較的浅い層を走行し、多数の筋（腱）間中隔皮膚穿通枝（以下、中隔皮膚穿通枝）を皮膚に向かって派生している。
　この中隔皮膚穿通枝により前腕皮弁は栄養されるが、これらの皮膚穿通枝は橈骨動脈の走行に沿って密な血管網を形成している（図2）。
　橈骨動脈は手関節付近で浅掌枝を出した後、背側に周り解剖学的snuff boxから母指背側を走行して、尺骨動脈深枝と吻合し深掌動脈弓を形成する。なお、浅掌枝は尺骨動脈浅掌枝と吻合して浅掌動脈弓を形成する。これら動脈弓が開存していれば、橈骨動脈を犠牲にしても手指の血行に問題はなく、Allenテストが陰性であれば、皮弁採取後の血行再建は通常必要としない。

2 静脈

　皮弁の還流静脈には橈骨動脈の伴走静脈（通常2本存在する）と橈側皮静脈の2系統が存在する（図3）。橈側皮静脈の方が太いが、伴走静脈も2本のうち1本は十分な口径を有することが多い。橈側皮静脈は肘窩から上腕二頭筋外側縁、三角筋胸筋溝を通り、腋窩静脈に流入している。そして、肘窩付近で穿通静脈を介して、橈骨動脈の伴走静脈と交通している。

> 本皮弁が報告された当初は、吻合血管として橈側皮静脈の方が主に用いられたが、点滴の既往などで皮静脈が瘢痕化している時がある。現在では、伴走静脈の還流の方が優位であるとされており、こちらが用いられることが多いが、口径が細い場合もあり、できれば皮静脈も吻合するのがよい。

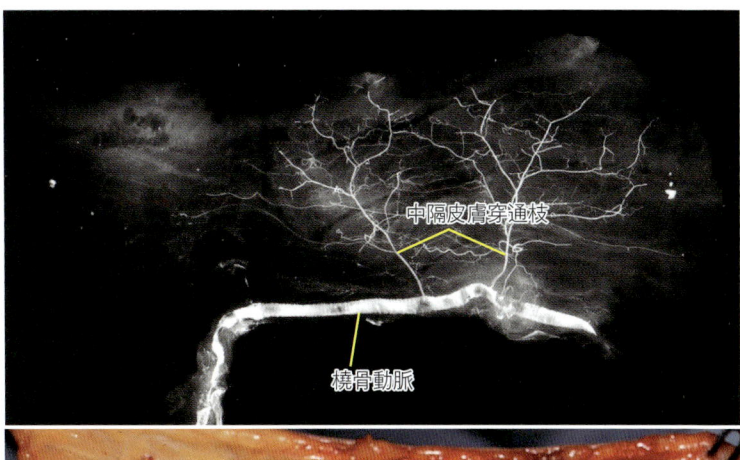

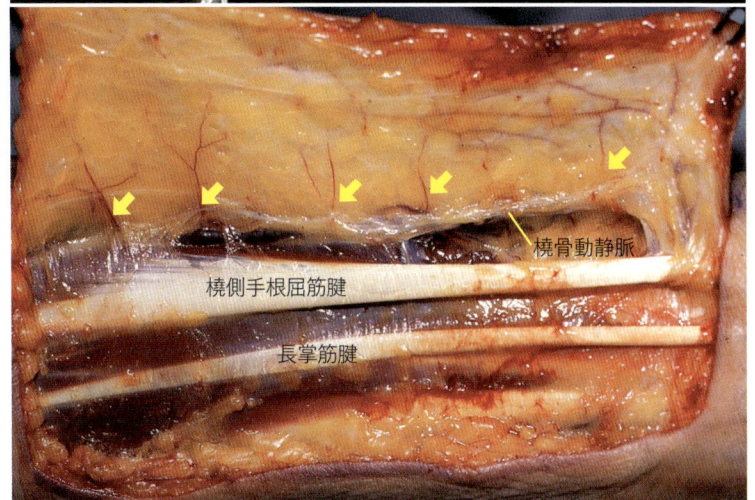

(a) 切断前腕より採取した橈側前腕皮弁の血管造影像

(b) 挙上した皮弁への穿通枝（⇨）

図2　橈骨動脈から前腕皮膚への中隔皮膚穿通枝

橈側の適当な皮静脈（橈側皮静脈）を皮弁に含める。

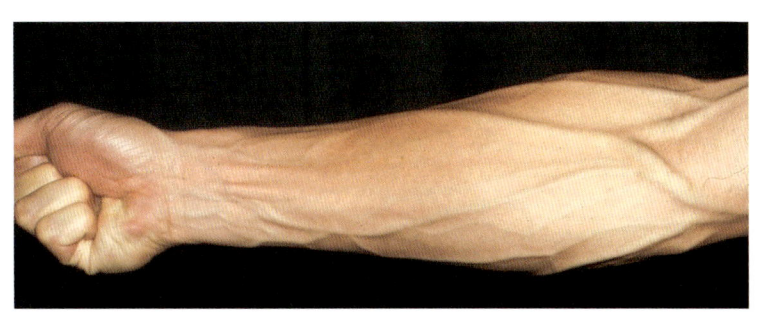

図3　前腕の皮静脈

3 手技

1 デザイン

本皮弁の採取は患者の利き腕でない側で行うことを原則とする。

術前に必ずAllenテストを行い、橈骨動脈を採取しても手指の血行に問題がないことを確認する。

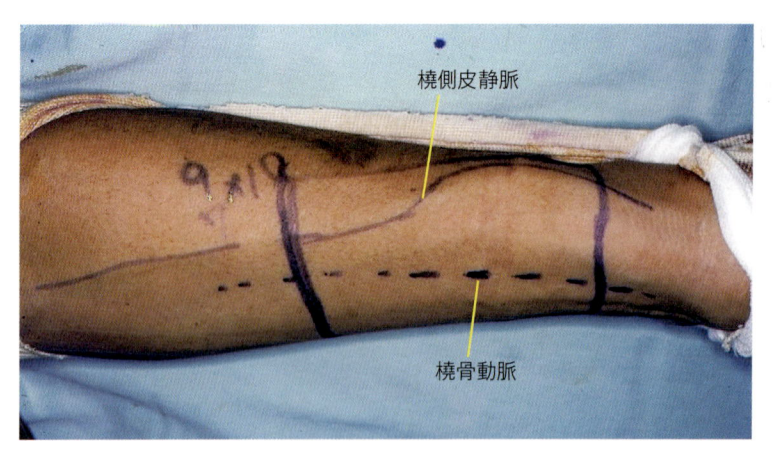

図4　皮弁のデザイン
橈骨動脈の拍動を中心に橈側皮静脈を含めるように皮弁をデザインする。

> Allenテスト陰性とは橈骨動脈を閉塞した状態で手の血行が良好であることを示すもので、逆に、Allenテスト陽性の場合、手部の血行において橈骨動脈が優位であるため、本皮弁の採取は禁忌となる。

まず、橈骨動脈（拍動を触れる）と橈側皮静脈の走行をマーキングし、これらを含むように必要に応じた大きさの皮弁をデザインする（図4）。前腕の皮膚は手関節部から肘窩を越える付近までほぼ全て利用可能であるが、中枢側にデザインすると皮弁がやや厚くなり、血管柄も短くなる。したがって、前腕末梢1/3の掌側からやや橈背側の部分を利用することが多い。

> 皮弁はなるべく掌側中枢寄りにデザインした方が、採取後の瘢痕は目立ちにくいが、橈側皮静脈は含めるようにデザインした方がよい。

2　皮弁の挙上

皮弁挙上はターニケット駆血下に行う。

> 駆血のエスマルヒは弱めに巻いた方が、静脈血が残り皮膚穿通枝の位置がわかりやすい。ターニケットを装着した上肢を挙上し、軽くエスマルヒを巻く（弱虚血状態）のがコツである。

なお、挙上は慣れれば90分以内に完了するので、採取中のターニケットの解除は不要である。

①皮膚切開
橈側皮静脈上の皮膚をゆるやかなS字状（あるいは直線状）に切開して、皮静脈が皮弁に含まれるのを確認する（図5-a）。

> この操作は最後に行ってもよいが、著者らは、術野の展開が容易になるので先に行う。

②橈側に向かって皮弁を挙上する
次いで、この皮膚切開をデザインした皮弁の尺側縁に延長し、橈側に向かって皮弁を挙上する。

皮弁挙上は筋膜上、筋膜下のいずれの層で行ってもよいが、皮弁採取部への植皮の生着を確実にするため、長掌筋腱や橈側手根屈筋腱周囲のパラテノンは必ず温存することが重要である（図5-b）。

> 皮弁の挙上は深筋膜下で進めるとする論文もあるが、著者らはパラテノンを損傷する危険が大きいので、この部位での皮弁剥離は筋膜直上で行うことを推奨する。

③橈側手根屈筋を橈側縁まで剥離する
深筋膜が厚くなり、その下層に橈骨血管束（動静脈のみで橈骨神経は伴走しない）が確認できる。

④橈骨動脈・伴走静脈束を露出する
橈側手根屈筋腱の橈側縁で深筋膜を縦方向に切開し、腱間中隔内にある橈骨動脈・伴走静脈束を露出する（図5-c）。

> この時、皮弁へ派生する数本の中隔皮膚穿通枝が確認できるので損傷しないようにする。

⑤橈側縁切開から橈骨動脈方向に皮弁を挙上する
皮弁の橈側縁（背側）に切開を加え、長橈側手根伸筋腱と腕橈骨筋腱の直上で両腱のパラテノンを温存しながら、橈骨動脈方向に皮弁を挙上する。

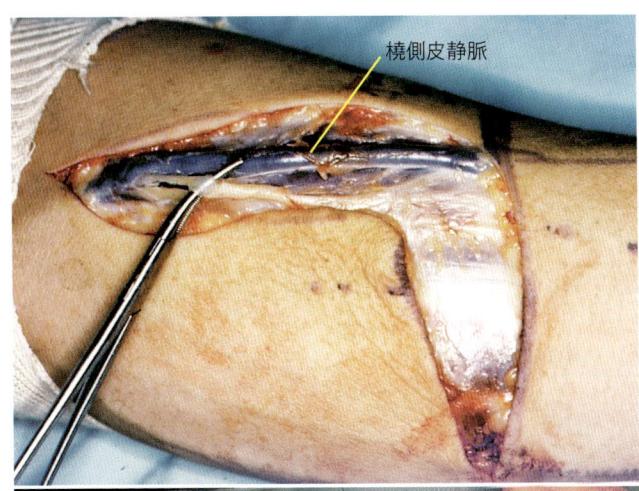

(a) 橈側皮静脈上の皮膚切開と、皮静脈の位置の確認。

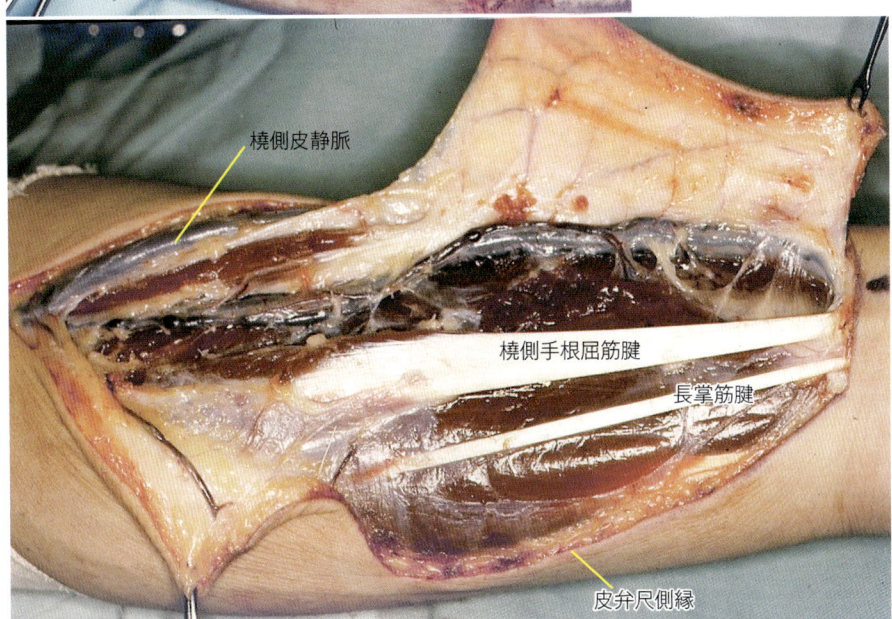

(b) 皮膚切開を皮弁尺側縁に延長して、長掌筋腱や橈側手根屈筋腱のパラテノン上で、皮弁を橈側方向に挙上する。

(c) 橈側手根屈筋腱のパラテノンを温存しながら橈側の深筋膜を切開すると血管束と皮膚穿通枝（⇨）が確認できる。BRは腕橈骨筋腱を示す。なお、筋肉への小分枝（⇨）は凝固離断する。

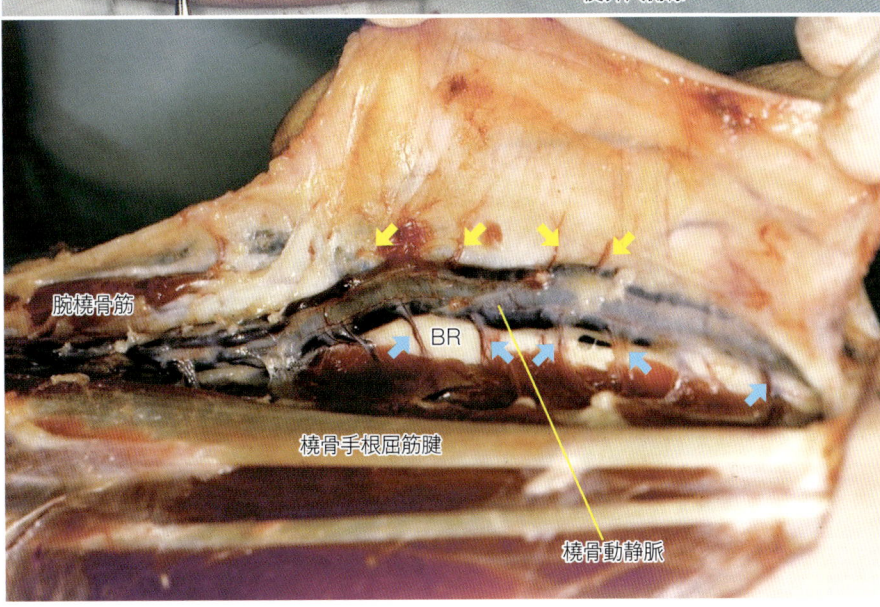

図5 左橈側前腕皮弁の挙上Ⅰ

IV 橈側前腕皮弁

> 橈側皮静脈は皮弁内に含めるが、静脈周辺の皮下組織を少し弁状に付けるように挙上すると静脈を保護できる。

　なお、長橈側手根伸筋腱と腕橈骨筋腱の間から橈骨神経浅枝が皮下に出るので、損傷しないように温存する（図6-a）。

> 静脈に沿って下行する内側前腕皮神経は切断せざるを得ない。この神経は、前腕屈側部尺側面を中央まで支配するが、この領域は皮弁として挙上される部位とほぼ一致する。したがって、この神経を使って橈側前腕皮弁を知覚皮弁とする報告もある。

⑥ **筋・腱間中隔を橈骨動脈に沿って切離する**
　皮弁を腕橈骨筋（腱）の尺側縁まで剥離したら、筋（腱）間中隔内に橈骨動脈・静脈の走行を認めるので、中隔皮膚穿通枝 septo-cutaneous perforators を温存しながら筋（腱）間中隔を橈骨動脈に沿って中枢側へ切離する。

⑦ **掌側を切開し皮弁を挙上する**
　皮弁末梢側（掌側）を切開し、橈側動静脈と皮静脈の末梢端を確認し結紮切離する。そして、これらの血管を皮弁内に含めながら、手掌側から頭側方向に皮弁を挙上する（図6-b）。長い血管柄を必要とする場合には、橈側手根屈筋と腕橈骨筋の筋間を切開し、橈骨動静脈を肘窩付近まで剥離するとよい。

> 橈骨動脈は周囲筋肉に多くの枝を出しているので、これらは丁寧に結紮するか、細いものはバイポーラで凝固する。

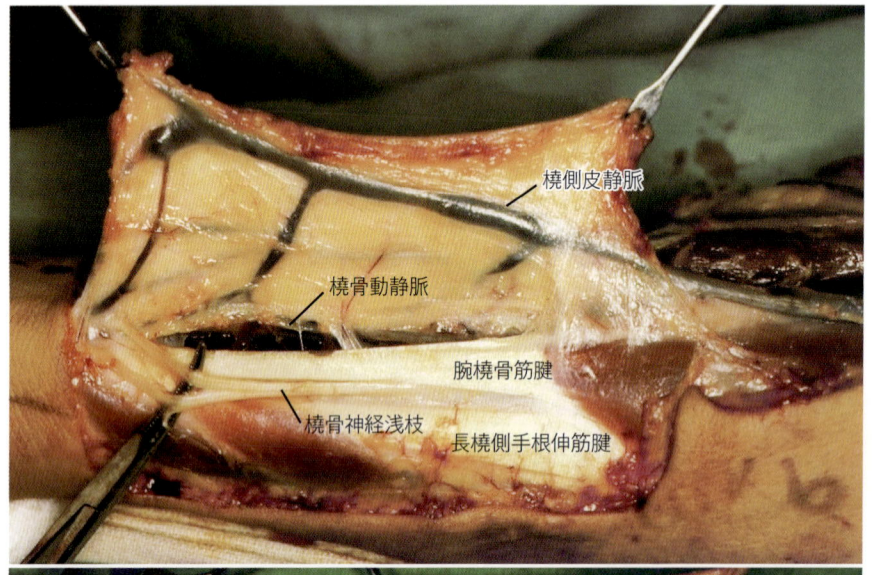

(a) 皮弁橈側縁（背側）より皮膚切開を加え、橈骨動脈方向に長橈側手根伸筋腱、腕橈骨筋腱のパラテノン上で剥離を進める。露出した橈骨神経浅枝はできるだけ温存する。

(b) 皮弁掌側縁を切開し、橈骨動静脈と皮静脈を結紮し、頭側に向かって挙上する。

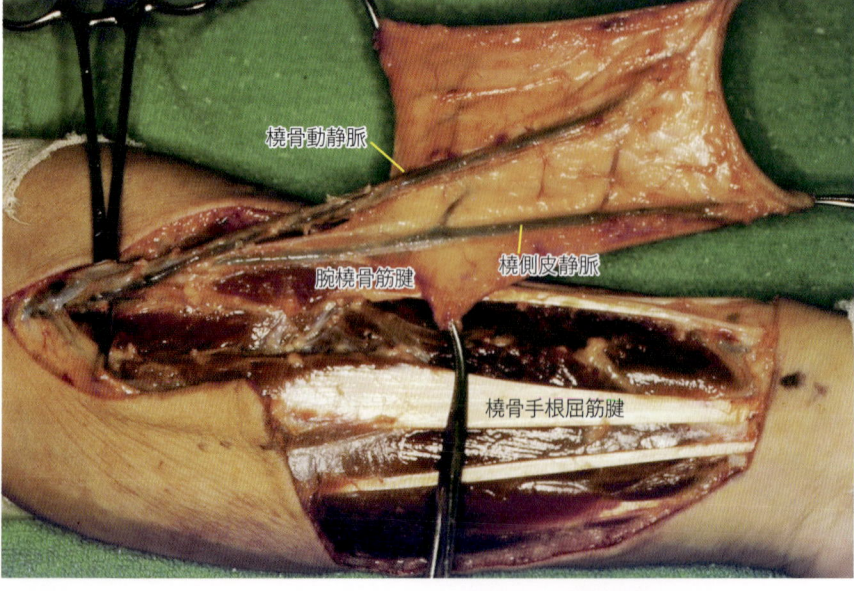

図6　左橈側前腕皮弁の挙上 II

⑧皮下を走行する橈側皮静脈を肘窩付近まで剥離し確保する

　肘窩付近まで剥離すれば、橈側皮静脈と伴走静脈が穿通静脈を介して吻合するので、この部から中枢で静脈を採取すれば、静脈1本で2系統の静脈還流を得ることができる。しかし、橈側皮静脈の状態が良ければこの必要はない。

> また、移植床に2本の静脈があれば、皮静脈と伴走静脈をそれぞれ吻合した方が安全である。

⑨最後に、腕橈骨筋と円回内筋の筋間を分けて橈骨動脈と伴走静脈を剥離する

　筋肉への小枝はすべて結紮（凝固）離断する。必要なだけ血管柄を剥離したら島状皮弁が挙上できるので、ターニケットを開放し皮弁の血行と手指の血行を確認する（図7）。

橈骨付き前腕皮弁を採取する場合

　骨皮弁は前腕の末梢側1/3より採取する。皮弁部の挙上は上述の通り行うが、腕橈骨筋と橈側手根屈筋の筋（腱）間中隔は橈骨に強く付着しているので、この部を温存するように皮弁を挙上する。腕橈骨筋を橈側に、橈側手根屈筋を尺側に牽引すると、長母指屈筋と方形回内筋

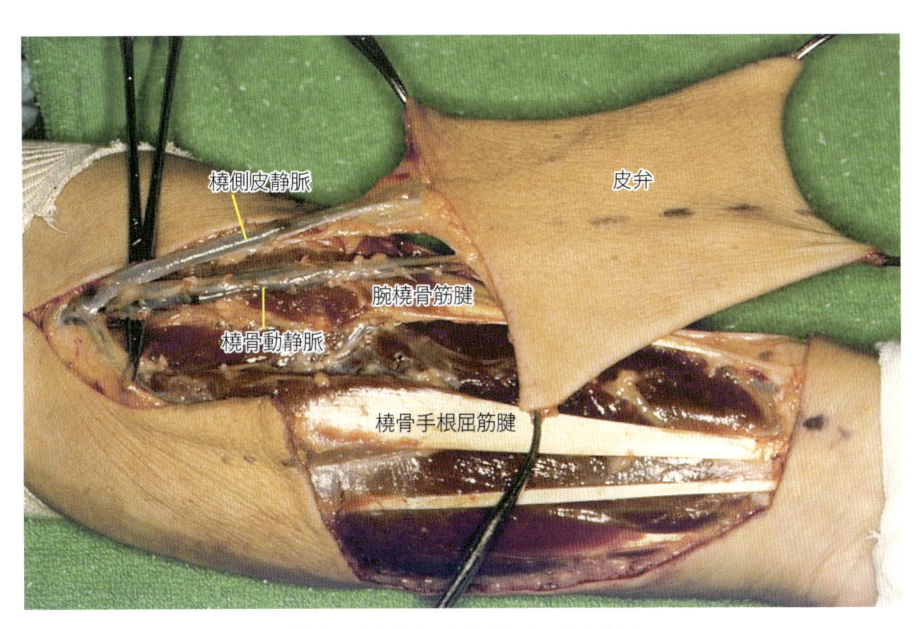

図7　島状に挙上した橈側前腕皮弁

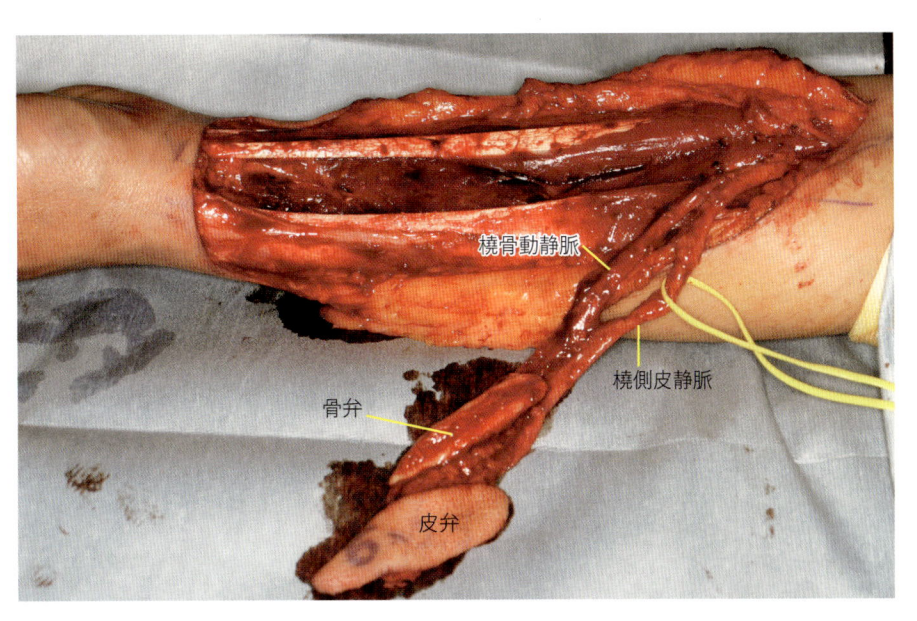

図8　挙上した橈骨付き橈側前腕皮弁

Ⅳ　橈側前腕皮弁　151

の筋体が露出される。これらの筋体の橈骨への付着部を一部に含める形で切断し、橈骨骨膜を露出して、オステオトームで骨切りを行う。中枢側は円回内筋の付着部、末梢側は腕橈骨筋の付着部まで約10cmの橈骨採取が可能である（図8）。

しかし、わずかな採取でも橈骨の強度は著しく低下し骨折を起こしやすくなるので、断面積で30％程度（幅にして1/4程度）の採取にとどめる。また骨切りの形態は両端がコの字型ではなく舟型になるようにした方が残存橈骨の強度が保てると報告されている。

> 橈骨の採取後は骨折の危険が多いことが報告されている。このため、よほど特殊な症例以外では、他の血管柄付き骨皮弁を利用するのがよい。

3 採取と移植

移植床の準備が終わったら皮弁の栄養血管を切断し、欠損部へ皮弁の仮固定を行い血管吻合に移る。橈骨動脈の吻合と、通常は皮静脈1本の吻合で移植できるが、2本ある伴走静脈の太い方を追加吻合した方がよい。

4 皮弁採取部の閉鎖

止血を確認した後、洗浄して採取部の閉創に移る。周囲皮膚の緊張と浮腫により、皮弁採取部の欠損ははじめのデザインよりかなり大きくなっている。辺縁の皮膚を剥離伸展し下床の筋体に縫いつけることにより欠損の縮小を図るが、あまり大きく剥離縮小することはできない。

■ 植皮

橈骨神経浅枝の上に直接植皮すると、知覚障害が遷延する原因となるので、できるだけ周辺の皮膚で覆うようにする。欠損の大きさが決まったら、それに合わせて鼠径部や大腿外側部などから全層や分層植皮を行う（図9）。なお、口腔内に移植する時には、ダーマトームを用いて採取皮弁を真皮層で剥脱し、deepithelized flapとして移植し、採取した皮膚で皮弁採取部を被覆する方法もある。若干面倒であるが、他の部位に瘢痕が残らないのと、採取部にもどした皮膚の色調が良好であるという利点がある。ただ、血流再開直後に真皮層から細かく出血するので、あらかじめフィブリン糊を糊塗しておくのがよい。

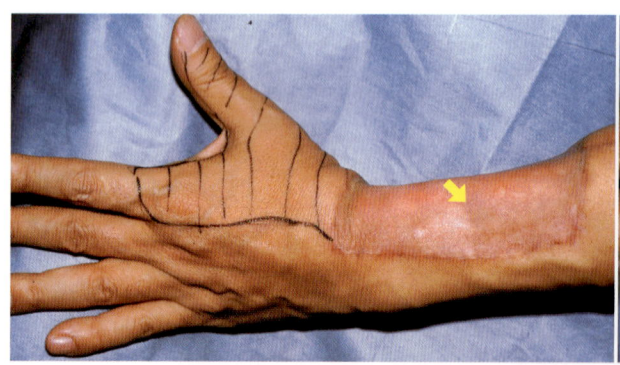

(a) 植皮により閉創した採取部（➡）と知覚異常域（斜線部）。術後1年でも、しびれ感は残る。

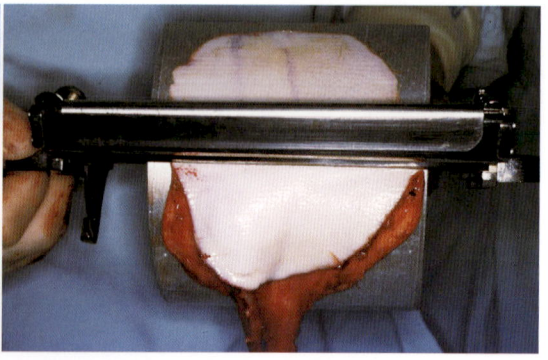

(b) パジェット・ダーマトームで剥皮中の皮弁。口腔内に移植後、約2週間で上皮化する。

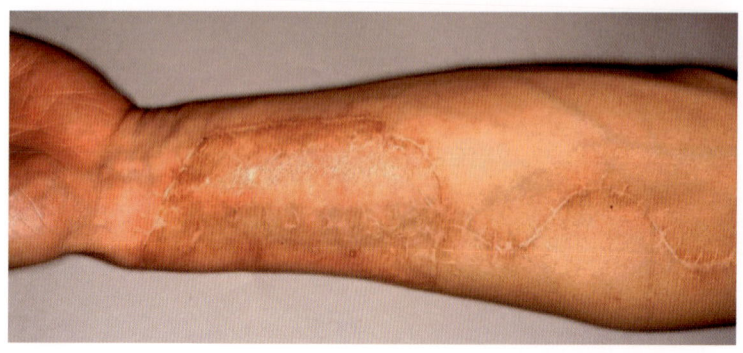

(c) 剥皮した皮膚で閉鎖した皮弁採取部。色調がよい。

図9　皮弁採取部の閉創

■ 固定

タイオーバー固定を行い、さらに肘下からのシーネもしくはギプス固定を行う。肢位は橈側手根屈筋腱や長掌筋腱が平坦化するよう手関節をやや背屈位とし、10〜14日間の固定を行う。

■ 橈骨を合わせて採取した場合

回内・回外にも制限が必要になるため、肘上のギプスとし4〜8週間の固定が推奨されている。

5 合併症と対策

本皮弁採取後の最大の合併症は採取部に残る瘢痕である。このため、女性や若年者には適応を考える必要がある。高齢者の口腔・咽頭癌の再建で、太く長い血管柄と薄く良好な血流をもつ本皮弁は、この部位の再建に寄与するところが非常に大きい。手背snuff box付近に知覚鈍麻が生じるが、機能的な問題はない。

術中に橈骨神経浅枝を損傷しないように注意する。また、皮弁挙上時に橈側手根屈筋腱などのパラテノンを損傷すると植皮の生着が悪くなるので注意する。人工真皮で被覆し二次的に植皮するのも一法である。

4 臨床例

1 症例 1：43歳、男性 左口腔底癌（T1N2M0）

腫瘍を含めた左下顎縁・口腔底を切除、左上頸部郭清を行った。約7×8cmの橈側前腕皮弁を採取し、栄養血管柄である橈骨動脈を左顔面動脈、橈側皮静脈を左顔面静脈とそれぞれ端々吻合して移植した。皮弁の生着は良好で、瘻孔・感染なども認めずすみやかに治癒した（図10）。（国立がんセンター症例）

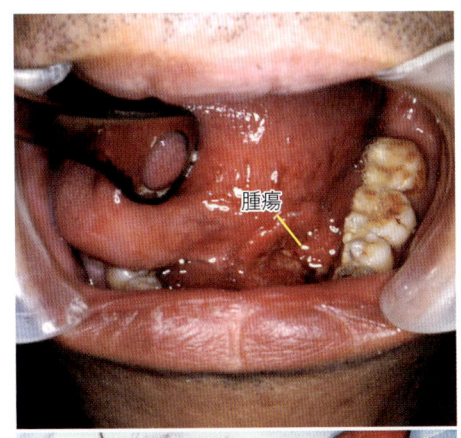

(a) 術前の状態

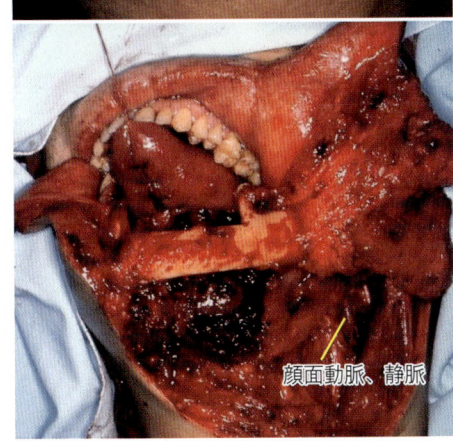

(b) 癌切除後の欠損

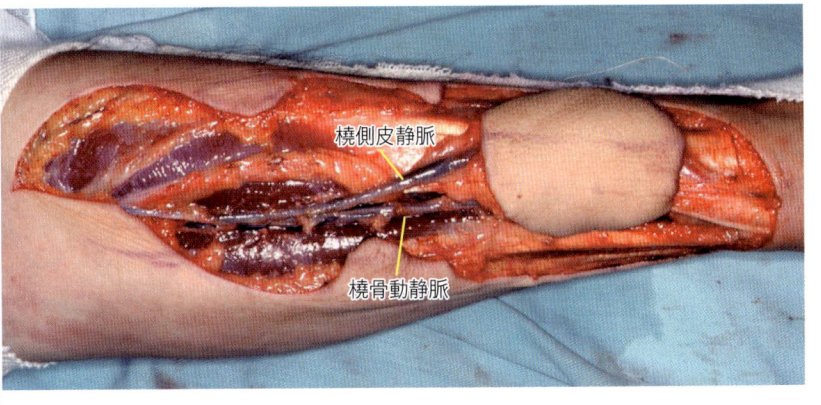

(c) 挙上した橈側前腕皮弁

図10 症例1：43歳、男性、左口腔底癌（T1N2M0）

（波利井清紀、中塚貴志：Free flapによる口腔・中咽頭の再建. 形成外科アドバンス・シリーズI-1. 頭頸部再建外科最近の進歩（改訂第2版）波利井清紀編、pp.199-211、克誠堂出版、東京、1993 に掲載症例）

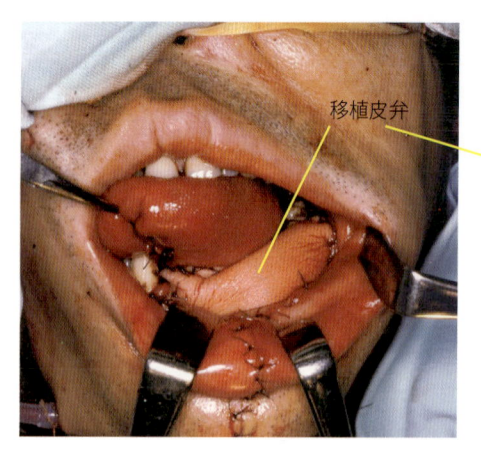

(d) 血流再開後の移植皮弁

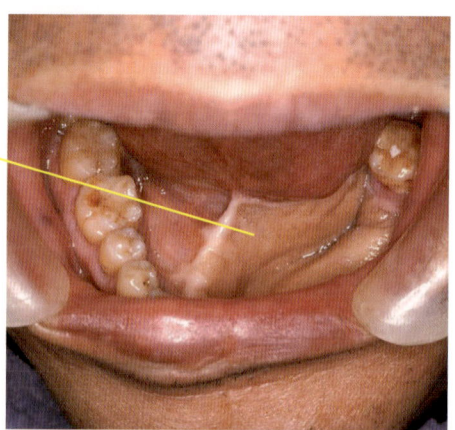

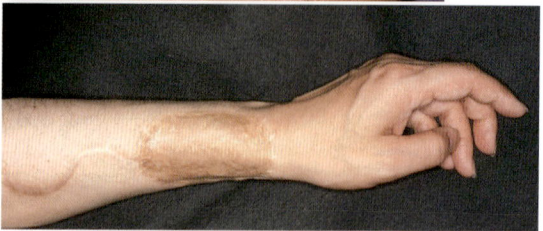

(e) 術後3年の状態。皮弁採取前腕部の機能も良好である。

図10　症例1：43歳、男性、左口腔底癌（T1N2M0）（つづき）

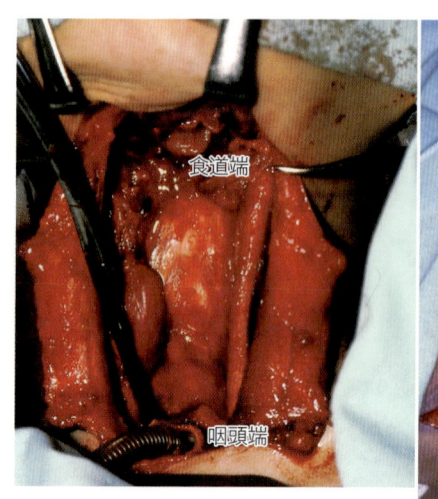

(a) 咽喉食摘、頸部郭清後の食道欠損

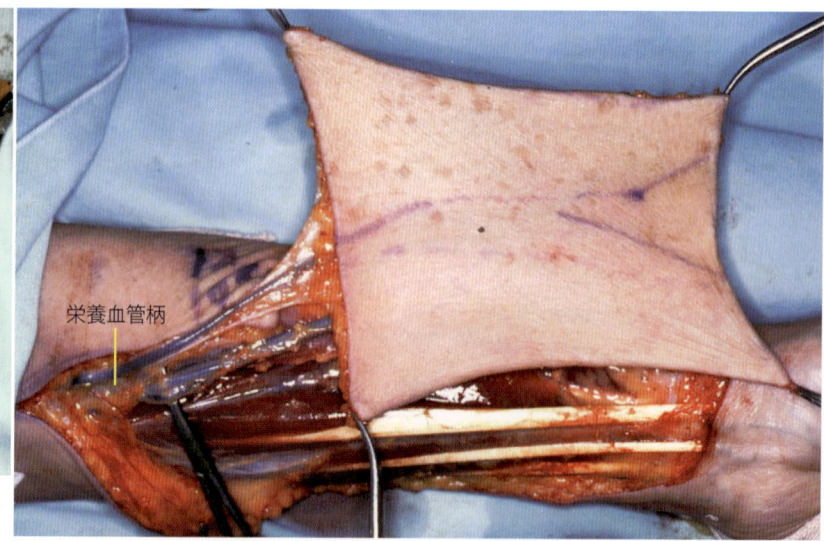

(b) 挙上した皮弁

2 症例 2：61歳、女性 下咽頭癌放射線治療後の再発

　下咽頭・喉頭・頸部食道を含めた腫瘍の切除と両側頸部郭清術が行われた。頸部食道再建に幅11cm、長さ12cmの左橈側前腕皮弁を挙上、左上甲状腺動脈と橈骨動脈、左顔面静脈と橈側皮静脈を端々吻合して移植した。血流再開後、皮弁の皮膚面が内腔になるように筒状に縫合して、食道を再建した。なお、術後の拘縮を防ぐため、皮弁と食道断端の縫合部にはZ形成術を加えた。
　術後1カ月の食道造影でリークはなく、経口摂取を開始した。術後4年、再発はなく経口摂取が可能であったが、固形物の摂取にやや時間がかかるとのことであった（図11）。（国立がんセンター症例）

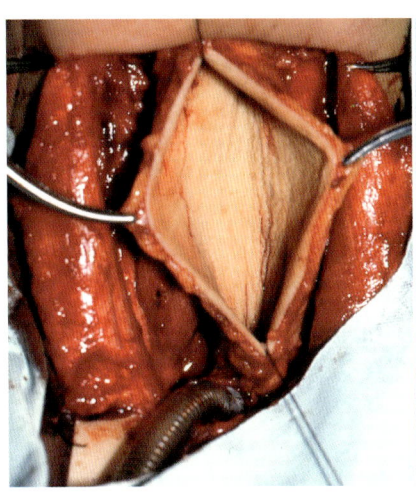

（c）移植皮弁の皮膚面を内腔に筒状に縫合

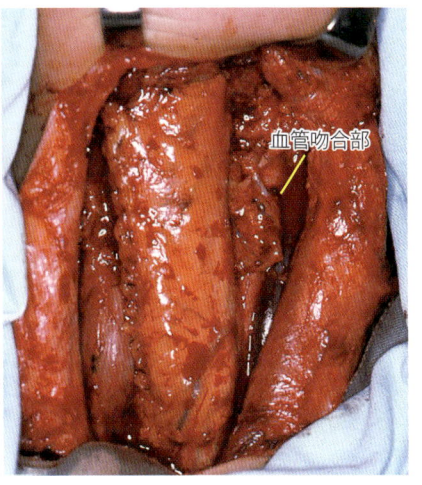

（d）完全に筒状にした皮弁

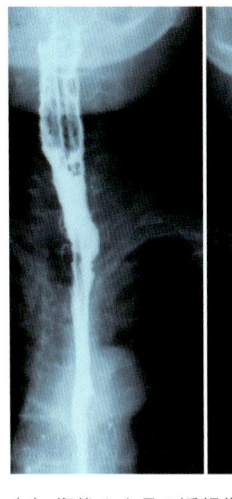

（e）術後1カ月の透視像。食道・皮弁縫合部に軽い拘縮が見られるが、造影剤の通過は良好であり、瘻孔も見られない。

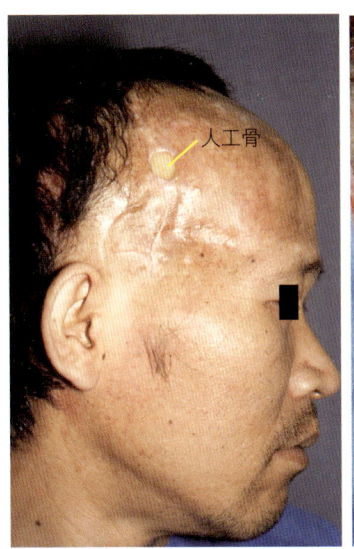

図11　症例2：61歳、女性、下咽頭癌放射線治療後の再発

（a）術前の状態。人工骨の露出を伴う潰瘍

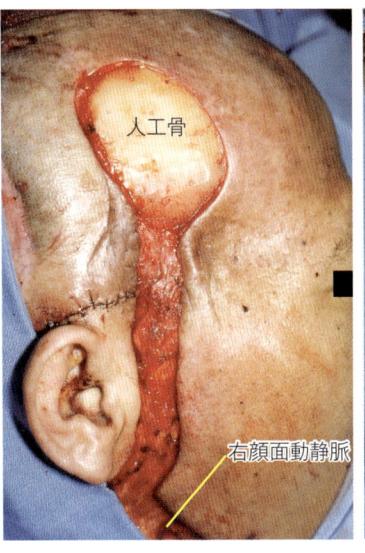

（b）潰瘍を含めた瘢痕組織を切除、人工骨が露出している。移植床血管は右顔面動静脈にした。

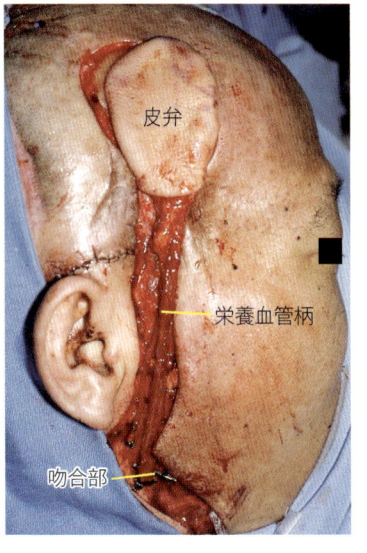

（c）長い血管柄の使える橈側前腕皮弁を移植、顔面動静脈と吻合した。

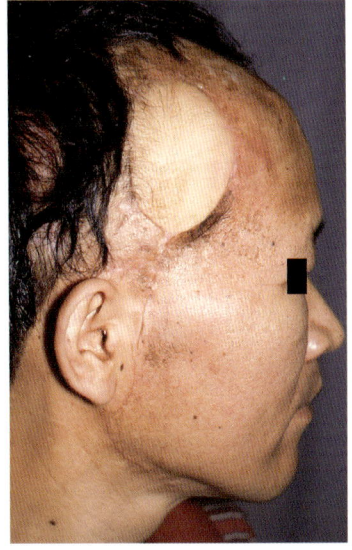

（d）移植後5カ月の状態。人工骨の露出もなく、創の状態は良好である。

図12　症例3：37歳、男性、頭蓋潰瘍

3 症例 3：37歳、男性 頭蓋潰瘍

　脳腫瘍切除後に放射線照射が行われ、頭蓋骨欠損を再建していた人工骨が露出していた。感染が比較的鎮静化していたため、潰瘍周辺を切除し、露出した人工骨を遊離橈側前腕皮弁で被覆した。移植床の血管が右顔面動静脈と欠損より離れた位置にあったので、皮弁の血管柄を12cm程度に長く作成し、橈側動脈と顔面動脈、橈側皮静脈と顔面静脈に端々吻合した。移植皮弁は完全に生着した（図12）。

【参考文献】

Boyd B, Mulholland S, Gullane P, et al: Reinnervated lateral antebrachial cutaneous neurosome flaps in oral reconstruction; are we making sense? Plast Reconstr Surg 93: 1350-1359, 1994

Chang TS, Hwang WY: Forearm flap in one-stage reconstruction of the penis. Plast Reconstr Surg 74: 251-258, 1984

Demirkan F, Wei FC, Lutz BS, et al: Reliability of the venae comitantes in venous drainage of the free radial forearm flaps. Plast Reconstr Surg 102: 1544-1548, 1998

Foucher G, van Genechten F, Merle N, et al: A compound radial artery forearm flap in hand surgery; an original modification of the Chinese forearm flap. Br J Plast Surg 37: 139-148, 1984

Harii K, Ebihara S, Ono I, et al: Pharyngoesophageal reconstruction using a fabricated forearm free flap. Plast Reconstr Surg 75: 463-474, 1985

Mühlbauer W, Herndl E, Stock W: The forearm flap. Plast Reconstr Surg 70: 336-344, 1982

Nakatsuka T, Harii K, Yamada A, et al: Dual free flap transfer using forearm flap for mandibular reconstruction. Head Neck 14: 452-458, 1992

Song R, Gao Y, Song Y, et al: The forearm flap. Clin Plast Surg 9: 21-26, 1982

Soutar DS, Scheker LR, Tanner NS, et al: The radial forearm flap; a versatile method for intra-oral reconstruction. Br J Plast Surg 36: 1-8, 1983

Thoma A, Khadaroo R, Grigenas O, et al: Oromandibular reconstruction with the radial-forearm osteocutaneous flap; experience with 60 consecutive cases. Plast Reconstr Surg 104: 368-378, 1999

Timmons MJ: The vascular basis of the radial forearm flap. Plast Reconstr Surg 77: 80-92, 1986

V

前外側大腿皮弁
Anterolateral thigh (ALT) flap

1 特徴と適応

　遊離前外側大腿皮弁 free anterolateral thigh flap（以下、ALT皮弁）は、1984年、Song YGらにより、外側大腿回旋動脈（と静脈）の下行枝から派生する筋間中隔穿通枝を栄養血管とする穿通枝皮弁として報告された。大腿前外側面より広く採取される皮弁である。本皮弁は栄養血管の走行に変異が多く、また、血管柄の剝離操作に熟練を要することから、報告当初はあまり一般的な皮弁にはならなかった。

　しかし、1990年前後のKoshima Iら、その他多くの報告以降、本皮弁の利点が見直されるようになり、徐々にその利用が広まった。現在では、本皮弁の解剖学的変異や挙上方法についても詳細な報告が多数行われており、頭頸部再建、四肢再建などに好んで用いられる代表的な皮弁の一つとなっている（図1）。

■ 利点

①本皮弁は比較的薄く、しなやかな皮弁である。

> 皮弁の厚さとしては、日本人成人男性で平均7.5mm、女性で平均10.8mmで、腹直筋皮弁と前腕皮弁の中間であるが、thinningにより厚さ3〜4mm程度まで薄くすることが可能と報告されている。

　このため、口腔内悪性腫瘍切除後の再建や頸部熱傷後瘢痕拘縮、手背や足背の再建に適している。

②大きな皮弁を採取できる。

　最大で35×21cm程度（大腿の1/2周）の皮弁が採

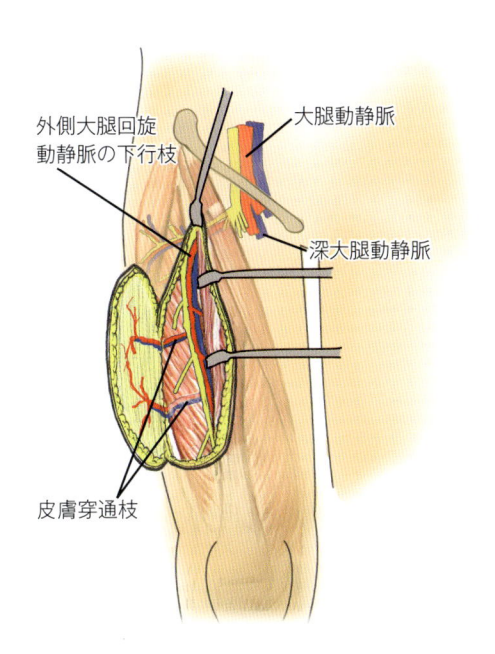

（a）ALT皮弁の代表的な解剖学的位置 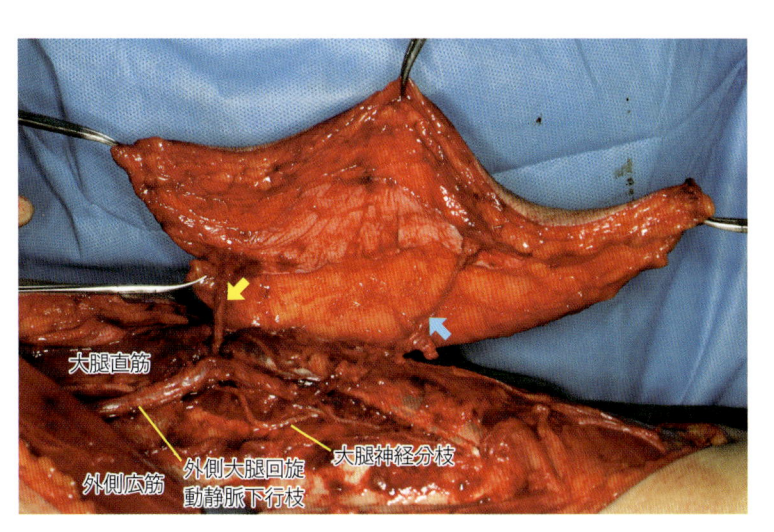　　（b）筋間中隔穿通枝（⬇）と筋肉穿通枝（⬇）を血管柄として挙上したALT皮弁

図1　ALT皮弁

取可能であったとの報告もある。皮弁採取部は幅8cmまでであれば一次縫縮が可能であるが、それ以上では閉創に植皮が必要となる。採取部の瘢痕は鼠径皮弁に比べれば整容的に劣るが、前腕皮弁に比べればはるかに目立たない（図2）。

③血管柄が長い。

> 外側回旋動静脈を深大腿動静脈からの分岐部まで採取すれば、20cm近くの長い血管柄を得ることができる（図3）。

④外側大腿回旋動脈（と静脈）により栄養される外側広筋、大腿直筋、大腿筋膜張筋や大腿筋膜などと組み合わせ、複合組織皮弁とすることが可能である。

⑤外側大腿皮神経の枝を皮弁に含めることにより知覚皮弁 sensory flap とすることができる。

⑥血管柄を利用して flow through 型の皮弁とすることができる。これにより、四肢の主幹動脈を犠牲にすることなく皮弁が移植でき、また、主幹動脈に欠損や閉塞がある症例では血行再建を同時に行うことができる可能性がある。

⑦本皮弁の末梢側に別の皮弁の中枢側を血管吻合することにより、bridge flap やキメラ型皮弁とすることができる。

⑧複数の穿通枝が利用できる場合には、多皮島皮弁とすることが可能である（図4）。

■ 欠点

①栄養血管の走行に解剖学的変異が非常に多い。まれに穿通枝が存在しないこともあり、他の皮弁への変更が必要になることがある。

②穿通枝が筋間中隔穿通枝の場合には栄養血管の剥離は容易であるが、筋肉皮膚穿通枝の場合には剥離操作が複雑になるため熟練を要する。

③吻合部に血栓が生じた場合の救済が他の皮弁に比べ難しい。これは静脈血栓の場合に多い。救済率が低いのは短時間で穿通枝基部の静脈に血栓を生じるためと考えている。

> 特に穿通枝が1本しかない場合には救済が難しい（これは穿通枝皮弁全体に言える欠点である）。

④体毛の濃い患者では有毛の皮弁となる。

（a）一次縫縮の創（術後1年）

（b）左足関節剝脱創（4歳時、女児）へ移植したALT皮弁（⇨）の右大腿採取部植皮創（10歳時の状態）

図2　ALT皮弁採取部の瘢痕

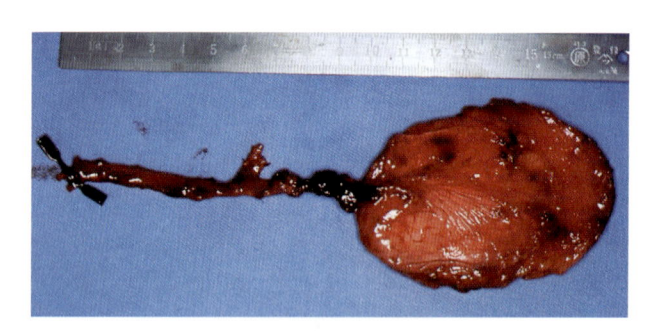

図3　ALT皮弁の血管柄
栄養血管柄を10〜15cm近くの長さにできる。

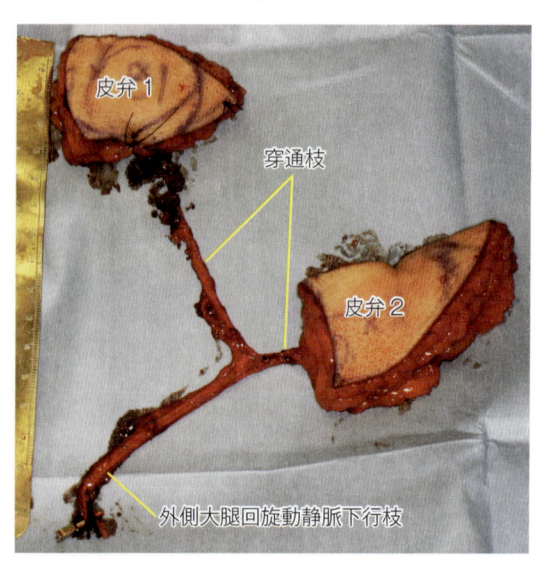

図4　穿通枝を利用して二皮島に分割したALT皮弁

2 栄養血管

1 動脈

　外側大腿回旋動脈 lateral circumflex femoral artery（以下、LCFA）は深大腿動脈（時には大腿動脈）より分岐し、その後ただちに上行枝、横行枝、下行枝の3本に分枝するが、分枝の形と位置は変異が多い。例えば、下行枝が深大腿動脈より直接分枝することもある。

　ALT皮弁の栄養血管柄であるLCFAの下行枝（以下、単に下行枝と呼ぶ）は、大腿直筋と外側広筋の筋間中隔を周囲筋肉へ栄養枝を派生しながら下行する。そして、大腿の中枢1/3～1/2の位置で、大腿前面から外側にかけての皮膚穿通枝を派生する（図5）。この穿通枝は上前腸骨棘と膝蓋骨外側縁を結んだ線上の中点付近に存在することが多い。

■ 皮膚穿通枝

　皮膚穿通枝には、大腿直筋と外側広筋の筋間中隔を通り皮膚に至る筋間中隔皮膚穿通枝 septo-cutaneous perforator と、外側広筋筋体内を通り皮膚に至る筋肉皮膚穿通枝 musculo-cutaneous perforator の2種類がある（図6）。Song YGら（1984）の最初の報告では筋間中隔穿通枝が全例に存在するとされていたが、その後の報告で実際に筋間中隔穿通枝が存在するのは10～40％に過ぎず、筋肉皮膚穿通枝であることが圧倒的に多いことがわかった。

　Kimata Iら（1989）の報告によれば、ALT皮弁74症例の術中所見で、延べ171本の穿通枝（1症例あたり平均2.31本）が存在しており、そのうち筋間中隔穿通枝は31本（18.1％）、筋肉皮膚穿通枝は140本（81.9％）で、筋間中隔穿通枝が存在した症例は74症例中28例（37.8％）に過ぎなかったとしている。

　また、穿通枝の派生部の解剖学的変異も多様である。

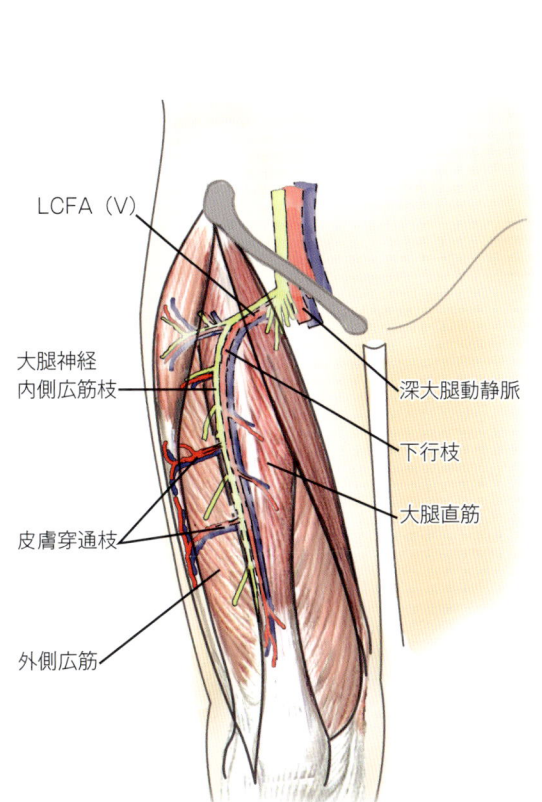

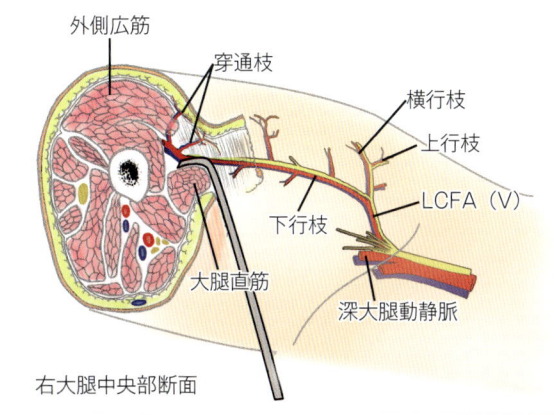

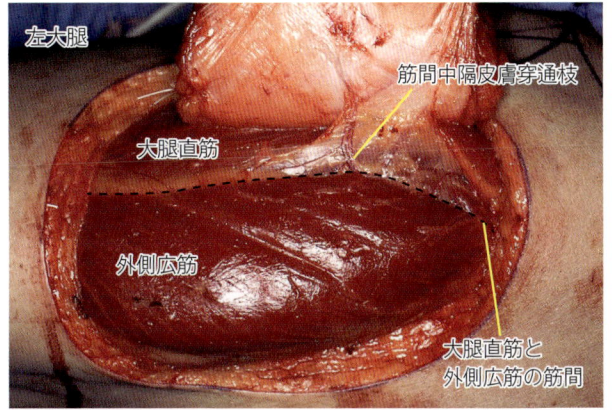

図5　ALT皮弁の栄養血管

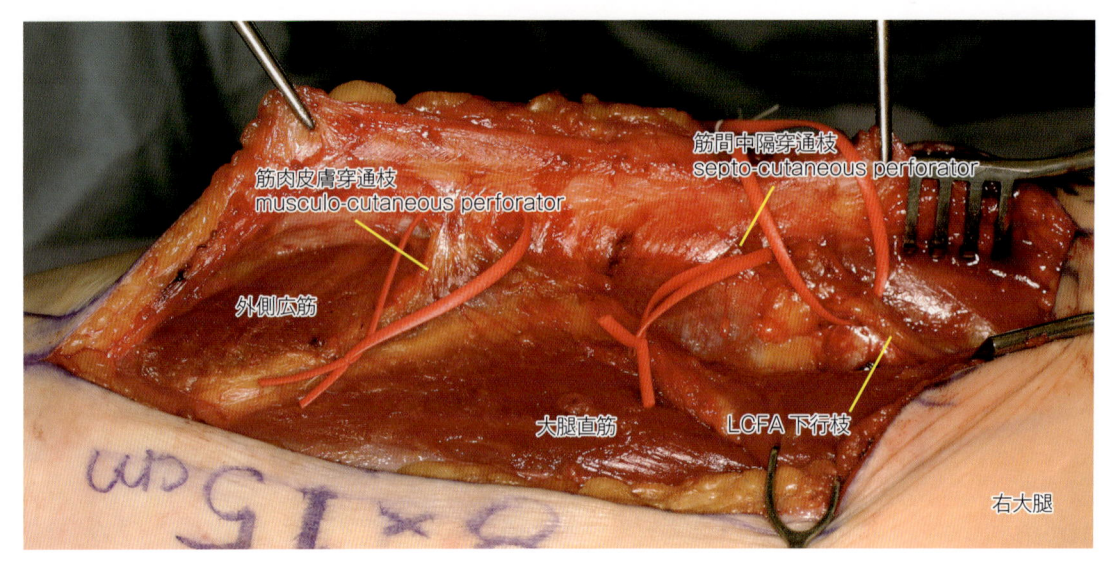

図6　下行枝よりの皮膚穿通枝

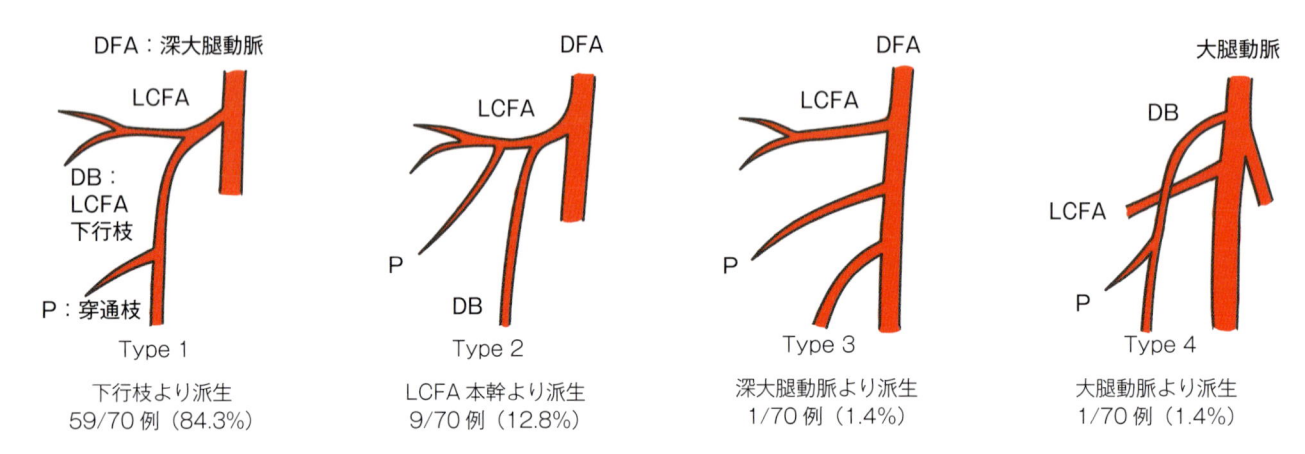

図7　穿通枝派生部の解剖学的変異
(Kimata Y, et al: Anatomic variations and technical problems of the anterolateral thigh flap; a report of 74 cases. Plast Reconstr Surg 102: 1517-1523, 1998 より引用改変)

Kimata Yら（1998）はこれについても詳細な報告を行っており、穿通枝が下行枝より派生するものが70症例中59例（84.3%）、LCFA本幹より派生するものが9例（12.8%）、深大腿動脈、大腿動脈より派生するものがそれぞれ1例（1.4%）ずつであったと報告している（図7）。

> まれではあるが、筋間中隔皮膚穿通枝、筋肉皮膚穿通枝とも存在しないことがある（1〜5%）。このような場合には、術中に他の皮弁に変更せざるを得ない。術前のインフォームド・コンセントを得ておく必要がある。

■ 皮膚穿通枝の存在と位置の確認

本皮弁を使ううえで最も重要な事項は、術前に穿通枝の存在と位置を確認することである。
①簡易型のドップラ聴診器では1mm前後の穿通枝は確認が難しい。
②CT angio、特に多列型CT（MDCT）は穿通枝を正確に描出できるが、医療経済、放射線照射の問題もある。
③動脈造影（特に立体画像）は正確であるが、侵襲が大きい。
④現在、二次元超音波画像診断（カラードップラ）が最も簡便で信頼性が高いとされている。

2 静脈

皮弁の還流静脈は動脈に伴走する静脈である。通常は、大小2本の伴走静脈が存在する。

> 2本のうちいずれが優位な還流を有するかは太さだけでは判断できない。このため、できるだけ2本とも温存し血管吻合した方がよい。

3 手技

1 デザイン

術前にエコーを用い、穿通枝の位置マーキングを行っておく（図8-a）。穿通枝は上前腸骨棘と膝蓋骨外側縁を結んだ線上の中点付近に存在することが多い（図8-b）。さらに、採取側下肢を挙上させ大腿直筋と外側広筋の筋間も確認しておくとよい（ただし、術中の体位によって位置が変わるので注意する）。

> なお、術前に穿通枝の位置（有無）が確認できない時には、われわれは原則的に本皮弁を使わない。

皮弁のデザインは欠損部の大きさ・形に応じて、穿通枝の位置のマーキングが中心にくるように行うが、術中に適宜変更する（図8-c）。

2 皮弁の挙上

内側挙上法

①皮膚切開

皮弁内側にあたる大腿前面辺縁に大腿直筋の筋膜直上に至る縦切開を加える（図9-a）。

②大腿直筋を確認する

体位により外側広筋が正中に偏位していることがあるため、筋肉束の方向をよく見て大腿直筋を確認する。

> 大腿直筋は大腿骨に平行に走るが、外側広筋束は斜めに走行するので区別は容易である。

③筋間中隔と皮膚穿通枝を確認する

外側方向に筋膜上（筋膜下でもよい）で剝離を進め、大腿直筋と外側広筋の筋間中隔もしくは外側広筋筋膜から立ち上がる穿通枝を確認する（図9-b）。

> 大腿直筋の筋膜上で剝離する方法と筋膜下で剝離する方法がある。

後者は剝離が容易で筋間中隔に達することができるが、皮弁とともに挙上される大腿筋膜を広く犠牲にすることになる。このため、われわれは筋膜上で皮膚穿通枝

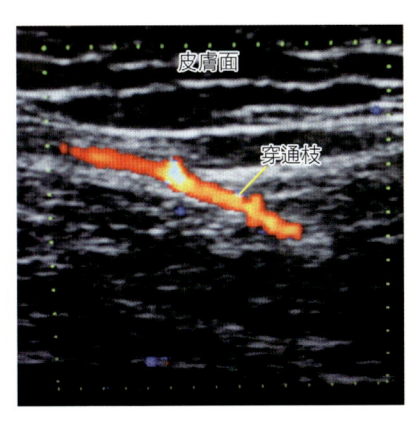

（a）術前超音波診断（カラードップラ）で確認した穿通枝

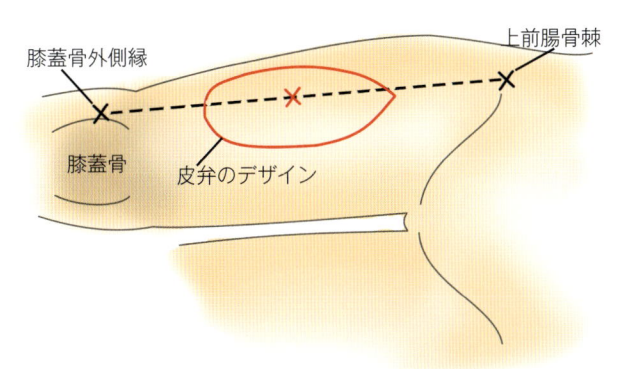

（b）穿通枝は上前腸骨棘と膝蓋骨外側縁を結んだ線の中点（×印）付近に多く存在する。

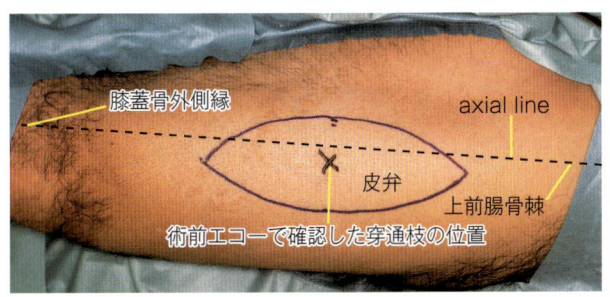

（c）実際の作図（右大腿）
穿通枝の位置を中心に必要な大きさの皮弁を作図する。点線は上前腸骨棘と膝蓋骨外側縁を結ぶ線（axial line）

図8　デザイン

付近に至り、穿通枝の近傍（筋間中隔のやや内側部）で大腿筋膜を切開して筋間中隔に至る方法を行うことが多い（図9-c）。なお、両者に関しては、どちらを行ってもよい。

穿通枝が複数ある場合にはいずれも温存する。

④皮膚穿通枝を下行枝の派生部方向に剝離追跡する

大腿直筋と外側広筋間の筋間中隔を筋鉤で鈍的に剝離すると、中間広筋上を走行する下行枝が確認できる（図9-d）。下行枝は外側広筋を支配する大腿神経の筋枝を伴走している。

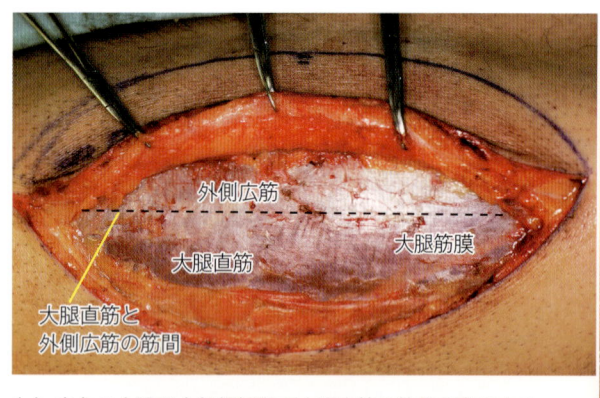

(a) 皮弁の大腿正中部縁切開で大腿直筋の筋膜を露出する。

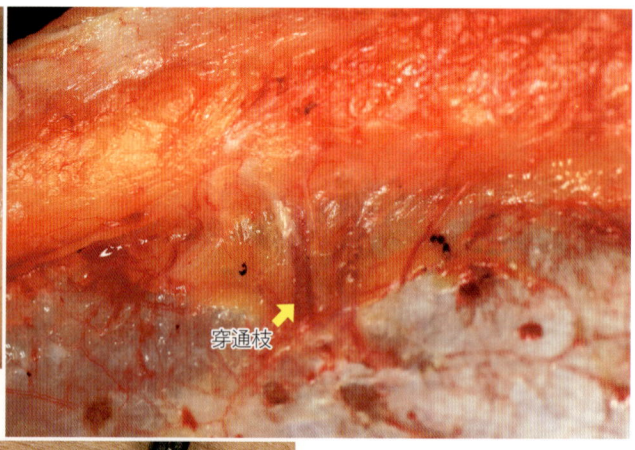

(b) 外側（大腿広筋）方向に筋膜上（筋膜下でもよい）で皮弁を挙上する。（⇨）は露出した穿通枝（外側広筋を穿通している筋肉皮膚穿通枝）

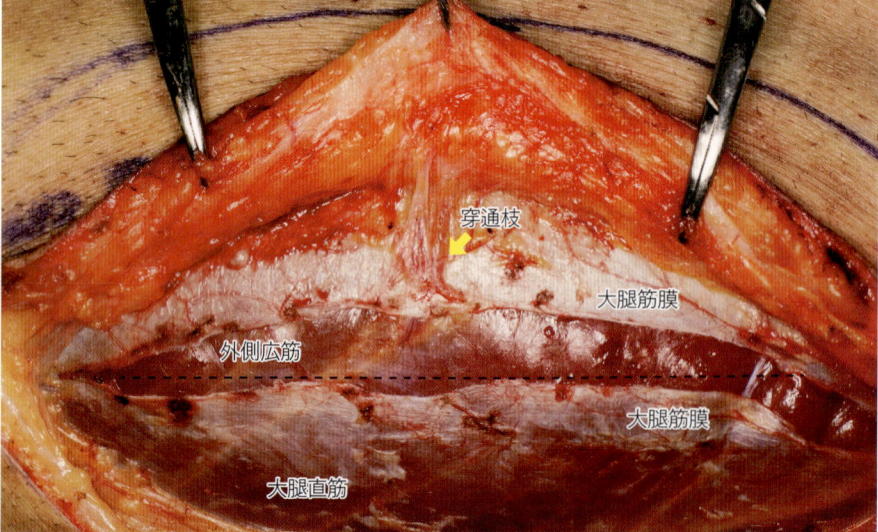

(c) 穿通枝（⇨）を確認したら、これを含めるように大腿筋膜を切開する。この症例では穿通枝は、大腿広筋を穿通しているものしかなかった。点線は大腿直筋と外側広筋の筋間の位置

(d) 大腿直筋と外側広筋の筋間中隔を剝離して下行枝を露出する。

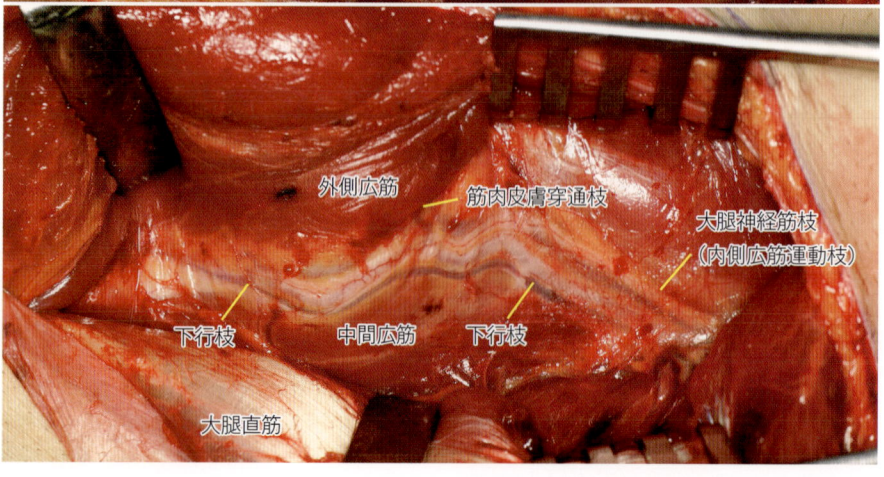

図9　右ALT皮弁の挙上 I

(a) 外側広筋を分けて、筋肉皮膚穿通枝を露出する。

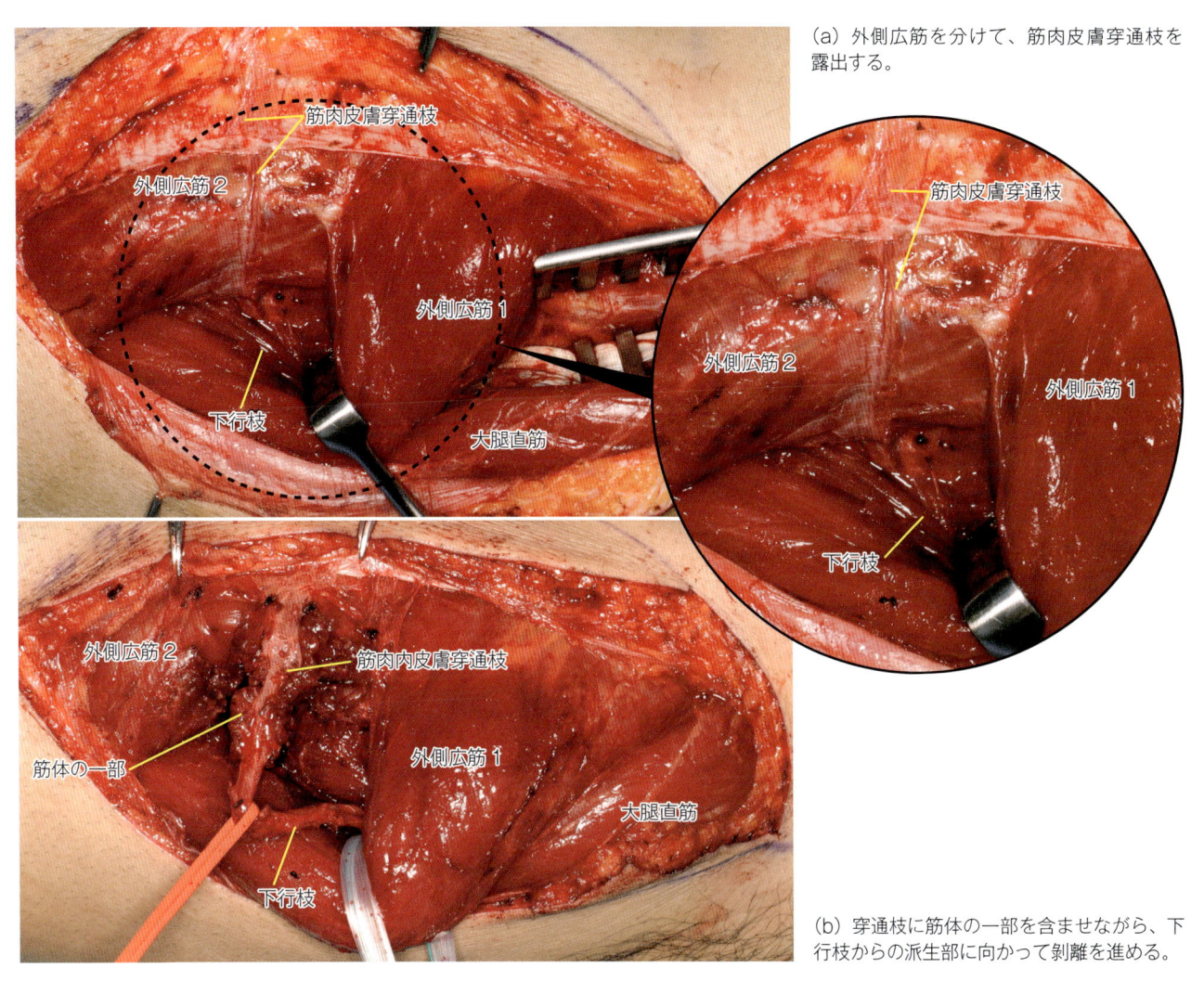

(b) 穿通枝に筋体の一部を含ませながら、下行枝からの派生部に向かって剥離を進める。

図10　右ALT皮弁の挙上 II

この時、穿通枝を損傷しないように注意する。穿通枝が筋間中隔を立ち上がる場合には剥離は容易である。

穿通枝が外側広筋内を立ち上がる場合（筋肉皮膚穿通枝）には、外側広筋の筋体を分けて剥離する必要がある。穿通枝は外側広筋の筋体に細かい分枝を出しているため、これらを丁寧に止血しつつ、中枢側（下行枝よりの派生部）と末梢（穿通枝皮膚側）の両側から剥離を進めるとよい。

⑤筋体を付けて挙上する

穿通枝のあまり近くを剥離すると、これを損傷するおそれがあるため、穿通枝周囲にはある程度の筋体を付けて挙上するとよい（図10）。

特に、皮弁にボリュームが必要な時には、外側広筋の筋体をつけて筋皮弁の形にした方が安全である。外側広筋筋体の一部を含めて採取した場合でもADL上の障害を残すことはほとんどない。

⑥下行枝をLCFA側に向けて剥離する

伴走する大腿神経外側広筋枝は、損傷しないように注意する（図11-a）。

⑦血管柄の剥離が終了した時点で、皮弁全周に皮膚切開を加える

穿通枝の位置が術前のマーキングとずれていた場合には、穿通枝が皮弁の中央にくるように皮弁外側のデザインを修正する。

⑧完全な島状皮弁とする

皮膚穿通枝に注意しつつ下行枝側に向かって筋膜下

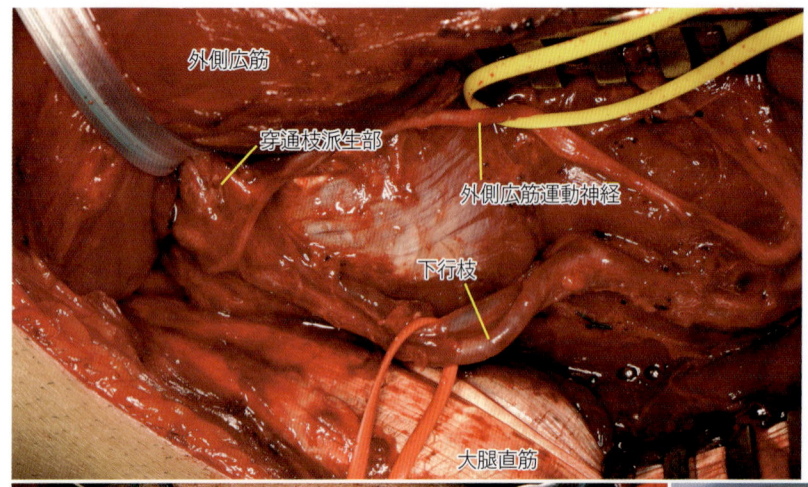

(a) 剥離した下行枝と穿通枝派生部

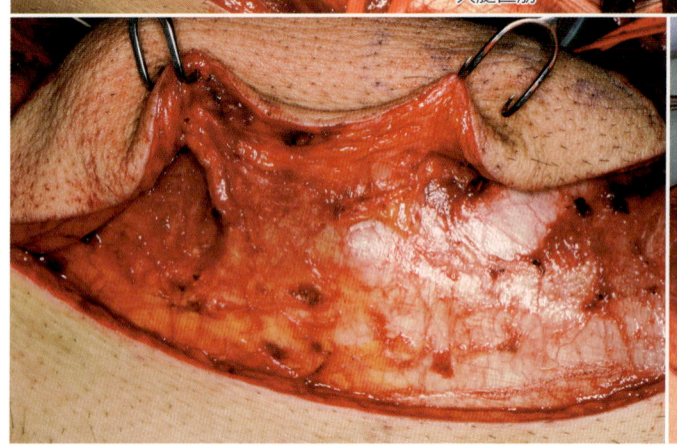

(b) 外側広筋筋膜上で筋間中隔方向に皮弁を挙上する。

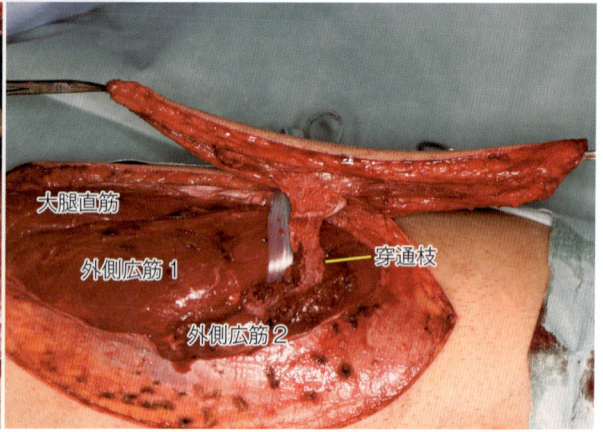

(c) 穿通枝を血管柄にして島状に挙上した右ALT皮弁。穿通枝には筋体の一部を付けている。

図11　右ALT皮弁の挙上Ⅲ

（あるいは一部筋体内）で剥離を進め、皮弁を完全に島状皮弁とする（図11-b、c）。

> 皮弁の皮膚・皮下脂肪と筋膜・筋体は剥がれやすいので、皮弁周囲で何針か皮膚と筋膜を縫合固定しておく。

3 採取と移植

　皮弁の栄養血管柄は深大腿動静脈からの分岐部まで追跡可能であるが、移植床血管の太さや血管柄の長さを考慮して切断するレベルを決める。通常は下行枝のLCFA分岐部で切断することが多く、この部で切断しても11〜12cm程度の血管柄の長さは確保できる（図12）。

> 穿通枝が複数ある場合、中枢側を犠牲にして末梢側を温存することにより、より長い血管柄を得ることができるが、穿通枝は複数含めた方が安全である。

　移植床に皮弁を縫合する際には、穿通枝にねじれが生じないよう十分注意する。特に穿通枝が1本しかない場合には注意が必要であるが、穿通枝が複数あればねじれを予防することができる。また、皮弁を二皮島に分割することも可能である。

4 皮弁採取部の閉鎖

　皮弁採取部は十分な洗浄、止血後、皮下に持続吸引ドレーンを留置し、縫合閉鎖する。患者の体格にもよるが、皮弁の幅が8cmまでであれば、一次縫縮が可能である。相当な緊張下の縫合であっても、創縁の壊死や創離開を生じることはほとんどないが、コンパートメント症候群には注意する。

> 一次縫縮が不可能な場合や創縁に過度な緊張がかかる場合などでは、無理をせず一部分を遊離植皮で閉鎖するのがよい（図2参照）。

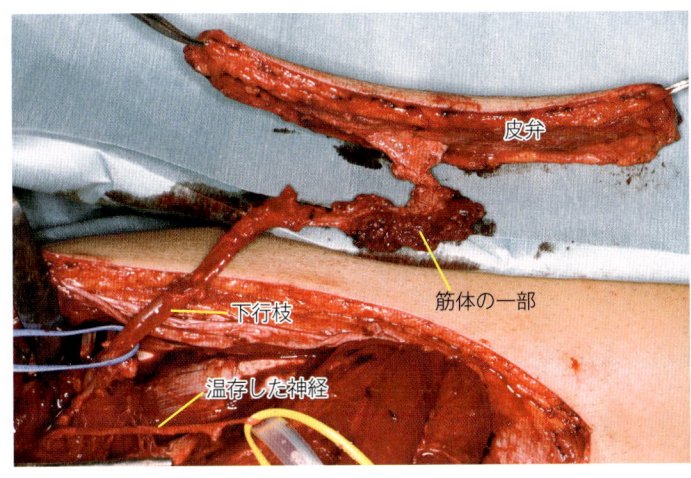

(a) 下行枝を血管柄に完全に挙上した ALT 皮弁

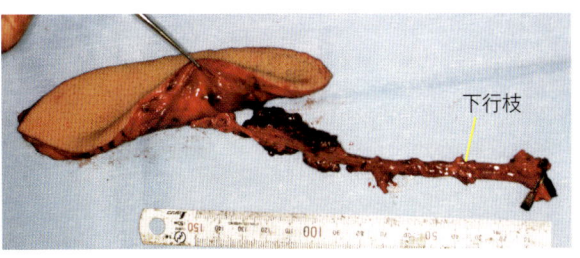

(b) 採取した ALT 皮弁（約 15cm 長の血管柄）

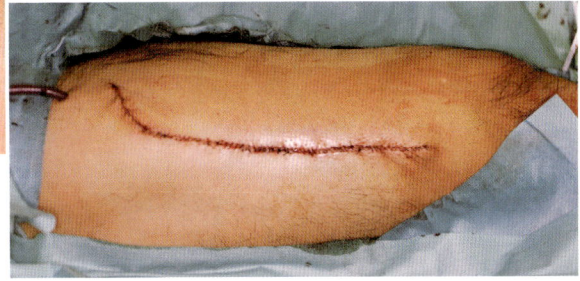

(c) 採取部は一次的に縫合閉鎖している。

図12　挙上採取した ALT 皮弁

5 合併症と対策

本皮弁は太く長い血管柄をもち、大きな皮弁が採取できるので、現在、最も多用される皮弁である。そのため、利点のみが挙げられることが多く、その欠点について論じられることは少ない。

> 本皮弁は最終的に限られた穿通枝（多くても3本）で栄養されるため、穿通枝が派生している下行枝自体は太くても、細い穿通枝はねじれや引っぱりにより簡単に損傷され皮弁の血行不全につながる。

そのため、皮弁の挙上はある程度以上の熟練者が行うか、慎重な指導下に行わせる。また、先述したように穿通枝自体を露出するのではなく、周辺の組織をつけて剥離した方が安全である。特に、穿通枝が外側広筋内を穿通する時には、ある程度の筋体を含めて筋皮弁の形に挙上した方がよい（図13）。

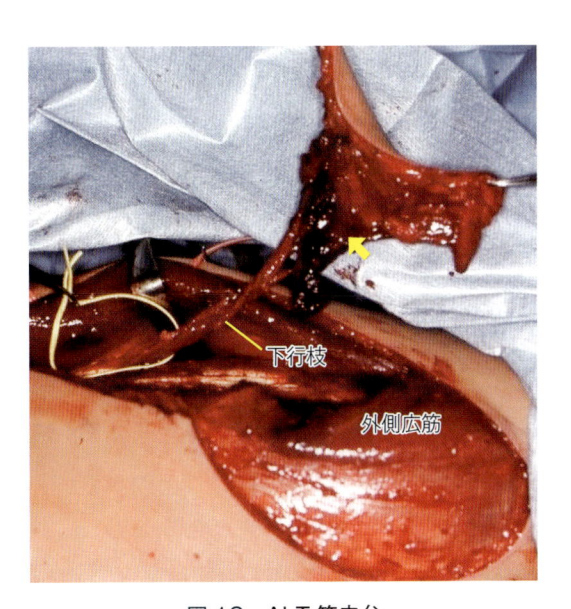

図13　ALT 筋皮弁
穿通枝が通過する外側広筋の一部（⇨）を含めて筋皮弁の形に挙上した ALT 皮弁

4 臨床例

1 症例1：56歳、女性 右前腕III度熱傷

抗うつ剤服用中、電気ストーブの前に寝ていて右前腕にIII度熱傷を受傷した。他院で植皮されたが生着しなかったため当科に紹介された。

初診時、右前腕に尺骨の露出と伸筋腱の一部欠損を伴う潰瘍が存在し、正中・尺骨神経麻痺を併発していた。

受傷後2カ月目に広範囲にデブリドマンし、欠損部を長さ約20cm、幅約8cm大のALT皮弁で被覆した。移植は尺骨動脈と下行枝の端側吻合、肘窩部皮静脈と下行枝伴走静脈を端々吻合して行った。皮弁採取部は縫合閉鎖が可能であった（図14）。

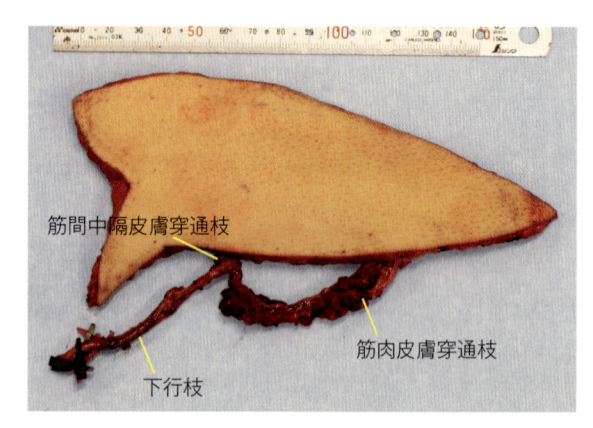

(c) 採取したALT皮弁、2本の穿通枝

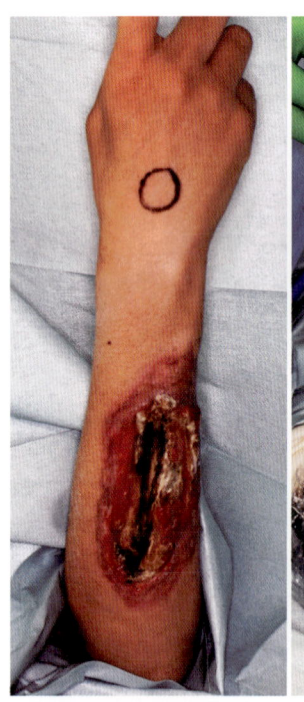

(a) 術前の状態。前医で植皮を受けたが生着していない。

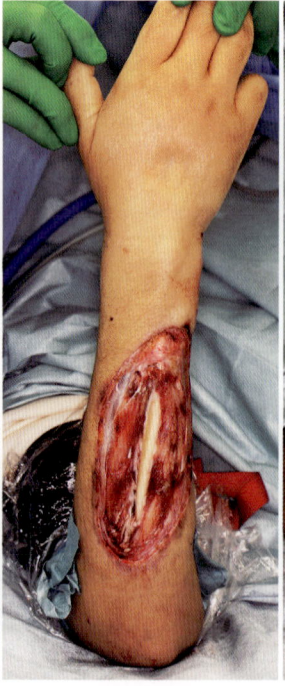

(b) デブリドマン後の欠損。尺骨と伸筋腱の一部が露出している。

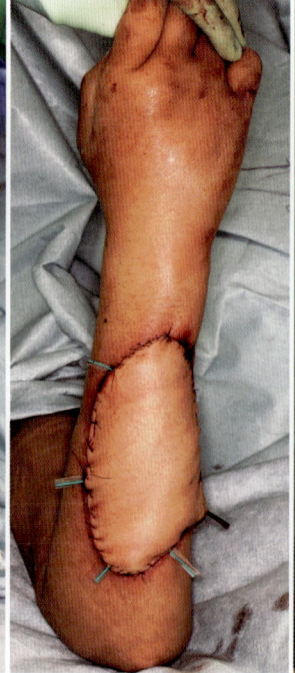

(d) 移植直後の状態

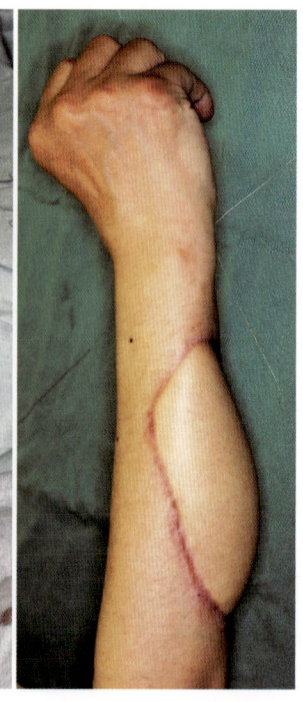

(e) 術後4カ月の状態。小指に若干の運動制限があるが、全体に機能は良く回復している。

図14 症例1：56歳、女性、右前腕III度熱傷

2 症例2：65歳、女性 右下腿異物性肉芽腫

細い足を太くする美容目的で、韓国において異物（内容不明）の注入を受けた。数年後、右下腿内側面を中心に皮膚に浸潤する異物性腫瘤が増大し疼痛を伴ったため、切除を希望して受診した。腫瘤を含め変性した皮膚を切除し、露出した脛骨を含む皮膚欠損部を長さ14cm、幅7cmのALT皮弁で被覆した。

移植は下行枝と後脛骨動脈を端側吻合、後脛骨静脈と下行枝の伴走静脈を端々吻合して行った（図15）。

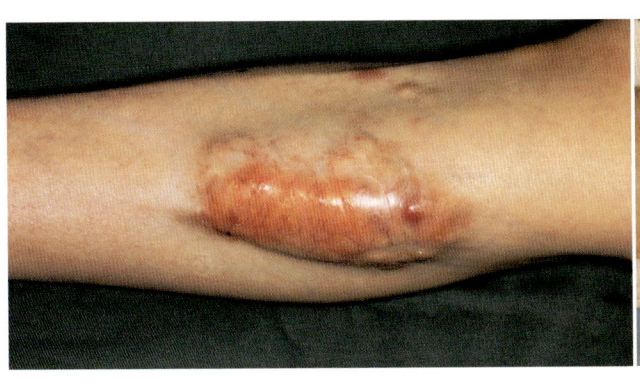

(a) 術前の状態。右下腿内側面を中心に皮膚に浸潤する注入異物。

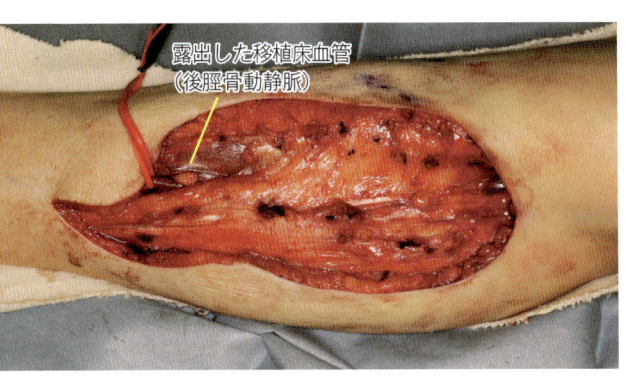

(b) 腫瘤・変性皮膚切除後の欠損

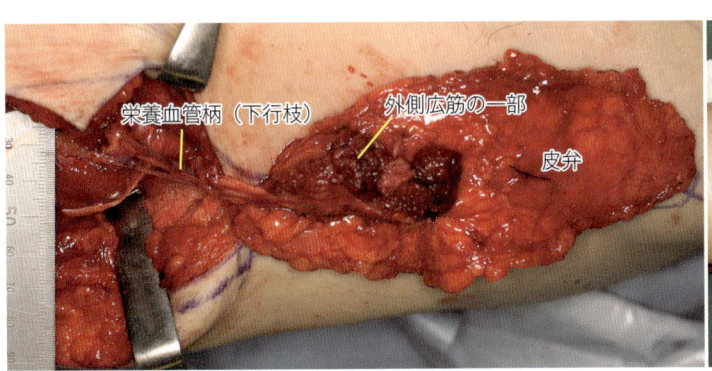

(c) 挙上したALT皮弁（外側広筋を一部含んでいる）

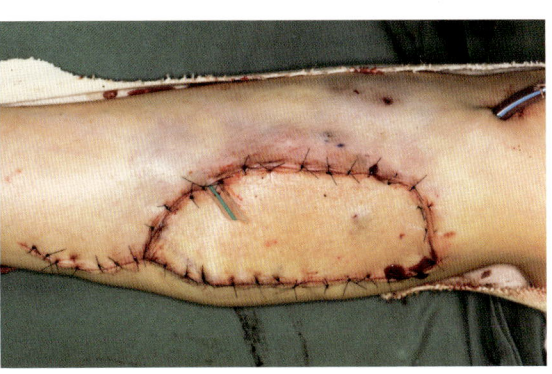

(d) 術直後の状態

(e) 術後1年の移植皮弁の状態（左）と、皮弁採取部の状態（右）

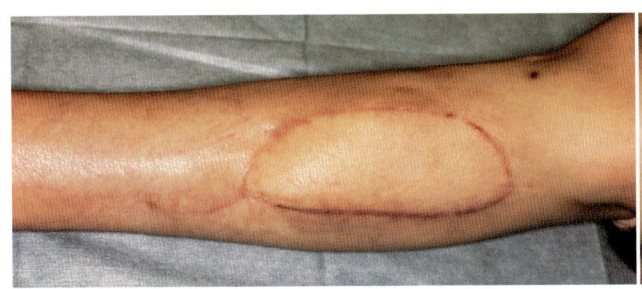

図15　症例2：65歳、女性、右下腿異物性肉芽腫

3 症例3：51歳、女性 右口腔底癌（T2N1M0）

　右口腔底に発生した扁平上皮癌を切除（pull-through法）、両側保存的頸部郭清を行った後の欠損の閉鎖に長さ6cm、幅5cm大のALT皮弁を用いた。皮弁は下顎後面の死腔を充填するため、できるだけ周辺の脂肪組織を付けて採取した。皮弁の下行枝を右上甲状腺動脈と端々、伴走静脈を内頸静脈と端側吻合して移植した（図16）。

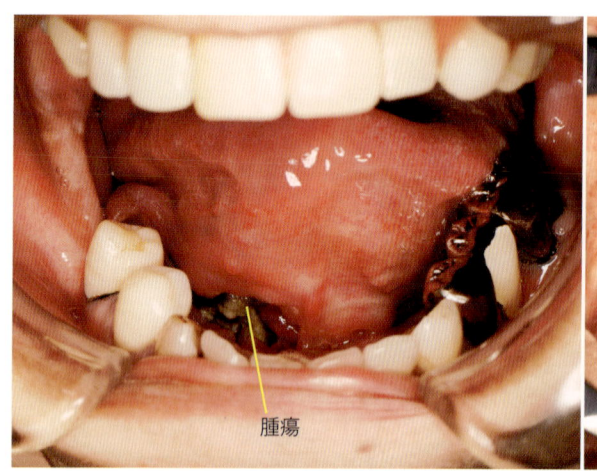

（a）術前の状態

（b）癌切除後の口腔底欠損（pull-through法）

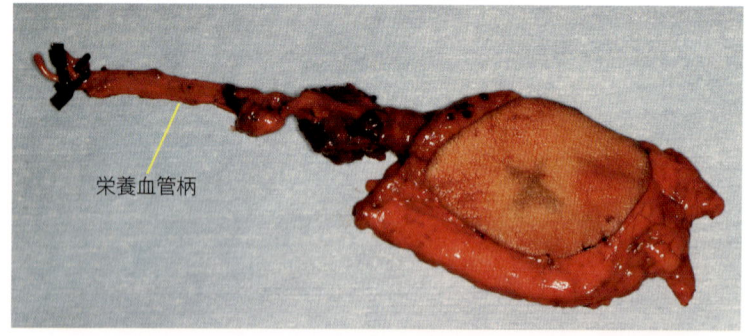

（c）採取した皮弁、下顎後面の死腔を充填するため、脂肪を多く付けて採取している。

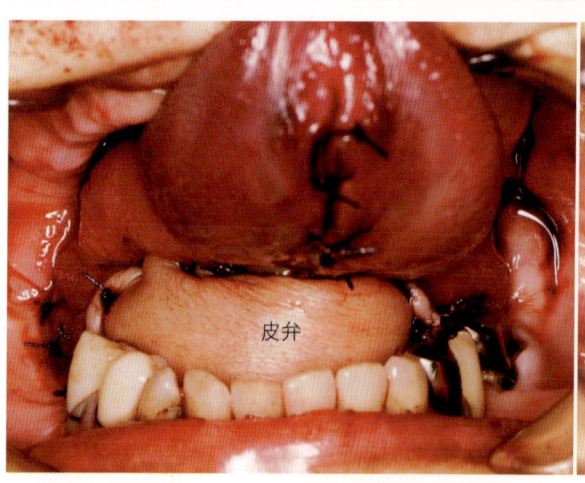

（d）血流再開後の皮弁の状態

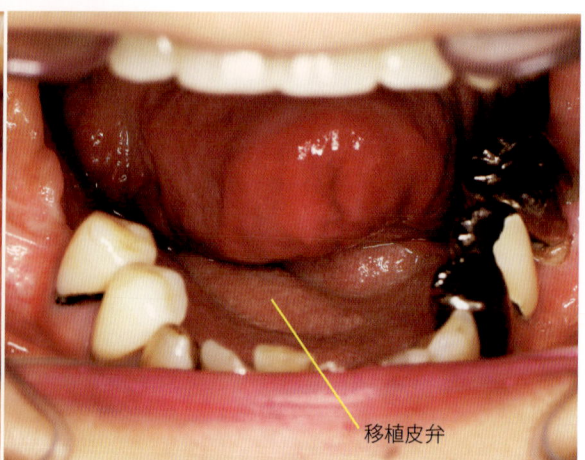

（e）術後3年の状態

図16　症例3：51歳、女性、右口腔底癌（T2N1M0）

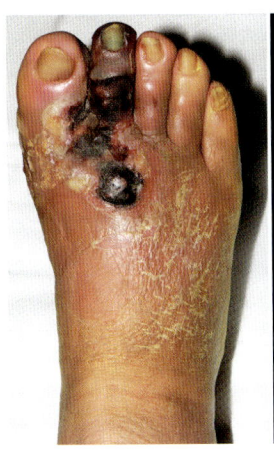

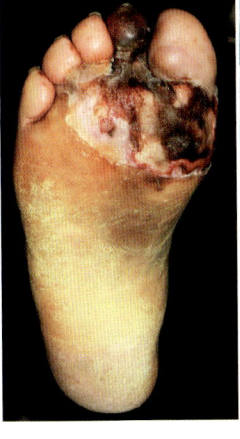

(a) 術前の状態。SPPは足背55mmHg、足底63mmHgで虚血は無いと判断したが、感染を伴っている。

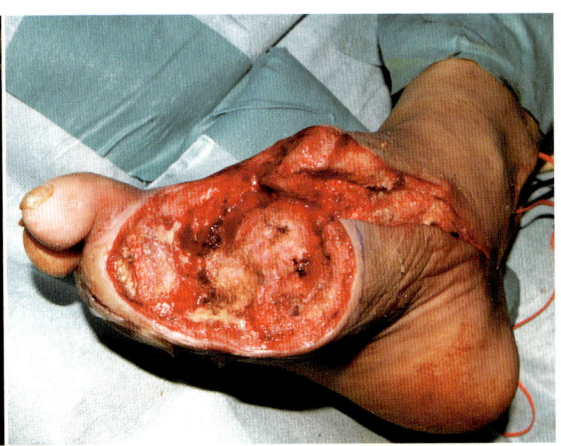

(b) 二次再建時の欠損

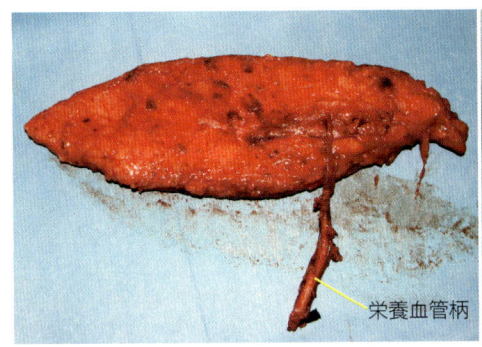

栄養血管柄

(c) 採取したALT皮弁

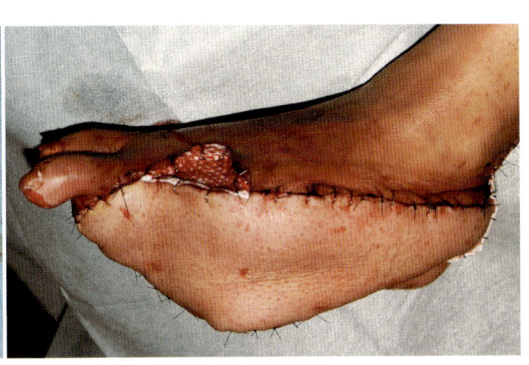

(d) 血流再開直後の皮弁

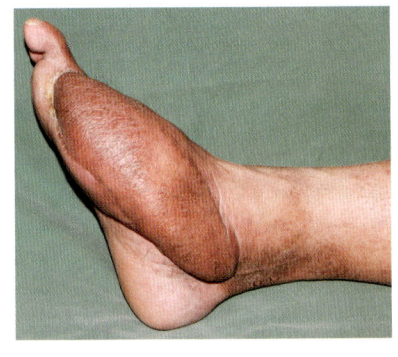

(e) 術後1年の状態。皮弁の血流は良好で、歩行可能である。

図17 症例4：52歳、男性、右足糖尿病性壊疽

4 症例4：52歳、男性 右足糖尿病性壊疽

壊疽と感染が進行したため、第I～III趾を中足骨部で切断した。感染を制御するため、局所陰圧閉鎖療法を行い、感染が鎮静化した時点で再度創部をデブリドマンし、長さ22cm、幅9cmのALT皮弁で欠損を被覆した。移植床血管は後脛骨動静脈で、皮弁の栄養血管とそれぞれ端々吻合した。皮弁採取部は縫合閉鎖した（図17）。

【参考文献】

Ao M, Nagase Y, Mae O, et al: Reconstruction of posttraumatic defects of the foot by flow-through anterolateral or anteromedial thigh flaps with preservation of posterior tibial vessels. Ann Plast Surg 38: 598-603, 1997

Kimata Y, Uchiyama K, Ebihara S, et al: Anatomic variations and technical problems of the anterolateral thigh flap; a report of 74 cases. Plast Reconstr Surg 102: 1517-1523, 1998

Koshima I, Fukuda H, Utunomiya R, et al: The anterolateral thigh flap; variations in its vascular pedicle. Br J Plast Surg 42: 260-262, 1989

Koshima I, Fujitsu M, Ushio S, et al: Flow-through anterior thigh flaps with a short pedicle for reconstruction of lower leg and foot defects. Plast Reconstr Surg 115: 155-162, 2005

Kuo YR, Jeng SF, Kuo MH, et al: Free anterolateral thigh flap for extremity reconstruction; clinical experience and functional assessment of donor site. Plast Reconstr Surg 107: 1766-1771, 2001

Pribaz JJ, Orgill DP, Epstein MD, et al: Anterolateral thigh free flap. Ann Plast Surg 34: 585-592, 1995

Song YG, Chen GZ, Song YL: The free thigh flap; a new free flap concept based on the septocutaneous artery. Br J Plast Surg 37: 149-159, 1984

Wei FC, Jain V, Celik N, et al: Have we found an ideal soft-tissue flap? An experience with 672 anterolateral thigh flaps. Plast Reconstr Surg 109: 2219-2226, 2002

VI 肩甲皮弁
Scapular flap

1 特徴と適応

　遊離肩甲皮弁 free scapular flap は、1980年 dos Santos LF らが屍体解剖により遊離皮弁としての可能性を示唆し、1982年に Gilbert A ら、Nassif TM らにより相次いで臨床例の報告が行われた。当初は皮弁 cutaneous flap として使用されることが多かったが、採取時の体位の変換など面倒な点があるので、最近では単なる皮弁として用いられることは少ない（図1）。

　一方、Teot L ら（1981）により最初に報告された肩甲骨外側縁を含めた遊離肩甲骨皮弁 free scapular osteocutaneous flap は、上・下顎や四肢の骨を含めた組織欠損の再建に好んで用いられている。

■ 利点

①栄養血管柄となる肩甲回旋動静脈の走行に解剖学的変異が少なく、挙上が容易である。

②血管柄が比較的長く、血管径も大きいため吻合が易しく安全である（特に parascapular flap）。

③大きな皮弁を採取することができる。後述の parascapular flap は長さ20cm、幅10cmを超えて採取することができる。

④比較的薄く、しなやかな皮弁である。しかし、groin flap に比べると皮膚自体は厚くやや硬い。

⑤採取部が背部であるため、瘢痕が目立たない。

⑥本皮弁の主軸血管である肩甲回旋動静脈の皮枝（後述）を組み合わせることにより、双葉皮弁または2皮島皮弁として利用することができる。また、肩甲下動静脈までたどれば、胸背血管で栄養される胸背皮弁

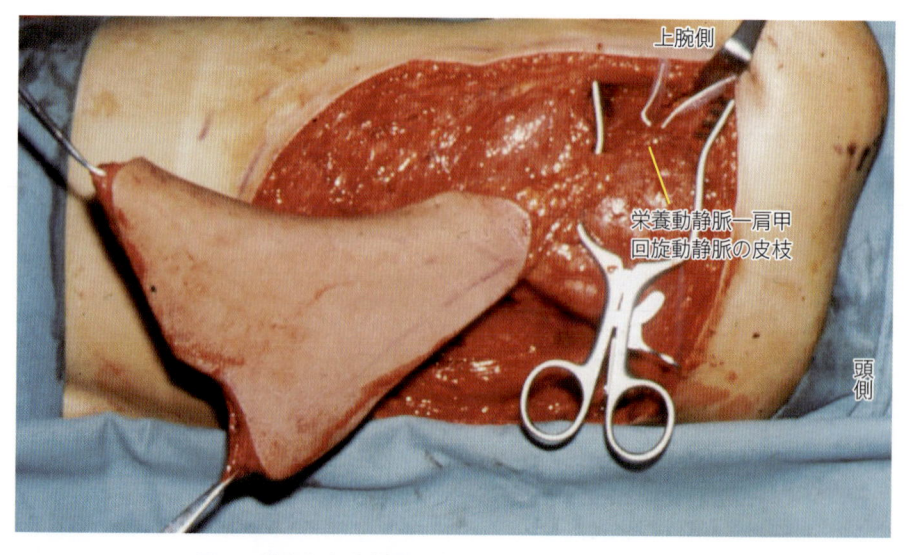

図1　挙上した左側肩甲皮弁（parascapular flap）

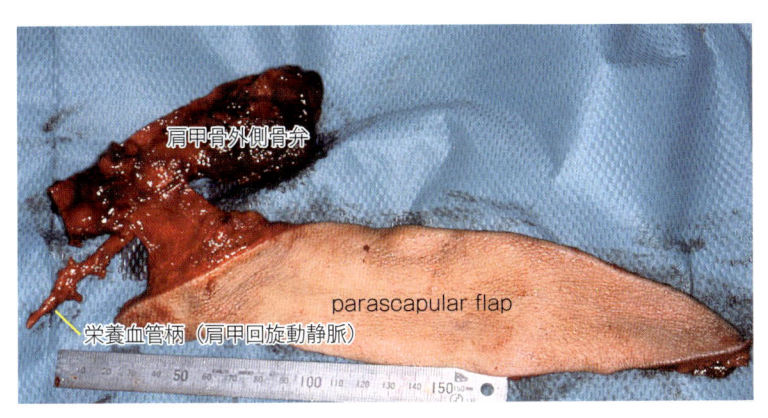

図2 肩甲骨付き遊離肩甲皮弁（free scapular osteocutaneous flap）

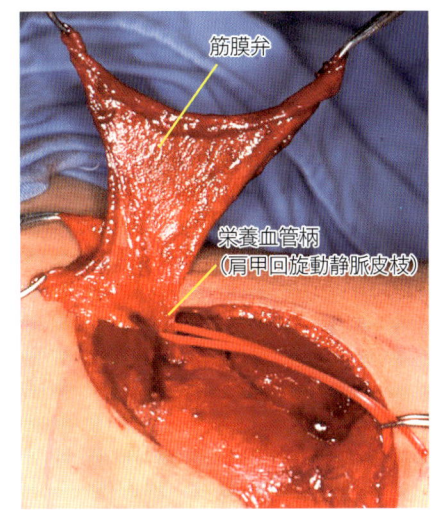

図3 肩甲筋膜弁
完全に挙上した筋膜弁。肩甲骨弁と合併しても使える。

や前鋸筋皮弁（肋骨を含む）などとの合併皮弁 combined flap を作成することもできる。
⑦本皮弁は骨枝を含めることにより、肩甲骨の外側縁を中心に遊離肩甲骨皮弁 free scapular osteocutanous flap として移植することができる。また、胸背動静脈より派生する肩甲骨下角枝 angular branch を利用することにより、胸背動静脈を血管柄としても肩甲骨弁を挙上することができる（図2）（臨床編5章III参照）。
⑧棘下筋筋膜を含めた筋膜上結合組織を利用した大きな筋膜弁を採取することができる（図3）。

■ 欠点
①顔面・頸部の再建に利用する場合には、術中の体位変換が必要になり、2チームでの同時アプローチができない。しかし、四肢の再建では、側臥位あるいは上半身のみの半側臥位で体位変換を行わずに手術を行えることが多い。
②骨枝を含める場合には血管柄が短くなる。
③採取部の瘢痕の幅が広くなりやすい。特に、横行枝を利用した scapular flap は縫縮創の瘢痕が目立ちやすい。これに対して下行枝を利用した parascapular flap の瘢痕は目立ちにくい。

2 栄養血管

1 動脈

本皮弁の栄養動脈は、肩甲下動脈 subscapular artery の分枝である肩甲回旋動脈 circumflex scapular artery の皮枝である。

腋窩動脈の枝である肩甲下動脈は、起始部から約2～4cmのところで肩甲回旋動脈と広背筋の栄養血管である胸背動脈 thoracodorsal artery に分岐する。約4％の症例では腋窩動脈から直接、肩甲回旋動脈が分岐するとの報告もある。

肩甲回旋動脈は、胸背動脈との分岐部から4～6cmで肩甲骨への骨枝および周囲の筋肉へ小分枝を派生しながら、外側縁を大腿三頭筋長頭、頭側縁（上縁）を小円筋、尾側縁（下縁）を大円筋で境界される内側腋窩隙（omotricipital space あるいは medial triangular space）を穿通して棘下窩に至る。そして、棘下筋を栄養しながら肩甲横動脈と頸横動脈下行枝と吻合するが、肩甲部の皮下に皮枝を派生する。

皮枝は内側腋窩隙の脂肪組織内でスポーク状に上行枝

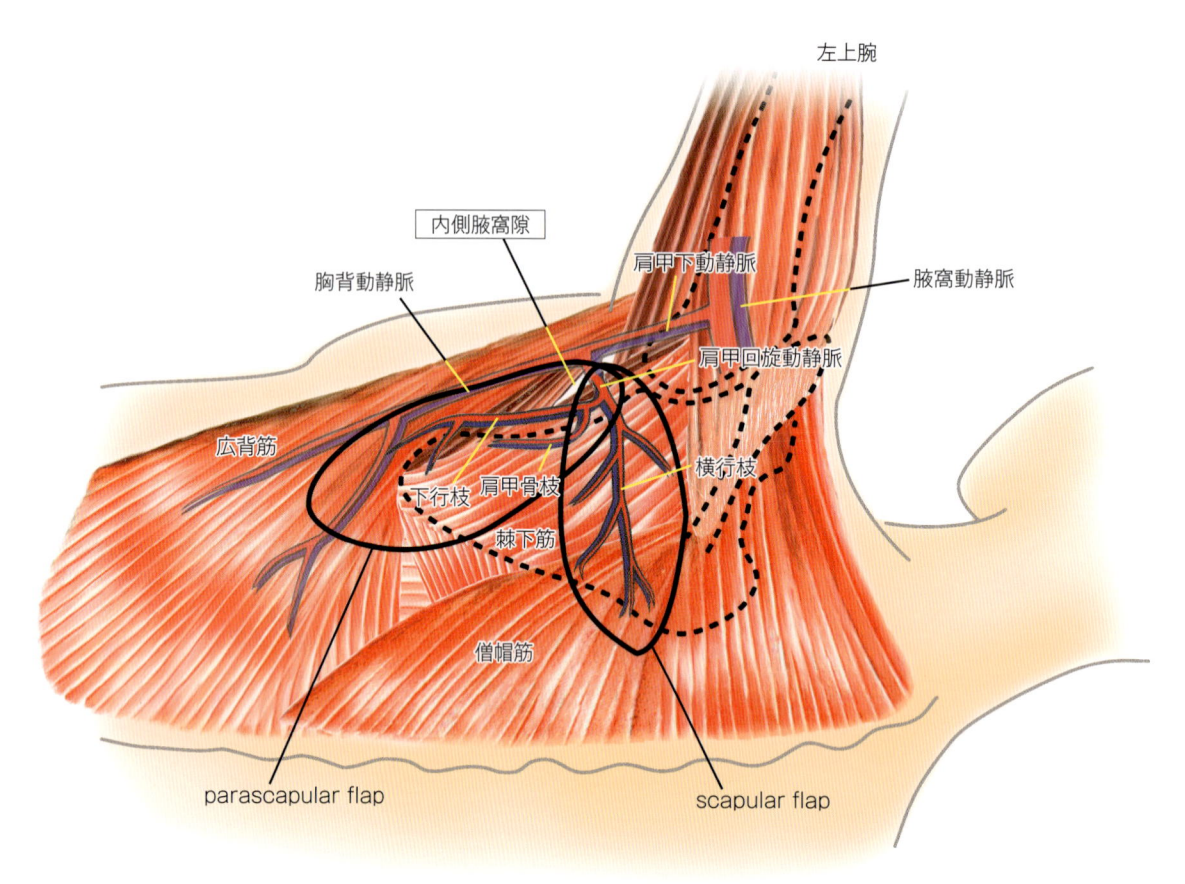

(a) 肩甲下動脈（と伴走静脈）より分岐した肩甲回旋動脈（と静脈）は内側腋窩隙より背側に走行し、肩甲骨部までの間で上行枝・横行枝・下行枝に分枝する皮枝を派生する。それらの横行枝を利用して scapular flap、下行枝を利用して parascapular flap が挙上される。

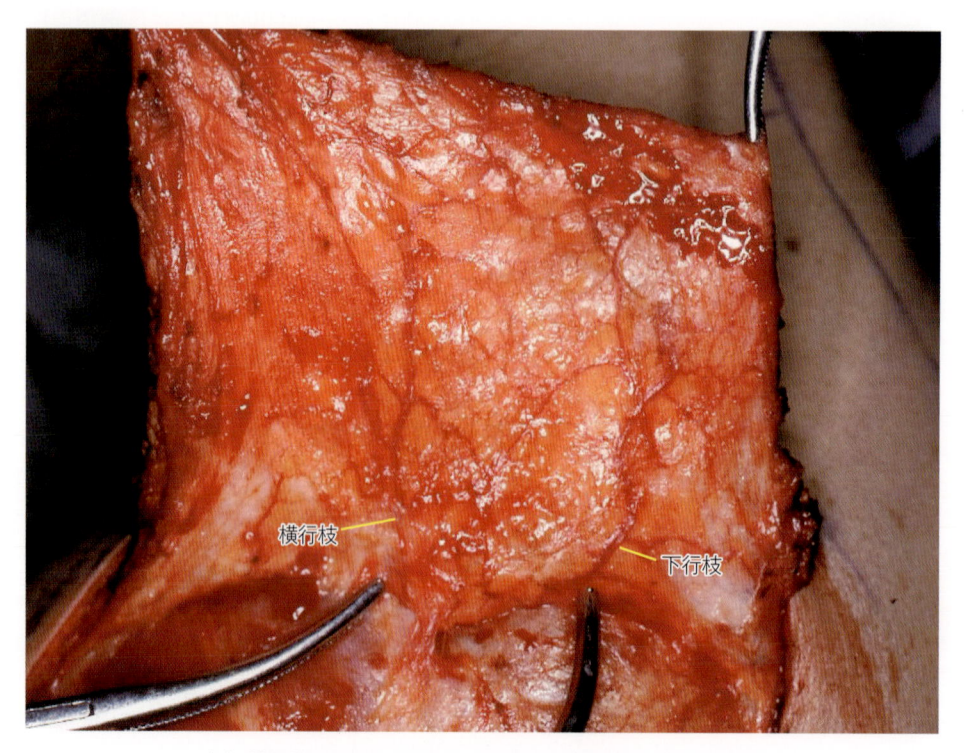

(b) 横行枝と下行枝はお互いに密な皮下血管網を作っている。

図4　肩甲皮弁の血行

ascending branch、横行枝 transverse branch、下行枝 descending branch に分枝する（図4）。本皮弁の血管柄として一般的に用いられるのは横行枝と下行枝であり、横行枝を利用する場合を肩甲皮弁 scapular flap、下行枝を利用する場合を傍肩甲皮弁 parascapular flap と呼ぶ。

　下行枝はまれに内側腋窩隙より中枢側で分枝していることがあり、大円筋を貫いたり大円筋の尾側を走行したりすることがあるので注意が必要である。

> 肩甲回旋動静脈本幹は皮枝を分枝する直前で肩甲骨外側縁の骨孔より肩甲骨に入る骨枝を分枝する。この分枝を利用すると肩甲骨外側縁を中心とした血管柄付き骨弁が採取できる（後述、臨床編5章III参照）。

2 静脈

　皮弁の還流静脈は動脈に伴走する静脈である。伴走静脈は通常2本存在するが、内側腋窩隙より肩甲下静脈に向かう部分では両者は合して1本になることが多い。

3 手技

1 デザイン

　体位は側臥位とし、上腕は外転位とするが、固定はせず、上肢全体を自由にした方がよい。肩甲骨に触れて輪郭をマーキングした後、上肢を動かしながら、上腕三頭筋長頭、小円筋、大円筋を触診し、内側腋窩隙の位置を確認する（図5）。わかりにくい場合にはドップラ血流計で皮枝の位置を確認するのもよい。

　皮弁は内側腋窩隙を皮弁基部に含めてデザインするが、横行枝を利用する場合（scapular flap）は水平に、下行枝を利用する場合（parascapular flap）は肩甲骨外側縁に沿ってデザインする（図6-a、b）。Scapular flap の場合、長さは背部正中まで採取可能で、幅は10cm程度までであれば、一次縫縮が可能である（図7-a、b）。Thoma A ら（1990）は背部正中を10cm超えても皮弁は完全生着すると述べているが、一般的に背部正中を超えた部分の血行は不安定である。

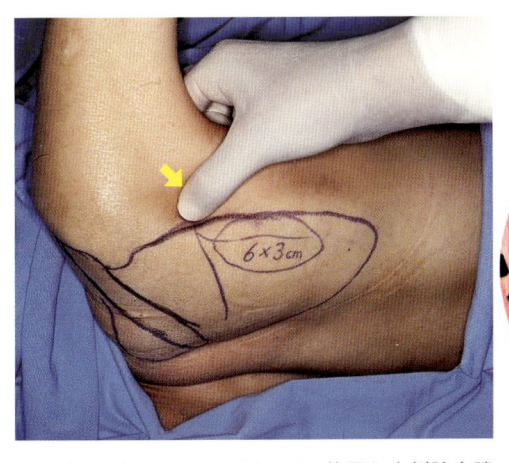

▲ (a) 上腕を動かして肩甲骨の位置と内側腋窩隙（⇨）を確認する。
▶ (b) 内側腋窩隙（三角隙）を構成する筋肉：大円筋、小円筋、上腕三頭筋長頭。皮弁の基部は内側腋窩隙を含めるようにデザインする。

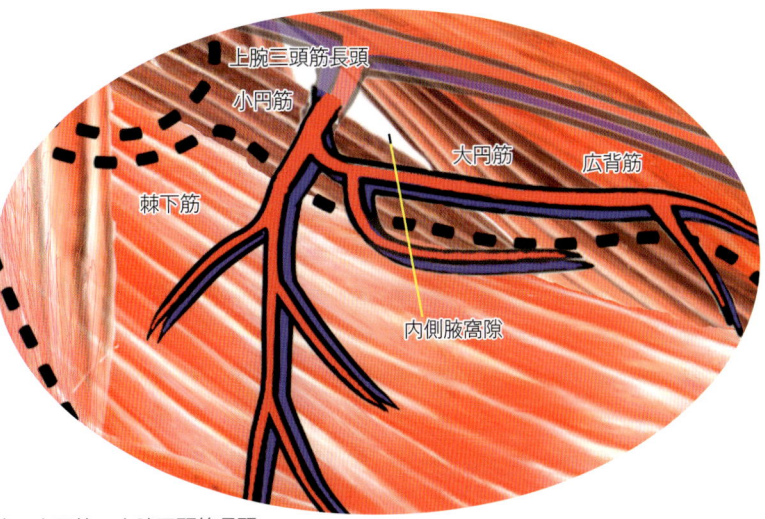

図5　肩甲皮弁のデザイン：内側腋窩隙の確認

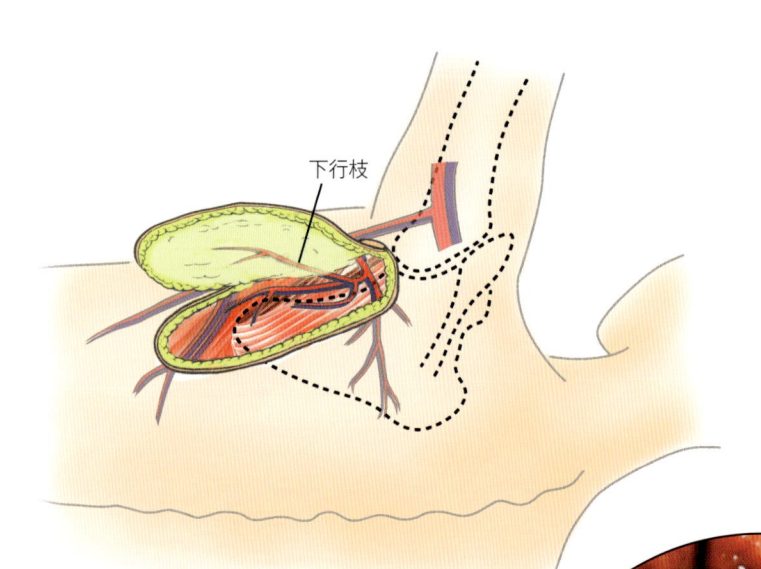

(a) Parascapular flap の血行

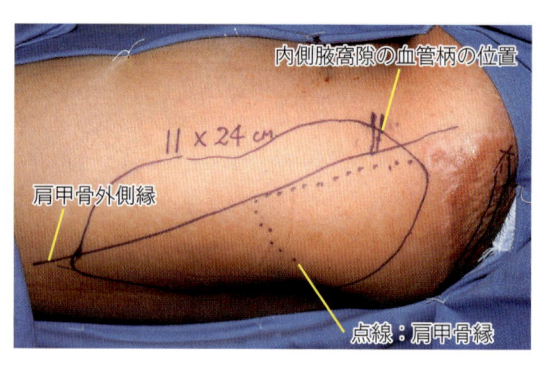

(b) 皮弁のデザイン
内側腋窩隙の血管柄の位置 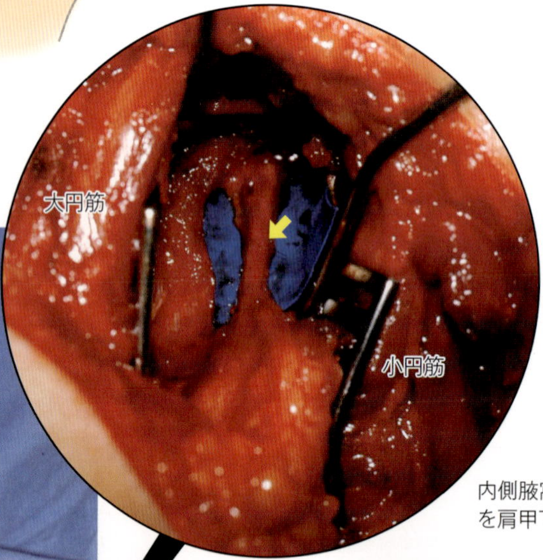
肩甲骨外側縁
点線：肩甲骨縁

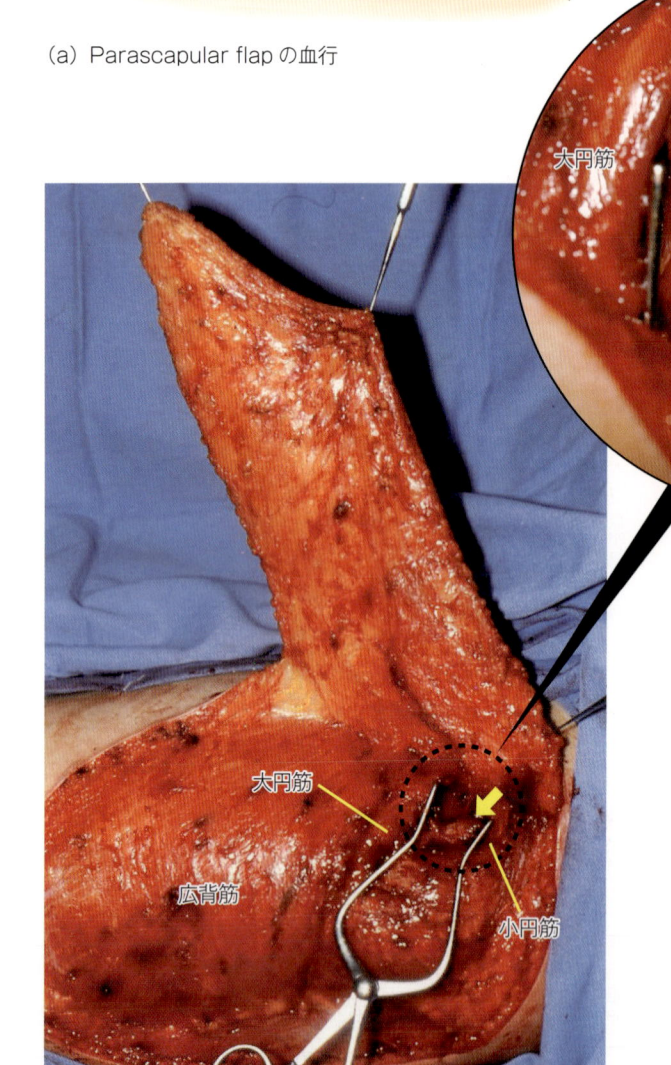

(c) 皮弁は広背筋と大円筋および棘下筋の筋膜上を腋窩方向に剥離、小円筋外側縁より内側腋窩隙（⇨）に至る。

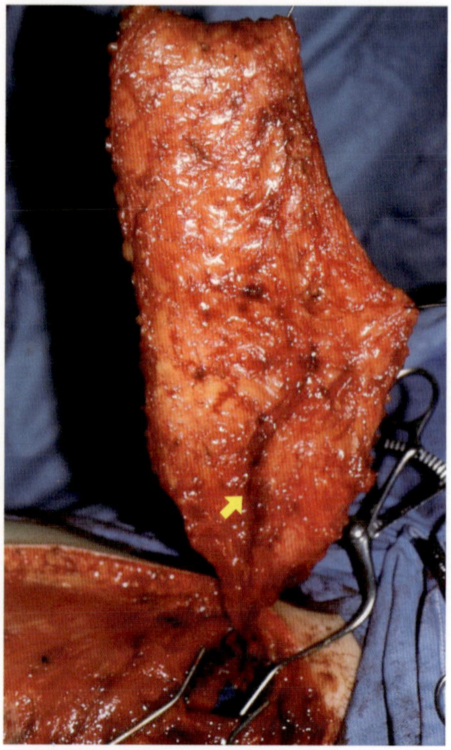

内側腋窩隙で肩甲回旋動静脈（⇨）を肩甲下血管方向に剥離する。

(d) 島状に挙上した parascapular flap
肩甲回旋血管の皮枝（⇨）

図6　下行枝を利用した parascapular flap の挙上

Parascapular flap の場合、長さは 30cm 以上の長大な皮弁が採取可能で、幅 15cm 程度まで一次縫縮が可能である。また、scapular flap に比べると採取部の瘢痕は目立ちにくいという利点がある。著者らは大きな皮弁が必要な時には parascapular flap を好んで用いている。

二皮島が必要な場合には皮弁同士の位置的自由度を得るため、皮弁基部を内側腋窩隙より少し末梢側にずらしてデザインするとよい。

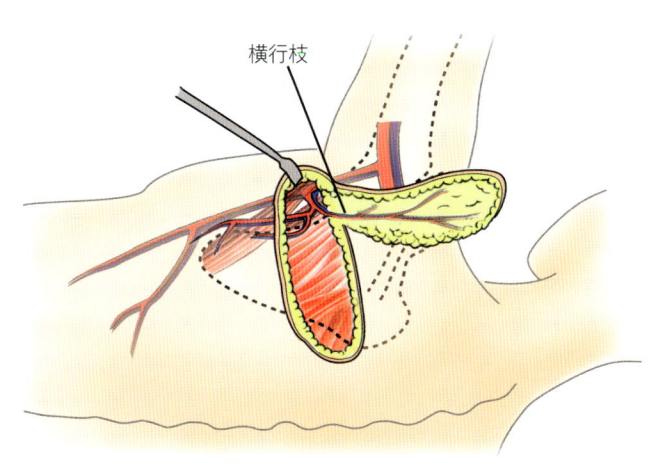

(a) Scapular flap の血行

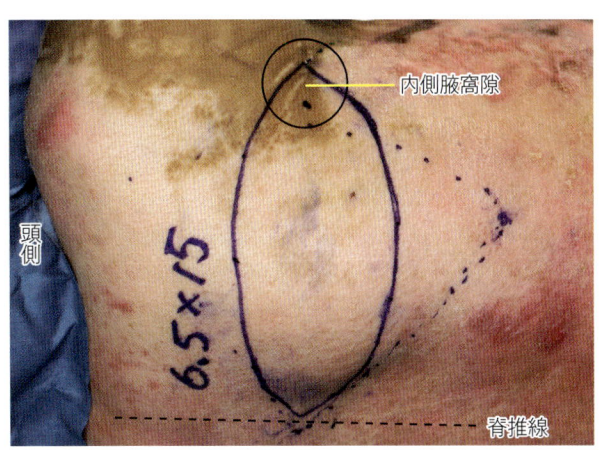

(b) 皮弁のデザイン。内側腋窩隙を基部にする。

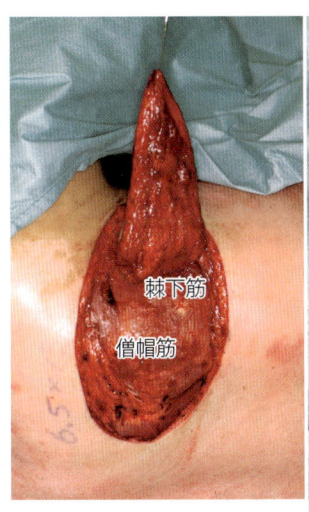

(c) 皮弁の背側縁に切開を加え、僧帽筋、棘下筋の筋膜上で内側腋窩隙方向に皮弁を挙上する。この段階で皮枝を認めることも多い。

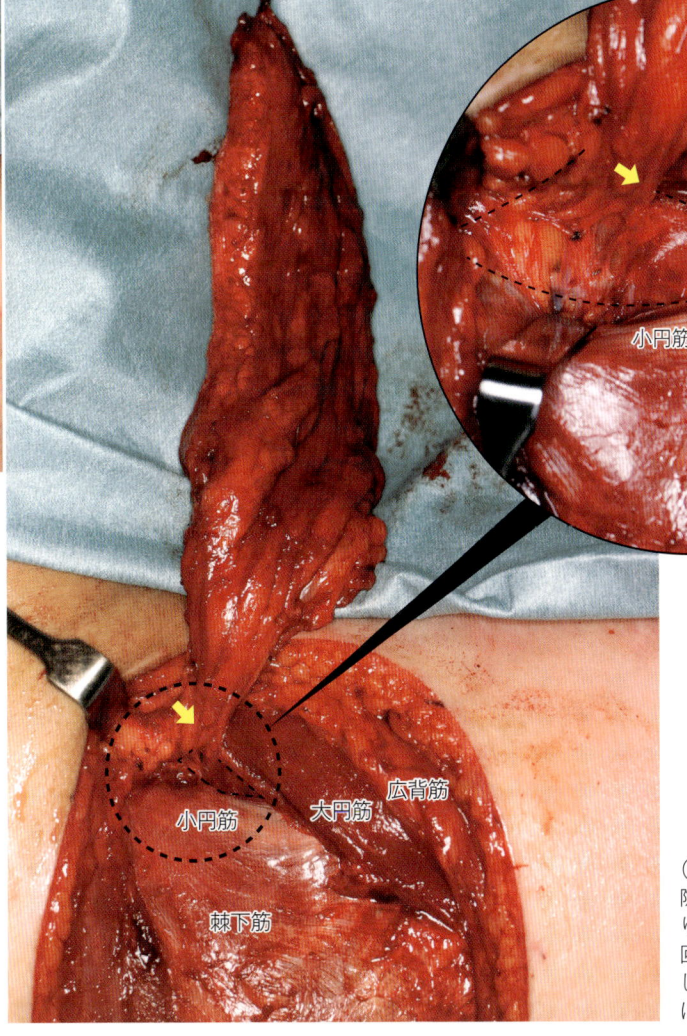

(d) 小円筋外側縁より内側腋窩隙（点線で囲む三角部）に至り、脂肪組織内を走行する肩甲回旋血管の皮枝（⇨）を確認し、皮弁の腋窩側を切開し島状に挙上する。

図 7　横行枝を利用した scapular flap の挙上

2 皮弁の挙上

①皮弁背側縁に切開を加え皮弁を腋窩方向に挙上する

　Scapular flap の場合には僧帽筋と棘下筋の筋膜上、parascapular flap の場合には広背筋、大円筋および棘下筋の筋膜上で皮弁を腋窩方向に挙上する。この段階で、横行枝、下行枝ともに皮弁の裏面より確認できる場合が多いが、皮下脂肪の厚い場合には確認できないこともある（図6-c、7-c）。

②肩甲回旋血管の皮枝を確認する

　内側腋窩隙に近づいたら慎重に剥離を進め、小円筋の外側縁で内側腋窩隙の脂肪組織内を皮膚方向に立ち上がる皮枝を確認する。この部の皮枝は十分な口径を有するので、確認は比較的容易である。皮枝が確認できたら、皮弁の腋窩側を切開し内側腋窩隙に向かって剥離する（図6-c）。

③皮弁を島状に挙上する

　大円筋や小円筋などへ派生している小分枝を処理しながら、内側腋窩隙の脂肪内の皮枝を肩甲回旋動静脈基部に向かって剥離し、皮弁を島状に挙上する（図6-d、7-d）。

3 皮弁採取部の閉鎖

　切断した大円筋や小円筋は可及的に縫合固定し、十分に洗浄と止血を確認した後、皮下に吸引ドレーンを挿入して閉創する。一次縫縮不可能な場合には一部を分層植皮で閉鎖する（図8）。

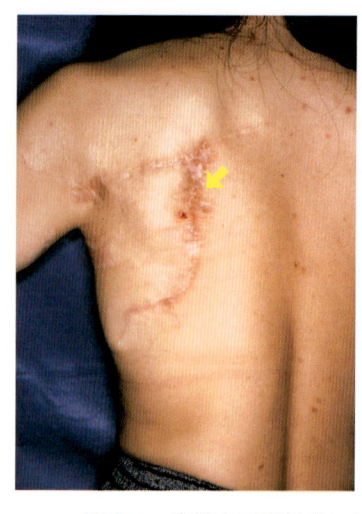

肩甲骨上部の瘢痕（⇨）は幅ができやすい。

図8　一次縫合で閉創された皮弁採取部の瘢痕

4 合併症と対策

　肩甲骨を合併切除しない限り、肩甲皮弁採取に伴う大きな合併症はない。血腫・漿液腫の予防には持続吸引ドレーンを入れておく。

　術後の上腕・肩甲骨部の安静は2週間程度保った方が、漿液腫の発生などの危険性が少なくなる。

4 臨床例

1 症例1：49歳、女性　頸部熱傷瘢痕拘縮

　熱傷治療に分層植皮が行われたが、高度の瘢痕拘縮により頸部の伸展が障害されていた。瘢痕をできるだけ切除し、生じた欠損に幅13cm、長さ25cmのparascapular flap を移植した。移植床血管は左顔面動静脈で、肩甲回旋動静脈をそれぞれ端々吻合した。

　皮弁採取部はできるだけ一次的に縫縮し、残った皮膚欠損部には分層植皮を行った。皮弁は完全に生着し、術後6カ月で一度、除脂術を行い、整容的にも良好な結果が得られている（図9）。

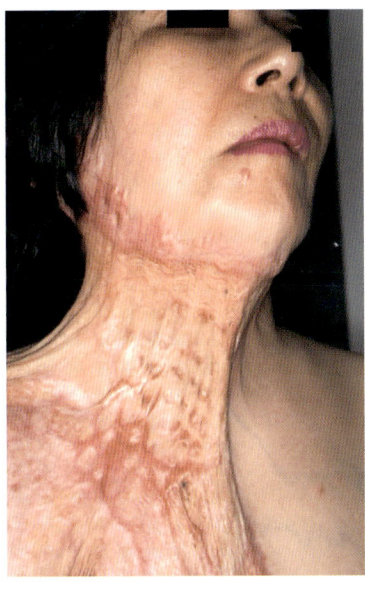

(a) 術前の状態。高度な頸部瘢痕拘縮を認める。

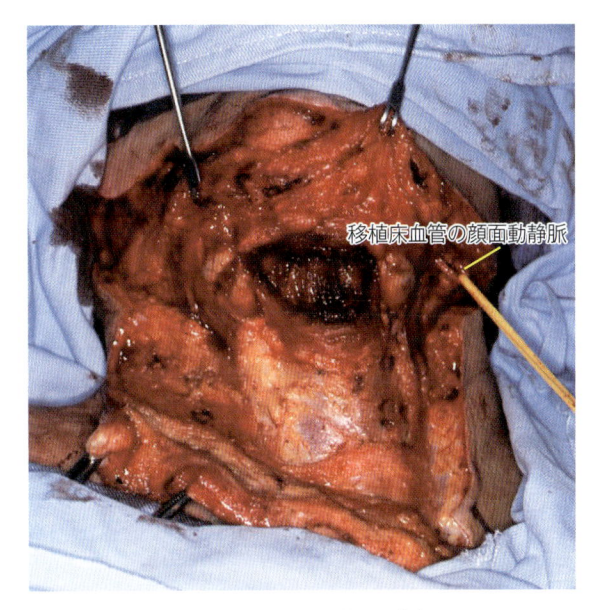

(b) 瘢痕を切除し生じた欠損　移植床血管の顔面動静脈

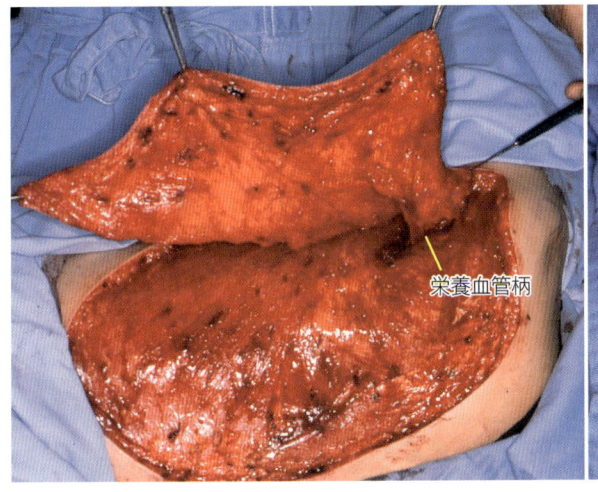

(c) 挙上した parascapular flap　栄養血管柄

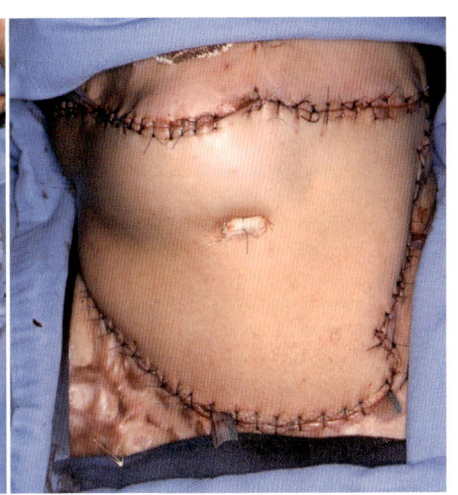

(d) 移植直後の状態

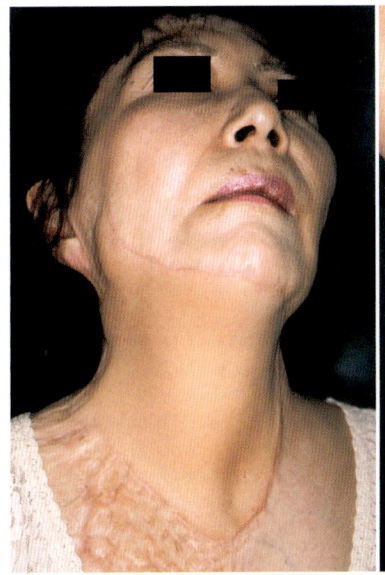

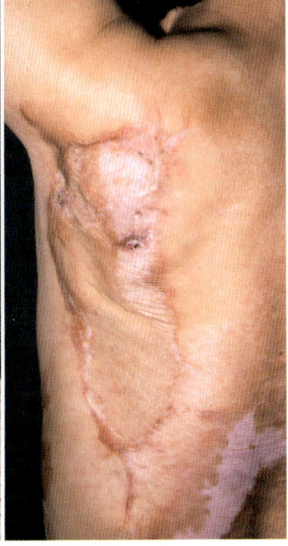

(e) 術後1年6カ月の状態。機能的、整容的にも良好な結果である。右は、分層植皮で閉鎖した皮弁採取部の状態。機能的な問題はない。

図9　症例1：49歳、女性、頸部熱傷瘢痕拘縮

VI　肩甲皮弁　177

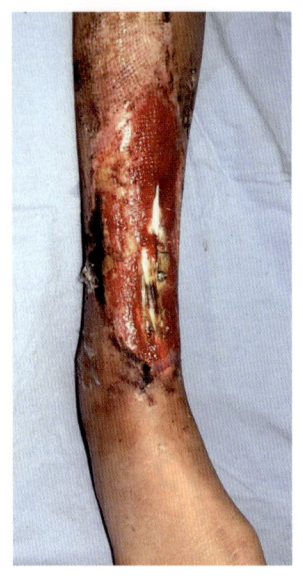

(a) 術前の状態。骨折固定用のプレートが露出している。

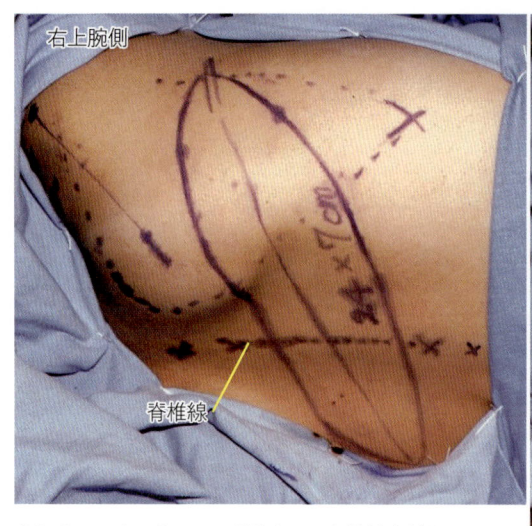

(b) Scapular flap のデザイン。脊椎線を越えてデザインされている。

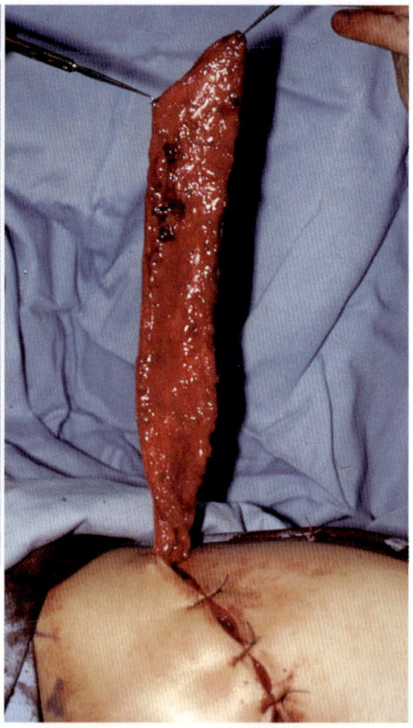

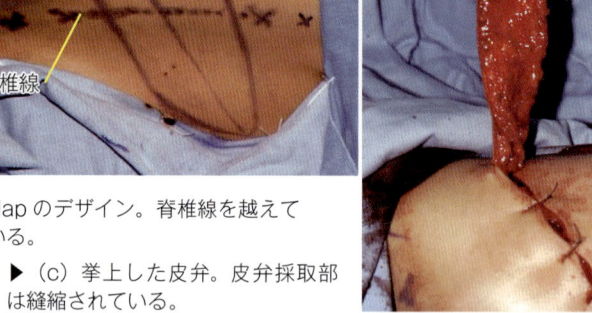

▶ (c) 挙上した皮弁。皮弁採取部は縫縮されている。

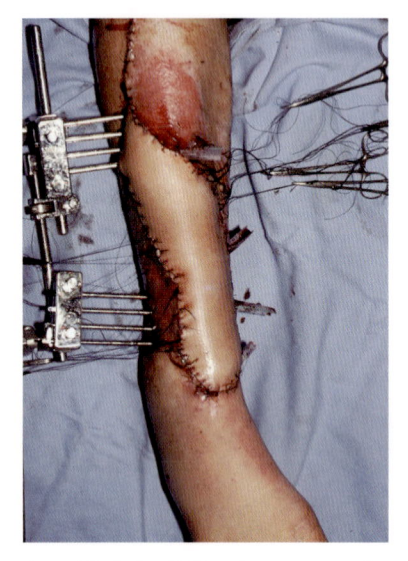

(d) 移植直後の状態。露出していたプレートは抜去し、創外固定にしている。

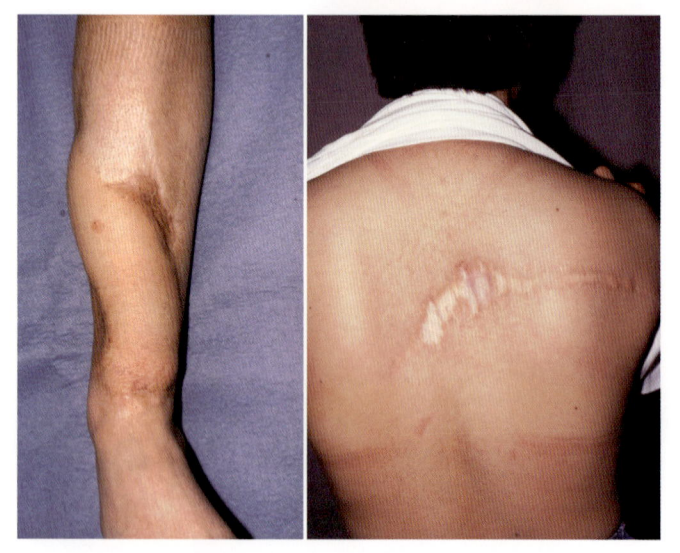

(e) 術後2年の状態。骨折部も良好に癒合し、歩行障害なども見られない。右は皮弁採取部の状態。一部の創痕がやや開大して目立つ状態である。

図10　症例2：14歳、女性、右下腿外傷後皮膚欠損

2 症例2：14歳、女性 右下腿外傷後皮膚欠損

　交通事故により右下腿を受傷、脛骨、腓骨骨折は近医でプレート固定されたが、プレートの露出と皮膚欠損を生じた。

　皮膚欠損の被覆のため幅7cm、長さ24cmのscapular flapを採取し、右前脛骨動静脈と端々吻合して移植した。

　脊柱を越えた部分も含め皮弁は良好に生着したが、一次縫縮した採取部の瘢痕はやや目立つ状態である（図10）。

【参考文献】

Coleman JJ, Sultan MR: The bipedicled osteocutaneous scapula flap; a new subscapular system free flap. Plast Reconstr Surg 87: 682-692, 1991

Cormack GC, Lamberty BG: The anatomical vascular basis of the axillary fascio-cutaneous pedicled flap. Br J Plast Surg 36: 425-427, 1983

Gilbert A, Teot L: The free scapular flap. Plast Reconstr Surg 69: 601-604, 1982

Hallock GG: Permutations of combined free flaps using the subscapular system. J Reconstr Microsurg 13: 47-54, 1997

Nakatsuka T, Harii K, Yamada A, et al: Surgical treatment of mandibular osteoradionecrosis; versatility of the scapular osteocutaneous flap. Scand J Plast Reconstr Surg Hand Surg 30: 291-298, 1996

Nassif TM, Vidal L, Bovet JL, et al: The parascapular flap; a new cutaneous microsurgical free flap. Plast Reconstr Surg 69: 591-600, 1982

Sekiguchi J, Kobayashi S, Ohmori K: Use of the osteocutaneous free scapular flap on the lower extremities. Plast Reconstr Surg 91: 103-112, 1993

Swartz WM, Banis JC, Newton ED, et al: The osteocutaneous scapular flap for mandibular and maxillary reconstruction. Plast Reconstr Surg 77: 530-545, 1986

Yamamoto Y, Minakawa H, Kawashima K, et al: Role of buttress reconstruction in zygomaticomaxillary skeletal defects. Plast Reconstr Surg 101: 943-950, 1998

Teot L, Giovannini UM, Colonna MR: Use of free scapular crest flap in pediatric epiphyseal reconstructive procedures. Clin Orthop Relat Res 365: 211-220, 1999

Thoma A, Heddle S: The extended free scapular flap. Br J Plast Surg 43: 709-712, 1990

マイクロサージャリーの基本手技
臨床編

4

遊離筋皮弁・筋弁移植

I. 広背筋・前鋸筋
II. 腹直筋
III. 薄筋
IV. 神経血管柄付き遊離筋肉移植

遊離筋皮弁は、著者ら (Harii K, et al, 1976) により遊離薄筋皮弁として報告されたものが最初であろうが、筋皮弁・筋弁自体は有茎移行術として歴史的が古い。
さらに、1970年代後半からは米国を中心として各種筋皮弁の血行解剖が詳細に報告され、遊離筋皮弁は free flap の代表的な手技として好んで用いられるようになっている。本章では最も多く使われている遊離筋皮弁を紹介する。

I

広背筋・前鋸筋
Latissimus dorsi muscle・Serratus anterior muscle

　広背筋皮弁は、遊離筋皮弁として最も歴史のあるもので、その適応は広範囲にわたる。また、広背筋（皮）弁と前鋸筋（皮）弁は共通の栄養血管柄を有するため、合併皮弁 combined flap として用いられることもあり、本項では両者を紹介する。また、肩甲（骨）皮弁とも合併して作成できるので、さまざまな形態の欠損にも対応が可能である。

広背筋

1　特徴と適応

　広背筋皮弁は、1906年、イタリアの Iginio Tansini により乳癌切除創の閉鎖に用いられた記録が報告（Maxwell GP, 1980）されている。筋皮弁の中では Owens N（1955）により報告された胸鎖乳突筋皮弁よりも古い歴史をもつ。そして、有茎筋皮弁として頸部、上肢、胸壁・乳房などの再建に広く用いられてきた。

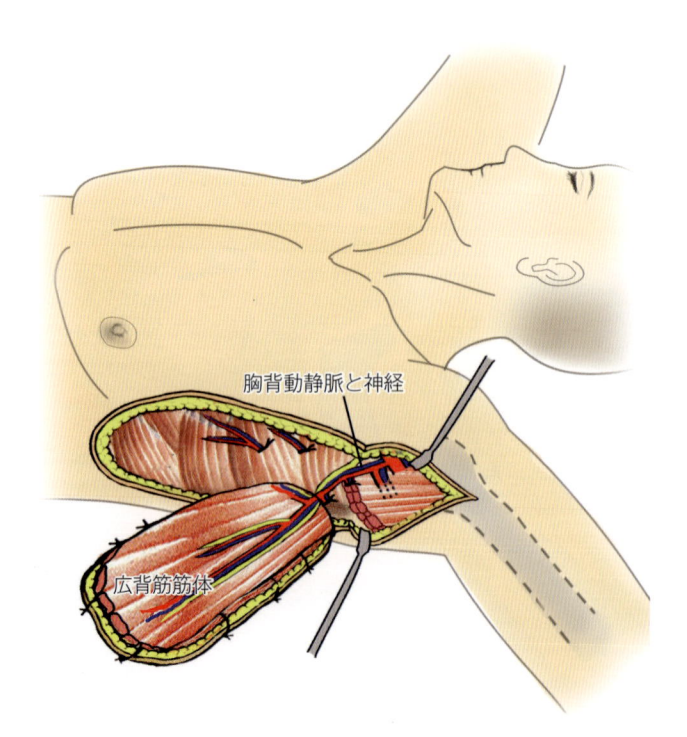

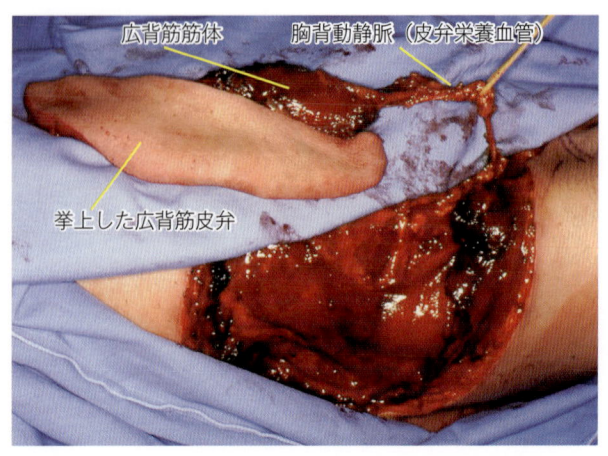

図1　広背筋皮弁

臨床編　4章　遊離筋皮弁・筋弁移植

一方、遊離広背筋皮弁 free latissimus dorsi（LD）flap の報告は、1976 年 Baudet J らが thoraco-dorsal axillary flap として報告した 2 例のうちの 1 例がはじめであろう。本皮弁は数多くの利点を有することから、各種の新しい遊離皮弁が開発されている今日でも、頭頸部や下腿などの広範囲欠損の再建に利用される代表的な free flap の一つである（図1）。また、1998 年、著者らは支配神経である胸背神経を含めて筋弁を移植し、陳旧性顔面神経麻痺の動的再建術における一期的な神経血管柄付き遊離筋肉移植に広背筋が最適な筋肉であることを報告した（臨床編 4 章 IV 参照）。

本皮弁の禁忌と考えられるのは、腋窩リンパ節の広範な郭清後など血管柄となる胸背動静脈の損傷や変性が予測される症例、水泳や野球選手など、術後に特別強い肩関節の運動を必要とする症例などであろう。

■ 利点

① 長く、口径の大きな血管柄を有する。口径の大きな動静脈は顕微鏡下での吻合が手技的に容易かつ安全である。
② 栄養血管である胸背動静脈に解剖学的変異が少なく、安定した血行を有する。また、短時間で容易かつ安全に皮弁を挙上することができる。
③ 広背筋採取部の機能的な犠牲は少ない。さらに、腋窩、側胸部に残る採取部の瘢痕は比較的目立ちにくい。
④ 大きな皮弁が採取できる。移植前にティッシュ・エキスパンダーによる組織拡張術を行えば、より大きな皮弁の挙上と採取部の一期的縫合閉鎖を可能にすることもできる（図2）。
⑤ 2 つ以上の多皮島皮弁あるいは folded flap に作成することができる（後述）。
⑥ 移植した筋皮弁の筋体上に遊離植皮（多くは分層植皮）を行うことで、より大きな欠損を被覆できるとともに、皮弁の厚みを抑えることができる。
⑦ 筋体内の血行形態に変異が少なく、容易な手技で筋体を減量し、皮弁の thinning を行える。また、手技は複雑になるが穿通枝皮弁としても利用することができる。
⑧ 筋体内での分枝を用いて筋体および皮弁の splitting を行うことができる。
⑨ 鎖骨下動脈の分枝を用いることにより前鋸筋、肋骨、肩甲皮弁、肩甲骨皮弁などと組み合わせて移植することも可能である。

■ 欠点

特に問題となる欠点はなく、使いやすいのが本皮弁の特徴である。

① 皮島のデザインによっては側臥位での手術となり、術中に体位の変換が必要な場合がある。
② 厚い広背筋を有する患者では、皮弁が厚くなりやすい。ただし、これに対しては、皮弁の thinning を行ったり、遊離植皮と組み合わせたりして、ある程度まで厚さを調節することが可能である。

> 術中、長時間にわたり不適正な肢位をとると、圧迫による腕神経叢麻痺を起こし、回復までに数ヵ月かかることがある。

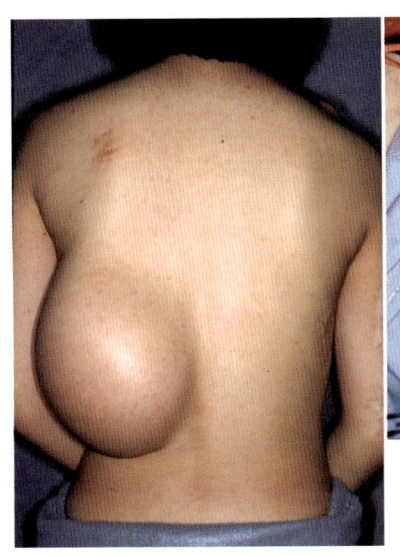

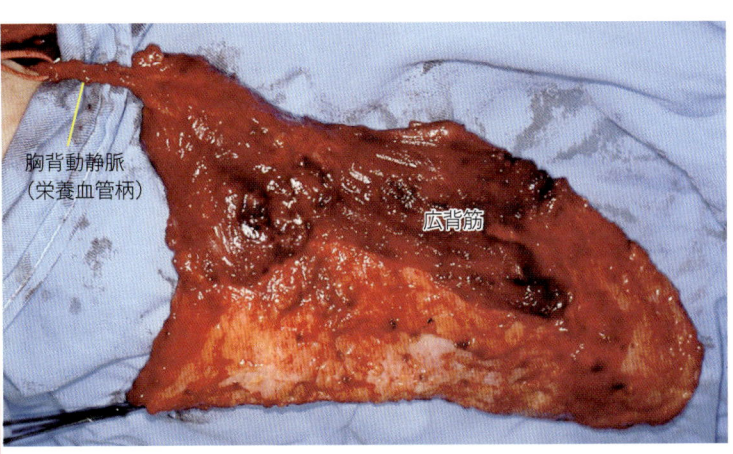

▲ (b) 島状に挙上した拡張広背筋皮弁（expanded LD flap）
◀ (a) 拡張中の広背筋

図2　ティッシュ・エキスパンダーにより拡張した広背筋皮弁

2 栄養血管

　広背筋は下方3ないし4本の肋骨外側面、第6もしくは第7以下の胸椎、腰椎、仙椎の頭側、および腸骨稜から起こり、腋窩側より上腕骨を半周して、上腕骨の小結節稜に停止する三角形の形状をした大きな筋肉である。上腕骨の内旋・後方伸展・内転などの機能を司っているが、それぞれの機能については代償的に働く多くの筋群が存在する。

> このため広背筋機能が欠損しても、特に力強く肩を動かす以外には障害とはならない（いわゆる expendable muscle である）。支配神経は、腕神経叢の後束（posterior cord）より分枝する胸背神経である。

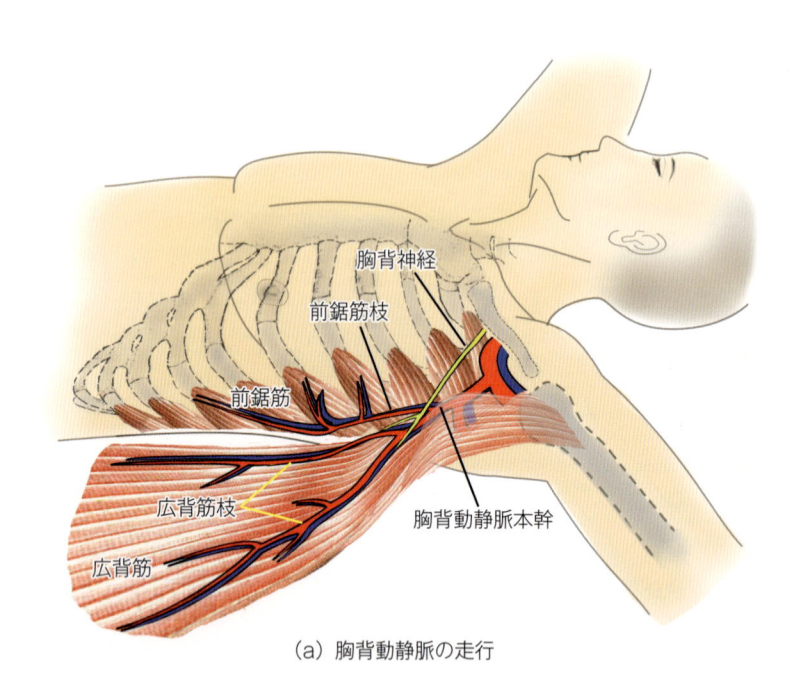

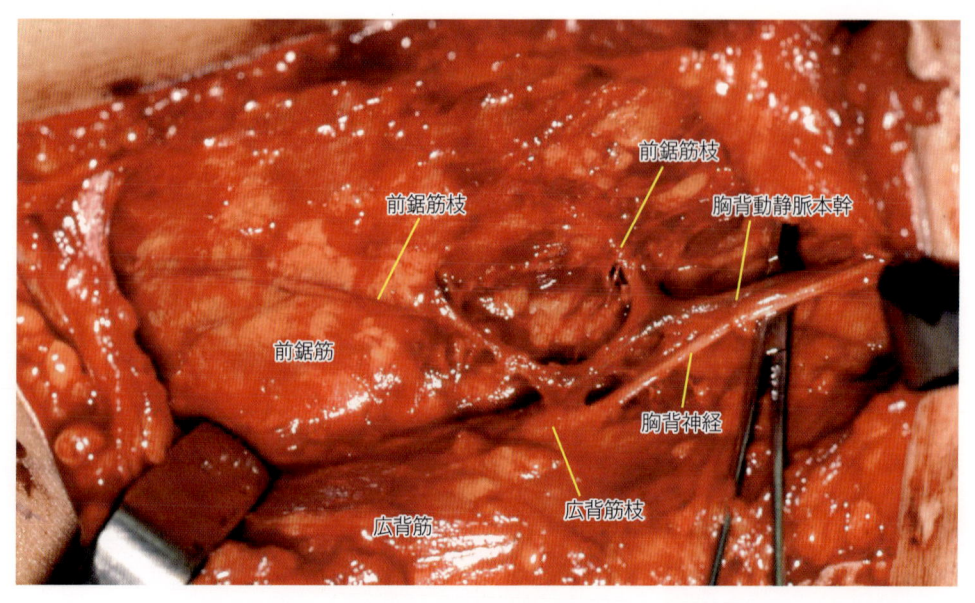

(a) 胸背動静脈の走行

(b) 左側胸背動静脈の走行
前鋸筋枝は、2〜3本のこともある。

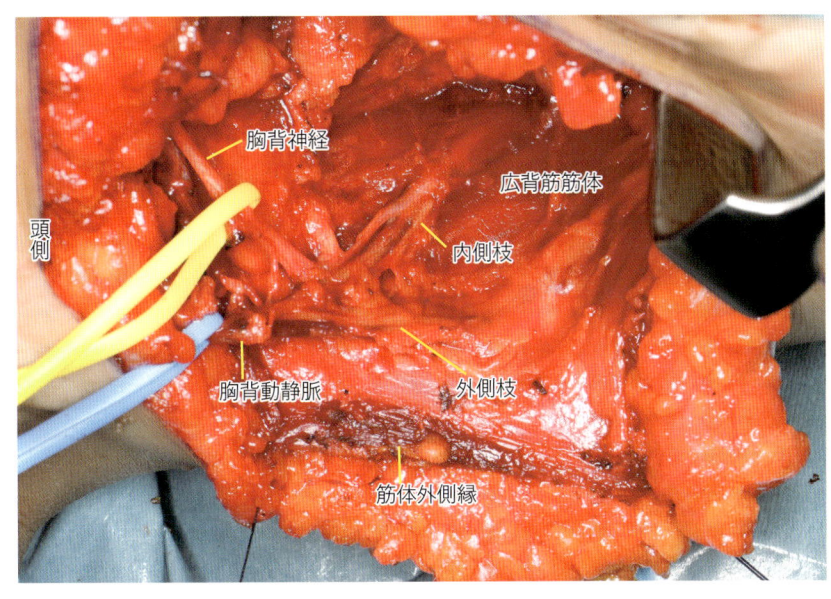

(c) 右側広背筋筋体内の胸背動静脈の走行

図3　広背筋皮弁の栄養動静脈

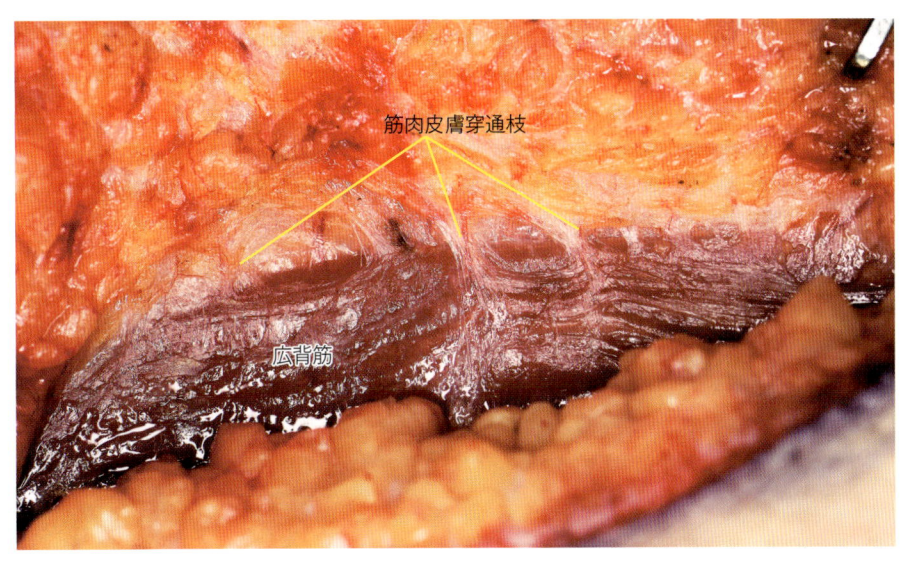

図4　広背筋を穿通する筋肉皮膚穿通枝
腹直筋のように太いものは少ない。

1 動脈

■ 解剖

　まれに変異はあるものの、肩甲下動脈は腋窩動脈から直接分岐し、およそ2〜3cmのところで肩甲回旋動脈 circumflex scapular artery を分枝した後、胸背動脈 thoracodorsal artery となる。胸背動脈は、その後、1〜3本の前鋸筋枝を派生しながら肩甲回旋動脈より約7〜8cmの位置で胸背神経とともに、やや後面（筋体裏面）より広背筋筋体内に流入する（図3-a、b）。

　なお、広背筋に流入する直前に肩甲骨下角に向かって、いわゆる angular branch が派生する（ただし100％ではない。臨床編5章III参照）。

　広背筋筋体内に流入した胸背動脈は、主として筋体外側縁に沿って走行する外側枝と、筋体内側を斜走する内側枝に大きく分枝するが、外側枝の方が太くかつ長く走行することが多い（図3-c）。両枝は分枝を繰り返しながら筋体内を走行し、大小の筋肉皮膚穿通枝を筋体上の皮膚、皮下脂肪層に向かって派生する（図4）。

> しかし、腹直筋のように太い筋肉皮膚穿通枝を多く認めることは少ない（このことは、穿通枝皮弁を作成するうえでの欠点となる）。

■ 採取時の留意点

通常は腋窩部切開より胸背動静脈が容易に露出できる。しかし、体位によっては胸背動静脈が肩甲骨外側縁下あたりに位置することがあり、その場合になかなか露出が難しい時がある。また、太った患者では腋窩の脂肪組織が邪魔になり、胸背動静脈への到達が難しい時もある。

> このような時には、広背筋外側縁のやや尾側から皮弁の切開を行い、広背筋裏面で胸背動静脈の筋体内の走行を確認して、ここから中枢側（腋窩側）に剥離を進めると簡単である。

2 静脈

皮弁の還流静脈は、胸背動脈に伴走する胸背静脈 thoracodorsal vein である。

3 神経

支配運動神経は胸背神経で、胸背動静脈と伴走して筋体に入る。

3 手技

1 体位

半側臥位で上腕をやや外転・外旋位にするが、術中に上腕が自由に動かせるように、上肢全体を消毒してストッキネットで覆っておく。長時間、上腕を過度な外転・伸展位に固定すると腕神経叢麻痺が発生する危険があるので、採取時に上腕を時々、動かすようにする。

なお、大きな皮弁を採取する時には完全に側臥位にする。

2 デザイン

広背筋は、胸背動静脈を血管柄とすることにより広背筋のほぼ全体を安定した血行で移植することができる。しかし、皮島を作る場合には、できるだけ多く、あるいは太い筋肉皮膚穿通枝が含まれるようにしなければならない。穿通枝は筋体の上外側 2/3 の範囲に多く存在するため、この部を基部とした皮島を作図するが、後腋窩線上で広背筋外側縁を触知してマーキングしておき、ここを基準線とする（図5）。

> 術前にドップラー血流計を用いて穿通枝の場所をマーキングしておくことも有効であろうが、その必要もないほど皮島の血行が安定しているのが本皮弁の利点である。

移植床における血管柄との位置関係に注意しながら、移植床に適した形で皮島をデザインする。皮島の方向を縦軸、横軸、あるいは多皮島にすることが可能である

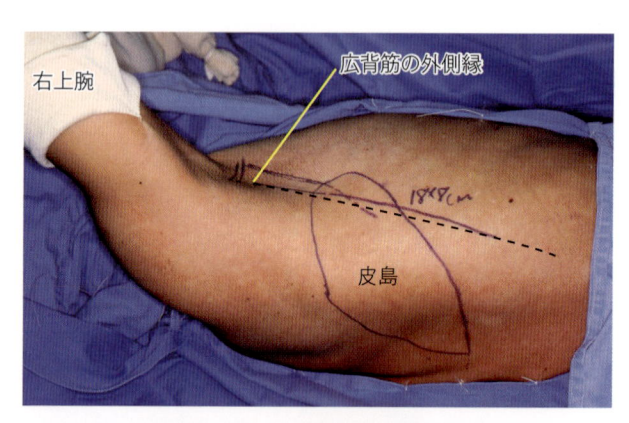

図5 広背筋（皮）弁採取時の体位と皮島の位置
通常は、半側臥位とする。後腋窩線上で広背筋の外側縁（破線）を確認して、筋体上に必要な大きさの皮島を作図する。

（図6）。

通常、皮島の幅が10cm以内であれば皮弁採取部は一次縫合閉鎖できるが、やむを得ない場合には一部に植皮を行って閉鎖する。広背筋外側縁に沿った縦軸方向の皮島の方が縫合閉鎖しやすい。術前にエキスパンダーで採取部を拡張する方法もある。エキスパンダーは広背筋下に挿入するので、筋体の中央より尾側にかけて筋体が薄くなる部分に挿入すると皮弁の伸展効率がよい（図2参照）。

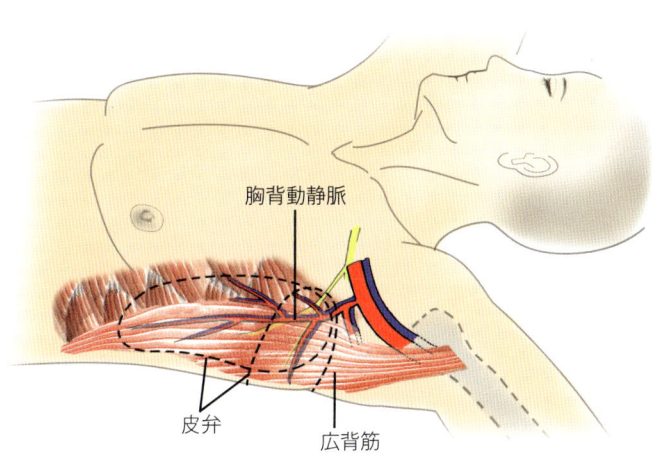

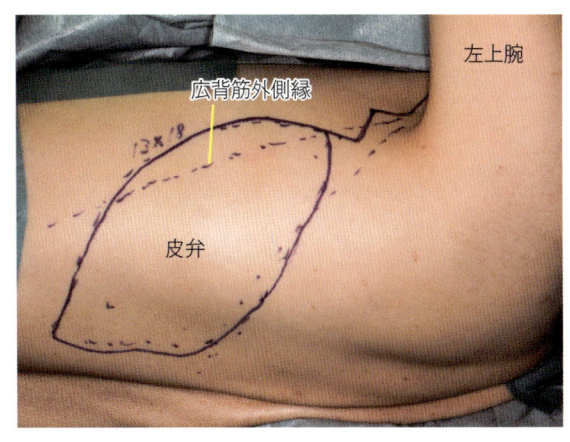

図6　筋皮弁のデザイン

3 皮弁の挙上

①広背筋外側縁に切開を加える

腋窩中央で腋窩動脈の拍動を触れ、それより約8〜10cm尾側で、皮弁作図線に沿って広背筋外側縁（腋窩側）に切開を加える。ここより、腋窩部の軟らかい脂肪組織を筋鉤あるいは指で鈍的に剥離すると広背筋外側後面に流入する胸背動静脈を容易に確認できる（図7-a、b）。

筋鉤と用手的な剥離が最も効率がよいし、血管を損傷することも少ない。

- しかし、先にも述べたように、脂肪の厚い症例や体位によっては、広背筋外側裏面を走行する胸背動静脈をなかなか確認できないことがある。
- 慣れない場合には、まず、胸背動静脈の流入部（腋窩より約8cm）と思われる部位からやや尾側で広背筋外側縁を同定する。そして、広背筋後面の外側縁近くを走行する胸背動静脈の外側枝を見つけ、中枢側へたどり本幹に至る方法も一つである。

②動静脈を確保する

胸背動静脈の広背筋への流入部が確認できたら、動静脈へ一緒に血管テープを掛けて確保する（図7-c）。

この時点で動脈と静脈を別々に剥離すると、その後の操作で動脈や静脈の攣縮を起こすことがあるので、なるべく周辺の疎結合組織と動静脈を一緒にしてテープを掛けておくのがよい。

③腋窩脂肪下の疎結合組織内を走行する胸背動静脈を腋窩動静脈側へと鈍的に剥離する

この時、胸背神経が伴走するので剥離して別にテープを掛けておく。

筋鉤と指で鈍的に剥離を進めると簡単である。

④不要な前鋸筋枝とangular branchを結紮する

胸背動静脈より1〜3本程度の前鋸筋枝が派生するので、不要（前鋸筋皮弁を合併して使わない）であれば結紮切断する。さらに、肩甲骨下角方向に派生するangular branch（臨床編5章III参照）も結紮する。

⑤肩甲回旋動静脈の分岐部でいったん剥離を中止する

胸背動静脈の筋体流入部より5〜6cm中枢側で肩甲回旋動静脈の分岐部に至るので、中枢側への剥離はここでいったん中止する。なお、筋体側は、神経血管束が筋体に入っていく部位まで剥離を進めておくとよい。筋体後面から観察すると、筋体に入った直後に神経血管束が外側枝と内側枝に分枝するのを確認することができる（図3-c参照）。

⑥広背筋外側縁を確認し、用手的に広背筋後面を剥離する

続いて、皮島外側縁に沿って腋窩切開を延長し、広背筋外側縁を確認する（電気メスで切開してよい）。ここより用手的に広背筋後面（裏面）を広く剥離する。この時、肋間血管よりの穿通枝があるので必要に応じて結紮離断する（図7-d）。

不用意に切断すると止血に手間取ることがある。

⑦デザインに沿って皮島の全周に広背筋筋膜に至る皮膚切開を加える

広背筋の筋膜は薄く疎に筋体を覆っているだけなの

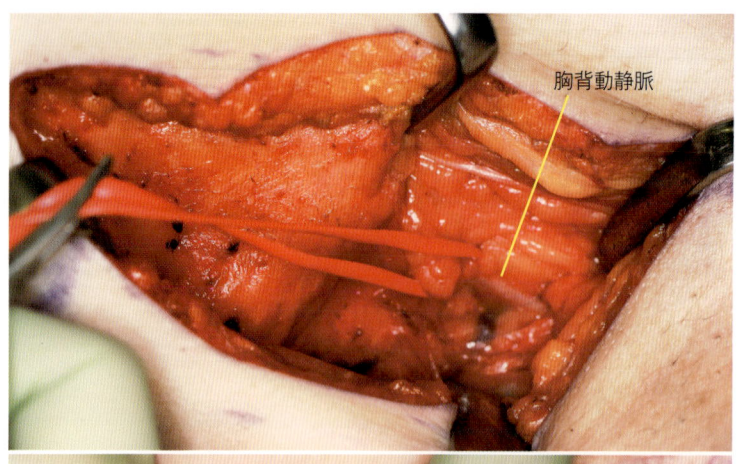

(a) 皮弁腋窩側の切開から、脂肪組織を鈍的に剥離すると、胸背動静脈が容易に確認できる。

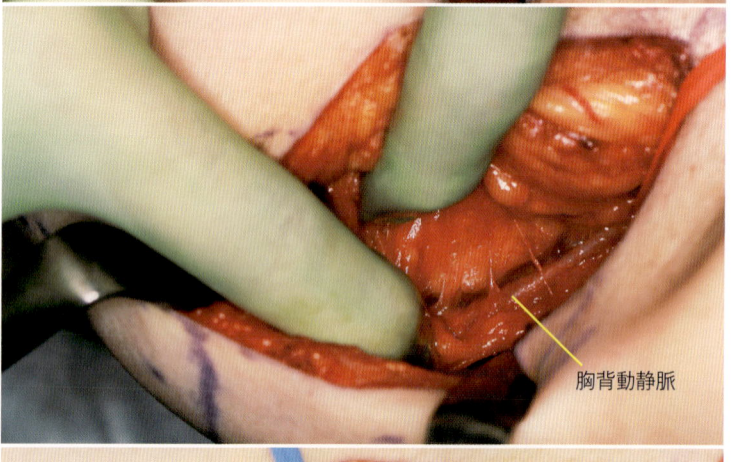

(b) 指を使った鈍的剥離も有効である。

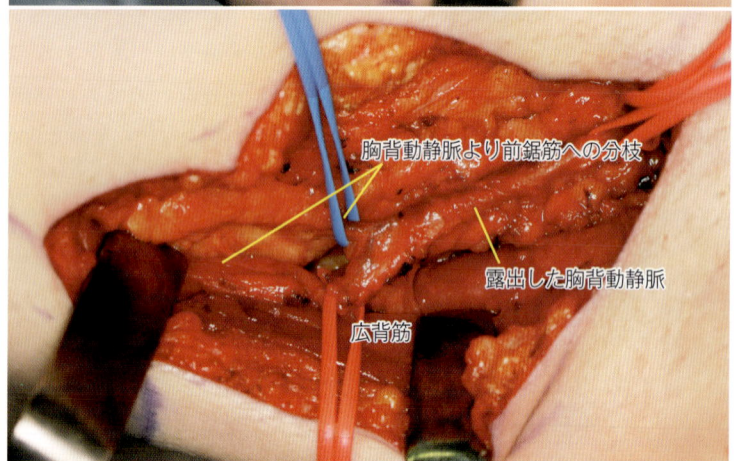

(c) 腋窩側で胸背動静脈を露出
胸背動静脈より前鋸筋への分枝は順次、結紮離断する。

で、皮島と筋肉がずれて穿通枝を損傷しないように皮膚と筋肉間に数本の固定糸をおく（図7-e、f）。そして、皮島部以外の広背筋筋体表面を用手的に腋窩方向に剥離する。

- 皮島が小さな場合には、先に剥離しておいた腋窩部と双方向に皮下トンネルを作成し、皮島と筋体を腋窩に引き出せるようにしておく。
- 大きな皮島が必要な場合には、皮島を広背筋筋膜上で穿通枝付近まで剥離し、できるだけ筋体を少なくする。逆に皮島を小さくして、筋体を広く採取することもある。

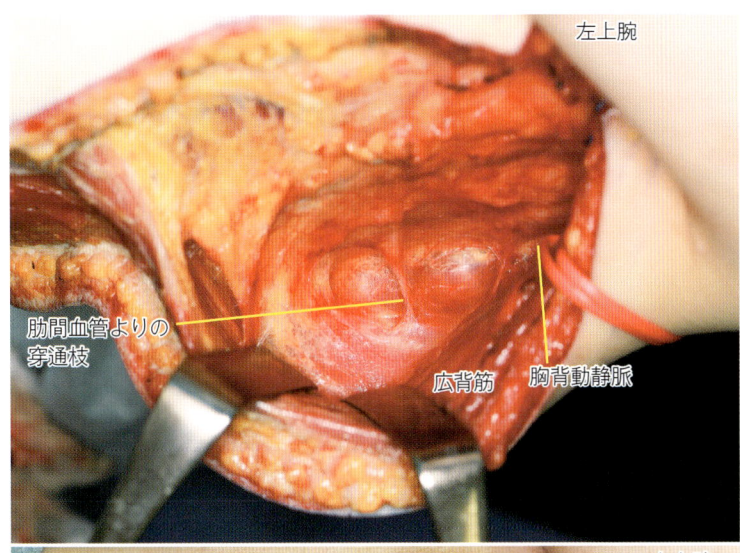

(d) 広背筋裏面の用手的剥離。肋間血管よりの穿通枝があるので注意して凝固するか結紮して離断する。

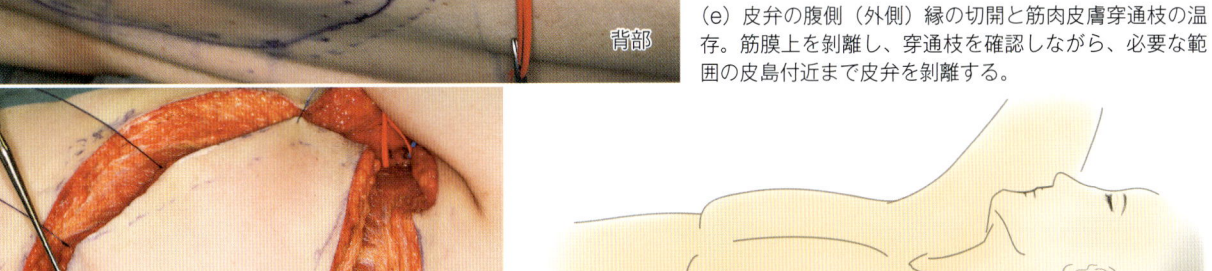

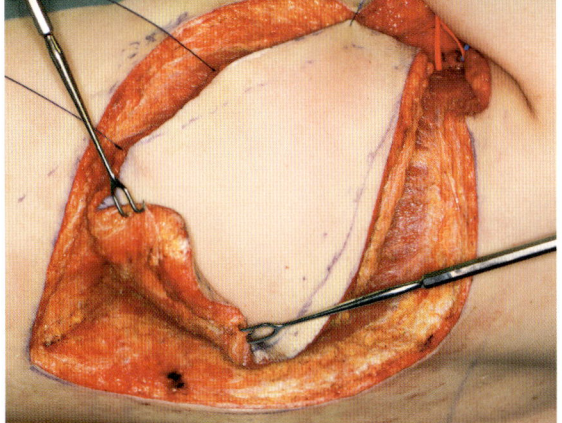

(e) 皮弁の腹側（外側）縁の切開と筋肉皮膚穿通枝の温存。筋膜上を剥離し、穿通枝を確認しながら、必要な範囲の皮島付近まで皮弁を剥離する。

(f) 皮島（皮弁）の尾側・背側縁の切開。広背筋膜上を必要な範囲で剥離する。尾側も同様である。筋膜直上を電気メスで剥離すると早い。

図7　広背筋皮弁（左側）の挙上 I

I　広背筋・前鋸筋　189

(a) 筋体の切離
筋体裏面でも血管の走行を確認しながら必要な量の筋体を皮弁に含める。栄養血管柄である胸背動静脈（⇨）

(b) 筋体中枢側を切断して、胸背動静脈を栄養血管柄にした広背筋皮弁を島状に挙上する。栄養血管柄である胸背動静脈（⇨）

図8　広背筋皮弁（左側）の挙上 II

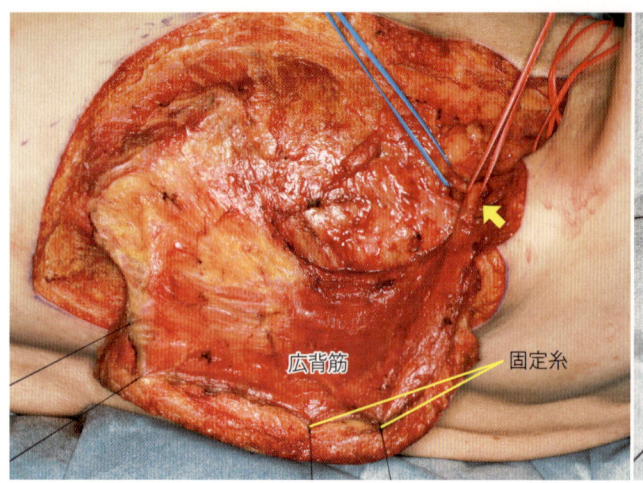

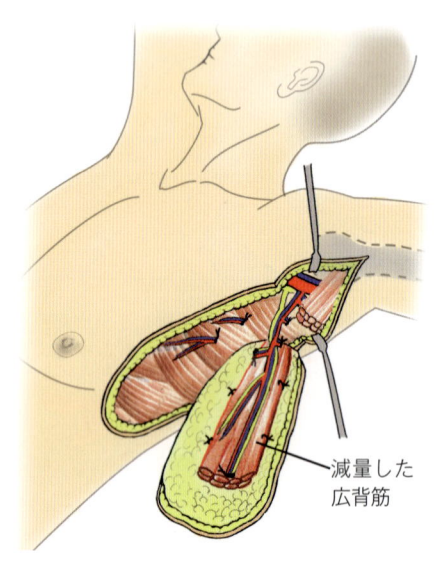

(a) 筋体を減量した皮弁

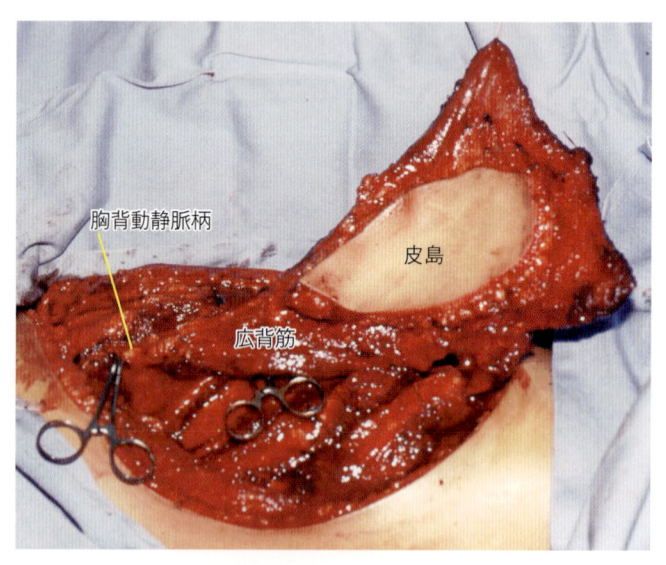

(b) 皮島を小さくした皮弁

図9　挙上した広背筋皮弁と筋体量

⑧ **筋体を切断する。筋体を分割する**

皮島の遠位部で、筋体を必要な幅で切断する。この際、広背筋外側縁に沿って走行する外側枝が筋体内に含まれるように筋体を挙上するのがよい（図8-a）。

そして、胸背動静脈本幹方向へ向かって筋体後面の剥離を行いながら筋体を分割して行く。

⑨ **筋体を切断し、島状皮弁にする**

胸背動静脈は筋体への流入部付近では筋体の裏面の表層を走行するため、これを損傷しないように注意しながら、動静脈流入部の腋窩側で筋体を切断し、皮弁を島状皮弁の状態とする（図8-b）。

筋皮弁に含める広背筋の筋体量は移植床の大きさにより異なる。筋体量をかなり減量しても筋肉皮膚穿通枝が温存されていれば、皮島の血行は安定している（図9）。

4 採取と移植

島状にした広背筋皮弁の基部には胸背動静脈と胸背神経が付いた状態である。

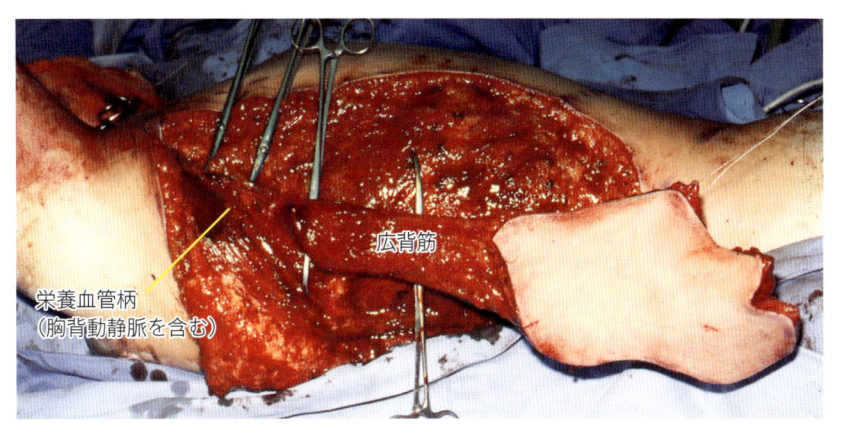

図10 広背筋の筋体を含めて長く挙上した皮弁
皮島は筋体の尾側に作図する。

> 神経付き筋肉移植を行わない場合には、胸背神経は切断するが機能障害はない。

栄養血管柄が長く必要な場合には、さらに肩甲回旋動静脈を結紮し肩甲下動静脈まで剥離を進めるが、この部分の静脈には分枝と静脈弁が多く吻合に適さないことがある。したがって、長い血管柄が必要と予測される場合には、広背筋の尾側寄りに皮島をデザインし血管―筋肉柄として挙上すれば15cm以上の栄養血管柄は容易に作成できる（図10）。

胸背動静脈を剥離する際、適宜皮膚切開を延長するが、腋窩の皺に一致するようにすると、瘢痕が目立ちにくい。肩甲回旋動静脈が腋窩動静脈から直接分岐していたり、腋窩動静脈からの肩甲下動静脈の分岐が離れた位置にあったりすることもある。しかし、いずれも3mm近くの口径がある太い血管であるため、適切に剥離を追加すれば分岐パターンの確認は容易であり、臨床的には問題にならない。

最後に、血管テープを掛けて確保しておいた胸背動静脈の本幹を動脈、静脈に剥離した後に結紮切離して皮弁を採取する。

> 動脈と静脈の剥離はこの段階で行うと血管攣縮の危険が少なくなる。

5 皮弁採取部の閉鎖

背側部にかけて筋皮弁を側臥位で採取した場合には、血管柄を切離する前に遠位側より閉創して体位を戻し、最後に胸背動静脈を切離し腋窩創部を縫合閉鎖する。

> 頭頸部に移植するような場合には、このように採取部を閉創した後、体位を戻してから移植操作をすると手術時間が短縮できる。なお、皮弁採取部には血腫や漿液腫などを作らないように必ず持続吸引ドレーンを設置する。

植皮術を要するような皮弁のデザインは、整容的な観点から推奨されないが、欠損が大きい場合には一部に遊離植皮を行い閉鎖せざるを得ない。

> 内視鏡を用いることによって、小さな皮膚切開から筋体のみを採取し、採取部の瘢痕を最小限にする方法も報告されているが、皮弁を採取することが多く実際的ではない。

6 皮弁のmodification

■ 皮弁のthinning

本皮弁は比較的容易な手技で、長く太い血管柄と安定した血行を有する大きな皮弁を挙上することができるため、非常に有用性が高い。しかし、体格や移植床によっては皮弁が厚く整容的な問題が残ることがある。この欠点を回避するため、筋皮弁に含まれる筋体をできるだけ減量する方法や皮弁の外側縁を中心としたthinningが報告されている（図11）。

> また、幅広く平坦な筋体に遊離植皮を行うことにより、後日のdebulkingを回避することもできる（図12）。皮島を小さくして幅広い筋体を使う方法もある。

胸背動静脈は、筋体に流入した後、広背筋後面（裏面）に沿って走行し、内側枝と外側枝に分岐した後、筋

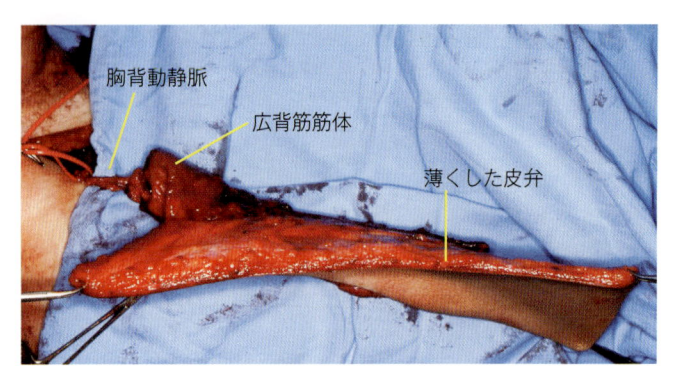

図11 広背筋皮弁の thinning
筋体量を減らした薄い皮弁として作成できる。

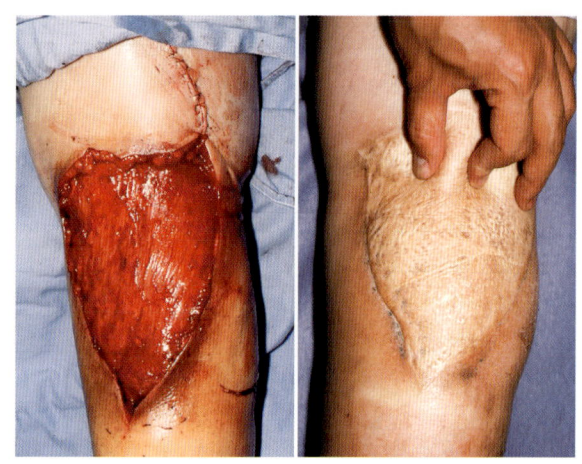

(a) 移植した広背筋弁　(b) 筋弁上に行った分層植皮。術後2年、軟らかい皮弁状である。

図12 筋体に遊離植皮を行う方法
後日のdebulkingが不要となるが、植皮片採取部に瘢痕が残る。

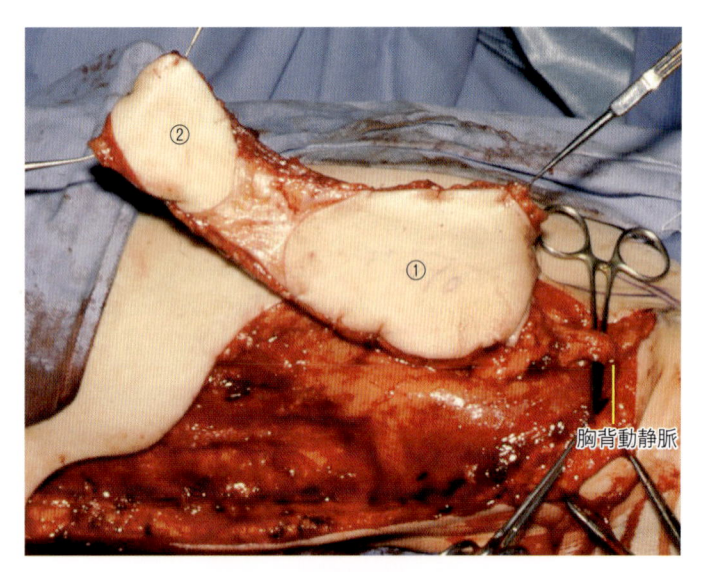

図13 広背筋の多皮島皮弁
広背筋上に作成する二皮島皮弁①と②（folded flap として使う）

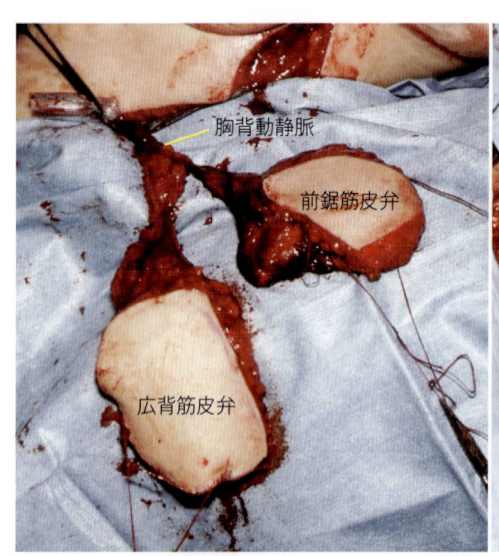

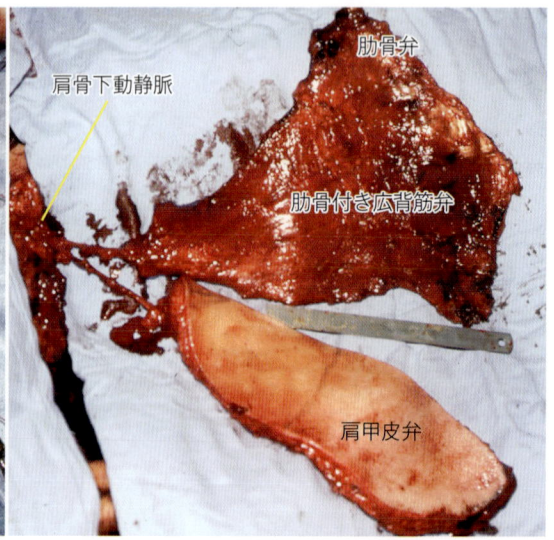

(a) 前鋸筋との連合皮弁
広背筋皮弁と前鋸筋皮弁を同一血管柄で挙上。なお、前鋸筋皮弁には肋骨をつけて血管柄付き骨移植にできる。

(b) 肩甲皮弁と肋骨付き広背筋弁の連合皮弁

図14 連合皮弁

192　臨床編　4章　遊離筋皮弁・筋弁移植

体内を貫通しながら、分枝を繰り返す。筋体内の血管は互いに密なネットワークを形成しているため、筋体は豊富な血行を保持したまま筋体自体を thinning することもできる。

■ Folded flap と多皮島皮弁

胸背動静脈よりの筋肉皮膚穿通枝を別々に含めることにより筋皮弁を二つ折り（folded flap）、あるいは多皮島に作成することができる。上顎癌切除後の複雑な顔面の再建などに推奨される（図13）。

■ 連合皮弁の作成

肩甲下動静脈を利用することにより、胸背動静脈と分岐する肩甲回旋動静脈で栄養される肩甲（骨）皮弁や前鋸筋への分枝を利用した広背筋・前鋸筋皮弁、あるいは肋骨付き広背筋や前鋸筋皮弁など、多くの形態を有する連合皮弁 combined flap が作成できる（図14）。

7 合併症と対策

広背筋皮弁採取後には、特に機能的な後遺症はないが、採取時の体位により腕神経叢の圧迫、異常伸展による一時的な神経麻痺が起こることがあるので、充分な注意が必要である。

> 術後の血腫や漿液腫は比較的多く見られるので、防止のために必ず吸引ドレーンを入れ、胸帯などで1週間程度圧迫するのがよい。

4 臨床例

1 症例1：60歳、男性 頭皮慢性潰瘍、頭蓋骨骨髄炎

頭皮慢性潰瘍に植皮が行われていたが、潰瘍の再発および頭蓋骨の慢性骨髄炎を起こしていた。全頭皮におよぶ植皮部分を切除し、骨髄炎部分の頭皮外板（一部、内板を含む）を広範囲に切除してデブリドマンを行った。生じた欠損部の再建に幅18cm×長さ25cmの右側広背

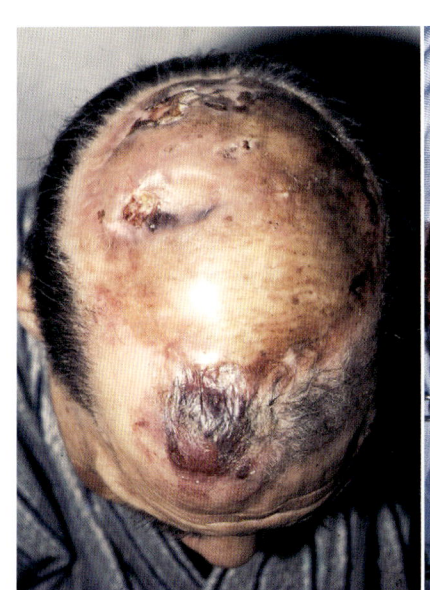

（a）術前の状態
頭皮全体に植皮が行われているが、一部が潰瘍化し、頭蓋骨の骨髄炎が見られる。

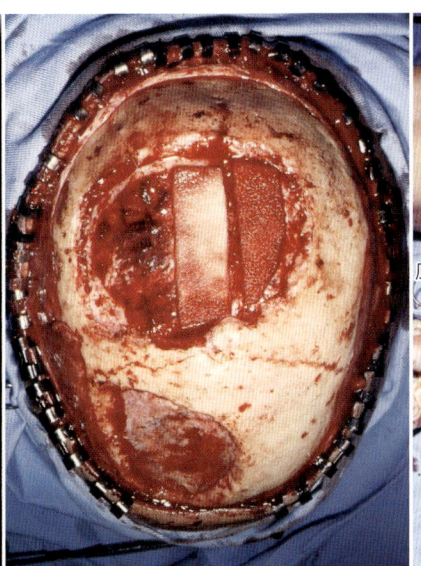

（b）広範囲デブリドマン直後の状態
頭蓋骨のほとんどが骨膜欠損の状態で、一部は全層に欠損している。

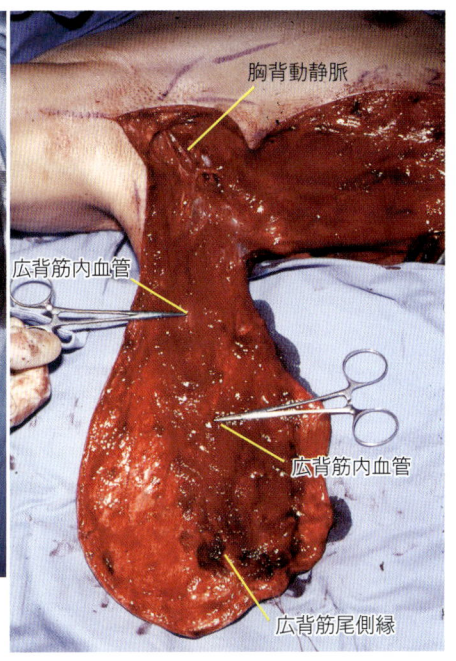

（c）挙上した広背筋皮弁

図15　症例1：60歳、男性、頭皮慢性潰瘍、頭蓋骨骨髄炎
（Harii K: Microvascular Tissue Transfer. pp126-127, Igaku-shoin, Tokyo, New York, 1983 に掲載症例）

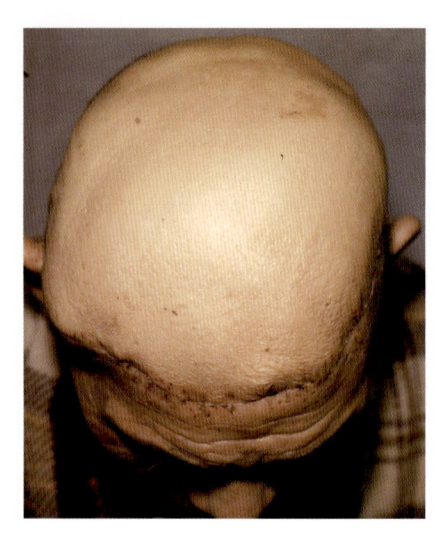

(d) 移植後1カ月の状態。皮弁は完全に生着している。

図15　症例1（つづき）

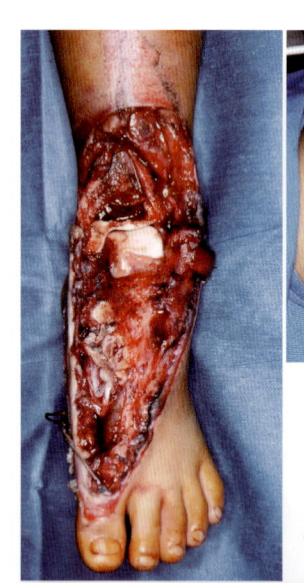

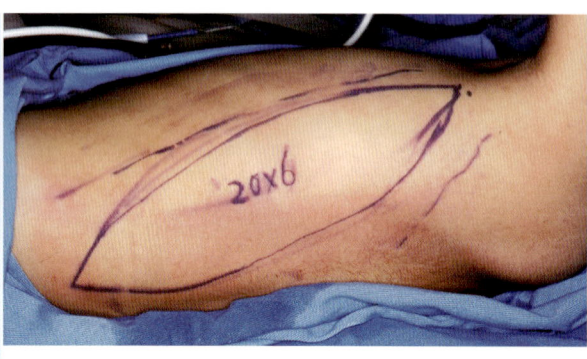

(b) 左側広背筋皮弁のデザイン。皮島は6×20cmと一次縫縮閉創が可能な大きさである。

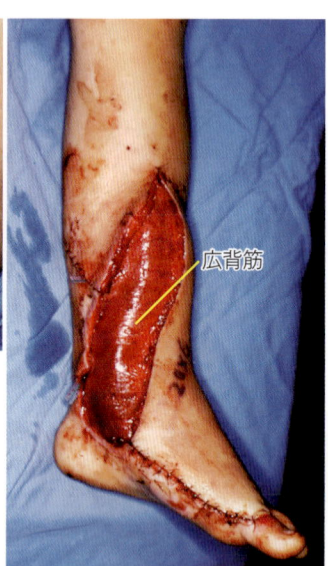

◀ (a) 術前。剝脱創の状態

(c) 血流再開後の移植筋皮弁。広背筋体上には分層植皮を行った。

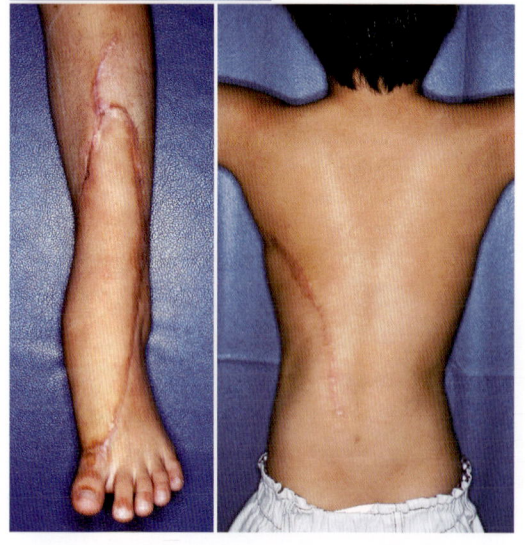

筋皮弁を遊離移植した。血管吻合は右胸背動静脈と右浅側頭動静脈を端々吻合し、皮弁は完全に生着した（図15）。

2 症例2：5歳、女児　左足関節部剝脱創

交通外傷による左下腿・足関節部の重度剝脱創で、左脛骨遠位端部欠損、足関節および足根骨の骨露出、趾伸筋腱の広範囲欠損を認めた。

救急処置として人工真皮で創を被覆、2週間後にデブリドマンを行い、完全に露出した足関節部と下腿皮膚欠損部を遊離広背筋皮弁で被覆した。広背筋採取部を一次縫縮するため、皮島は比較的少なく（6×20cm）して、筋

(d) 術後1年の移植部と皮弁採取部の状態

図16　症例2：5歳、女児、左足関節部剝脱創
（多久嶋亮彦、波利井清紀：下肢開放創の治療．MB Orthop 13: 63-69、2000に掲載症例）

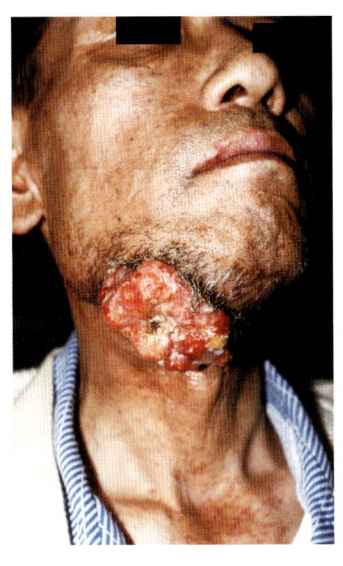

(a) 術前の状態

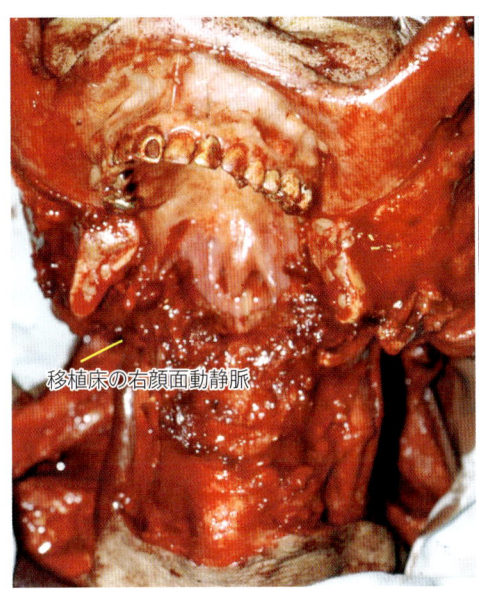

(b) 舌・口腔底全摘、下顎体部前方区域切除、頸部皮膚切除、両側頸部郭清術後の欠損

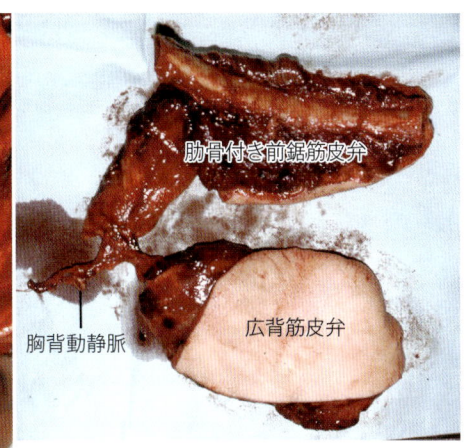

移植床の右顔面動静脈

(c) 採取した右肋骨付き前鋸筋皮弁と広背筋皮弁
胸背動静脈で両皮弁は同時に栄養されている。

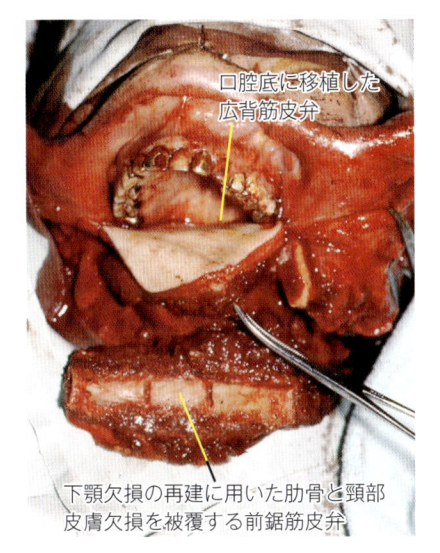

肋骨付き前鋸筋皮弁
胸背動静脈
広背筋皮弁

口腔底に移植した広背筋皮弁

下顎欠損の再建に用いた肋骨と頸部皮膚欠損を被覆する前鋸筋皮弁

(d) 移植時の状態

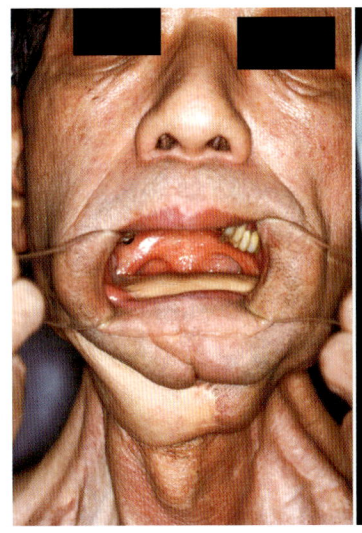

(e) 術後7年の状態。皮弁の状態は良好で、肋骨（⇨）の吸収も見られない。

図17　症例3：50歳、男性、右口腔底癌下顎骨・頸部皮膚浸潤（T4N3M0）
（波利井清紀：癌治療と形成外科．日本臨床　47：711-716、1989に掲載症例）

体を広く採取し、移植後の筋体部に分層網状植皮を行った。吻合血管は左前脛骨動静脈と胸背動静脈で、術中に一度、吻合動脈に血栓形成が起きたが、再吻合し移植皮弁は完全に生着した。皮弁採取部は一次縫合閉鎖した。

術後6カ月で収縮した網状植皮部を切除して皮弁は整容的に良好な状態となった（図16）。

3 症例3：50歳、男性
右口腔底癌下顎骨・頸部皮膚浸潤（T4N3M0）

右口腔底癌が下顎骨、頸部皮膚に浸潤していた。舌・口腔底全摘出、下顎体部前方区域切除、腫瘍を含めた頸部皮膚切除、両側頸部郭清術が行われた。生じた欠損の再建のため、肋骨付き前鋸筋皮弁、広背筋皮弁の2つの皮弁を胸背動静脈を栄養血管柄として採取した。肋骨は浅く骨切りし、若木骨折様に曲げて下顎体部前方の彎曲に合わせるように細工し下顎を再建した。また、広背筋皮弁で口腔底を、前鋸筋皮弁で頸部皮膚欠損部の被覆を行った。胸背動静脈を郭清時に温存した右顔面動脈と静脈にそれぞれ端々吻合し血流を再開した。皮弁の生着は良好で、術後6年以上を経過しても肋骨の吸収は見られない（図17）。（国立がんセンター症例）

前鋸筋

1 特徴と適応

　前鋸筋弁、前鋸筋皮弁 serratus anterior muscle/musculocutaneous flap は広背筋とともに combined flap として使われることが多いが、単独に利用されることもある（図18）。特に、Buncke HJ ら（1990）は、比較的薄い前鋸筋を筋弁として欠損の被覆に用いたり、あるいは、神経血管柄付き遊離筋肉移植として陳旧性顔面神経麻痺の再建に好んで用いていると報告している。

■ 利点
①広背筋皮弁などに比べて、比較的薄い筋体で構成される。
②いくつかの digits（筋尖）に分かれているので、小さな筋弁として分割して使うことができる。
③肋骨付き筋弁、筋皮弁として利用できる。

■ 欠点
①筋肉採取の量によっては肩甲骨・上腕の運動障害（scapular winging）が起きる。
②広背筋より深い位置にあるので採取がやや面倒である。
③皮島への血行が不安定である。大きな皮島は作成できない。

2 栄養血管

　前鋸筋は8～10個の筋尖で各肋骨の腹側前面より起こり、肩甲骨の上角付近、内側縁、下角部の3部分に分かれて停止し、肩甲骨を前方向に引き付け、また、胸郭に固定することにより上腕の挙上を助ける。

1 動脈

　栄養動脈には2系統があり、上部は外側胸動脈 lateral thoracic artery の分枝、下部は胸背動脈よりの分枝である（図18）。

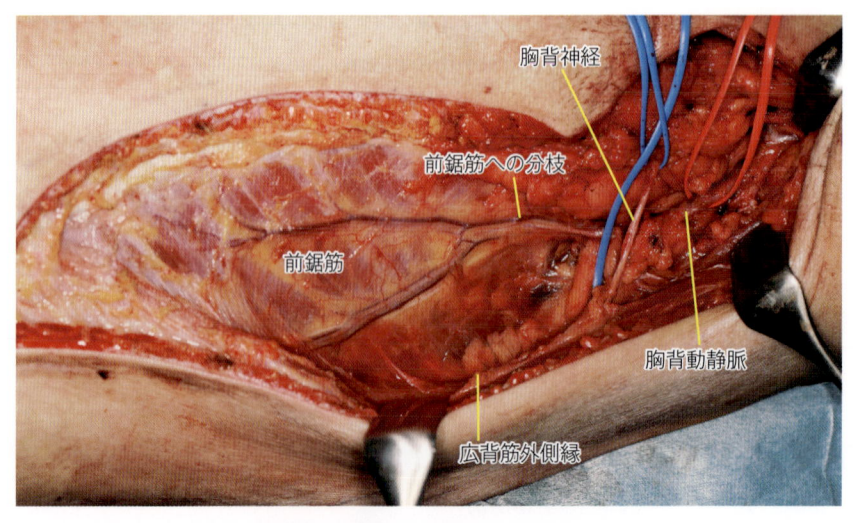

図18　前鋸筋（左側）の栄養血管
通常、前鋸筋下部（筋尖7～9付近）を使う。この部分は胸背動静脈からの分枝で栄養される。

2 静脈

静脈は動脈に伴走する静脈である。

3 神経

支配運動神経は長胸神経である。

3 手 技

1 体位

広背筋採取と同様であるが、肋骨を長く採取する時には半側臥位とする。

2 デザイン

広背筋と前鋸筋はほとんどの部分が重なっているので、広背筋外側縁を目安にデザインする。著者らは肋骨付き前鋸筋弁や二皮島皮弁を使う時以外には、前鋸筋単独で利用することは少ない（図19-a）。

前鋸筋は第7〜9筋尖部より肩甲骨下部内側縁に停止する部分（前鋸筋下部）を使う。これにより肩甲骨の運動障害（scapular winging）が最小限に抑えられる。

3 挙上と採取

広背筋採取と同様に腋窩の切開より胸背動静脈を剥離露出する。これを広背筋裏面方向に剥離すると、前鋸筋の表面に分枝する血管が確認できる。通常は、1〜2本であるが、まれに3本が分枝することもある。

> 前鋸筋表面に走行する栄養血管には頭側より長胸神経が伴走するように流入している。これらは各筋尖にさらに分枝を派生している。

二皮島皮弁の場合には、胸背動静脈から広背筋への分枝と前鋸筋への分枝を温存して筋弁・筋皮弁を挙上する。これにより胸背動静脈のみで2つの筋皮弁（時には筋弁）が挙上できる（図19-b）。

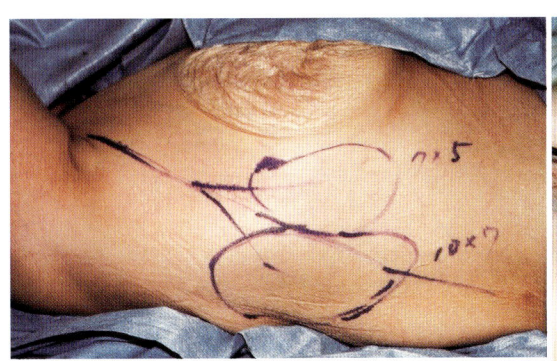

（a）右側広背筋、前鋸筋連合皮弁のデザイン

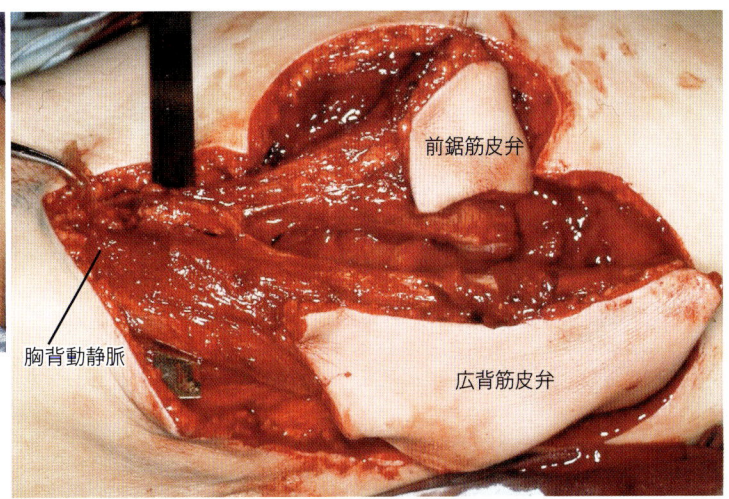

（b）胸背動静脈で栄養される前鋸筋皮弁と広背筋皮弁の挙上

図19 広背筋と前鋸筋皮弁のデザインと挙上

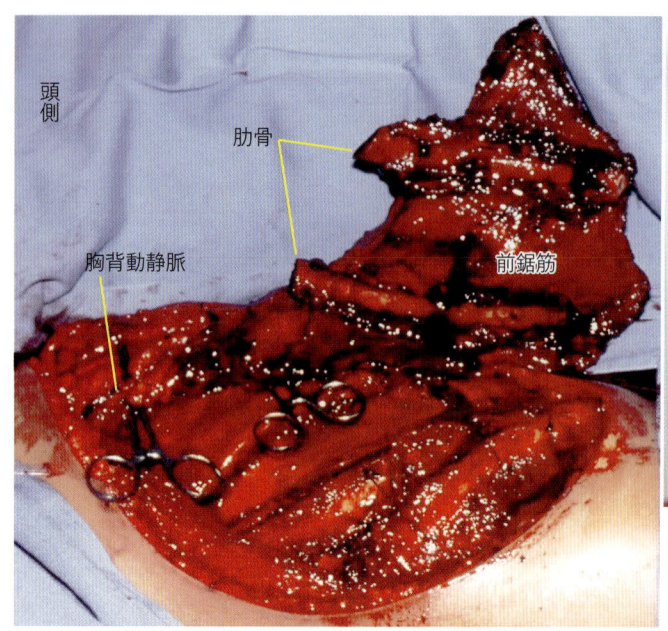

(a) 挙上した右側肋骨付き前鋸筋弁

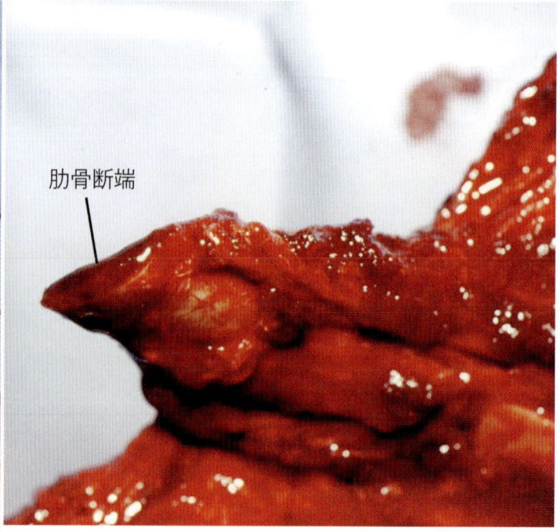

(b) 骨膜血行であるが、肋骨断端からの出血が見られる。

図20　肋骨付き前鋸筋弁

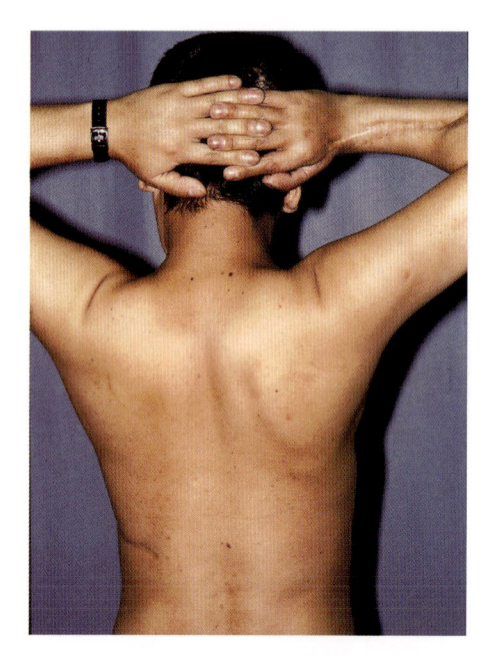

図21　前鋸筋採取後の軽度 scapular winging（右肩甲骨）
前鋸筋切除の範囲が狭ければ winging による上腕・肩関節の機能障害は少ない。

肋骨付き筋（皮）弁を採取するには、前鋸筋からの骨膜栄養を利用するため、前鋸筋筋体と採取する肋骨がはずれないように、あらかじめ仮縫合固定する。2本以上の肋骨片を採取する時は、胸壁の陥凹を防ぐため1本おきに採取する方がよい（図20）。

4 合併症と対策

　前鋸筋採取に際しての最も大きな後遺症は肩甲骨の winging による上腕の挙上障害である。これを回避するため、前鋸筋は下部のみを使う。また、長胸神経はできるだけ温存する（図21）。
　他の合併症は、広背筋皮弁採取時と同様である。

【参考文献】

Bartlett SP, May JW Jr, Yaremchuk MJ: The latissimus dorsi muscle; a fresh cadaver study of the primary neurovascular pedicle. Plast Reconstr Surg 67: 631-636, 1981

Baudet J, Guimberteau JC, Nascimento E: Successful clinical transfer of two free thoraco-dorsal axillary flaps. Plast Reconstr Surg 58: 680-688, 1976

Fujino T, Maruyama Y, Inuyama I: Double-folded free myocutaneous flap to cover a total cheek defect. J Maxillofac Surg 9: 96-100, 1981

Harii K, Yamada A, Ishihara K, et al: A free transfer of both latissimus dorsi and serratus anterior flaps with thoracodorsal vessel anastomoses. Plast Reconstr Surg 70: 620-629, 1982

Koshima I, Saisho H, Kawada S, et al: Flow-through thin latissimus dorsi perforator flap for repair of soft-tissue defects in the legs. Plast Reconstr Surg 103: 1483-1490, 1999

Lin CH, Wei FC, Levin LS, et al: Donor-site morbidity comparison between endoscopically assisted and traditional harvest of free latissimus dorsi muscle flap. Plast Reconstr Surg 104: 1070-1077, 1999

May JW Jr, Gallico GG 3rd, Jupiter J, et al: Free latissimus dorsi muscle flap with skin graft for treatment of traumatic chronic bony wounds. Plast Reconstr Surg 73: 641-651, 1984

Maxwell GP: Iginio Tansini and the origin of the latissimus dorsi musculocutaneous flap. Plast Reconstr Surg 65: 686-692, 1980

Nakajima H, Fujino T, Adachi S: A new concept of vascular supply to the skin and classification of skin flaps to their vascularization. Ann Plast Surg 16: 1-17, 1986

Rowsell AR, Davies DM, Eisenberg N, et al: The anatomy of the subscapular-thoracodorsal arterial system; study of 100 cadaver dissections. Br J Plast Surg 37: 574-576, 1984

Takushima A, Harii K, Asato H, et al: Expanded latissimus dorsi free flap for the treatment of extensive post-burn neck contracture. J Reconstr Microsurg 18: 373-377, 2002

Tobin GR, Schusterman M, Peterson GH, et al: The intramuscular neurovascular anatomy of the latissimus dorsi muscle; the basis for splitting the flap. Plast Reconstr Surg 67: 637-641, 1981

Yamamoto Y, Nohira K, Minakawa H, et al: The combined flap based on a single vascular source; a clinical experience with 32 cases. Plast Reconstr Surg 97: 1385-1390, 1996

Whitney TM, Buncke HJ, Alpert BS, et al: The serratus anterior free-muscle flap; experience with 100 consecutive cases. Plast Reconstr Surg 86: 481-490, 1990

II 腹直筋
Rectus abdominis muscle

1 特徴と適応

　Penningtonら（1980）は、腹直筋の栄養血管である下腹壁動静脈が、長く口径が太いため、遊離皮弁として有用であることを報告した。そして、1980年代前半、Taylorらのグループにより腹壁の詳細な血管解剖の研究が行われ、下腹壁動静脈が広く腹壁の血行を支配していることが明らかにされた。

　現在、下腹壁動静脈を栄養血管柄とする遊離腹直筋皮弁 free rectus abdominis musculocutaneous flap（free RAM flap）は、頭頸部、体幹、四肢と部位を問わず幅広く利用され、代表的な遊離皮弁の一つとなっている（図1）。

■ 利点
①長く、口径の太い血管柄を有するため、顕微鏡下での吻合が容易かつ安全に行える。
②血管柄である下腹壁動静脈は解剖学的変異が少ない。
③大きな皮弁が採取できる。一般的に幅8cm、長さ20cm程度の皮弁であれば、採取部の一次縫合閉鎖が可能である。

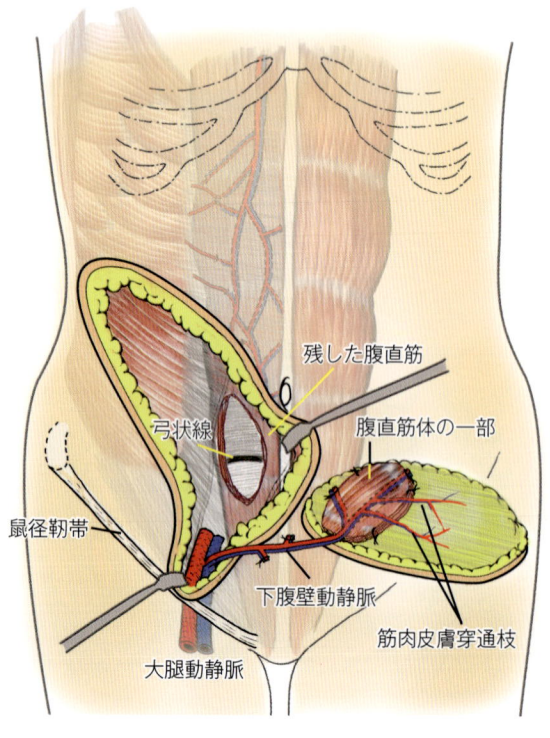

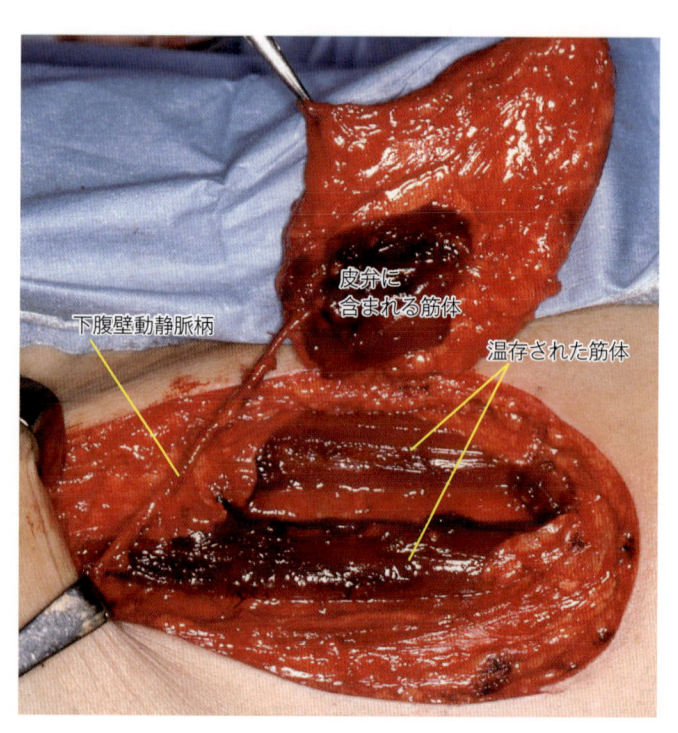

図1　腹直筋皮弁

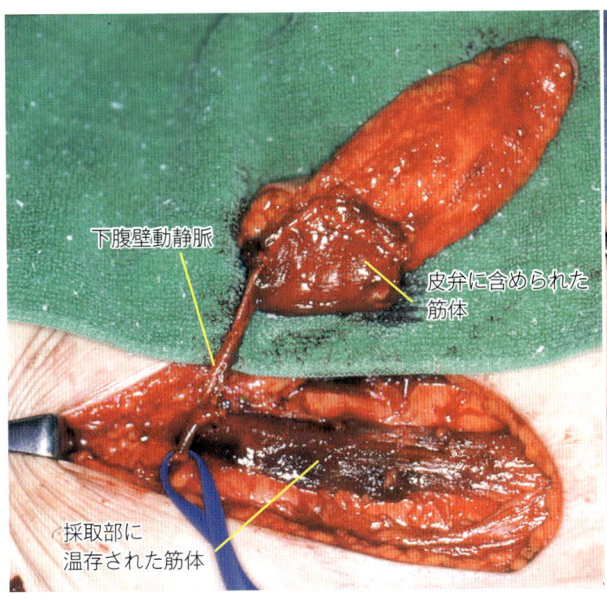

(a) Muscle-sparing flap
腹直筋の犠牲を少なくできる。

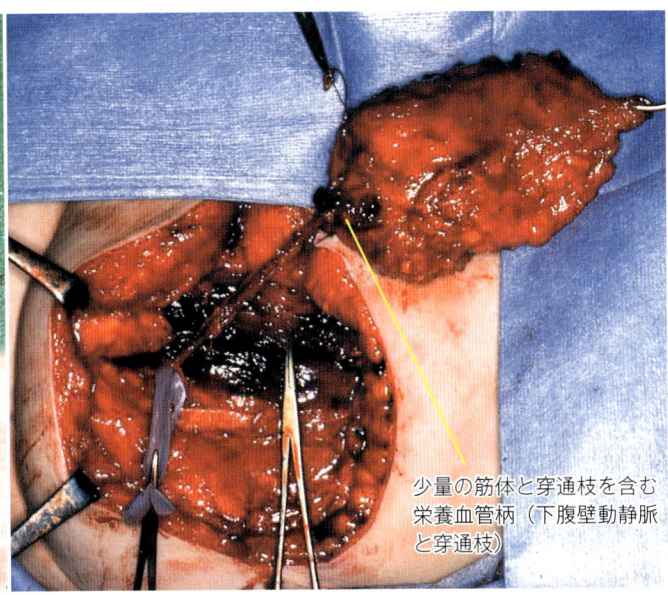

(b) 穿通枝皮弁
筋体を最小限にすると、いわゆる「穿通枝皮弁」の形になる。

図2　皮弁の厚さの調節

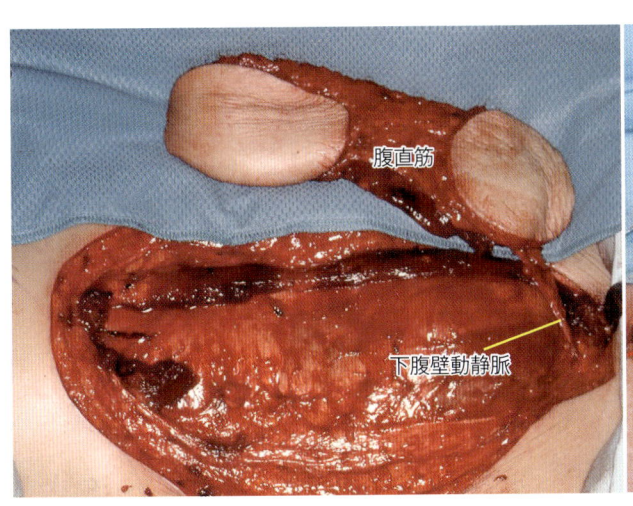

(a) 筋肉皮膚穿通枝を中心に腹直筋上に二皮島に分割した皮弁

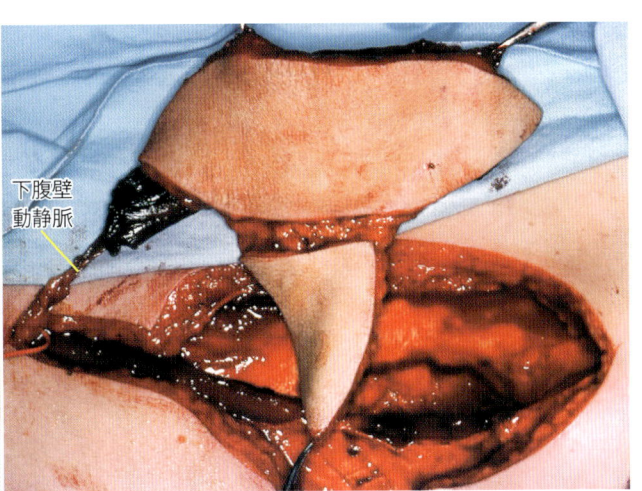

(b) 皮弁の血行が良いので皮下血管網を温存して折り返すこともできる。

図3　多皮島皮弁

④皮弁の厚さを調節できる。極端に筋体を減量した皮弁 muscle-sparing flap や筋肉皮膚穿通枝を温存すれば皮下脂肪の大幅な thinning も可能である（図2）。

⑤手技は複雑になるが、筋肉皮膚穿通枝を筋肉内まで剥離し穿通枝皮弁としても利用できる。

⑥2つ以上の多皮島皮弁あるいは folded flap を作成できる（図3）。

⑦皮弁に肋間神経を含めて採取し、末梢神経の同時再建ができる。また、肋間神経を移植床の運動神経断端と縫合して、神経血管柄付き筋肉移植も可能である。

⑧肋骨や肋軟骨を骨付き皮弁として皮弁に含めることができる。

■ 欠点

①皮弁採取後に腹壁瘢痕ヘルニアが発生する危険がある。
②腹直筋を大きく採取した場合には、腹壁に脆弱感が残り、腰痛の原因となる可能性も指摘されている。
③若い女性では、皮弁採取部の瘢痕が問題となり、また、将来妊娠する可能性のある女性には適応しにくい。

④下腹部手術既往歴のある患者では皮弁の安定性に問題があることがある。開腹のため下腹壁血管が切断されていることがある。
⑤肥満患者では、皮下脂肪が多いので皮弁が厚くなる。

これに対しては、皮下血管網を温存して thinning を行うことにより、薄い皮弁 thin flap とすることができる。

2 栄養血管

　腹直筋は第5～7肋軟骨外側面および剣状突起、剣状突起と肋骨間の靱帯から起こり、恥骨稜および恥骨結合に停止する長く平らな筋肉で、腹部正中の白線をはさんで対称に存在する。筋体は腹直筋鞘（前鞘と後鞘）につつまれ、3～4個の腱画で分節されている。腹直筋鞘は3つの側腹筋の腱膜により構成される。内腹斜筋の腱膜は前葉と後葉に分かれ、前葉は外腹斜筋腱膜と合流して腹直筋の前鞘を構成し、後葉は腹横筋腱膜と合流し後鞘を構成する。

　恥骨と臍のほぼ中間に位置する弓状線から尾側では強靭な後鞘は消失し薄い腹横筋腱膜の直下に腹膜が存在する。

　腹直筋の支配神経は第7～12肋間神経前枝である。

1 動脈

　腹直筋内では臍部付近で上腹壁動脈 superior epigastric

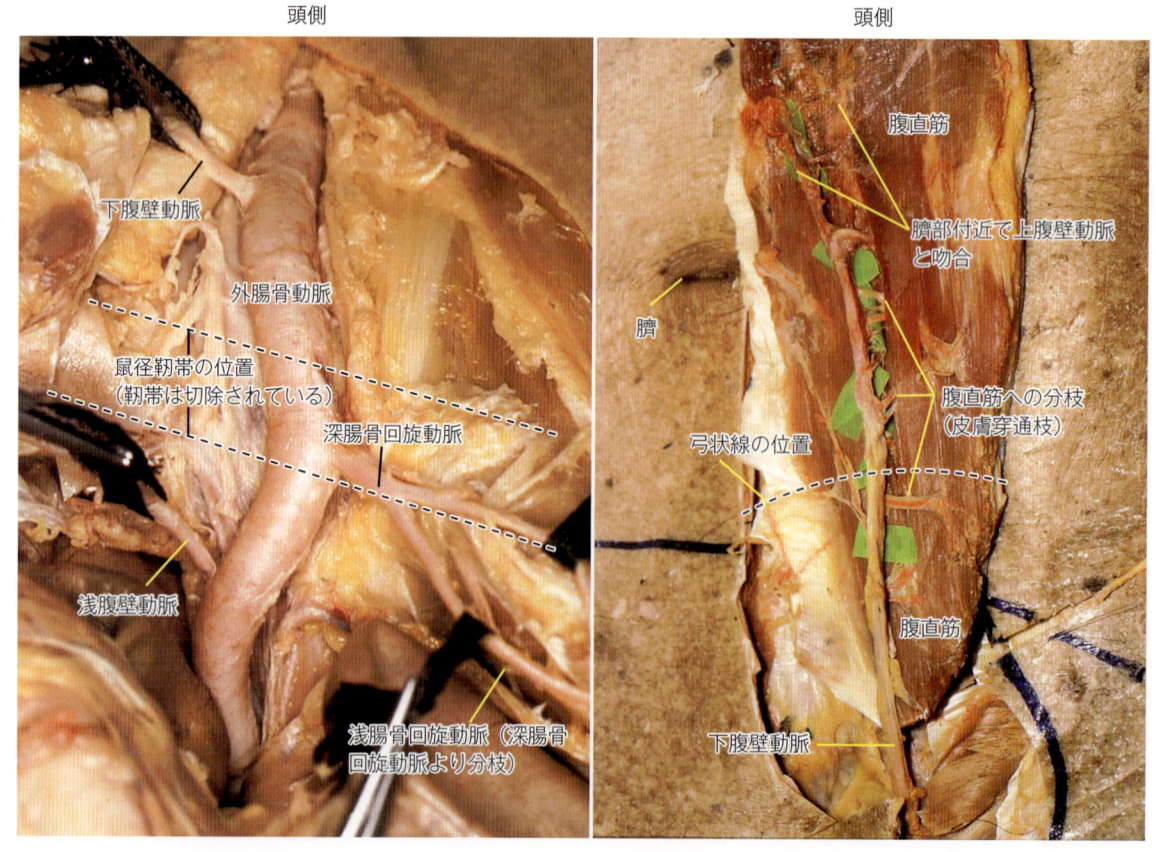

（a）外腸骨動脈より分枝する下腹壁動脈　　（b）腹直筋裏面の下腹壁動脈の走行（血管は筋体より剖出）

図4　下腹壁動脈の走行　　　　　　　　　　（a、bとも解剖屍体所見）

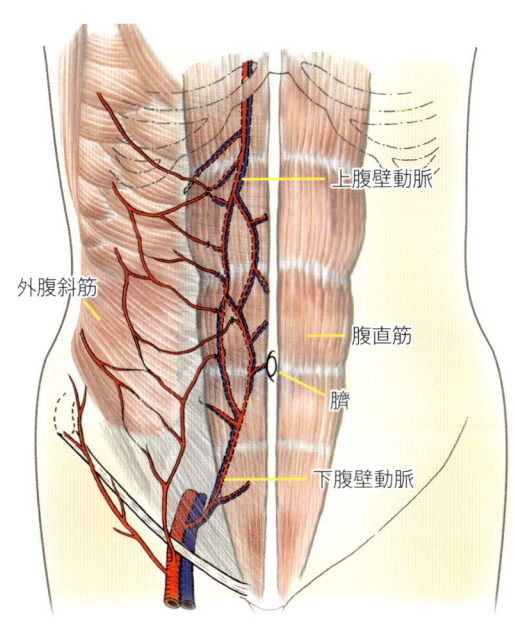

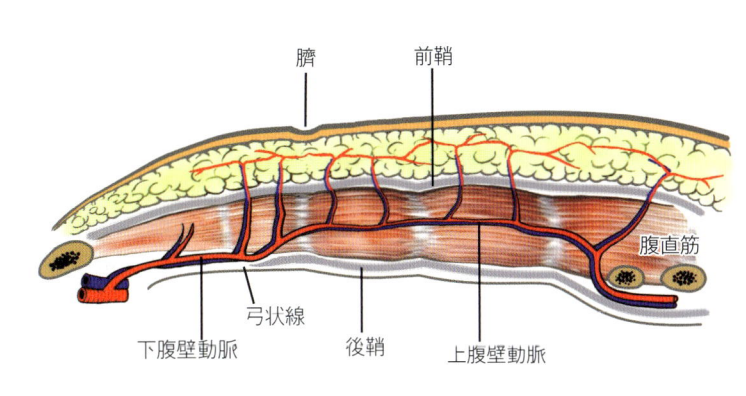

(a) 下腹壁動脈は臍部付近で上腹壁動脈と吻合する。　　(b) 血管の走行に沿って多数の筋肉皮膚穿通枝を派生する。

図5　腹直筋内の動脈の走行（静脈は動脈に伴走する）

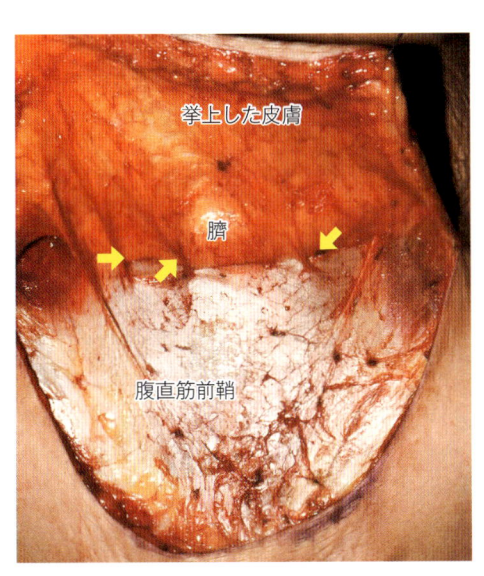

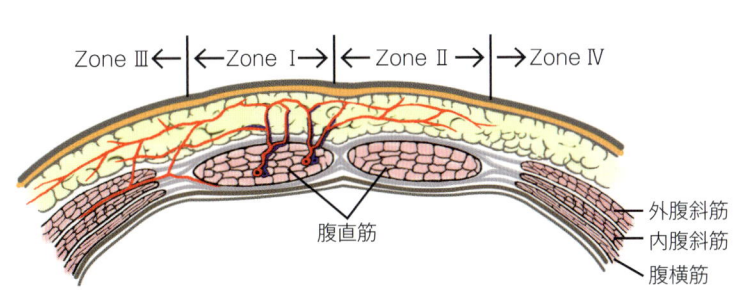

(b) 左腹直筋穿通枝よりの皮下血管網。左外腹斜筋筋膜上にも広く分布すると同時に右腹直筋上の皮膚も栄養する。Zone分類はScheflan Mら（1983）による。Zone Ⅳの血行は悪くなる）。

(a) 前鞘を穿通して皮膚に至る筋肉皮膚穿通枝が皮弁を広く栄養する。特に、臍部周辺の穿通枝（⇨）は太い。

図6　筋肉皮膚穿通枝

artery と下腹壁動脈 inferior epigastric artery が密接に吻合し双方向の血流を供給する。

> ちなみに、下腹壁動脈を深下腹壁動脈 deep inferior epigastric artery と呼ぶのは、解剖学書には無い名称である（臨床編3章Ⅰ参照）。

遊離腹直筋皮弁の栄養動脈となる下腹壁動脈は、鼠径靱帯の頭側で外腸骨動脈から分枝する（図4）。そして、薄い腹横筋腱膜を貫いた後、内頭側方向へ走行し、弓状線の前面を通って腹直筋後鞘と筋体の間隙を上行し、弓状線のやや頭側（通常2〜3cm）で腹直筋後面内に流入する。そして、ほぼまっすぐに上行し、臍部付近（やや頭側）で内胸動脈の終末枝である上腹壁動脈と互いに吻合する（図5）。この過程で、本動脈は筋体、白線、外腹斜筋筋膜を貫く体幹皮膚への穿通枝を分枝する。また、腹直筋の支配神経である肋間神経に伴走する動脈とも交通枝をもつ。

> 本皮弁の挙上に重要な皮膚への筋肉皮膚穿通枝は、臍周囲の穿通枝である（図6）。

Boyd JBら（1984）は、35屍体のdye infection studyおよび25屍体（50筋体）の穿通枝mappingを行い、口径0.5mm以上の太い穿通枝は臍周囲に集中しており下腹壁動静脈由来の血行を受けると報告している。これらの筋肉皮膚穿通枝は、放射状に走行し真皮下血管網を介して、上腹壁動静脈、肋間動静脈、浅腹壁動静脈などと交通する。

2 静脈

　皮弁の還流静脈には、動脈に伴走する下腹壁静脈 inferior epigastric veinが用いられるが、挙上後に皮弁がややうっ血することがある。この理由として、下腹壁静脈から上腹壁静脈を介して内胸静脈へ向かう生理的な静脈還流が皮弁挙上時に遮断され、本静脈に還流する静脈血がいくつかある静脈弁のため、軽度な還流不全になるためではないかとも言われる。

> しかし、著者らの経験ではこのうっ血のため皮弁が壊死することはなかった。

3 手　技

1 体位

　通常の背臥位で挙上できるのが、本皮弁の最大の利点である。

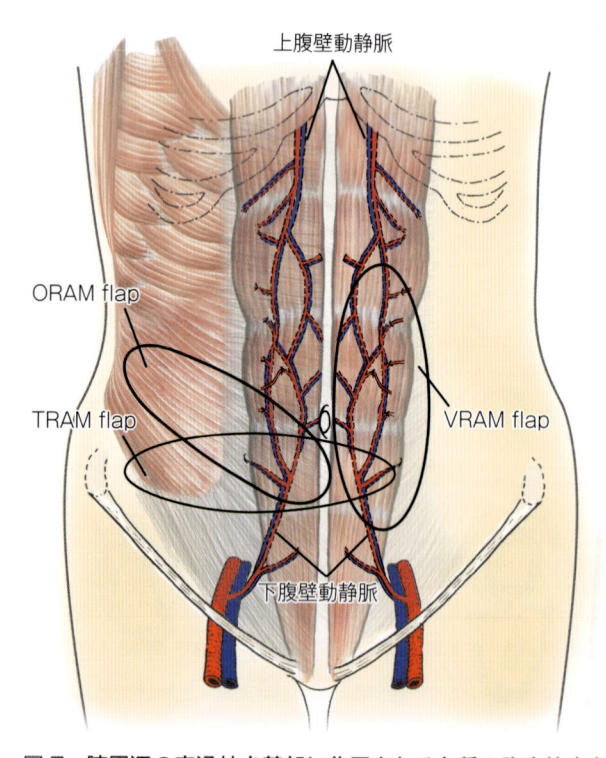

図7　臍周辺の穿通枝を基部に作図される各種の腹直筋皮弁
臍やや下部の片側腹直筋上を皮弁基部とする。斜め上方にデザインするのがORAM flap、腹直筋に沿って縦にデザインするのがVRAM flap、横にデザインするのがTRAM flapである。

2 デザイン

　本皮弁は、その用途により多彩なデザインで皮島を挙上することができる自由度の高い皮弁である。放射状に広がる臍周囲の穿通枝を含めば、腹壁に縦方向皮弁 vertical rectus abdominis musculocutaneous flap（以下、VRAM flap）、斜め方向皮弁 oblique rectus abdominis musculocutaneous flap（以下、ORAM flap）、横方向皮弁 transverse rectus abdominis musculocutaneous flap（以下、TRAM flap）などに皮島をデザインすることができる（図7）。

> また目的によっては、筋体を多く付けたり、筋体をできるだけ少量にして腹直筋を温存する muscle-sparing flap や、穿通枝皮弁 perforator flap とすることも可能である（図8）。

■ ORAM flapのデザイン

　著者らは、安定した長い皮島をデザインすることができる利点で、斜め方向にデザインするORAM flapを好んで用いているので、その作図について述べる。
①皮島の基部は、臍のやや下部領域の腹直筋を含むようにする。
　いずれの形の皮弁を作るのも皮弁基部に含む穿通枝の位置はほぼ同じである。
②皮弁の最大幅は、腹部皮膚をつかみ寄せて（pinch test）、縫合閉鎖が可能な幅（平均的成人日本人で最大10cm程度）以内におさめるのがよい。やむを得

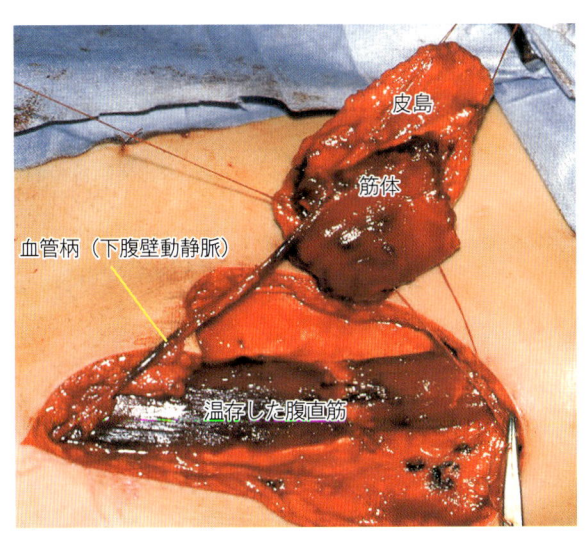

(a) 筋体と皮弁がほぼ同じ大きさ

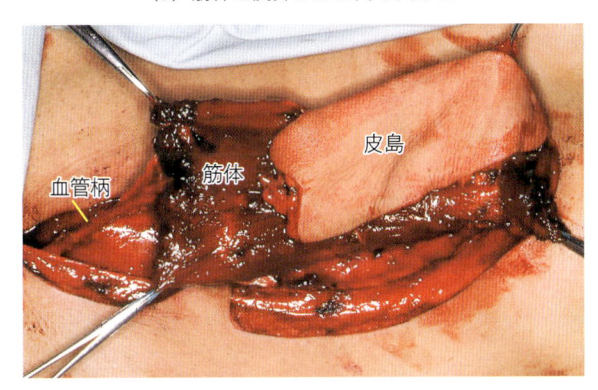

(b) 皮弁より筋体量が大きい

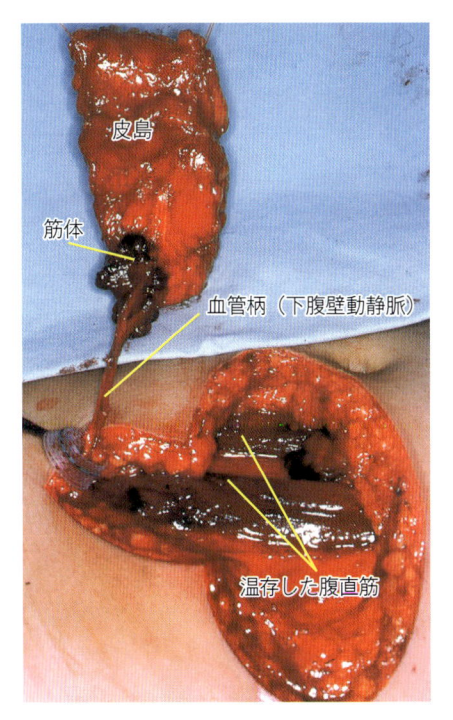

(c) 筋体量を極力少なくした muscle-sparing flap（腹直筋を温存する）

図8　筋体量の調節

ない場合には、植皮を行って閉鎖する。

> 特に、高齢者では強く緊張をかけて閉創すると術後の呼吸障害やイレウスを惹起する危険性がある。

③術前にドップラー血流計を用いて穿通枝の位置をマーキングしておくことも有効であろうが、穿通枝は臍外側からやや尾側にかけて太いものが集中するので、この領域を含むようにすれば、血流保持に有効な穿通枝を自動的に含めることができる。

　したがって、著者らはドップラーなどで穿通枝を確認することは行っていない。

> なお、Lee ら（2004）は、ORAM flap は臍下部（あまり厳密ではない）と肩甲骨下端を結ぶ直線を軸（axial line）とすれば、斜め方向に前腋窩線上までは安定した血行の皮弁を挙上することができると報告している。

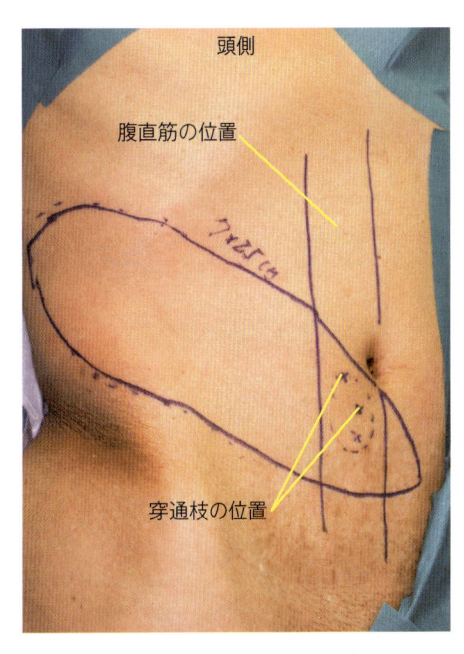

図9　右側 ORAM flap のデザイン

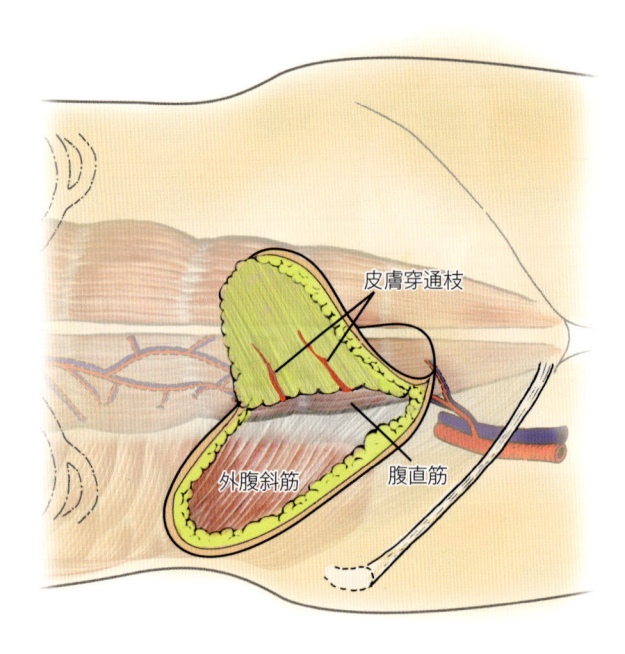

(a) 皮弁の外側縁切開から外腹斜筋の筋膜上で内側方向に皮弁を剥離挙上する。

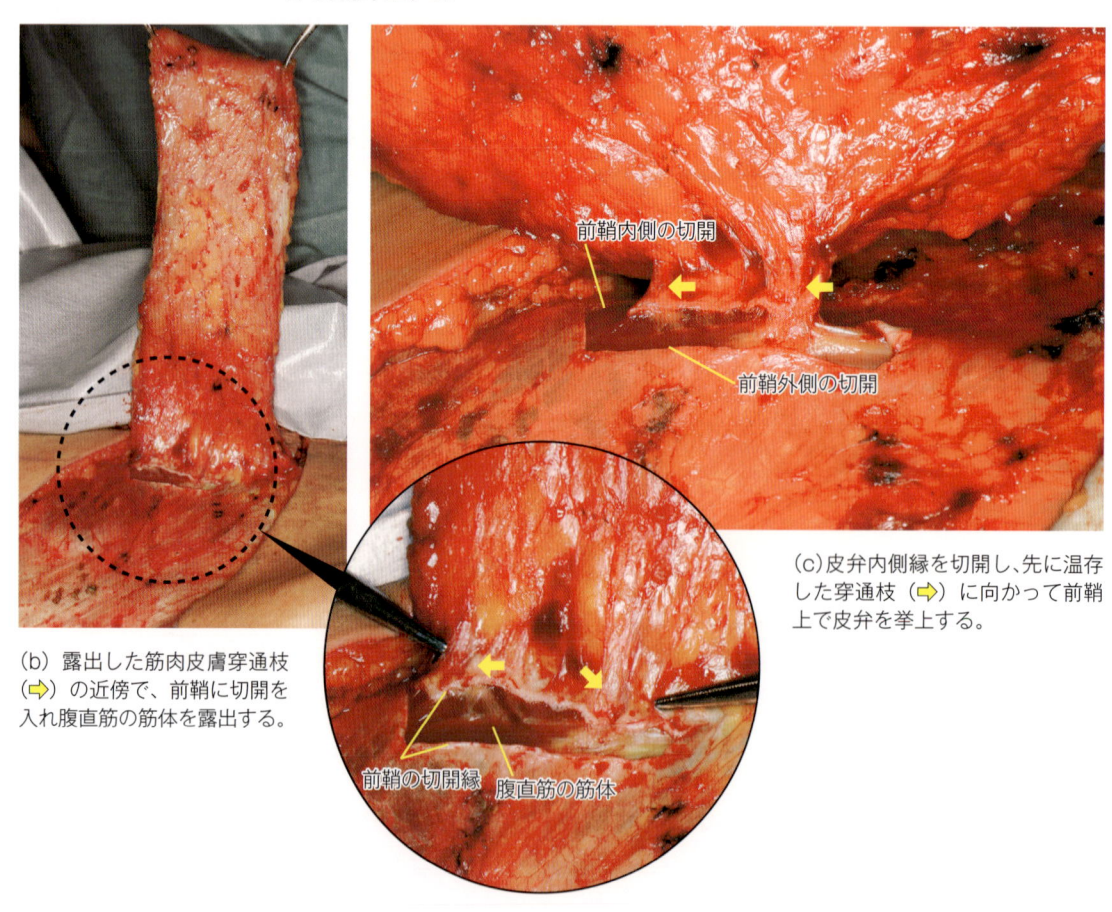

(b) 露出した筋肉皮膚穿通枝（⇨）の近傍で、前鞘に切開を入れ腹直筋の筋体を露出する。

(c) 皮弁内側縁を切開し、先に温存した穿通枝（⇨）に向かって前鞘上で皮弁を挙上する。

図10　右側 ORAM flap の挙上 I

3 皮弁の挙上

腹直筋皮弁の挙上法はVRAM flap、TRAM flap、ORAM flapともに基本手技は同じである。以下はORAM flapの挙上を示す。

①デザイン

採取する皮弁をデザインする（図9）。

②皮弁の外側縁に切開を加える

外腹斜筋の筋膜直上をメスで剥離する。メスは軟らかく持ち軽く滑らせるように動かすとよい。途中、外側腹壁からの穿通枝が確認されるが、これらは適宜、焼灼ないしは結紮処理しながら、腹直筋外側縁に至る。

> 外腹斜筋の筋膜上には疎結合組織膜が存在するので、ある程度用手的にも簡単に剥離できるが、一部のみの剥離を進めるのではなく、皮弁全体を幅広く均等に挙上していくのがコツである（図10-a）。

③腹直筋外側縁を超えてからの剥離は腹直筋前鞘上をメスで進める

この動作は慎重を要する。

> メスは鋭的に切るのではなく、前鞘上の疎結合組織を軽く押し上げるように進めていくのがコツ。こうすると穿通枝を損傷する危険が少ない。

④筋肉皮膚穿通枝の処理

下腹壁動静脈よりの太い筋肉皮膚穿通枝は腹直筋の内側2/3に多く存在するため、外側1/3の範囲の穿通枝については適宜処理してもよいが、太いものがある時には残しておく。内側2/3の範囲に入ってからは、前鞘を穿通する1～2本太めの穿通枝が簡単に発見できるので温存する（図10-b）。

⑤皮弁内側縁を切開し温存した穿通枝を確定する

皮弁内側縁に皮膚切開を加え、温存した穿通枝に向かって外側方向へと剥離を行うが、この時、太い穿通枝があればこれらも温存する（図10-c）。

> 通常、太い穿通枝が1本あれば、最大10×20cm程度の大きな皮弁の生存が可能である。ただし、穿通枝が細く血流に不安が残る場合には、2本ないし3本の穿通枝を温存するようにする。

⑥腹直筋筋体を露出する

温存する穿通枝が確定できたら、穿通枝から5～10mm程度離れた腹直筋前鞘に切開を加え、腹直筋筋体を露出する（図11-a）。前鞘は穿通枝を中心にできるかぎり少なく皮弁に含める。

⑦前鞘の切開を延長する

下腹壁血管柄を露出するため、尾側方向に向かって前鞘の切開を鼠径部方向へ延長する。

⑧筋体を剥離・反転して下腹壁動脈を確認する

腹直筋体の後面を鈍的あるいは用手的に広く後鞘より剥離して、筋体を反転すると頭尾方向に走行する下腹壁動脈（静脈が伴走）を直視下に確認することができる（図11-b）。この時、腹膜に派生する分枝があるのでこれらは結紮する。Muscle-sparing flapとして挙上する時は、腹直筋外側縁より流入する肋間神経前枝をできるだけ温存するが、腹直筋筋体を大きく付けて採取する場合には肋間神経は切離してよい。

⑨下腹壁動静脈を露出し、血管柄を作成する

弓状線より尾側で腹膜上組織内を走行する下腹壁動静脈を露出する（図11-c）。腹膜への分枝は適宜、結紮するが、動静脈を別々に剥離するのではなく、できるだけ付近の脂肪組織を付けた血管柄を作成するようにする。

⑩筋体裏面から下腹壁動静脈を剥離して腹直筋筋体を分割する

穿通枝を派生する位置を確認し、これより外側方2～3cm程度の位置で腹直筋筋体を線維方向に沿って分割する（図12-a）。

筋体内を走行する下腹壁動静脈は外側枝と内側枝に分枝し、時に蛇行して走行する可能性があるため、筋体の分割は鈍的に行い筋体内の血管を損傷しないように留意する。

> ● 著者らは、太い穿通枝を派生している下腹壁動静脈の外側で、まず、モスキートペアンを用いて腹直筋筋体を貫通する穴をあけ、これを起点として指で腹直筋の筋体を注意深く縦方向に分けるようにしている。
> ● この鈍的操作によって外側方から内側方へ向かう神経線維が架橋状に残るが、これらは切断処理してよい。ただし、腹直筋外側縁より筋体に流入する肋間神経は、できるだけ筋体の外側部とともに温存する。

⑪穿通枝の内側方でも同様に行う

穿通枝のやや内側でできるだけ腹直筋前鞘を温存した切開より、腹直筋体を露出した後、前と同様の操作で線維方向に沿って筋体を分割する。

> 術後の腹壁瘢痕ヘルニアを防止するため、前鞘は可能な限り少なく穿通枝とともに皮弁に含める。

⑫穿通枝派生部から尾側方へ向かって、下腹壁動静脈と筋体を剥離する

最後に、分割した筋体の頭側および尾側をできるだけ

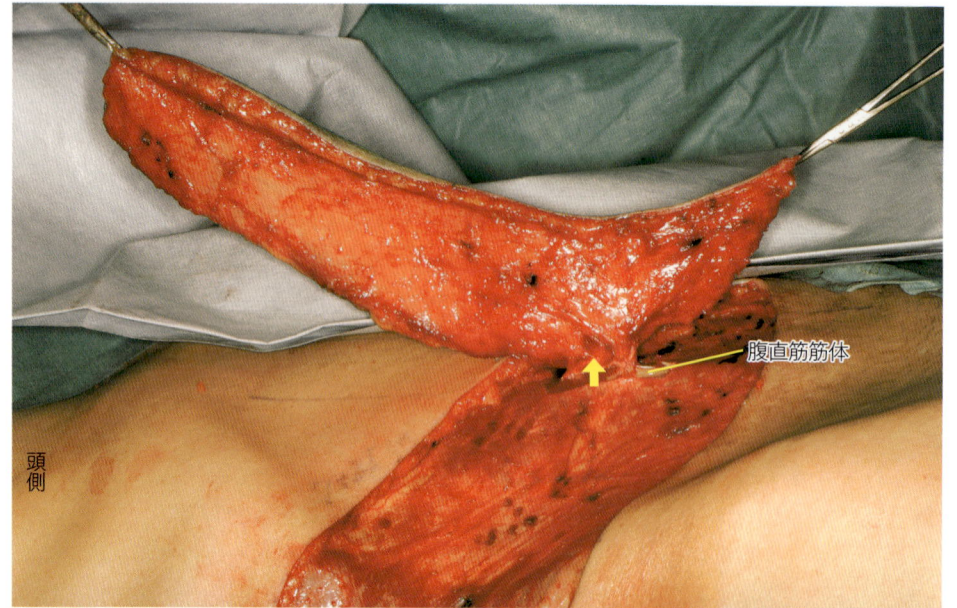

(a) 皮弁内側縁の挙上から露出した穿通枝のやや内側で、腹直筋前鞘を縦に切開し腹直筋筋体を露出する。この段階で、皮弁は穿通枝を含む前鞘片（⇨）で筋体につながった状態となる。皮弁に含める前鞘はできるだけ少なくする。

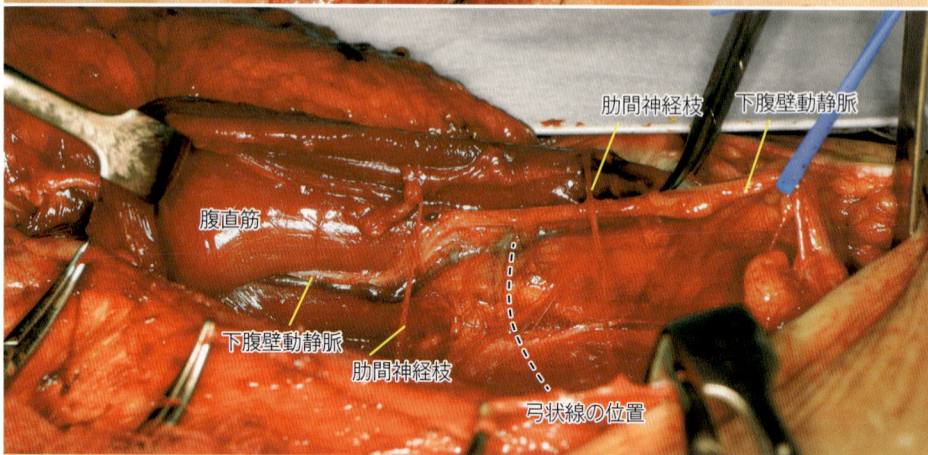

(b) 前鞘の切開を鼠径部方向へ延長し、腹直筋後面に流入する下腹壁動静脈を確認する。

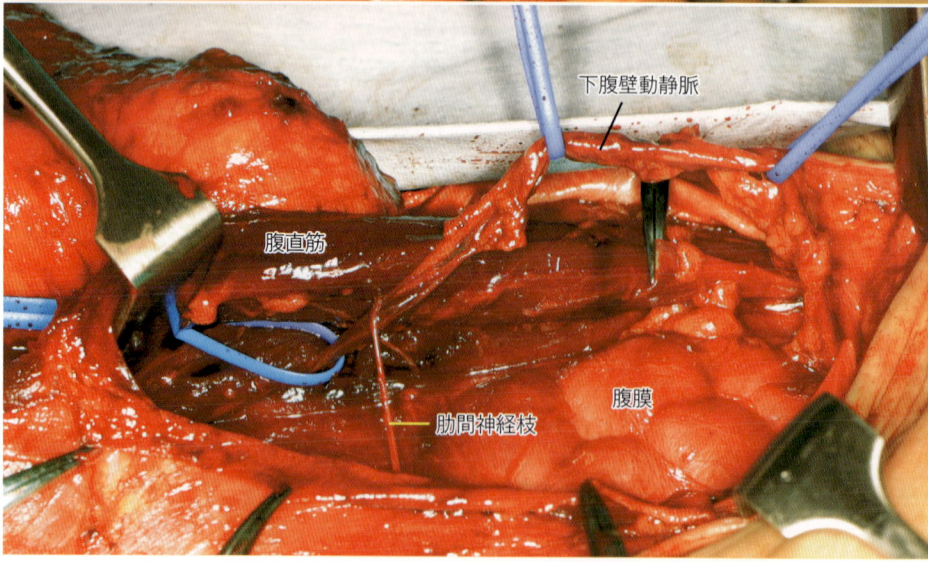

(c) 腹膜上組織を走行する下腹壁動静脈を剝離・露出する。

図11 右側 ORAM flap の挙上 II

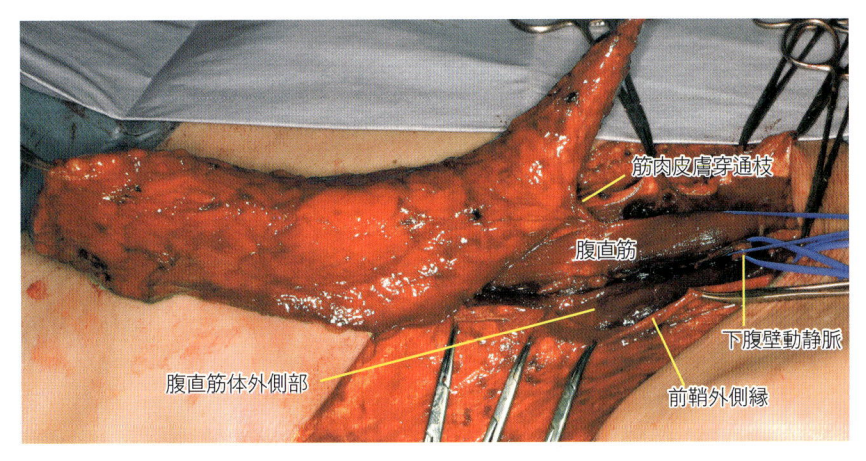

(a) 腹直筋筋体の分割。できるだけ外側部を肋間神経とともに温存する。

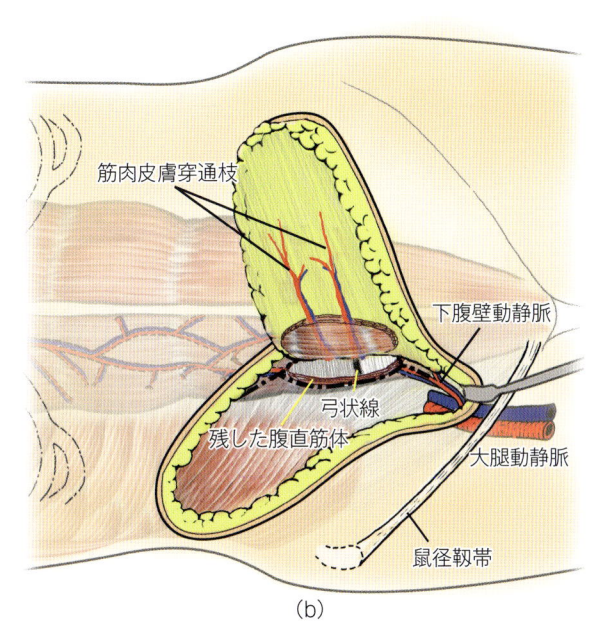

(b)

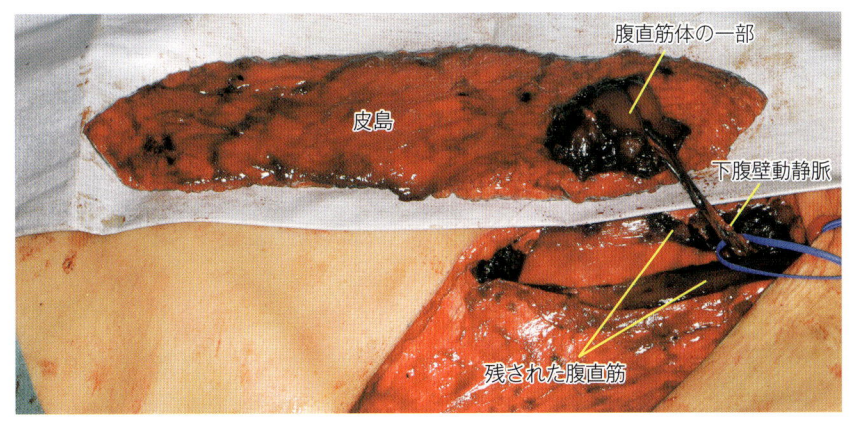

(c) 穿通枝を含めた筋体の離断（muscle-sparing flap となっている）

図12 右側 ORAM flap の挙上 III

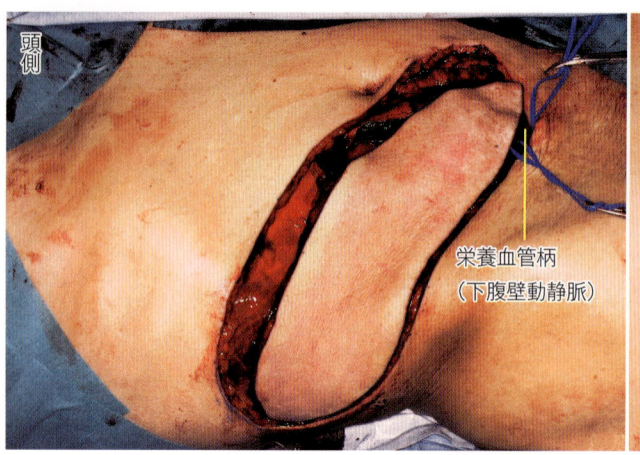

(d) 島状皮弁として挙上された腹直筋皮弁 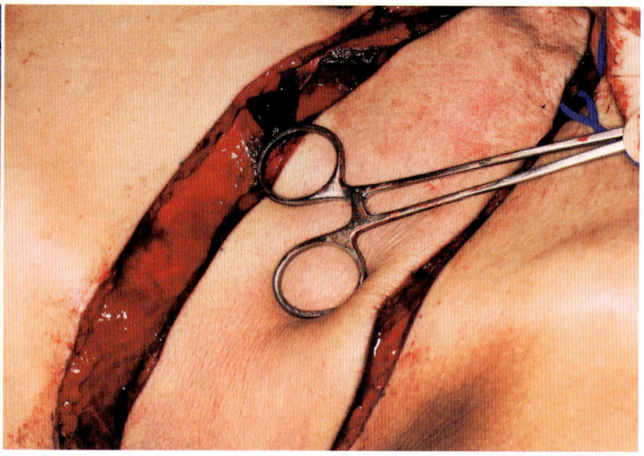　　　　　(e) ペアンの圧迫による refilling のチェック

図12　右側 ORAM flap の挙上 III（つづき）

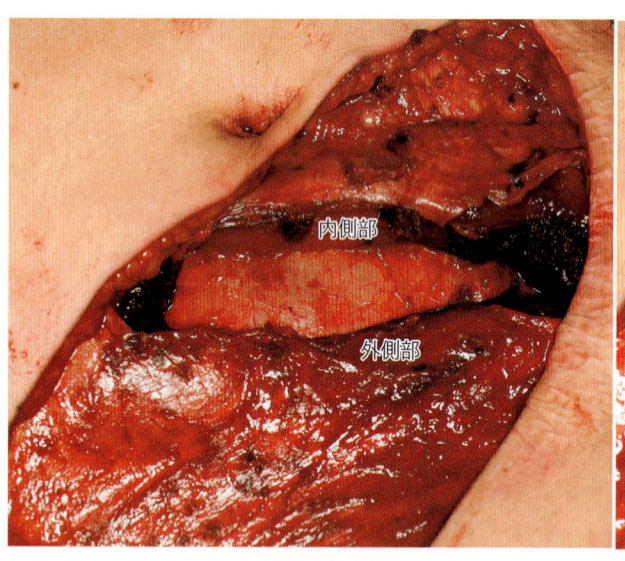

(a) 残された腹直筋の外側部と内側部 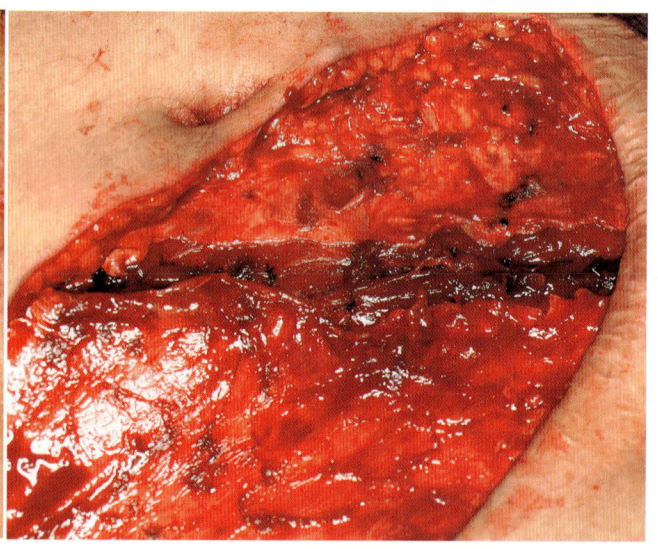　　　　　(b) 両者を吸収糸で縫合し、前鞘を非吸収糸でしっかりと縫合する。

図13　採取部の閉鎖

穿通枝の近くで切断する（図12-b、c）。頭側では、下腹壁動静脈の遠位端、もしくは上腹壁動静脈との吻合血管を含んだ筋体を切断することになるが、筋体とともに結紮してよい。

> 筋体の尾側では、剥離した下腹壁動静脈を損傷することがないように、注意して筋体を分割しながら離断する。

以上の操作で、皮弁が筋体の一部に含まれる穿通枝で栄養される島状皮弁として挙上される（図12-d、e）。この時、皮弁に含まれる筋体は穿通枝を含む必要最小限の筋体なので muscle-sparing flap となる。残存した腹直筋は外側・内側部分を縫合して、その後に前鞘をしっかりと縫合閉鎖し、腹壁の脆弱を軽減する（図13）。

4 採取と移植

栄養血管柄である下腹壁動静脈は外腸骨動脈（静脈）からの分岐部付近まで採取可能である。必要となる血管柄の長さを考慮して切断するレベルを決める。血管柄を剥離する際、ライト付きの筋鈎を用いると特に長い皮膚切開を置かなくても充分な長さの血管柄を確保することができる。しかし、皮下脂肪の厚い症例などでは操作しにくいことも多いため、適宜、皮膚切開を延長する。

> 鼠径部に補助切開を加えて下腹壁動静脈の外腸骨動静脈からの分岐部を確認してもよい（図14）。

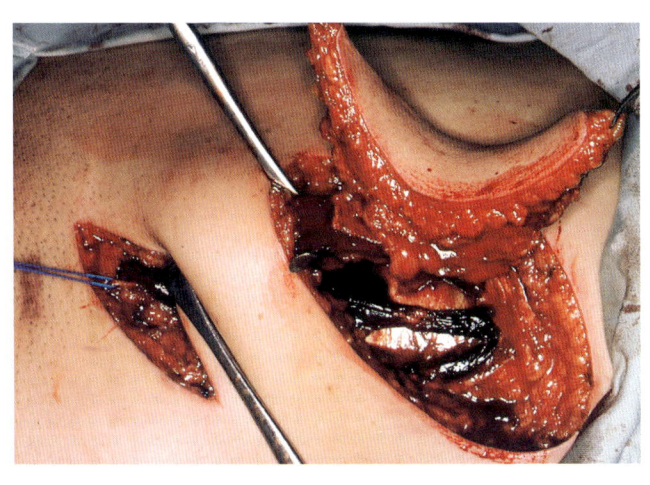

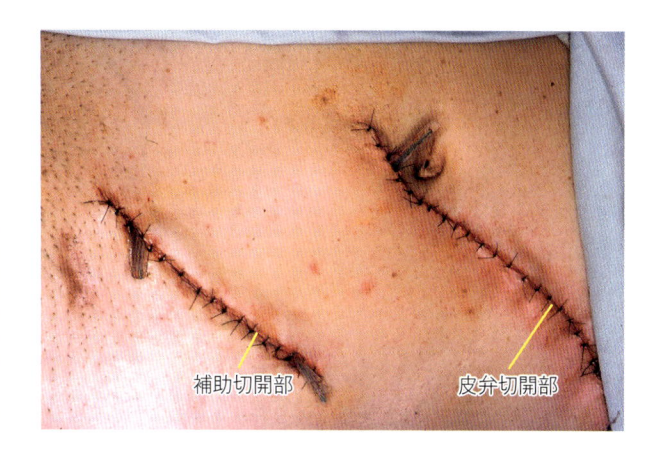

図14　鼠径部の補助切開
皮下脂肪の厚い症例では、皮弁側と切開に外腸骨分岐部の補助切開をおくと、操作が易しくなる。

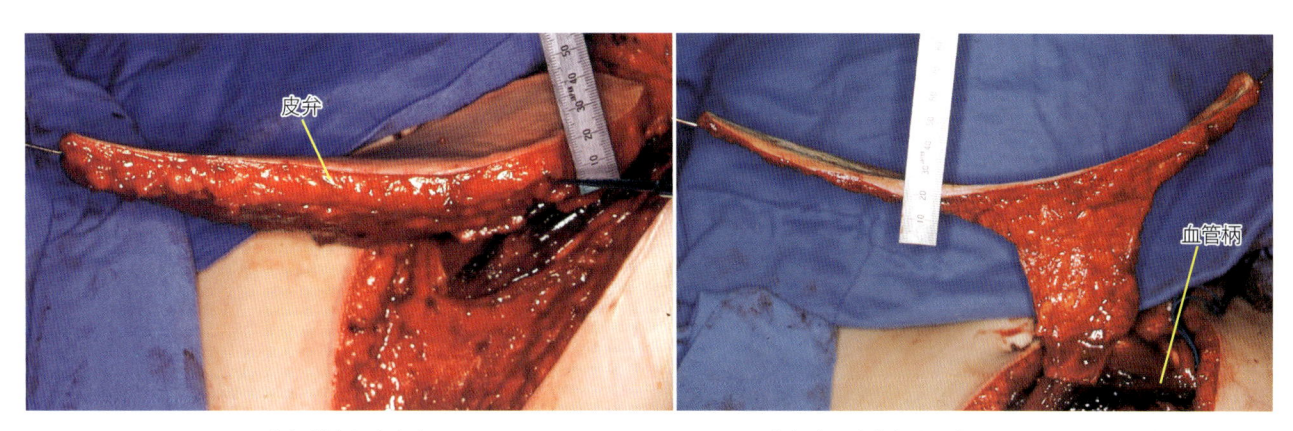

（a）挙上した皮弁　　　　（b）皮下血管網を温存したthinning後の皮弁

図15　皮弁のthinning

　下腹壁動脈と静脈は吻合に必要な長さだけ別々に剥離して結紮する。両者を長く剥離するのは血管攣縮の原因となるので注意する。

5 皮弁採取部の閉鎖

　採取部の閉鎖にあたって特に重要なことは、腹直筋前鞘を確実に閉鎖し、術後の腹壁ヘルニアを防ぐことである。非吸収性縫合糸で前鞘を丁寧かつ強固に縫合し、皮下縫合、真皮縫合、皮膚縫合の順で閉創する。前鞘はできるだけ小さな範囲で皮弁に含めるが、欠損が大きい場合には、外腹斜筋筋膜を反転、対側腹直筋前鞘を反転、あるいはシリコンメッシュなどを用いて閉鎖する。

> 皮膚の閉鎖に際しては、適宜周囲の剥離を行いながら縦方向・横方向へ皮膚を伸展して行うと、かなりの幅まで縫合閉鎖することができる。整容的な観点から植皮術を要するような皮弁のデザインは推奨されないが、欠損が大きい場合には一部に植皮を行い閉鎖せざるを得ない。

6 皮弁のmodification

■ 皮弁のthinning

　本皮弁は比較的容易な手技で、長く太い血管柄と安定した血行を有する皮弁を挙上することができることから、非常に有用性が高い。しかし、皮下脂肪の厚い症例においては、皮弁がbulkyになり、薄い皮弁による再

建には適さないという欠点がある。これに対して著者ら（Akizuki T, et al, 1993）は、皮弁の除脂術によるthinningを行い対応している。

特にORAM flapにおいて、傍臍領域から肩甲骨下端へ至る血行は、おもに真皮下血管網を介して流れるため、真皮下血管網を温存することにより安定した血行を保ちながら皮弁を厚さ1cm程度まで薄くすることが可能である。Thinningは、皮弁を挙上の後、血管柄を切離する前に、皮弁の断端から良好な血流があることを確認しながら行う（図15）。

7 合併症と対策

■ 腹壁瘢痕ヘルニア

腹壁瘢痕ヘルニアおよび腹壁脆弱が本皮弁採取後の合併症として最も大きな問題となる（図16）。これらを回避するには、できるだけ筋体を温存して採取するようにする。また、腹直筋前鞘の切離は最小限にし、できるだけ緊張のない状態で腹直筋前鞘の閉鎖が行えるようにする。ヘルニア閉鎖用シリコンメッシュを補強に使うこともある。

■ Muscle spearing flapとperforator flap

筋体の温存を極力行ったのが、筋肉皮膚穿通枝のみで挙上するいわゆる「（筋肉）穿通枝皮弁」である。しかし、手技が複雑で血行も不安定となることがある。特に、1本の穿通枝で挙上した皮弁を遊離移植した場合、

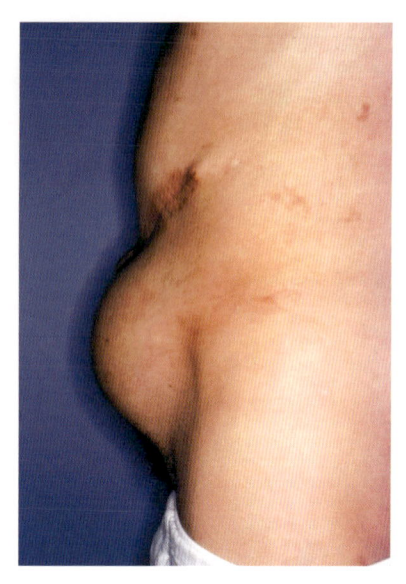

図16　腹壁瘢痕ヘルニア
腹直筋皮弁の最も重大な後遺症である。

吻合部に血栓形成を起こすと細い穿通枝全体が閉塞し、吻合部の血栓除去に成功しても、皮弁自体は壊死に陥る危険性が多い。

> したがって、著者らは何本かの穿通枝を含んだmuscle-sparing flapを推奨する。この方が、吻合部血栓から救済できる可能性が高いためである。

4 臨床例

1 症例1：46歳、男性　舌癌放射線照射後の再発（rT4N0）

舌癌に対し放射線治療（コバルト50Gy照射）が行われたが再発したため、舌全摘出、両上頸部郭清が行われた。喉頭は温存された。欠損部の再建には、9×16cmの皮島に少し大きめの腹直筋体を付けた皮弁を挙上した。筋体を下顎後面の死腔に充填するように縫着して皮島で口腔底を再建した。下腹壁動静脈は右舌動脈と外頸静脈に端々吻合した。皮弁の生着は良好で、脂肪の厚い皮弁は術後の沈下が少なく、術後の口腔機能は比較的良好であった（図17）。（国立がんセンター症例）

2 症例2：55歳、女性　左頰粘膜癌（T4N0）

左頰粘膜に発生した扁平上皮癌が頰部皮膚に浸潤していた。上下顎骨の一部を含んで頰粘膜、皮膚を広く切除し、左頸部郭清術を行った。生じた頰粘膜と皮膚の全層欠損を左腹直筋上に作成した二皮島（各8×8cm）皮弁を折り返して再建した。皮弁の栄養血管（左下腹壁動静脈）は左上甲状腺動脈と中甲状腺静脈に端々吻合した。皮弁の生着は良好で、術後化学療法を施行し、長期間の生存を認めている（図18）。（国立がんセンター症例）

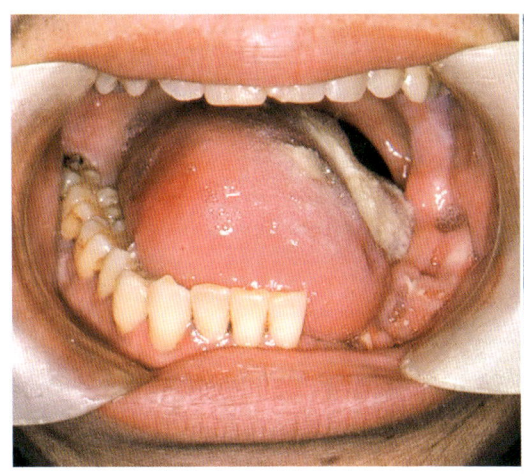

(a) 術前の状態

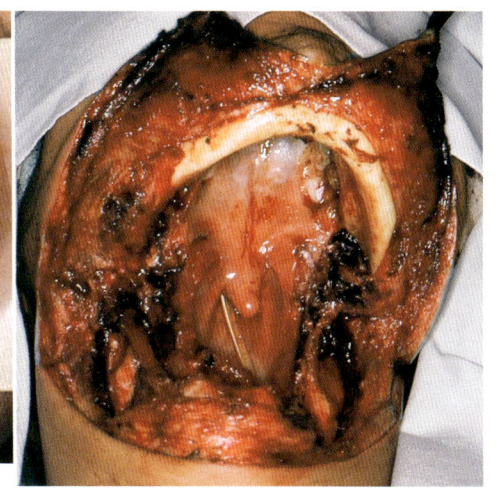

(b) 舌全摘出術、両側上頸部郭清術後の口腔底欠損
（移植床血管は右舌動脈と外頸静脈）

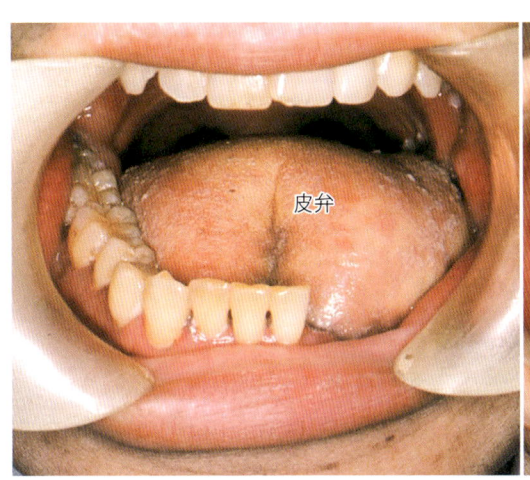

(c) 移植後2カ月の状態
皮弁の生着は良好で、瘻孔形成もない。

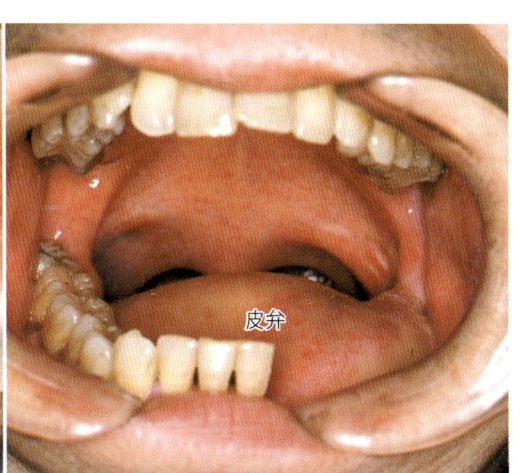

(d) 移植後2年の状態
口腔底の高さは充分に保たれている。

図17 症例1：46歳、男性、舌癌放射線照射後の再発（rT4N0）
（波利井清紀、中塚貴志：Free flap による口腔・中咽頭の再建. 頭頸部外科 最近の進歩、形成外科アドバンス・シリーズI-1、波利井清紀編、pp141-154、克誠堂出版、東京、1993 に掲載症例）

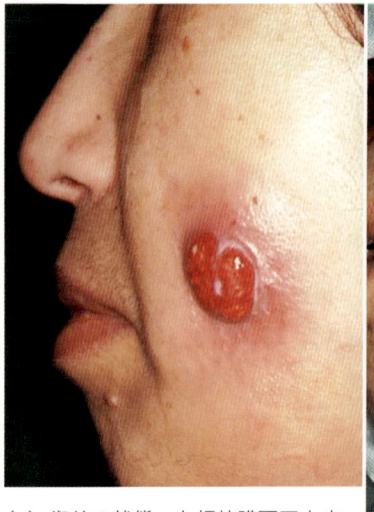

(a) 術前の状態。左頰粘膜扁平上皮癌が頰部皮膚へ浸潤

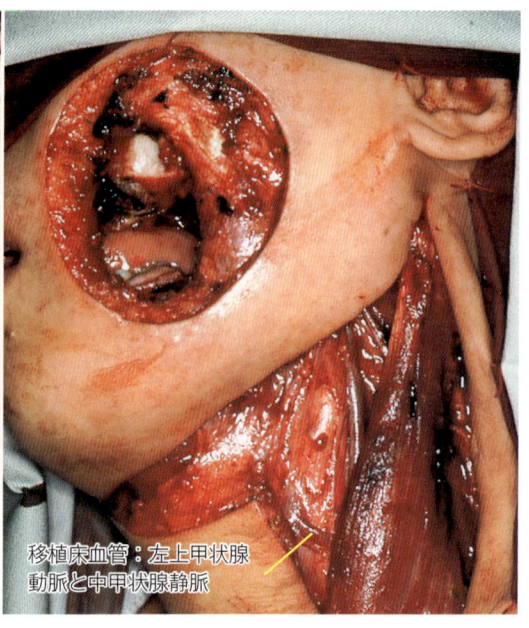

移植床血管：左上甲状腺動脈と中甲状腺静脈

▶ (b) 頰粘膜、皮膚の全層欠損の状態

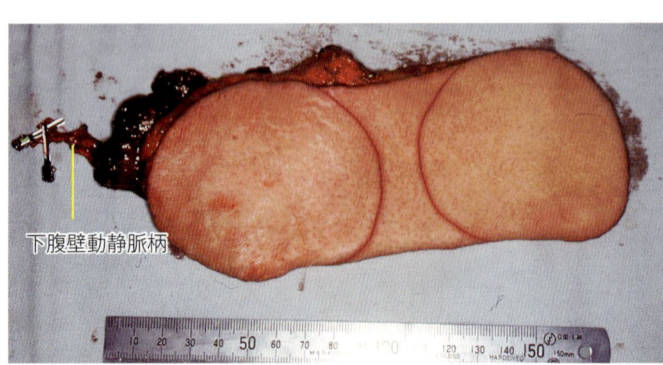

下腹壁動静脈柄

(c) 採取した腹直筋皮弁を二皮島に分割した。

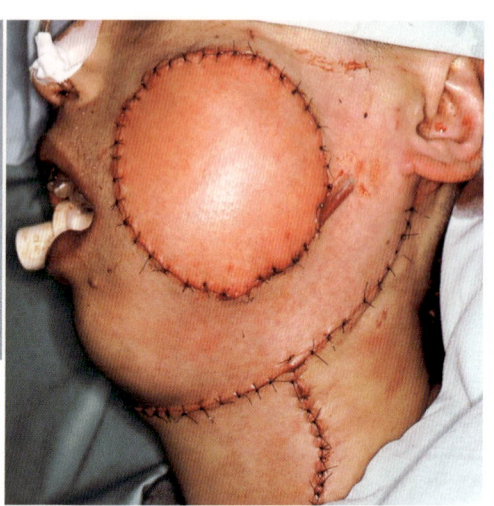

(d) 移植直後の状態

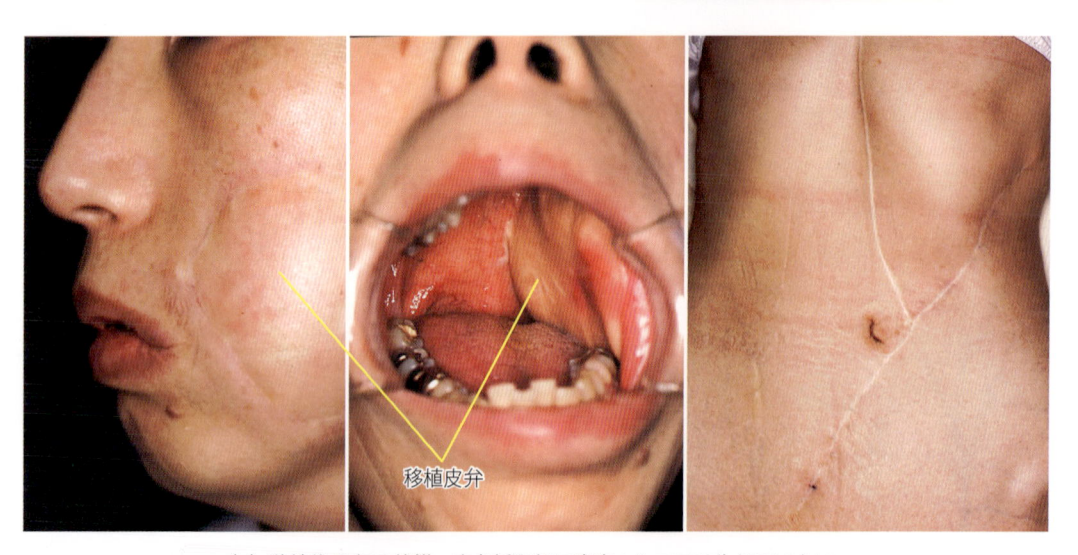

移植皮弁

(e) 移植後5年の状態。皮弁採取部に瘢痕ヘルニアは生じていない。

図18 症例2：55歳、女性、左頰粘膜癌（T4N0）
(Nakatsuka T, Harii K, Yamada A, et al: Versatility of a free inferior rectus abdominis flap for head and neck reconstruction; analysis of 200 cases. Plast Reconstr Surg 93: 762-769, 1994 に掲載症例)

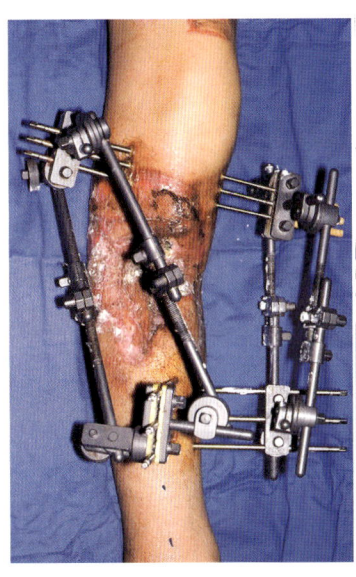

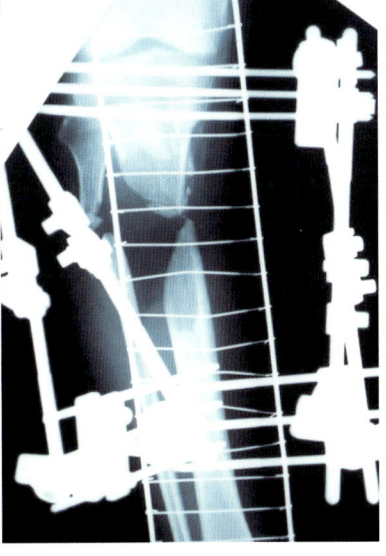

(a) 術前の状態。単純X線でも明らかな脛骨欠損（約5cm）と腓骨骨折がある。

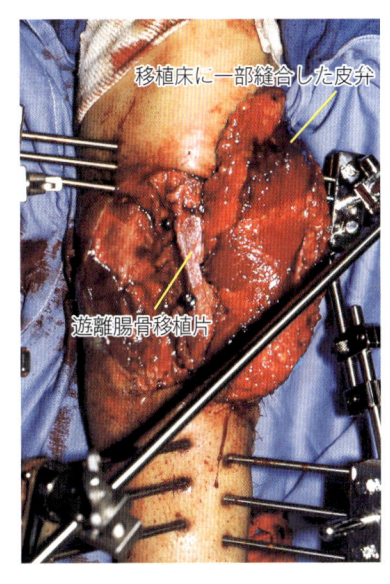

(b) 植皮部を広範囲に切除し、脛骨骨折部に遊離腸骨移植片をプレート固定した。

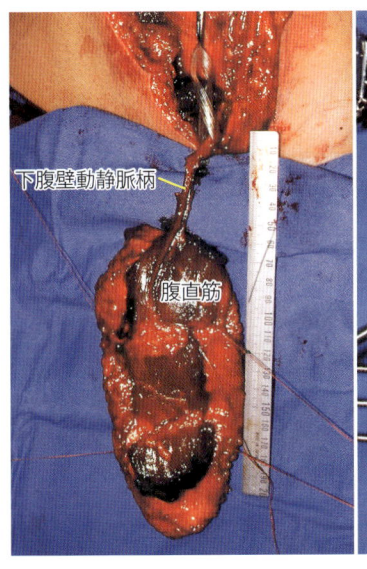

(c) 挙上したVRAM flap。皮膚軟部組織欠損部を左側遊離腹直筋皮弁で被覆した。

(d) 移植直後の状態。皮弁の血流は良好である。

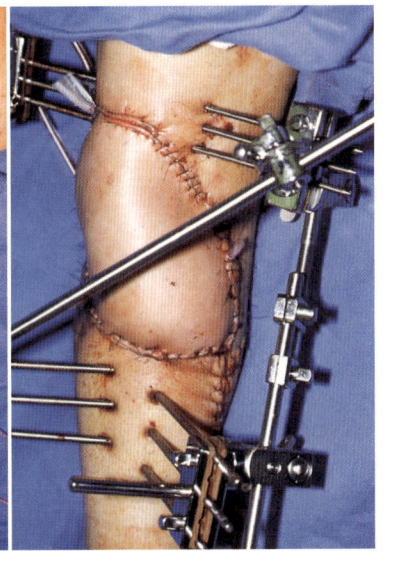

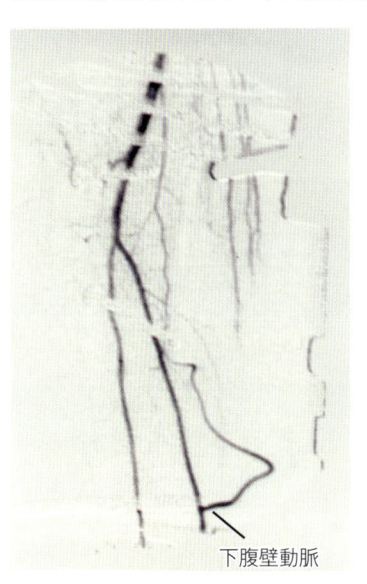

(e) 術後血管造影像。右後脛骨動脈に端側吻合した下腹壁動脈がよく描出されている。

図19 症例3：29歳、男性、右下腿挫滅開放骨折

（朴修三ほか：遊離腹直筋皮弁による下肢の再建．四肢の形成外科　最近の進歩、形成外科アドバンス・シリーズI-2、児島忠雄編、pp154-161、克誠堂出版、東京、1993に掲載症例）

3 症例3：29歳、男性 右下腿挫滅開放骨折

　交通事故により広範囲皮膚軟部組織欠損を伴う右下腿骨開放骨折を受傷した。近医で骨折に対する創外固定と遊離植皮を受けたが、脛骨癒合不全があり軟部組織再建も含めて当科に紹介された。

　本症例では脛骨骨折部の欠損が大きくなかったため、欠損部に遊離腸骨移植を行い、その上を血行のよい腹直筋皮弁で被覆した。軟部組織の欠損が大きかったので腹直筋筋体を多めに含む10×18cmのVRAM flapを作成し、下腹壁動脈を後脛骨動脈と端側吻合、静脈を端々吻合で移植した。術後の経過は良好で、移植腸骨も吸収なく、片足立ちができるまで回復した（図19）。

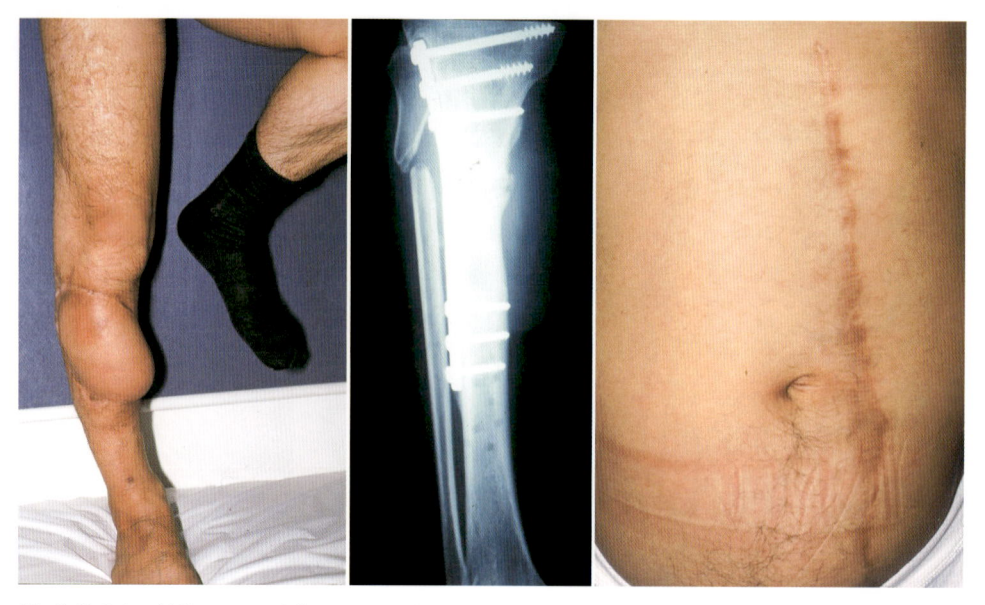

(f) 術後3年の状態。腸骨の生着も良好で、患者は片足立ちも可能な状態である。採取部の瘢痕を示す。

図19 症例3：29歳、男性、右下腿挫滅開放骨折（つづき）

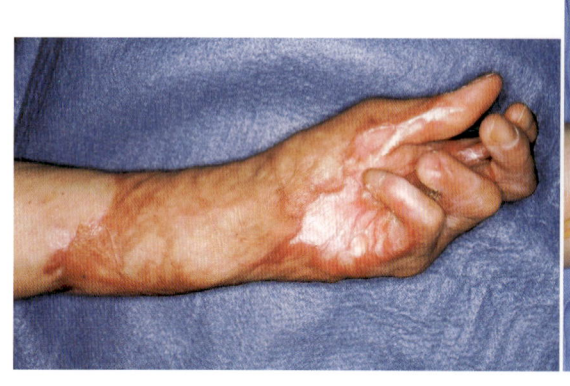

(a) 術前の状態。手掌を中心とした高度な手指拘縮がある。

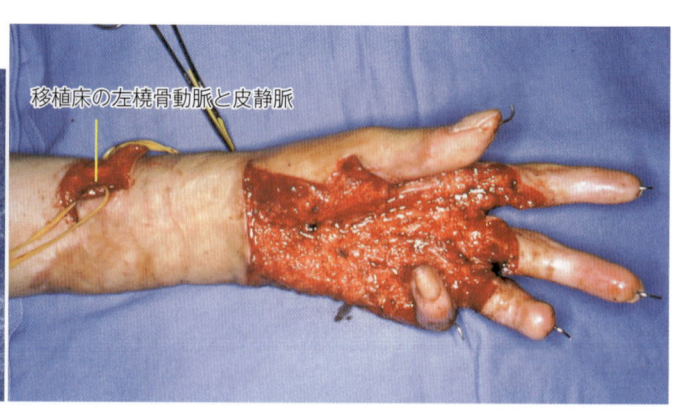

(b) 拘縮を解除した後の欠損

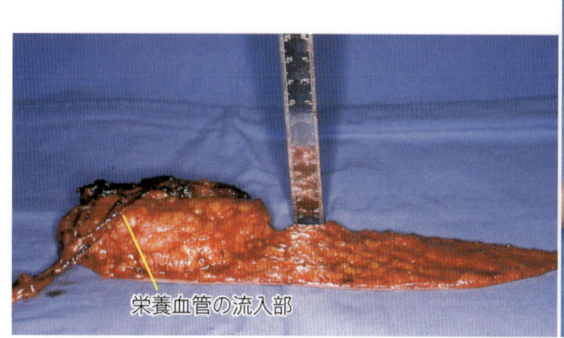

(c) thinning を行った腹直筋皮弁。栄養血管の流入部は thinning できていない。

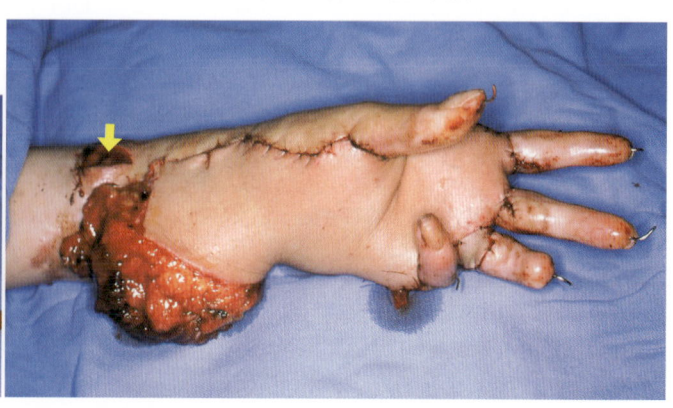

(d) 皮弁の薄い部分を手掌欠損部に縫着、栄養血管柄は体外茎（extracorporeal pedicle）として移植床血管に吻合（⇨）した。

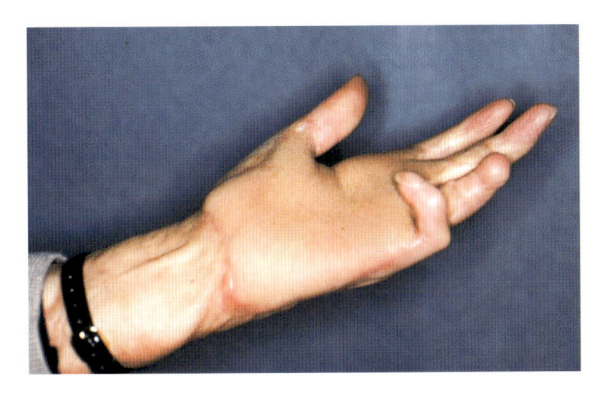

(e) 術後1年の状態
術後8ヵ月目に体外茎の切除、皮弁中枢部の debulking を行った。

図20　症例4：54歳、女性、左手熱傷瘢痕拘縮
（Akizuki T, Harii K, Yamada A: Extremely thinned inferior rectus abdominis flap. Plast Reconstr Surg 91: 936-941, 1993 に掲載症例）

4 症例4：54歳、女性 左手熱傷瘢痕拘縮

　全身に熱傷を受傷、顔面頸部瘢痕拘縮のほか左手の高度瘢痕拘縮を生じた。この症例には最初、頸部瘢痕拘縮に対して thinning した遊離腹直筋皮弁による再建を行い、ついで左手の瘢痕拘縮に対して治療を行った。

　手掌を中心とする拘縮を完全に切除し、生じた皮膚欠損を薄層にした（thinning）遊離腹直筋皮弁で再建した。なお、皮弁の中枢部（穿通枝の入る部分）は薄くできなかったので、体外茎 extracorporeal pedicle として橈骨動脈と皮静脈に端々吻合し、8ヵ月後に debulking を兼ねて体外茎部を切除した（図20）。

【参考文献】

Akizuki T, Harii K, Yamada A: Extremely thinned inferior rectus abdominis free flap. Plast Reconstr Surg 91: 936-941, 1993

Arnez ZM, Smith RW, Eder E, et al: Breast reconstruction by the free lower transverse rectus abdominis musculocutaneous flap. Br J Plast Surg 41: 500-505, 1988

Boyd JB, Taylor GI, Corlett R: The vascular territories of the superior epigastric and the deep inferior epigastric systems. Plast Reconstr Surg 73: 1-16, 1984

Bunkis J, Walton RL, Mathes SJ: The rectus abdominis free flap for lower extremity reconstruction. Ann Plast Surg 11: 373-380, 1983

Carramenha e Costa MA, Carriquiry C, Vasconez LO, et al: An anatomic study of the venous drainage of the transverse rectus abdominis musculocutaneous flap. Plast Reconstr Surg 79: 208-217, 1987

Koshima I, Soeda S: Inferior epigastric artery skin flaps without rectus abdominis muscle. Br J Plast Surg 42: 645-648, 1989

Lee MJ, Dumanian GA: The oblique rectus abdominis musculocutaneous flap; revisited clinical applications. Plast Reconstr Surg 114: 367-373, 2004

Nakatsuka T, Harii K, Yamada A, et al: Versatility of a free inferior rectus abdominis flap for head and neck reconstruction; analysis of 200 cases. Plast Reconstr Surg 93: 762-769, 1994

Pennington DG, Pelly AD: The rectus abdominis myocutaneous free flap. Br J Plast Surg 33: 277-282, 1980

Scheflan M, Dinner MI: The transverse abdominal island flap; part II. Surgical technique. Ann Plast Surg 10: 120-129, 1983

Taylor GI, Corlett R, Boyd JB: The versatile deep inferior epigastric (inferior rectus abdominis) flap. Br J Plast Surg 37: 330-350, 1984

Yamamoto Y, Minakawa H, Kokubu I, et al: The rectus abdominis myocutaneous flap combined with vascularized costal cartilages in reconstructive craniofacial surgery. Plast Reconstr Surg 100: 439-444, 1997

III 薄 筋
Gracilis muscle

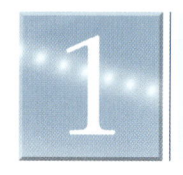

1 特徴と適応

　薄筋は大腿内転筋群の一つで、大腿内側筋群の最表層に位置する。起始は恥骨体部と下枝で、停止は脛骨内側面（浅鵞足）である。長・短内転筋、大・小内転筋、恥骨筋など多くの内転筋が同時に作用する。

　このため、採取しても機能的に問題がない、いわゆるexpendable muscleの代表である。

　また、体表近くに存在し、神経血管束の変異もほとんどないため、筋皮弁としても簡便に利用できる。Orticochea M（1972）、McCraw JBら（1976）によって、有茎筋皮弁として陰茎や膣の再建が開発され、Labanter HP（1980）による会陰・坐骨周辺の再建など、多くの有茎薄筋皮弁や筋弁が報告されている（図1）。

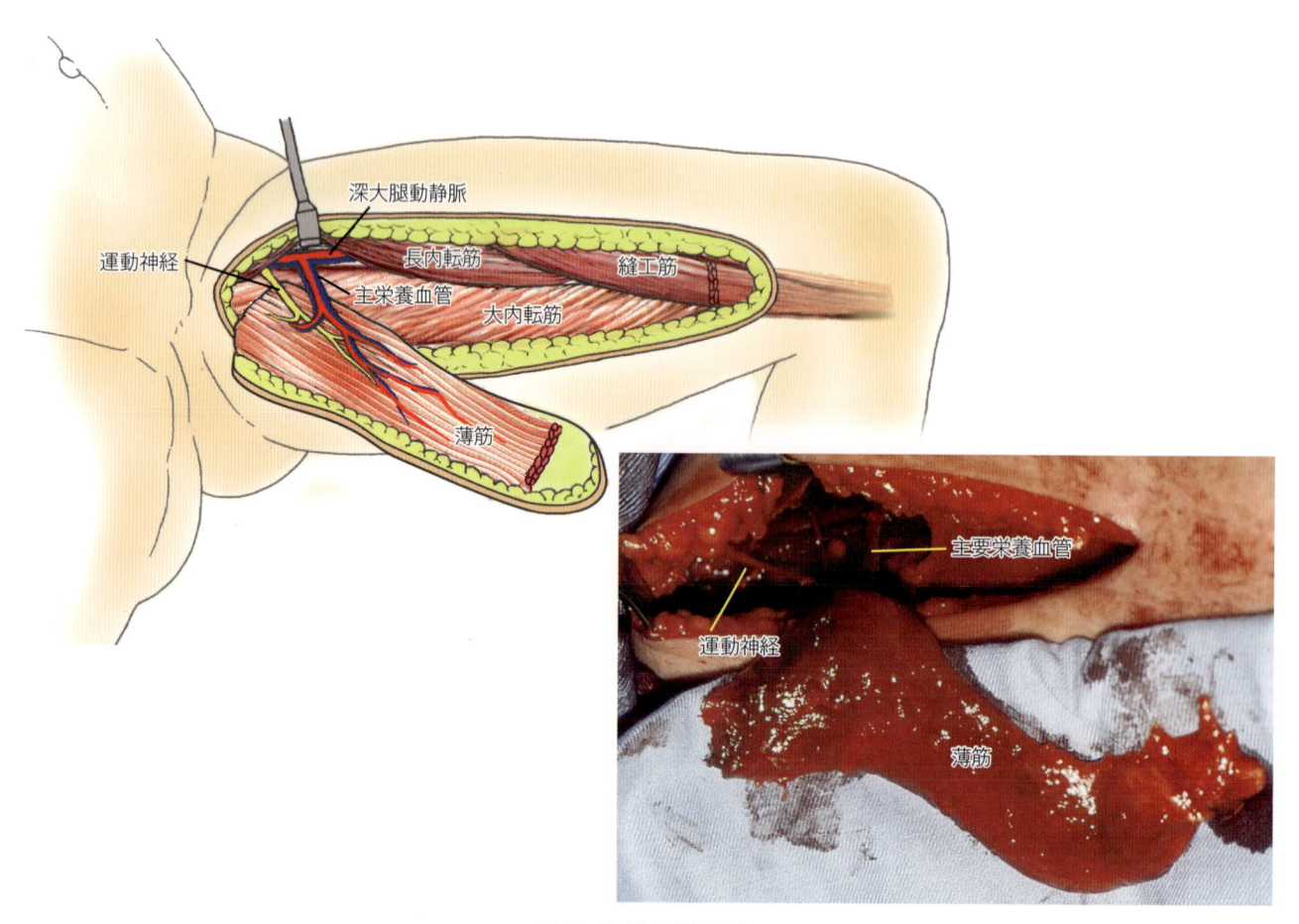

図1　薄筋と薄筋皮弁

一方、遊離筋皮弁としては、1976年、著者らの報告が最初であるが、それ以前に、神経血管柄付き筋肉移植として、顔面神経麻痺やフォルクマン拘縮の再建に用いられている（臨床編4章IV参照）。

■ 利点
①筋肉の採取に伴う機能的な犠牲がほとんどない。
②筋皮弁としても利用できる。
③栄養血管と神経の走行に変異が少ない。また、一対の主要栄養血管（と神経）でほとんどの筋体が栄養される。
④採取が簡単である。
⑤比較的薄く（中枢部で3cm弱）、平ら（中枢部で幅5〜6cm）で、長い（筋体長さ30cm程度）筋肉である。
⑥栄養動静脈が比較的太い（平均動脈口径1.5〜2.0mm、静脈口径2〜2.5mm）ので、マイクロサージャリー下の吻合が易しい。
⑦採取部位が目立たない。

■ 欠点
①大きな筋皮弁は作成できない。
②筋肉皮膚穿通枝の数は少なく細い。特に、筋体末梢部1/3の筋皮弁の血行は悪い（この部分は筋皮弁として使えない）。

2 栄養血管

1 動脈

　主要栄養動脈は、ほとんどが深大腿動脈より直接分枝する筋枝か内側大腿回旋動脈の分枝である。まれに大腿動脈から分枝する場合もある。

　深大腿動脈あるいは内側大腿回旋動脈から分枝した動脈は、長内転筋と短内転筋・大内転筋の間を内側下方に走行し、恥骨結節より8〜10cmの位置で薄筋の筋体前方（腹側）裏面から流入する（この位置には、あまり変異はなく、薄筋筋体の上1/3付近である）（図2）。

　主要動脈以外には、筋体の末梢側（遠位1/3付近）に2〜3本の小分枝が大腿動脈から流入するが、基本的には主要栄養動脈で筋体のほぼ全体が栄養される。

> 筋肉皮膚穿通枝により筋体上の皮弁（最大8×20cm程度）が栄養されるが、筋体の末梢側1/3にあたる部分の皮弁の血行は不安定で、特に、縫工筋が上に重なる部位では皮弁は壊死に陥ることが多い（図3）。

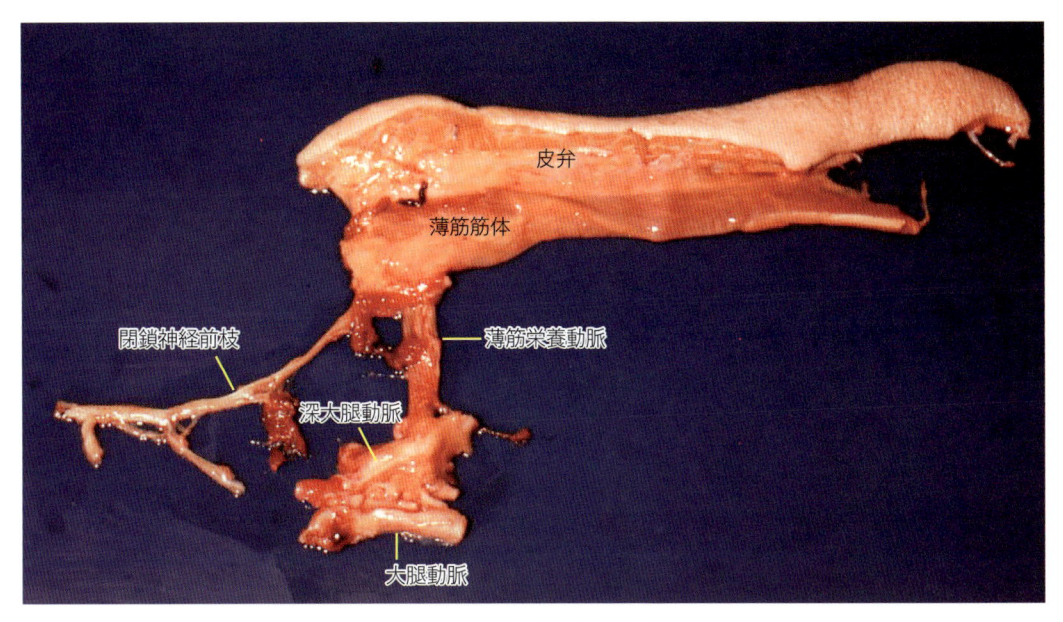

図2　薄筋の栄養動脈

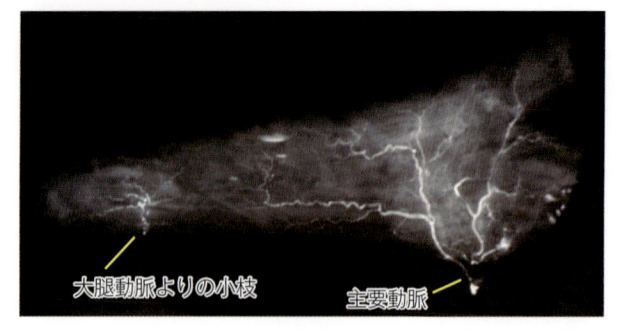

(a) 主要動脈で筋体のほぼ全体が栄養されている。

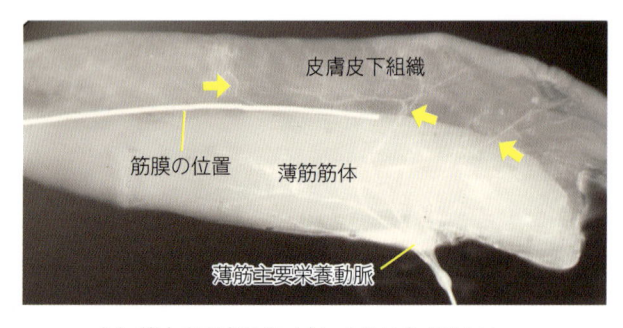

(b) 筋肉皮膚穿通枝（⇨）の数は多くはない。

図3　薄筋内の血行（新鮮屍体血管造影）

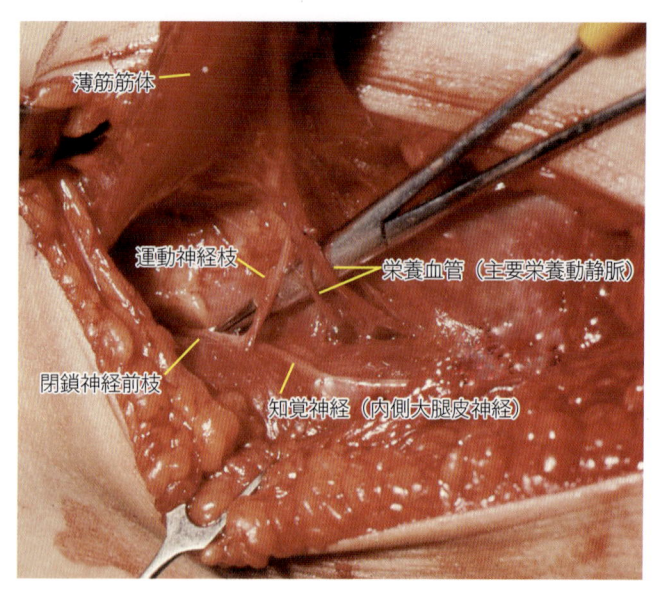

図4　薄筋の運動神経

2 静脈

静脈は通常、2本が動脈に伴走している。

3 神経

閉鎖神経の前枝のうちの運動枝が栄養血管と並走して筋体内に入り、2～3本に分枝する。一方、前枝の知覚枝は薄筋の筋体を中央部付近で貫通して皮膚に至る（大腿内側皮神経）（図4）。

> 神経血管柄付き遊離筋肉移植をする際には、両者を間違えないように注意が必要である。

3 手技

1 デザイン

恥骨結合と脛骨上端内側を結ぶ線が基本線となる。

ただし、体位の取り方で薄筋の位置がゆるみ、後方（背側）に移動するので注意が必要である（長内転筋と間違えることがある）。

薄筋弁（皮弁）をデザインする基本は、背臥位で、膝関節約40°屈曲、股関節約90°屈曲・外転位にし、恥骨部より伸びる長外転筋の腱と筋体を触知し、この部分より背側（後方）に皮弁（あるいは採取する筋体）をデザインすることである（図5）。すなわち、筋皮弁のデザインは薄筋の筋体上に行うので、基本線が皮弁の中心軸にはならない（皮弁の作図は基本線よりやや後方になる）。

なお、筋体、筋皮弁の採取のデザインは、先に述べた

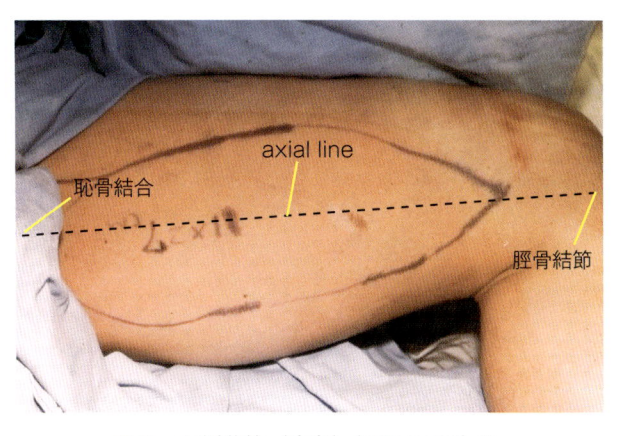

図5 左側薄筋（皮弁）採取のデザイン
筋皮弁は長内転筋の腱と筋体を触知し、そのやや背側（後方）にデザインする。恥骨結合と脛骨結節を結ぶ線（点線）が基本線となる。これは長内転筋の後縁にあたる。

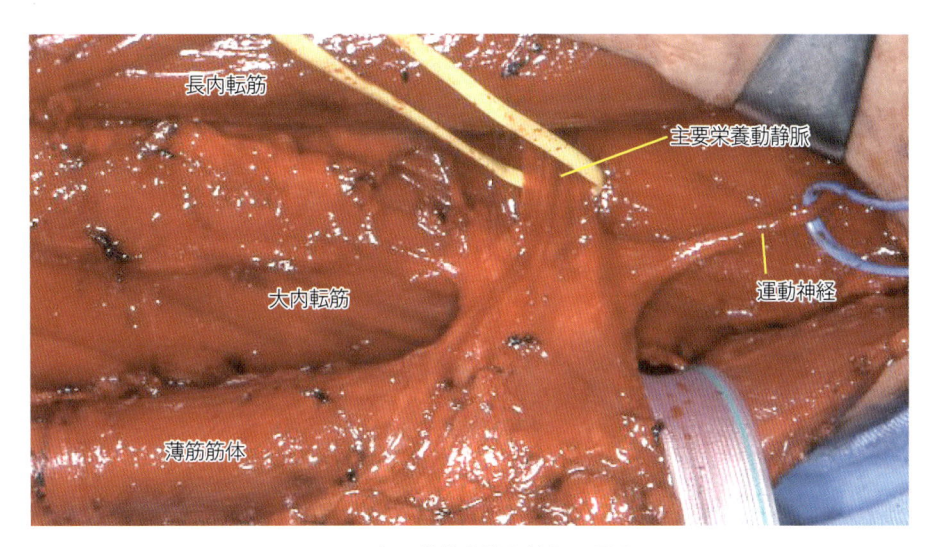

図6 主要栄養血管と神経の露出

主要栄養血管流入部の位置（恥骨結節から約8cm）を基準に行う。

2 皮弁の挙上

筋弁の挙上

①皮膚に縦切開を加える

触知する長内転筋腱を指標に、それよりやや背側（後方）で、必要な長さ（通常は、主要血管流入部を中心に約10cm）の皮膚縦切開を加える。

> 筋体全体が必要であれば、膝蓋骨上縁より約5cmの高さで数cmの補助切開を薄筋の走行（縫工筋後縁）に沿って加える。

②大腿筋膜を切開し、薄筋の栄養血管と神経を確認する

長内転筋後縁で大腿筋膜を切開すると、薄筋の筋体と長内転筋の筋間中隔およびその間を走行する薄筋の主要栄養血管と神経が容易に確認できる。

> 皮膚切開時に大伏在静脈と皮神経が走行するので、できるだけ損傷しないようにする。

③薄筋の筋体を分離する

薄筋の筋体上で大腿筋膜を剥離し（指で簡単に剥離できる）、筋体の後縁に至り、ここから指や筋鉤を使って筋体後面を鈍的に剥離すると、細長い筋体を周辺から分

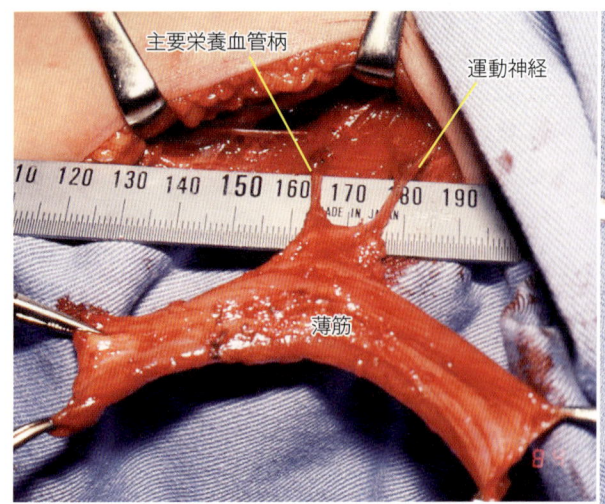

(a) 薄筋の採取

▶ (b) 薄筋筋体内の血管神経の分枝
▶ (c) 筋肉内の神経血管の走行に従って必要な大きさの筋体を分割できる。

離できる。

> 血管柄から末梢側の筋体全周にペンローズドレーンを掛けて、筋体の剥離時に牽引できるようにしておくとよい。

❹栄養血管と閉鎖神経を確認する

　長内転筋を筋鉤で前方（腹側）に圧排すると、大内転筋上を走行する主要栄養血管と閉鎖神経前枝が簡単に見つけられる（図6）。

❺栄養血管を剥離する

　両者の筋体流入部に血管テープを掛け、術者の方向に軽く引きながら、主要栄養動静脈を深大腿動静脈（あるいは、内側大腿回旋動静脈）からの分枝部方向に剥離する。

> 血管は、大内転筋、長内転筋および短内転筋などに小筋枝を派生するので、これらを丹念に凝固・結紮する。意外に面倒な操作である。

　静脈は通常、2本が動脈に伴走するが、移植には太い方の1本を確保すればよい。深大腿動静脈（あるいは内側大腿回旋動静脈）分枝部での動脈口径は1.5〜2.0mm、静脈は2mm程度、血管柄の長さは5〜6cm程度である。

❻運動神経について

　運動神経は、閉鎖神経前枝が血管柄の3〜5cm頭側から大内転筋上を走行し、主要栄養血管と合流して筋体内に入るので確認は容易である。必要であれば、閉鎖神経からの分岐部近くまで剥離すると、6〜8cmの長さの神経柄がとれる。

〈薄筋全体が必要な場合〉

　筋体中枢側に掛けたペンローズドレーンを引っぱると、縫工筋、半腱様筋の間で脛骨内側面（鵞足）に停止する腱が確認できるので、先に述べた補助切開からこれを切断する。なお、薄筋の末梢を栄養する大腿動脈より

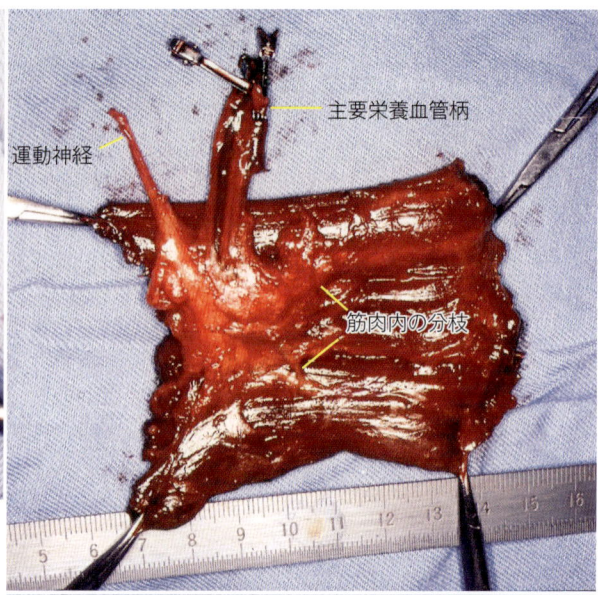

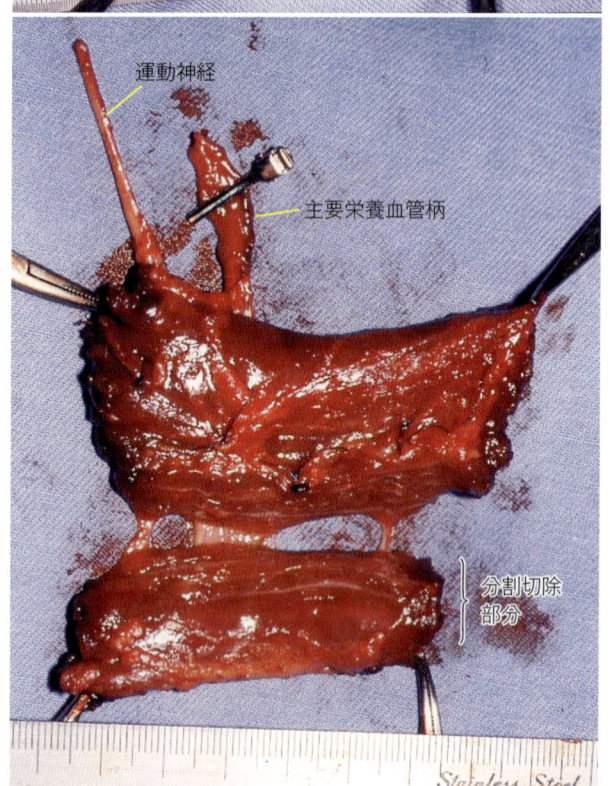

図7　薄筋弁の採取

の小枝は凝固・切断しておく。

⑦筋弁を採取する

　中枢側の切開から用指的に薄筋の筋体全体を剥離し、中枢側に引き抜くと薄筋弁全体が採取できる。なお、薄筋の一部を使う時は、神経血管流入部を中心に必要な大きさの筋体を切り出す（**図7**）。

筋皮弁の挙上

①長内転筋を露出する

　作図した皮弁の前縁（腹側縁）に沿って切開を加え、長内転筋を露出する。

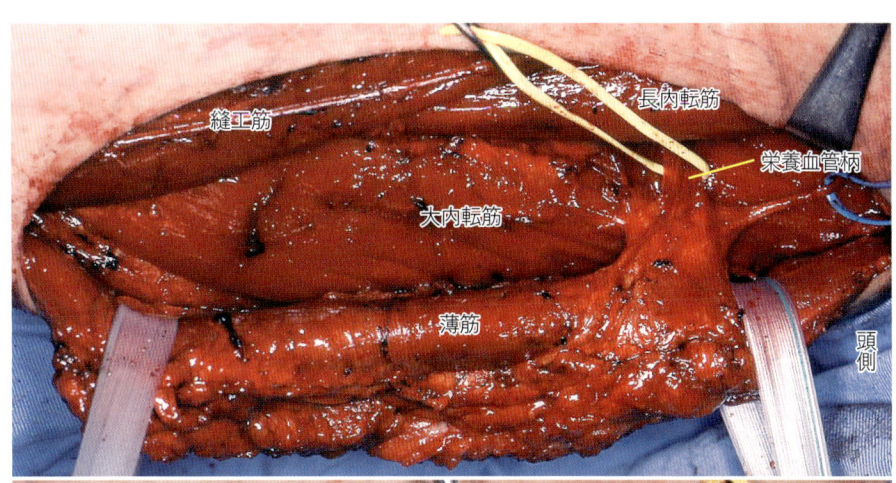

（a）筋皮弁前縁（腹側縁）の切開と薄筋後面の露出

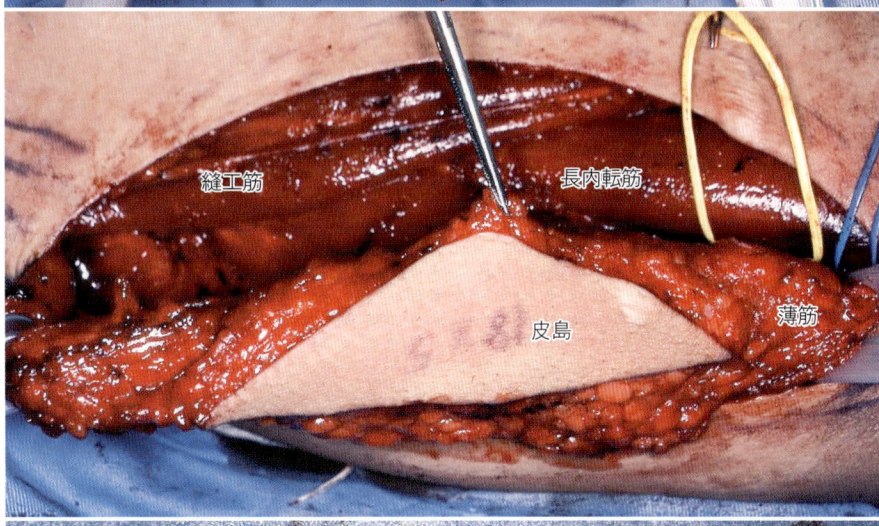

（b）筋皮弁全周の切開

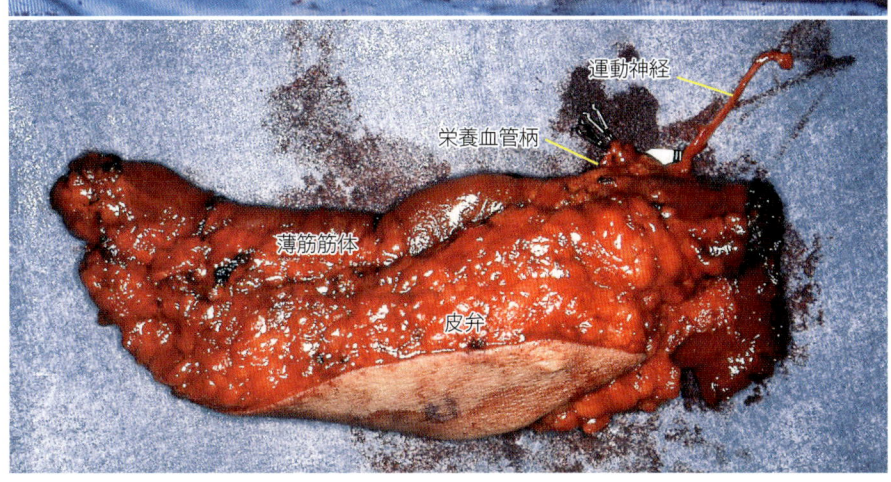

（c）遊離した薄筋皮弁

図8　左側薄筋皮弁の挙上

②薄筋の筋体を露出する

長内転筋上の大腿筋膜を縦切開し、筋鉤で長内転筋の筋体を上方（腹側）に引くと、薄筋の筋体前縁が容易に露出できる。

> この部分での筋体の発見が難しい時は、大腿末梢側で表層に存在する縫工筋を露出すると、その下に薄筋が走行するので、この部分を剝離して引っぱると中枢側の筋体の識別ができる。その上に、皮弁の中央が来るように作図しなおすと安全である。

③薄筋上の大腿筋膜は筋皮弁に含める

薄筋皮弁前縁（腹側）近くを大伏在静脈、皮神経が走行するので、可能な限り温存する。

④長内転筋と薄筋の筋間中隔を剝離し、筋皮弁を後方（背側）に反転する

主要栄養血管柄の露出は筋体採取と同様である（図8-a）。薄筋の筋肉皮膚穿通枝は細く、切れやすいので、筋体前縁と皮弁皮下組織を数カ所で仮縫合固定し、筋体と皮弁が離れないようにしておく。

⑤筋皮弁の全周を切開する

指で薄筋の後面を剝離し、筋体の後縁を確認しながら、筋皮弁の後縁（背側）から全周を切開する（図8-b）。

⑥最後に、薄筋筋体の中枢側と末梢側を切断して筋皮弁を挙上・採取する（図8-c）

運動神経は必要に応じて温存する（後述）。

3 採取と移植

薄筋は筋皮弁として使えるほか、筋弁として移植し、その上に遊離植皮を行い皮弁の代用に用いることができる。この方法は肥満症例や瘻孔の充填などに有用である。

薄筋の最大の利点は、平行筋で excursion の大きいことである。したがって、上肢の再建や顔面神経麻痺の再建などに神経血管柄付き移植として用いられる（臨床編4章IV参照）

4 皮弁採取部の閉鎖

通常は一次縫合閉鎖が行われる。採取後の機能障害はなく、採取創も目立ちにくい部位にある。血腫や漿液腫を作らないため、術後1週間程度は弾性包帯で圧迫が必要である。

5 合併症と対策

薄筋は採取部の機能的・整容的障害の少ないのが大きな利点である。合併症としては、血腫、漿液腫程度で術後1週間程度の圧迫、安静が大切である。移植筋（皮弁）の血栓形成への対処などは他の移植と同様である。

4 臨床例

1 症例：54歳、男性 右脛骨慢性骨髄炎

右下腿の外傷に対して植皮が行われていたが、一部に骨露出と排膿を伴う脛骨が露出していた。排膿のある部分を含めて脛骨を広くデブリドマンし、生じた骨、皮膚欠損部を薄筋皮弁で閉鎖した。薄筋の筋体を骨髄腔に充填して死腔をなくすようにした。

移植床血管には右前脛骨動脈と静脈を選び、皮弁血管と端々吻合した。術翌日に動脈血栓が発見されたが、ただちに再手術（血栓除去、再吻合）を行い、皮弁は完全に生着した。術後1年6カ月で骨髄炎の再発はなく経過は良好であった（図9）。

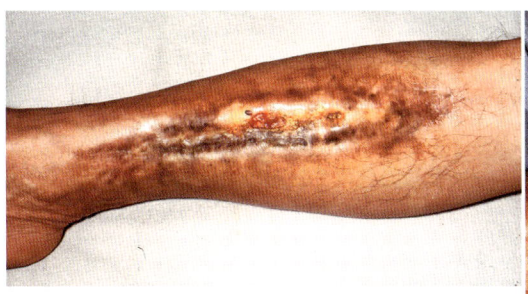

(a) 術前の状態。瘻孔を伴う脛骨が露出していた。

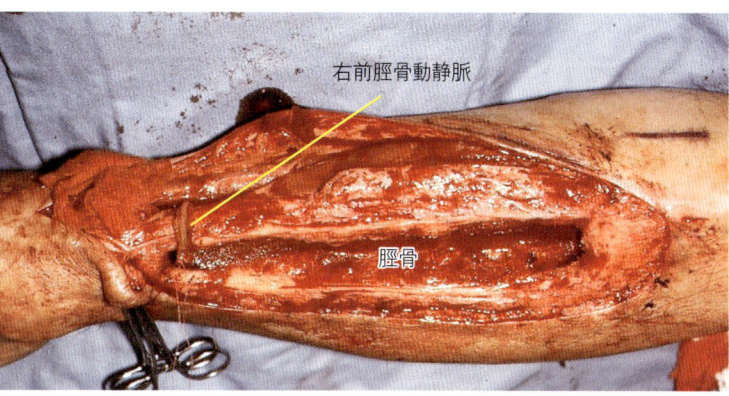

(b) 広範囲のデブリドマンと移植床血管の露出

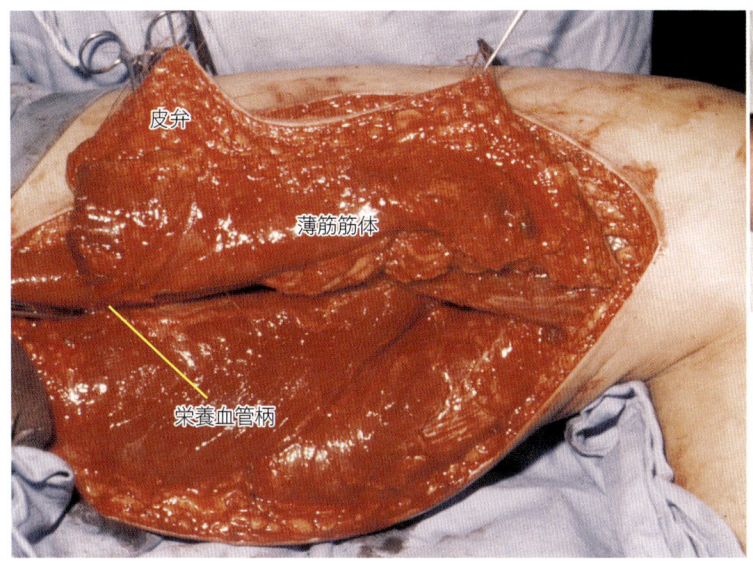

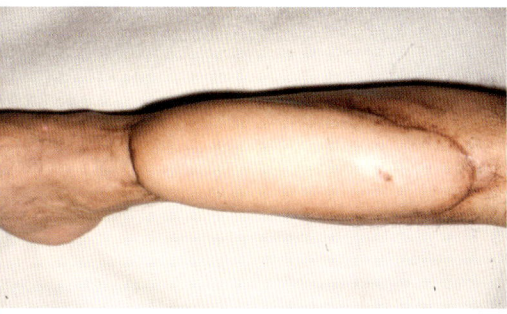

右前脛骨動静脈

脛骨

(c) 挙上した薄筋皮弁

皮弁

薄筋筋体

栄養血管柄

(d) 移植後1年6カ月の状態

図9 症例：54歳、男性、右脛骨慢性骨髄炎

【参考文献】

Harii K, Ohmori K, Sekiguchi J: The free musculocutaneous flap. Plast Reconstr Surg 57: 294-303, 1976

Labanter HP: The gracilis muscle flap and musculocutaneous flap in the repair of perineal and ischial defects. Br J Plast Surg 33: 95-98, 1980

McCraw JB, Massey FM, Shanklin KD, et al: Vaginal reconstruction with gracilis myocutaneous flaps. Plast Reconstr Surg 58: 176-183, 1976

Orticochea M: A new method of total reconstruction of the penis. Br J Plast Surg 25: 347-366, 1972

IV 神経血管柄付き遊離筋肉移植
Neurovascular free muscle transfer

1 特徴と適応

　マイクロサージャリーを用いた神経血管柄付き遊離筋肉移植は、1970年、Tamaiらのイヌの大腿直筋を使った実験の報告により、臨床応用の可能性が示された。1973年、著者らは東京警察病院において、薄筋移植による世界で最初の陳旧性顔面神経麻痺の動的再建に成功した。これは1976年にPlastic & Reconstructive Surgery誌に2例の症例報告として発表されたが、同年、Ikuta Yらは大胸筋を使って、フォルクマン拘縮の治療成功例を報告している。また、1973年、中国において、Chen Zhong-weiらが大胸筋移植によりフォルクマン拘縮の前腕屈筋再建に成功したというが、中国語の報告しかなかったため、あまり知られていなかったようである。

　本法の特徴は、神経縫合と血管吻合を同時に行って収縮機能をもつ筋肉を遊離移植することである。そのため、移植に適する筋肉は、一対の神経、血管（動静脈）柄で筋肉の大半が栄養される紡錘形のものがよい（図1）。これまで、薄筋、大・小胸筋、広背筋、前鋸筋、腹直筋、小さい筋肉では短趾伸筋などが、移植床の目的に応じて使われてきた。これらは、原則的に採取後の機

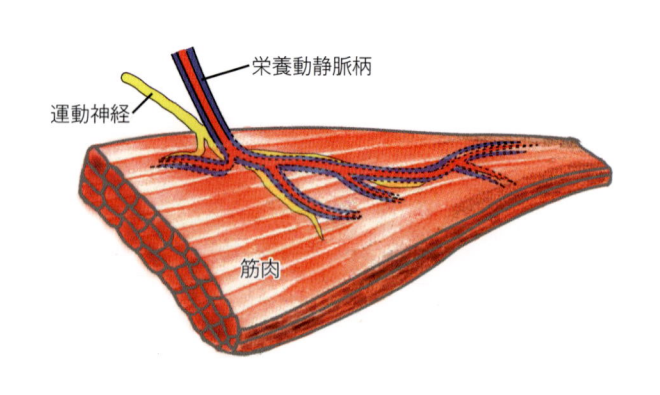

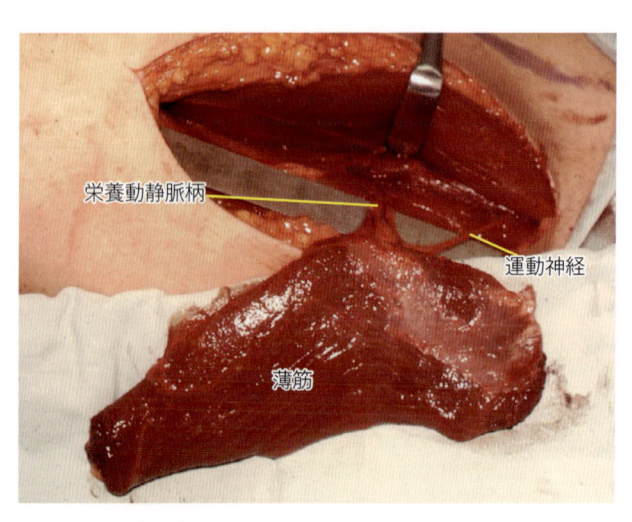

1本の運動神経と栄養動静脈柄で移植筋肉の全体が栄養される筋肉が理想的である。

図1　移植筋の形態

能的障害を残さない、いわゆる expendable muscle である。

著者らは、①採取が易しい、②機能障害を残さない、③目的に応じた excursion がある、④筋皮弁としても移植できる、などの理由から、薄筋と広背筋を多用してきた。

適応としては、①広範囲な筋肉損傷による四肢の麻痺（腱移行術などが適応にならない症例）で、関節の拘縮がない症例（外傷による剥脱創、フォルクマン拘縮など）、②陳旧性顔面神経麻痺、③四肢、顔面の悪性腫瘍切除後の筋肉（と軟部組織）欠損、などが挙げられる。

■ 利点
①他の方法では回復できない筋肉麻痺が治療できる。
②筋・腱移行術に合併して使える。
③機能をもつ筋肉と皮弁が同時に移植できる。

■ 欠点
①四肢では移植のタイミングが難しい。移植に失敗すると回復までに時間がかかるため、この間に関節拘縮などが起きる可能性がある。
②手技が複雑である。
③移植床に適当な運動神経（断端）と吻合に適する動静脈が絶対に必要である。

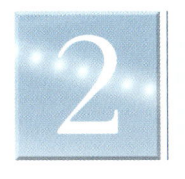

2 筋肉の血管と神経

筋肉移植を安全に行うには、筋肉の血行と運動神経支配を理解する必要がある。これは筋肉の形態および神経血管束との関連が深く、移植筋の選択に重要である。

■ 筋肉の形態
円型 circular muscle（口輪筋など）、収斂型あるいは三角型筋 convergent（triangular）muscle（大胸筋、広背筋など）、平行型あるいは紡錘型 parallel-fibered muscle、fusiform muscle（胸鎖乳突筋、縫工筋）、羽状型筋 pennate muscle（大腿直筋など）がある。現在 circular muscle を移植する方法はないし、代替の筋肉移植も難しい。

■ 筋肉の血行
筋肉の動脈血行（静脈はほとんどが伴走する）には古くより多くの解剖学的記述があるが、遊離筋肉移植の観点からは Chen Zhong-wei ら（Microsurgery, Springer-Verlag, 1982）の分類が簡単でわかりやすい。

① Axial type：1本の動脈が筋肉のほぼ全域を栄養する。最も移植に適する。
（例：広背筋、薄筋、大腿直筋など）
② Division type：二頭筋のようなタイプでは各頭に栄養動脈が分かれて流入する。各頭別に採取移植が可能である。（例：腓腹筋、大胸筋など）
③ Segmental type：分節型に何本かの動脈が筋体に流入する。（例：縫工筋）

当然のことながら、①が最も移植に適しているが、②も大胸筋のように必要な部分の移植が行われる。③は原則として移植には適していない。

■ 運動神経
通常、血管束に平行して走行し、筋肉内で分岐するが、縫工筋のように分節的に流入するタイプもある。後者は移植に適していない。

3 陳旧性顔面神経麻痺

主として、鼻唇溝、頬部における「笑いの表情 smile reanimation」の獲得に使われる。

麻痺後、最低でも2年以上経過しても麻痺が回復しない症例（陳旧性麻痺）、部分的な回復を認めるが麻痺による変形が高度な症例（部分麻痺あるいは不全麻痺）、腫瘍とともに顔面表情筋が切除された症例などが適応となる。

著者らの最初の2症例は麻痺側の顔面神経が使えなかったため、側頭筋の運動神経である深側頭神経を利用した。このため、患者は噛むと移植筋が強く収縮したため、「自然な笑いの表情」を作るのは難しかった。一方、Zuker RM ら（1989）は、メビウス症候群の再建に舌

下神経枝や咬筋枝など顔面神経以外の神経枝を用いて良好な結果を得たと報告している。

1 再建法の分類

著者は、移植床で利用できる運動神経によって、筋肉移植による顔面神経麻痺の再建法を第Ⅰ法から第Ⅳ法まで4型に分けている（図2）。

自然な笑いに近い（near-natural）「笑いの表情」を得るには、頬部皮下に移植した筋肉が顔面神経で再支配されるのがよい。したがって、耳下腺・顔面腫瘍切除で患側に顔面神経断端が残っている症例や不完全（あるいは部分）麻痺症例では、同側の顔面神経端が使えるので、最も自然に近い「笑いの表情」を再建することがで

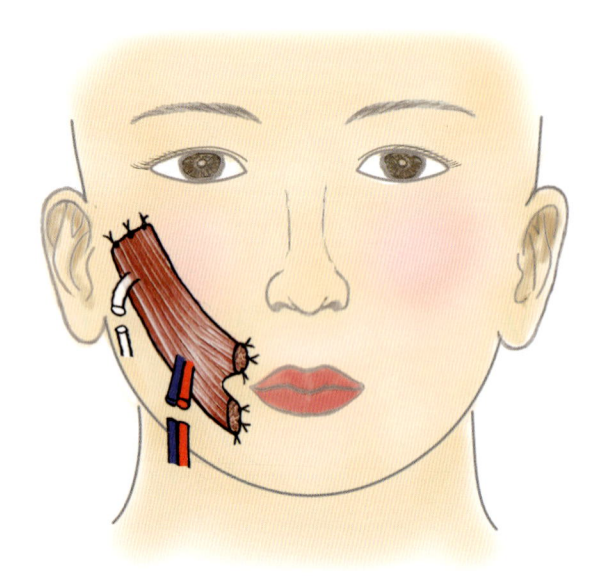

(a) 第Ⅰ法：患側の顔面神経
ⅠA法：耳下腺腫瘍切除後などの顔面神経断端
ⅠB法：不全麻痺の顔面神経枝

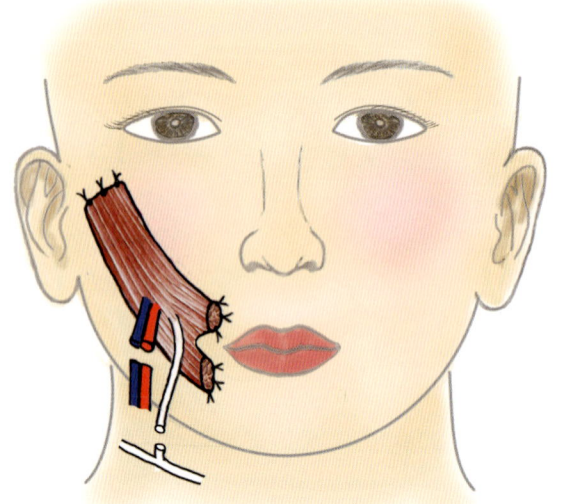

(b) 第Ⅱ法：患側の顔面神経以外の神経
ⅡA法：舌下神経
ⅡB法：三叉神経運動枝（深側頭神経、咬筋神経）

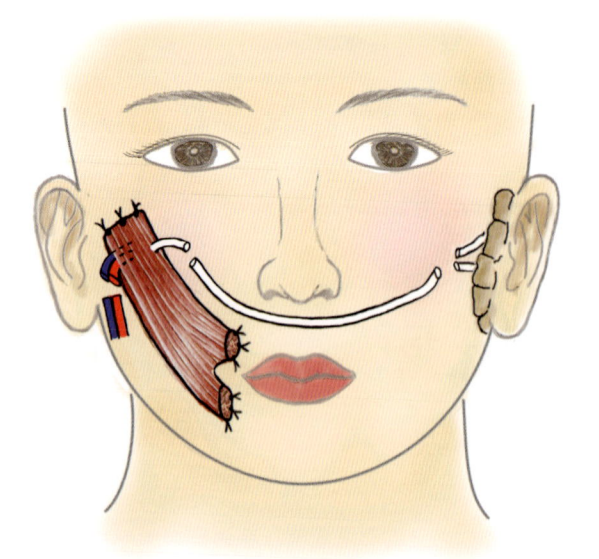

(c) 第Ⅲ法：顔面交叉神経移植（二期的縫合）

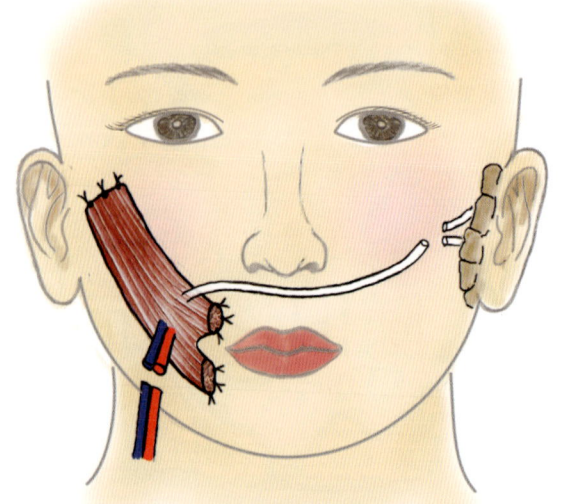

(d) 第Ⅳ法：一期的広背筋移植
（健側の顔面神経枝との一期的縫合）

図2 顔面神経麻痺に対する筋肉移植
移植床で選択する神経による波利井分類

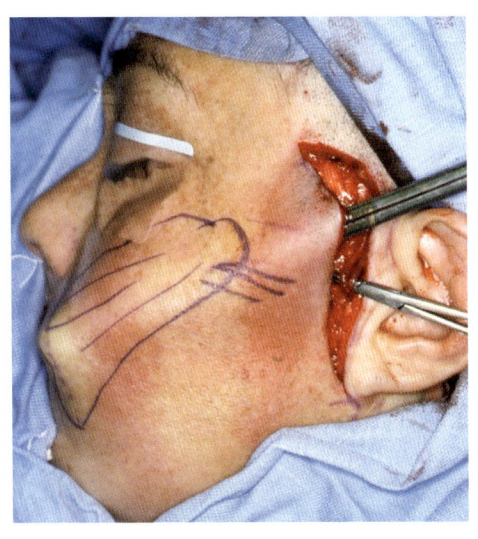

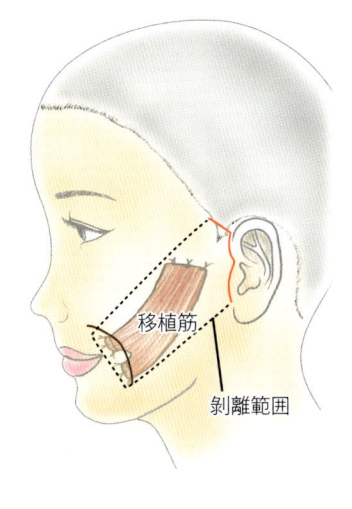

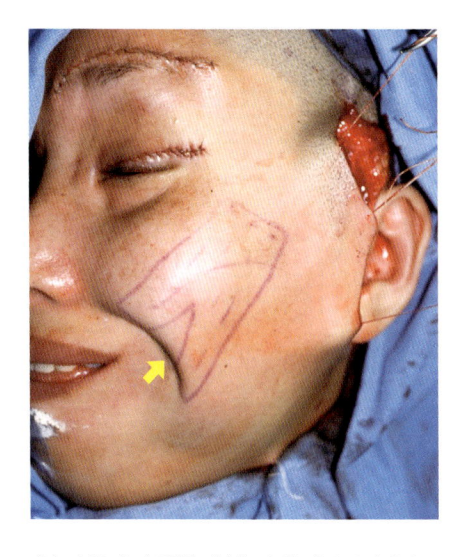

(a) 皮下ポケットの作成。耳前部フェイスリフト切開より耳下腺筋膜上で頬部皮下から口角にかけて広く剥離する。

(b) 新たな鼻唇溝（➡）を作成するように、口輪筋外側に固定糸を掛ける。

図3 一期的広背筋移植法 I

きる（波利井第Ⅰ法）。

一方、陳旧性顔面神経麻痺では、まず顔面交叉神経移植 cross-face nerve graft を行い、二期的に筋肉移植（薄筋や小胸筋）を行う方法（波利井第Ⅲ法）が一般的である。一方、著者らは1995年より広背筋による一期的再建（波利井第Ⅳ法）を行い、1回の手術で治療期間の短縮を図るとともに、良好な結果を得ている。

2 手技

一期的広背筋移植法の手技を説明する。

■ 移植床の準備

①皮下ポケットを作成する

フェイスリフトに準じる耳前部切開より、頬部皮下を鼻唇溝・口角まで広く剥離して、筋肉移植のための皮下ポケットを作成する（図3-a）。

②軟部組織を切除しておく

耳前部で筋肉を固定する部位が術後に膨隆するので、頬骨弓上で、長さ3cm、幅2cm、厚さ1cm程度の軟部組織を切除しておく。筋肉の一端はここに固定する。

> この手技は意外に重要である。

③鼻唇溝を作成する

患側口輪筋外側部に3〜4糸の固定糸（3-0 ブレードシルクなど）を掛ける。固定糸はやや口唇・口角よりに掛けて、側頭方向に引っぱると、正常な位置の鼻唇溝ができるので、ここに移植筋の一端を縫着する（図3-b）。

④下顎部小切開より移植床血管となる顔面動静脈を露出する

顔面動脈は簡単に見つかるが、顔面静脈は動脈後方で走行に変異もあるので、探しにくいことがある。この時は皮膚切開をやや広げて、外頸静脈やその分枝を使うこともある。

> 顔面動脈の無い可能性がある症例では、上甲状腺動脈と外頸静脈や浅側頭動静脈などを使う予定にする（皮膚切開が少し大きくなる）。

■ 移植床神経の露出

⑤移植床神経を露出する

対側（健康側）の頬部小切開（耳下腺前縁に約1.5cm の切開をおく）から、顔面神経頬骨枝、頬筋枝をできるだけ多く露出する。

⑥神経枝を神経刺激装置を用いて選択する

露出した顔面神経枝を神経刺激装置で刺激し、鼻唇溝が最もよく挙上する神経枝を選択しておく（通常は、頬骨枝下方か頬筋枝の上方を使う）（図4-a）。

> この神経の選択が最も重要で、神経筋肉再生後、口輪筋を支配する神経枝（頬枝下部）では口をとがらせないと鼻唇溝が上がらない（すなわち、笑えない）。また、眼輪筋支配の優位な頬骨枝上方を使った場合には、眼を閉じなければ筋肉が収縮しない結果となる。

⑦絹糸を上口唇皮下に通しておく

健側頬部切開より「神経通し nerve passer」を使い、

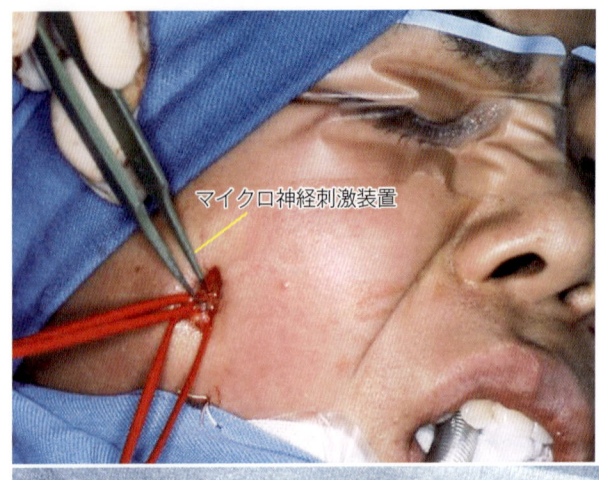

(a) 健側で顔面神経頬骨枝、頬筋枝を露出し、マイクロ神経刺激装置で各枝を刺激、最も鼻唇溝の挙上に適した顔面神経枝を選択する。

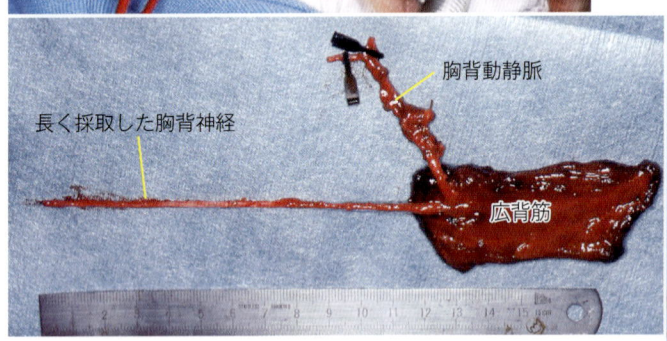

(b) 採取した広背筋

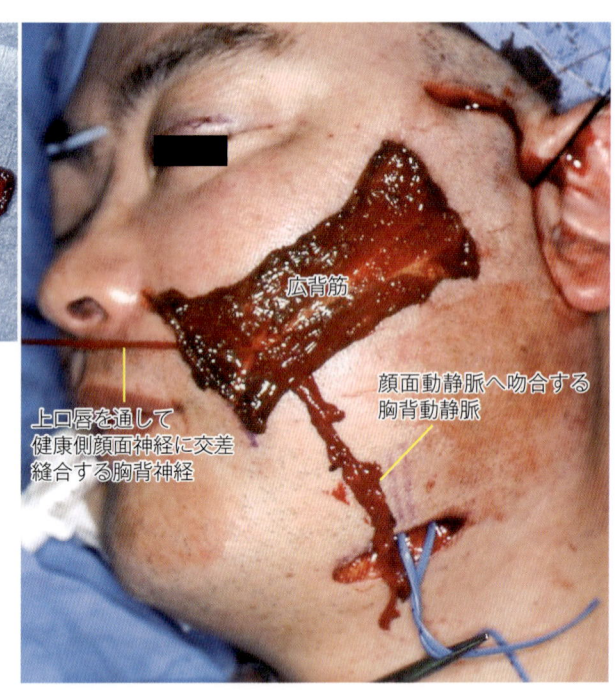

(c) 細工した広背筋の頬部皮下への移植

図4　一期的広背筋移植法 II

3-0絹糸を上口唇皮下を通して、患側皮下ポケットに出しておく。後に胸背神経を皮下に通すためである。

■ 広背筋の採取と移植

⑧広背筋を神経血管柄付きに挙上する

4章Iで述べた方法に従って行う。

ただし、胸背神経は長さ15〜16cmに採取する。ライト付き筋鉤で腋窩切開創を引き上げ、腕神経叢から胸背神経が分枝する部分まで追跡する。この手術の最も難しい点である（図4-b）。

⑨筋肉を切り出し、厚さを調整する

神経血管柄流入部を中心に長さ約8cm×幅4cmの筋肉を切り出す。筋肉は厚さ約1.5cmに減量する。

広背筋筋体の厚さは3cm程度ある。そのまま移植すると、術後に頬部の膨隆が問題となる。

⑩細工した広背筋を頬部皮下に移植する

まず、その一端を鼻唇溝部の固定糸で縫着する。同時に、胸背神経端を先に通しておいた絹糸で結び、健側の顔面神経枝露出創部まで上口唇を通して引き出す（図4-c）。

⑪顕微鏡下に神経縫合・血管吻合を行う

原則として、端々吻合にする。

⑫閉創する

移植筋に少し緊張をかけて、側頭部皮下（頬骨弓上の筋膜）に固定して閉創する。

3 合併症と対策

　広背筋を顔面神経麻痺の一期的再建（波利井第IV法）に用いる場合に、平均15cm程度の長い胸背神経の採取が必要である。このため、胸背神経が腕神経叢から分枝するところまで剝離するが、体位や筋鉤で腕神経叢を過度に引っぱると、術後、腕神経叢麻痺を招来することがある。

　ほとんどの麻痺は6カ月以内に回復するが、尺側皮膚の知覚鈍麻やしびれ感はかなり長期間治癒しないことがある。腕神経叢付近の剝離には十分注意する。

4 四肢の麻痺

1 適応と症例の選択

　関節の拘縮がなく、末梢の腱組織が残存している症例がよい。

■ 移植床血管の選択

　移植床血管の術前評価は血管造影、CTアンギオなどにより簡単にできる。四肢では主要動脈はできるだけ温存するのがよいので、端側吻合が選択されることも多い。

■ 移植床神経の選択

> 移植床の運動神経の有無を術前評価するのは難しい。移植床の運動神経が、縫合された移植筋の収縮で得られる機能に合致するものでなければ、手術自体の意味がない。

　前腕屈側では前骨間神経（正中神経の分枝で前腕屈筋群支配の運動神経枝）、伸側では橈側神経深枝か後骨間神経、上腕屈側では筋皮神経（上腕二頭筋、上腕筋などの運動神経）、下腿背側では深腓骨神経（総腓骨神経の深枝）などが使われる。一方、適当な移植床の運動神経がない症例では、他の機能をもつ筋肉を支配する神経（例：肋間神経、胸背神経）を利用することもある。

■ 移植筋の選択

　四肢、特に、前腕では手指の屈曲・伸展運動を再建するには、excursionの大きな筋肉が望ましい。

　このため、原則的には三角型筋や紡錘型筋が望ましく、羽状筋は筋力は強いがexcursionが少ないので利用しにくい。現在一番多く使われているのは薄筋で、筋皮弁として採取しやすいのも利点である。ついで、大胸筋、広背筋、まれに大腿直筋の報告がある。なお、小さな筋肉としては、短趾伸筋などがあるが、excursionが少ないので、特殊な適応となる。

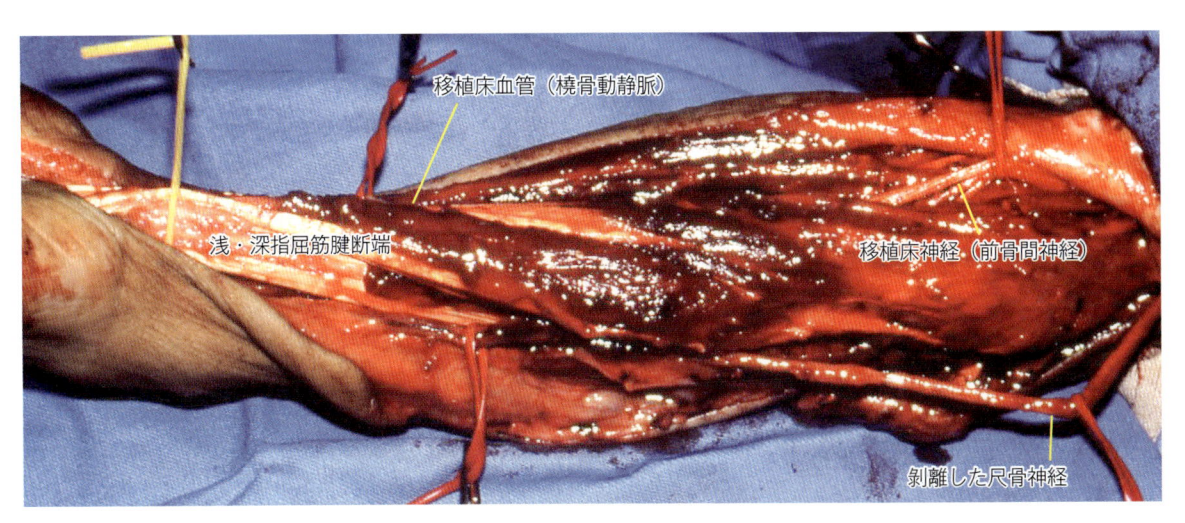

図5　移植床の準備（右前腕フォルクマン症例）
移植床で壊死・瘢痕化した筋肉組織を切除し、腱部、停止部を露出する。同時に移植床血管、神経（この症例では前骨間神経）を準備する。

2 手技

前腕屈筋麻痺の再建手技を中心に紹介する。

■ 移植床の準備

①移植対象となる筋肉の末梢側腱部、中枢側骨停止部を露出する

壊死筋肉のデブリドマンを行い、再建すべき筋肉群の末梢側腱部、中枢側骨停止部を露出する（図5）。

> 一つの筋肉移植では手の複雑な屈曲機能を回復するのは不可能である。筋腱移行（移植術）の併用などにより、できるだけ残存筋の機能を生かせるようにする。

②移植床の運動神経である前骨間神経の断端を露出する

適当な運動神経のない場合には、原則的にはこの手術の適応にはならない。

> 上腕屈筋の再建などで、筋皮神経（C5〜C7）が使えない時には、肋間神経や胸背神経などを用いることもある。

③適当な移植床血管を露出する

■ 筋肉の採取

④移植筋を採取する

移植床の準備が整った時点（特に、適切な神経と血管の露出が終了した時点）で、移植筋を採取する（採取方法は別章参照）。

■ 移植

⑤採取した筋肉（あるいは筋皮弁）をただちに移植床に仮固定し、血管吻合、神経縫合を行う

主要動脈を移植床血管とする時は、端側吻合が原則である。静脈は動脈に伴走する静脈か、皮静脈を使う。

> 神経縫合はできるだけ筋肉流入口に近いところ（移植筋の神経柄を短く）で行った方が、移植筋への再神経支配が早くなり、良好な機能回復が期待できる。神経束縫合を奨める人もあるが、移植筋と筋肉の神経束の形自体が異なるので、著者らは顕微鏡下の神経上膜縫合でよいと思っている。

⑥筋肉の最終縫合固定を行う

神経縫合・血管吻合が終了した時点で行うが、移植筋に適当な緊張を与えるように縫合する。

薄筋の場合には、採取時に大腿を外転位、膝関節を伸展して薄筋に緊張を与え、その長さを計測し（例えば5cm間隔に筋体にマーキング）、採取後に収縮した筋肉をもとの長さにまで引っぱって固定する。

なお、前腕屈筋の再建では、手関節、指関節を屈曲位になるように緊張を与えた状態で固定する。

■ 創閉鎖と術後管理

創閉鎖で強く緊張がかかるようであれば、移植筋体上に遊離植皮した方がよい。最初から、筋皮弁移植を計画しておくのもよい。

終了時の肢位を保持するために、ギプス固定を3週間行い、徐々に手指関節を伸展するようにリハビリテーションを開始する。術後2週間は筋肉、皮弁の血行観察を怠らない。

5 臨床例

1 症例1：25歳、女性、左耳下腺切除後の完全顔面神経麻痺および上頸部陥凹変形

9カ月前、左耳下腺癌に対して、周辺組織を含めた耳下腺広範囲切除、上頸部郭清が行われた。左顔面神経は茎乳突孔で完全に切断されていた。この症例に対して、広背筋、前鋸筋皮弁の複合皮弁で再建した。広背筋弁は「笑いの表情」の再建のため、頬部皮下に移植、前鋸筋皮弁は上頸部瘢痕切除後の皮膚欠損の被覆と軟部組織再建に用いた。移植床血管は左上甲状腺動静脈で、胸背動静脈とそれぞれ端々吻合した。また、茎乳突孔から側頭骨の一部を削り、顔面神経管の一部を削開し、この部の顔面神経断端を移植床神経とし、胸背神経に端々吻合した。術後9カ月頃より広背筋の収縮が見られ、1年6カ月には良好な笑いの表情が得られた。なお、この間に一度、前鋸筋皮弁の減量手術を行っている。著者らの分類で第IA法に相当する（図6）。

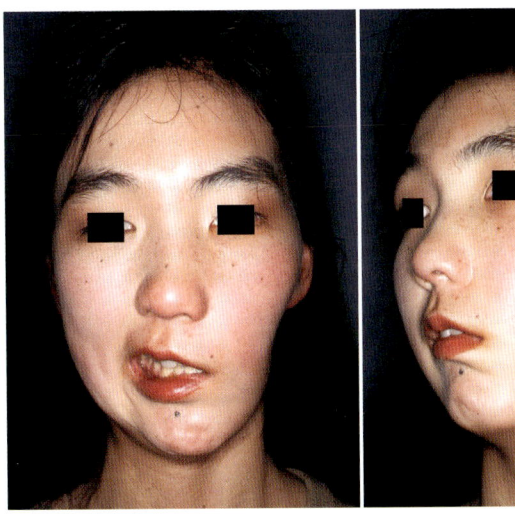

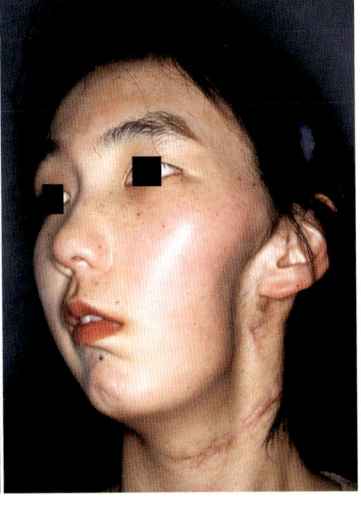

(a) 術前の状態。左顔面神経完全麻痺、上頸部、頬部陥凹変形を認める。

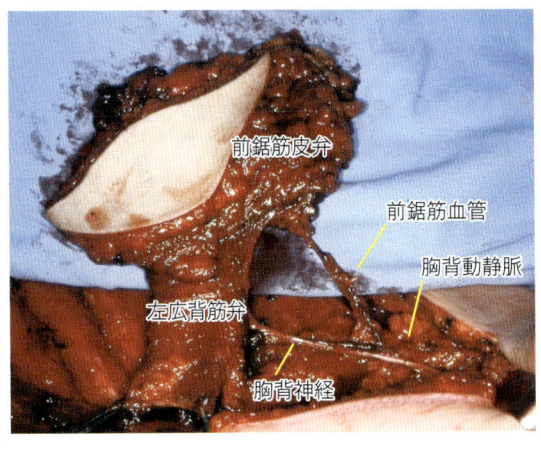

(b) 挙上した左広背筋弁・前鋸筋皮弁
（栄養血管柄は胸背動静脈）

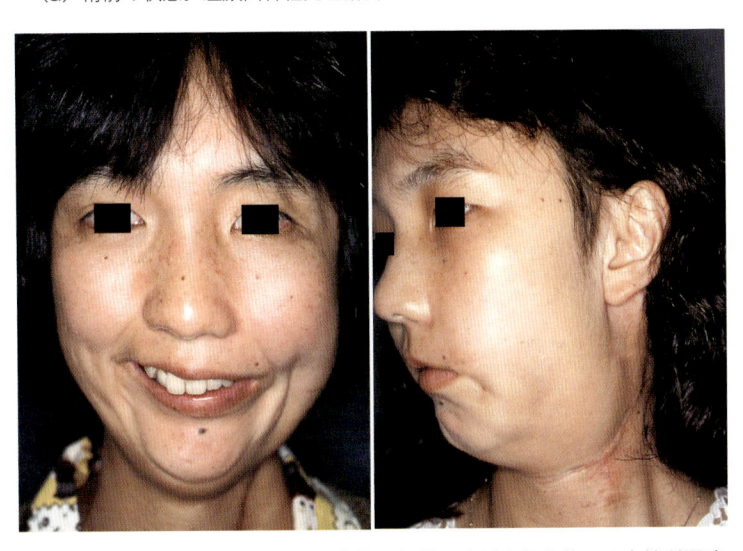

(c) 移植後1年6カ月の状態。広背筋の収縮により良好な笑いの表情が再建されている。

図6 症例1：25歳、女性、左耳下腺切除後の完全顔面神経麻痺および上頸部陥凹変形
(Ueda K, Harii K, Asato H, et al: Evaluation of muscle graft using facial nerve on the affected site as a motor source in the treatment of facial paralysis. Scand J Plast Reconstr Hand Surg 33: 47-57, 1999 に掲載症例)

2 症例2:53歳、女性　左陳旧性顔面神経麻痺

　左内耳道腫瘍切除後の完全麻痺。左広背筋を採取し、一期的に頬部皮下に移植、「笑いの表情」の再建を行った。著者らの分類で第Ⅳ法に相当する（図7）。

3 症例3:8歳、男児　右下腿広範囲剝脱創、下腿伸筋腱群欠損

　交通事故による剝脱創で、右足関節部を中心に下腿伸筋腱群、皮膚の広範囲な欠損を呈していた。創部を充分にデブリドマンした後、移植床血管として前脛骨動静脈、運動神経として深腓骨神経断端を露出した。8×13cmの広背筋皮弁を右側胸部より採取し、広背筋の近位端を前脛骨筋と長趾伸筋の断端、遠位端を趾伸筋腱断端と縫合した。神経、血管はそれぞれ端々吻合した。移

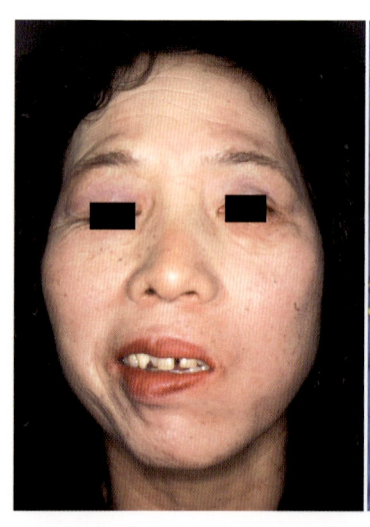

(a) 術前の状態。左陳旧性完全麻痺の状態

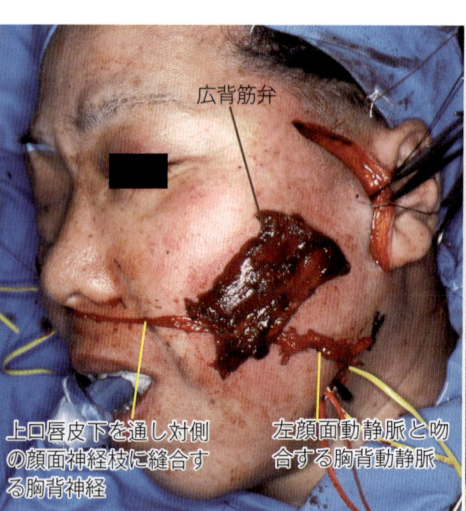

(b) 頬部皮下に移植している広背筋弁

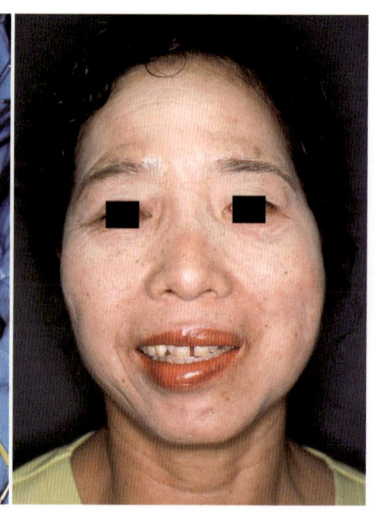

(d) 術後2年の状態。良好な笑いの表情が得られている。

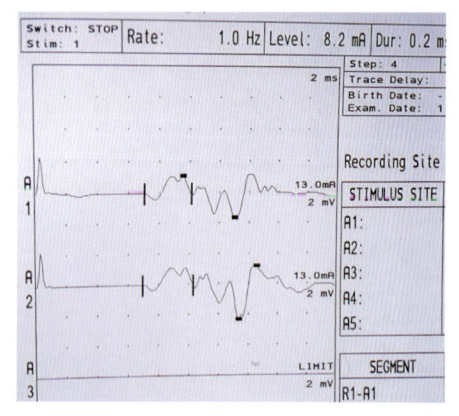

(c) 術後1年の心電図。Evoked potential の潜時はまだ少し長いが、充分な amplitude が見られる。

図7　症例2:53歳、女性、左陳旧性顔面神経麻痺

植後10カ月頃より移植筋の収縮が始まり、1年6カ月後には患足の背屈が可能となった。(図8)。(静岡県立こども病院症例)

4 症例4：17歳、男性
右前腕屈筋群フォルクマン拘縮

オートバイ事故により右前腕開放骨折受傷後に前腕屈筋腱が広範囲壊死に陥った。他院で壊死筋肉の切除と植皮が行われた後、機能再建を目的に紹介された。入院時、患者は正中、尺側神経および前腕屈筋群麻痺の状態であった。植皮部を含めて広範囲に瘢痕を切除し、瘢痕化していた正中神経の一部は切除し欠損部に腓腹神経移植（cable graft）を行った。また、残存していた腕橈骨筋腱を長母指屈筋腱に移行した。

組織欠損部には左大腿部より7×20cm大の薄筋皮弁を移植し、栄養血管は移植床の橈骨動静脈と吻合、運動神経は前骨間神経に縫合した。薄筋は末梢側腱部を手関節で深伸筋腱と縫合し、中枢端は内側上顆に固定した。皮膚欠損は筋皮弁の部分で閉鎖した（図9）。

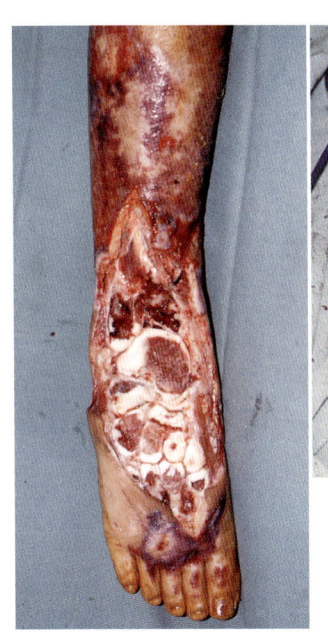

(a) 術前の状態

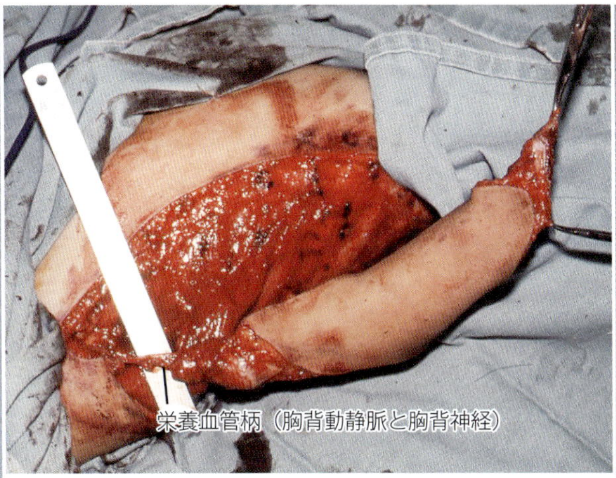

(b) 挙上した広背筋皮弁
栄養血管柄（胸背動静脈と胸背神経）

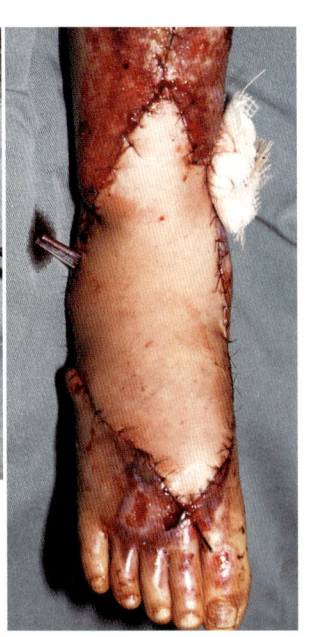

(c) 欠損部に移植し、血流再開後の状態

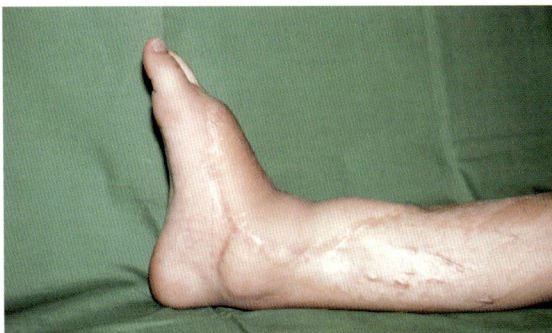

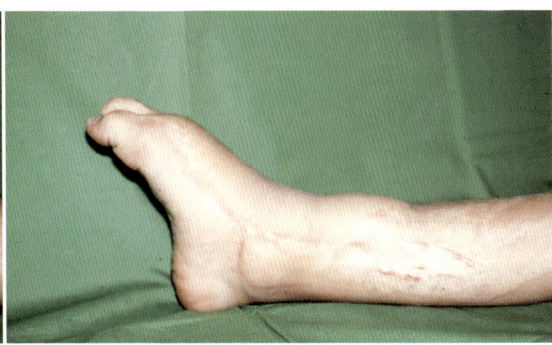

(d) 移植後1年6カ月の状態。広背筋の収縮により足の背屈が可能となっている。

図8　症例3：8歳、男児、右下腿広範囲剝脱創、下腿伸筋腱群欠損
(Harii K: Reconstruction of the lower leg. Symposium on Clinical Frontiers in Reconstructive Microsurgery. pp294-260, Mosby, 1984 に掲載症例)

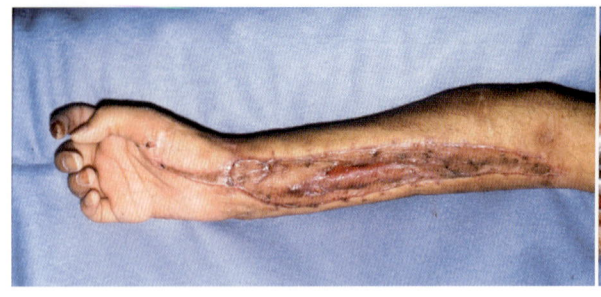

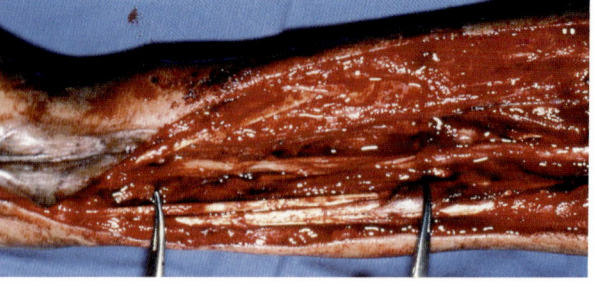

(a) 術前の状態。右前腕屈筋群はデブリドマンされ、植皮が行われている。指関節の可動は保たれているが、自動的に屈曲はできない。

(b) 術中の状態。2本のペアンは瘢痕化した正中神経を指している。この間に腓腹神経移植を行った。

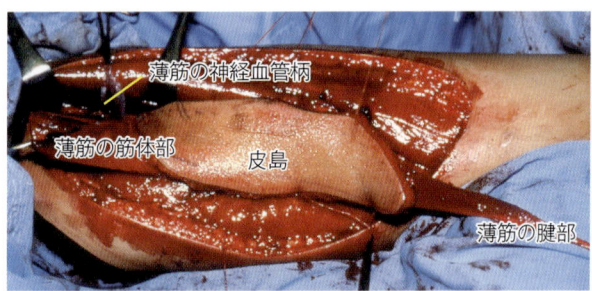

(c) 挙上した薄筋筋皮弁

(d) 血流再開後の薄筋皮弁の状態

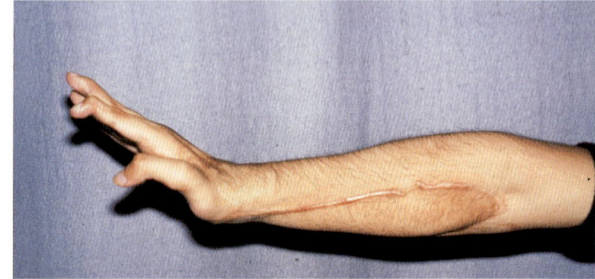

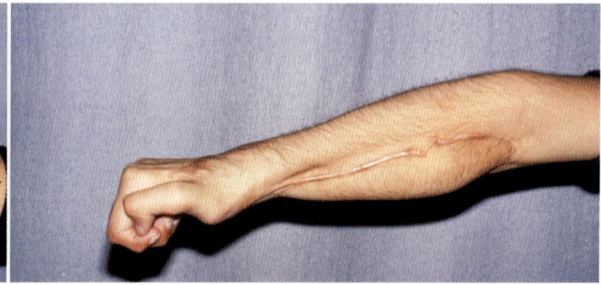

(e) 術後2年7カ月の状態。手指の伸展、屈曲機能を示す。

図9　症例4：17歳、男性、右前腕屈筋群フォルクマン拘縮
（朴修三、波利井清紀、須川勲：四肢外傷例に対するfree flapの応用．整形・災害外科　32：693-702、1989に掲載症例）

【参考文献】

Anderl H: Cross-face nerve transplant. Clin Plast Surg 6: 433-449, 1979

Harii K, Ohmori K, Torii S: Free gracilis muscle with microneurovascular anastomosis for the treatment of facial paralysis; a preliminary report. Plast Reconstr Surg 57: 133-143, 1976

Harii K, Asato H, Yoshimura K, et al: One-stage transfer of the latissimus dorsi muscle for reanimation of a paralyzed face; a new alternative. Plast Reconstr Surg 102: 94-51, 1998

Ikuta Y, Kubo T, Tsuge K: The muscle transplantation by microsurgical technique to treat severe Volkmann's contracture. Plast Reconstr Surg 58: 407-411, 1976

Kumar PA, Hassan KM: Cross-face nerve graft with free-muscle transfer for reanimation of the paralyzed face; a comparative study for the single-stage and two-stage procedures. Plast Reconstr Surg 109: 451-462, 2002

Manktelow RT, Zuker RM, McKee NH: Functioning free muscle transplantation. J Hand Surg Am 9: 32-39, 1984

O'Brien BM, Franklin JD, Morrison WA: Cross-face nerve grafts and microneurovascular free muscle transfer for long established facial palsy. Br J Plast Surg 33: 202-215, 1980

Tamai S, Komatsu S, Sakamoto H, et al: Free muscle transplants in dogs, with microsurgical neurovascular anastomoses. Plast Reconstr Surg 46: 219-225, 1970

Terzis JK: Pectoralis minor; a unique muscle for correction of facial palsy. Plast Reconstr Surg 83: 767-776, 1989

Zuker RM, Manktelow RT: A smile for Mobius' syndrome patient. Ann Plast Surg 22: 188-194, 1989

マイクロサージャリーの基本手技
臨床編

5

血管柄付き遊離骨・骨皮弁移植

Ⅰ. 骨移植の基本知識
Ⅱ. 腸骨
Ⅲ. 肩甲骨
Ⅳ. 腓骨

血管柄付き遊離自家骨移植はマイクロサージャリーにより最も進歩した手技である。遊離骨移植は歴史的にも古くより行われて来たが、一般に確実な骨生着の可能性は低いものであった。これに対して、微小血管吻合により骨の血行を保ったまま移植する、いわゆるliving bone graftの登場により、大きな骨弁（あるいは骨付き皮弁）の移植ができる、画期的な手技となったのである。
現在、多くの自家骨が移植されているが、本章では最も代表的な骨移植を紹介する。

I 骨移植の基本知識
Fundamental principle of bone grafting

1 骨移植について

　遊離骨移植の生着に関しては、古くより議論の多いところであったが、約100年以前にPhemister DB（1914）により報告され、その後Abbott LCら（1947）により支持された以下の説が現在でも大勢を占める。
① 移植床に移植された移植骨はその大部分が一度、壊死に陥り吸収される。
② 同時に、移植床より侵入した毛細血管に伴う結合組織由来の骨芽細胞と破骨細胞により骨の再構築が行われる。すなわち、吸収（resorption）と置換（apposition）の過程（creeping substitution）を経て骨新生が起こる。
③ 移植骨の表面に存在する骨膜や骨皮質の一部は体液の拡散により栄養されて生存し、骨細胞は骨形成能力を保つが、その量は多くはない。
④ これらの過程は同種骨移植でも同様であるが、遊離自家骨移植に比べ吸収と再構築の過程が著しく遅れる。

　いずれにしても、遊離骨移植の運命は移植床の血行状態により大きく影響を受ける。例えば、重度瘢痕、放射線照射、慢性骨髄炎などのある移植床への遊離骨移植は生着が悪い。また、下顎など唾液にさらされる部位、感染を起こしやすい部位などへの遊離骨移植も生着が難しい。

2 血管柄付き骨移植について

　以上のような遊離骨移植の問題を解決するためには、移植骨自体が血行を保ったままで移植（あるいは移行）される、いわゆるliving bone graft（生きている骨の移植）が最も有効な手段と言える。
　歴史的には、Israel J（1896）による尺骨の一部を含んだ前腕の有茎皮弁による外鼻の再建は有名であるが術式の詳細などは不明である。また、腓骨や肋骨、頭蓋骨なども周辺の筋肉、皮膚、血管などにより血行を保ちながら移植する試みが行われたが、有茎移植できる範囲が狭いため臨床的には用途が限られたものであった。

3 血管柄付き遊離骨移植について

　有茎骨移植に対して、Östrup LT ら（1974）によるイヌ肋骨の血管吻合による遊離移植（free living bone graft）の実験に端を発した血管柄付き遊離骨移植は、Taylor GI ら（1975）の血管柄付き遊離腓骨移植、さらに腸骨移植（1978,1979）の臨床報告により飛躍的な発展を遂げてきた。

　この方法では、移植骨への主たる栄養血管を移植床の血管と直接吻合するため、骨への血流を保ったままで移植することができる。

■ 骨の血行形態

　長管骨は次の3系統の血管から栄養血行を受けている（図1）。

①主栄養血管

　基本的な血液供給路である。長管骨骨幹の中央付近の骨孔より骨髄腔に入り上行枝と下行枝に分かれ骨髄腔全体を還流する。血管柄付き骨移植の代表である腓骨は、腓骨動静脈の骨枝により骨幹全体（骨端を除く）が栄養されるので、腓骨動静脈の吻合により移植できる。

②骨幹骨膜血管

　骨幹皮質骨の外層を栄養する。

③骨幹端・骨端骨膜血管

　骨の成長に重要な骨端部を栄養する。

　これに対して、扁平骨や膜性骨の主栄養血管は太いものではなく、主として筋肉を介した骨膜血行で移植される（例：頭蓋骨、肋骨）。一方、扁平骨に属するが、腸骨や肩甲骨は一部に明らかな栄養血管が入っており、また、筋肉から骨膜を介した栄養も受けている。そのため、遊離筋骨皮弁 free musculo-osteocutaneous flap として微小血管吻合による移植が可能である（臨床編2章図5参照）。

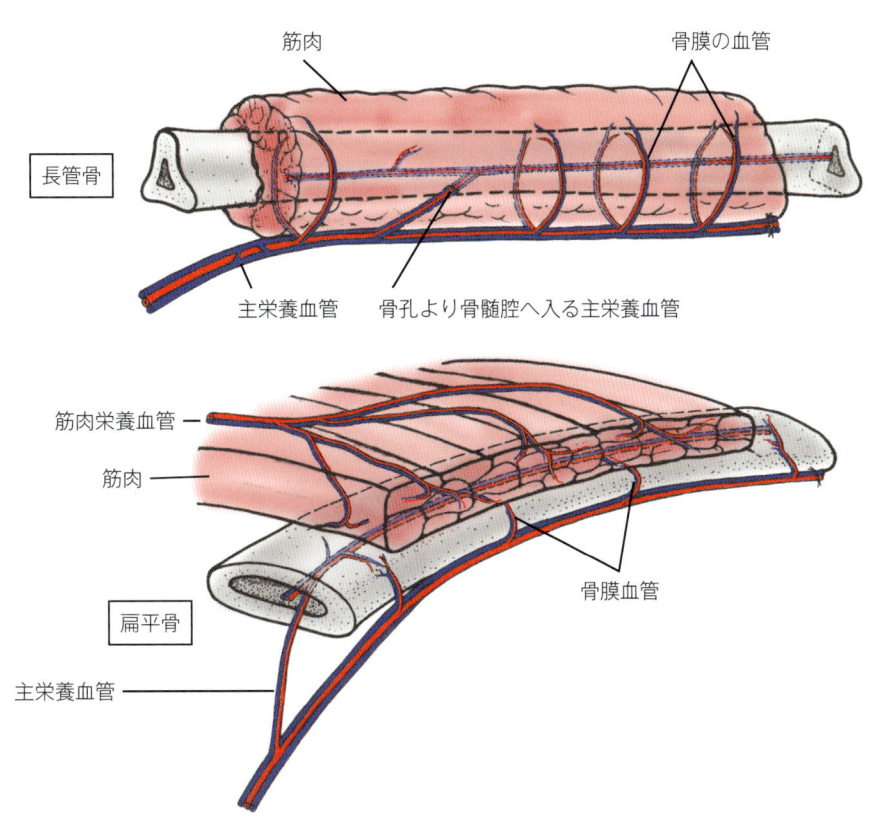

図1　骨への栄養血行

■ 利点
①遊離骨移植に比べ、大きな骨片を移植できる。
②移植骨の吸収が少ない（ほとんどない）。
③感染の危険が少ない。
④骨癒合が速やかである。
⑤皮弁・筋皮弁と組合せ骨付き皮弁として移植できる。

■ 欠点
①移植骨の細工が難しい。複雑な形に細工しにくい。
②骨採取部の侵襲が大きくなる。
③手術時間が延長する。

【参考文献】

Abbott LC, Schottstaedt ER, Saunders JBD, et al: The evaluation of cortical and cancellous bone as grafting material; a clinical and experimental study. J Bone Joint Surg 29A: 381-414, 1947

Chase SW, Herndon CH: The fate of autogeneous and homogenous bone grafts; a historical review. J Bone Joint Surg 37A: 809-841, 1955

Phemister DB: The fate of transplanted bone and regenerative power of its various constituents. Surg Gynecol Obstet 19: 303-333, 1914

II 腸 骨
Ileum

1 特徴と適応

　腸骨は大量の骨が採取できるので、古くより遊離骨移植の採取部として利用されてきた。

　特に、大量の海綿骨が採取できるので遊離骨移植としては有用であったが、Taylor GIら（1978）の報告以来、血管柄付き遊離骨移植の代表的な採取部の一つとなった。

　栄養血管により、浅腸骨回旋血管柄付き腸骨・骨皮弁移植（以下、SCI-Bone graft）と深腸骨回旋血管柄付き移植（以下、DCI-Bone graft）に分けられる。

■ 利点
①比較的大きな骨片（特にDCI-Bone graftの場合、最大で長さ約12cm、幅4cm、厚さ2cm、程度）が移植できる。
②髄質（海綿骨）が多いので骨癒合が速やかである。
③背臥位で採取が可能である。
④比較的大きな皮弁（特にSCI-Bone graftの場合）を同時に移植できる。
⑤彎曲と高さがあるので下顎の再建などには適している。
⑥採取部の瘢痕が目立ちにくい。

■ 欠点
①彎曲があるので、四肢への移植（10cm以上の骨欠損の再建）には細工が必要なことがある。
②血管解剖が複雑で、手術時間が長くなる。挙上が難しい。特に肥満患者では手術操作が難しくなる。
③移植骨と周辺の組織（筋肉や皮膚など）を含めて移植するので、移植組織が厚くなり、移植創の閉鎖が難しい時がある（ただし、移植床の欠損によっては利点でもある）。
④採取時に外側大腿皮神経が損傷されると、大腿前外側面に知覚鈍麻領域が広く残ることがある。
⑤大きな腸骨片を採取すると、腹壁瘢痕ヘルニアを生じることがある。
⑥下腹壁の手術（特に、鼠径ヘルニア）の既往は、同側よりの採取は禁忌となる。
⑦採取時の出血が比較的多くなる（骨切断面よりの出血と多くの筋群の離断による）。
⑧術後の疼痛が長びくことがある（最長1年程度）
⑨高齢者では歩行に障害が残ることがある。

2 栄養血管による区別

　腸骨を血管柄付きで遊離移植する場合、前述のように浅腸骨回旋動静脈と深腸骨回旋動静脈を栄養血管柄とすることができる。

　前者のSCI-Bone graft／Osteocutaneous flapは、いわゆるgroin flapの主栄養血管で栄養される。Taylor GIら（1978）は最初この血管系を利用したが、これで栄養できる腸骨の範囲は狭く（平均2×7cm）、血管径も細く（動脈外径：0.8〜1.5mm、静脈外径：2〜2.5mm）、短いのが欠点であった。

　このため、Taylor GIら（1979）は後者を栄養血管と

するDCI-Bone graft／Osteocutaneous flapを開発した。

深腸骨回旋血管で栄養される腸骨の範囲は広く（腸骨全層：平均2cm厚、幅約4cm、長さ約12cm）、血管柄も長く（6〜8cm程度）、血管径も太い（動脈外径：2.0〜2.5mm、静脈外径：2.5〜3 mm）ため、SCI-Bone graft／Osteocutaneous flapより安全に移植できる。

一方、腸骨上の皮膚への血行は浅腸骨回旋血管からの

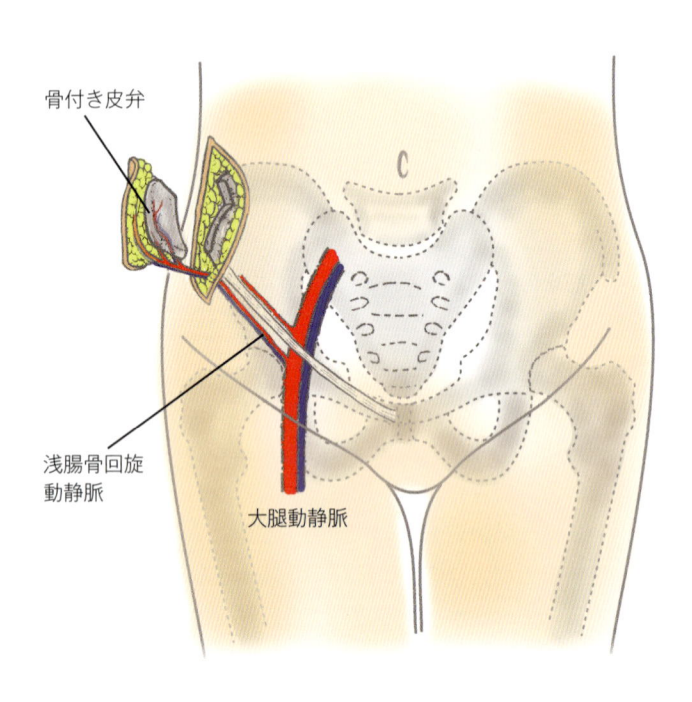

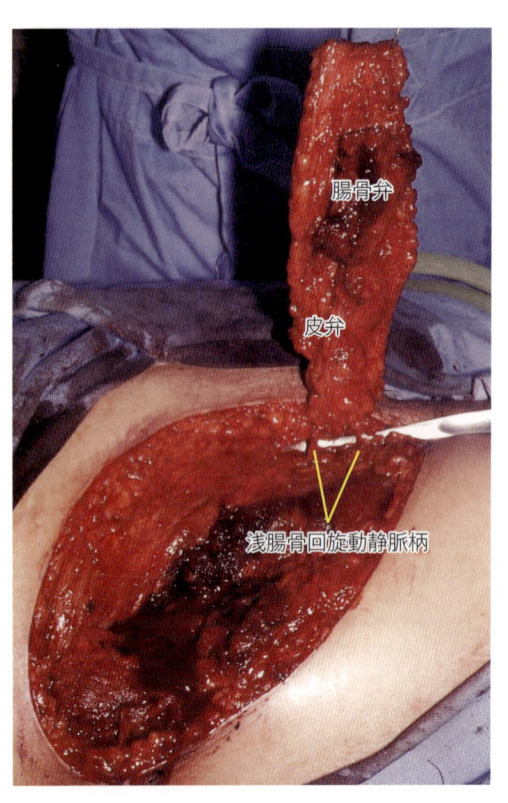

(a) 浅腸骨回旋血管による移植（SCI-Osteocutaneous flap）
大きな皮弁が移植できるが、栄養される腸骨片は比較的小さい。

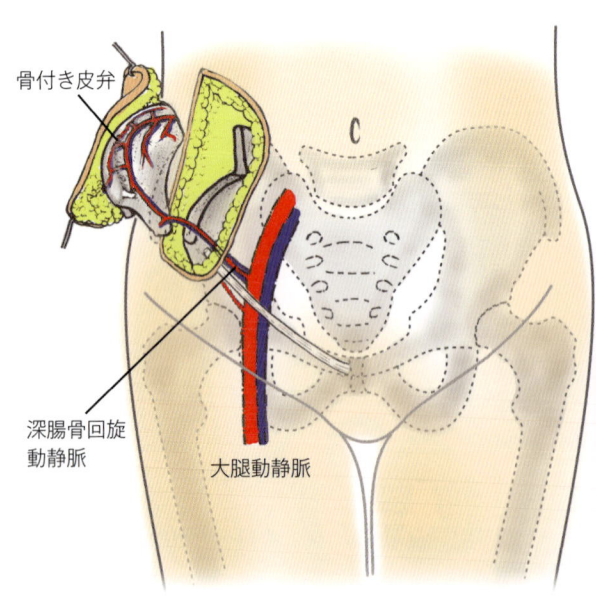

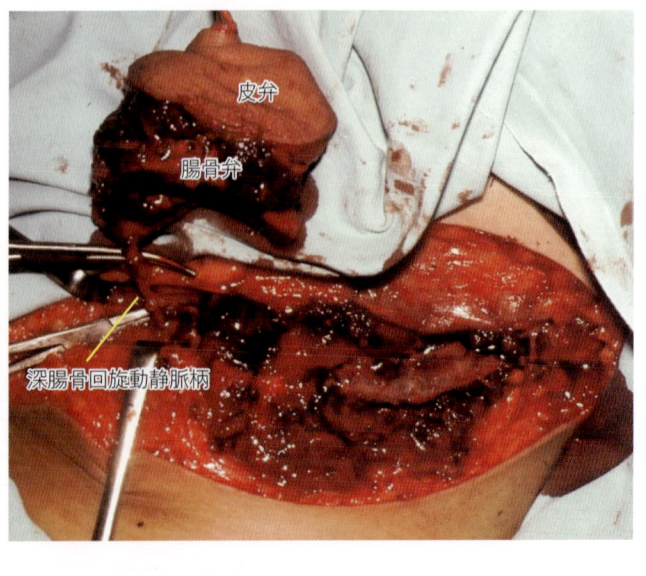

(b) 深腸骨回旋血管による移植（DCI-Osteocutaneous flap）
大きな腸骨片が移植できるが、皮弁への血行は不安定である。

図1　浅腸骨回旋血管と深腸骨回旋血管で栄養される腸骨付き皮弁

血行が優位であるため、比較的小さな腸骨片と同時に大きな皮弁を必要とする場合には、SCI-Osteocutaneous flap による移植の方が安全である。いわゆる free groin flap に腸骨片を付けた骨皮弁である。しかし、一般的には DCI-Bone graft／Osteocutaneous flap の方が好んで行われる（図1）。

3 深腸骨回旋動静脈柄による腸骨・骨皮弁移植
（DCI-Bone graft／Osteocutaneous flap）

SCI-Bone graft／Osteocutaneous flap の栄養血管は、free groin flap（臨床編3章I参照）と基本的に同じである。重複を避けるため、ここでは DCI Bone graft／Osteocutaneous flap について解説する。

■ 利点
①大きな骨片を移植できる。
②栄養血管である深腸骨回旋動静脈は血管径が比較的太く、長いので吻合が安全にできる。

■ 欠点
①骨付き皮弁とした場合、皮弁の血流が SCI-Osteocutaneous flap に比較して不安定である（図2）。
　したがって、この皮弁部分を口腔内の裏打ちに使うと部分壊死により瘻孔を形成し、最終的には移植骨の感染にまで進む危険が大きい。
②全体的に移植組織のボリュームが大きくなる（利点でもある）。

■ 栄養血管：動脈
①深腸骨回旋動脈は鼠径靱帯の約1～2cm 頭側の深部で、外腸骨動脈の外側部あるいは後外側部より直接に分枝する。そして、鼠径靱帯のすぐ頭側で腹横筋膜（横筋筋膜 transversalis fascia）の下端が腸骨筋膜 iliacus fascia に移行して血管鞘を作っている中を、鼠径靱帯と並行に上前腸骨棘に向かって走行する（図3）。
②この間、鼠径靱帯、腸骨筋などに向かって数本の小さな分枝を派生するが、上前腸骨棘の直前（約1～2cm 恥骨側）で上方（腹壁筋群）に向かう比較的太い上行枝 ascending branch を分枝する。
③Ascending branch は最終的に内腹斜筋などの栄養血管となるが、皮膚への穿通枝ではない。したがって、この血管を利用した内腹斜筋弁を作製する報告（Urken ML ら、1989）もあるが筋皮弁は作製できない。また、この血管が深腸骨回旋動脈より分枝する位置には解剖学的な変異が多い。
④上前腸骨棘を過ぎると深腸骨回旋動脈は、腸骨稜より約2cm の深さで腹横筋膜と腸骨筋膜が構成する溝に当たる部分を、後方（背側）に向かって直線状に走行する。
⑤そして、上前腸骨棘より約6～8cm の位置で腹壁筋群に入り、最終的には腸腰動脈の腸骨枝と吻合する。
⑥この間、深腸骨回旋動脈は直接あるいは腸骨筋を介して腸骨への栄養血管を派生するほか、腹横筋、内外腹斜筋を穿通して皮膚に至る筋肉皮膚穿通枝を約2cm の間隔で派生している（図4）。
⑦筋肉皮膚穿通枝の太いものは深腸骨回旋動脈が腸骨稜を離れ腹壁筋群に入る直前に多く、血流の良い骨付き皮弁を作製するには、この部分（上前腸骨棘より6cm ほど

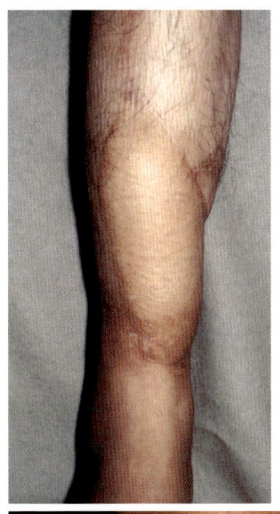

(a) SCI-Osteocutaneous flap では皮弁の血流は free groin flap と同じで、血行は良い。

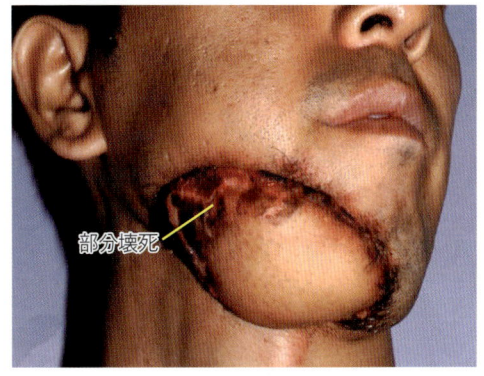

(b) DCI-Osteocutaneous flap の皮弁血行は不安定で部分壊死が生じやすい。

図2　腸骨付き皮弁の血行

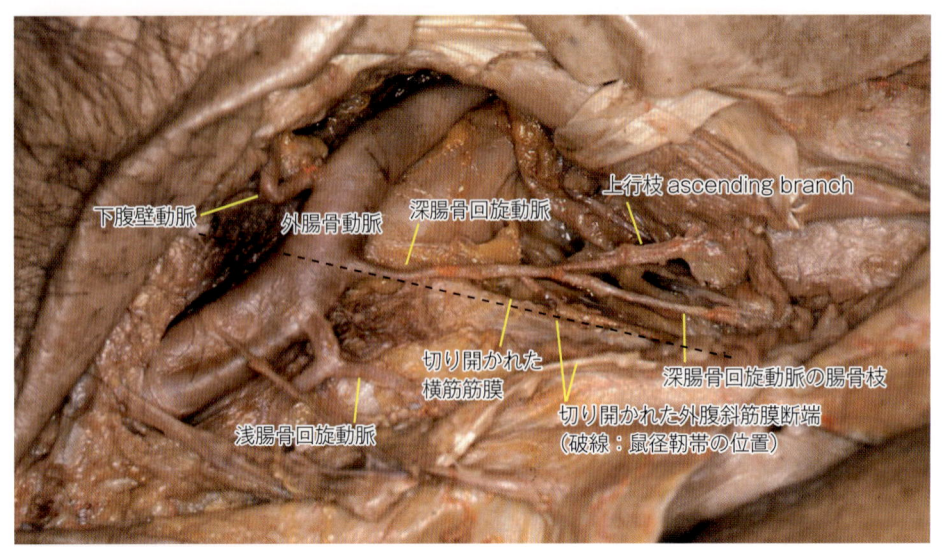

図3 深腸骨回旋動脈の走行

図4 深腸骨回旋動脈の腸骨枝

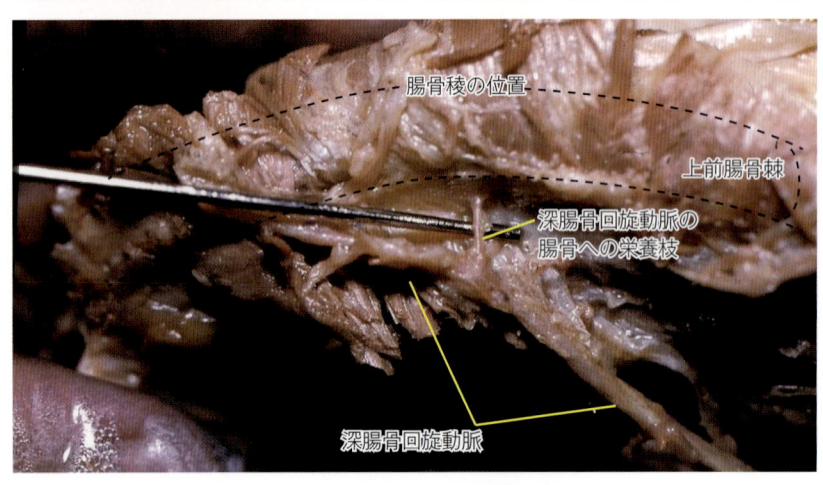

（図3、図4解剖屍体所見）

後方の腸骨稜）を中心に作図するのが安全である。

■ 栄養血管：静脈

　深腸骨回旋動脈の伴走静脈が主要還流静脈となる。この静脈は通常2本に分かれて動脈に伴走しているが、外腸骨動脈の外側部で合流し1本の静脈として、外腸骨動脈の前方を外腸骨静脈に向かって流入する。なお、その基部の位置は変異が多く、浅腸骨回旋静脈や下腹壁静脈なども吻合することがある。

4 手技

1 デザインと採取

腸骨単独移植（DCI-Bone graft）の場合

　術前に腸骨の採取側を決定しておくが、採取骨片と血管柄の間に余裕がないため自由度が少ない。このため、下顎再建の場合には、下顎骨の欠損部と予定する移植床の血管の位置関係を十分に検討しておく。骨付き皮弁とは異なり、腸骨片のみの移植ではある程度自由な移植骨片の取り回しができるが、あらかじめ、腸骨稜が下顎骨の下端に位置するようにして、血管柄と移植床血管がう

まく接合できるように計画する。

脛骨など長管骨の欠損に移植する場合には、できるだけ彎曲の少ない部分を採取するのがよい。

①デザイン

大腿動脈、鼠径靭帯、上前腸骨棘と腸骨稜を解剖学的な基準位置として作図する（図5-a）。

皮膚上より腸骨稜の位置を確認し、採取に必要な腸骨片の位置を決める。

②体位

通常の背臥位でよいが、対側の臀部下にまくらを入れて少し高めにしておくと、採取部の腸骨内側面が見やすくなる。

③鼠径靭帯に平行に切開を置く

鼠径靭帯の上縁部に、靭帯に並行な皮膚切開を置く。外腹斜筋の筋膜が鼠径靭帯に移行する部分を確認し、約1cm頭側部を鼠径靭帯に並行に筋膜を切開する。

④腸骨回旋動脈を露出する

腹横筋膜下に鼠径靭帯に並行に走行する深腸骨回旋動脈の拍動を触知するので、伴走静脈を損傷しないように注意して動静脈を露出する（図5-b）。

⑤深腸骨回旋動脈が外腸骨動静脈に流入する位置まで剥離を進める

露出した深腸骨回旋動脈と静脈を血管テープで確保し、中枢側に剥離を進め、深腸骨回旋動静脈が外腸骨動静脈へ流入する位置まで剥離する。

⑥剥離を上前腸骨棘の方向に進める

上前腸骨棘のやや手前で上行する筋枝（上行枝 ascending branch）や鼠径靭帯方向への小枝を分枝するので、これらを結紮する。

⑦腸骨稜の内側部に剥離を進める

腹膜外脂肪組織を筋鉤で排除し、腸骨稜の内側で深腸骨回旋動脈の拍動を指で確認しながら行うと安全である。

> この部位では外側大腿皮神経が深腸骨回旋動脈と交差しているので、できるだけ温存する。また、やむを得ず切断した場合には、できるだけ縫合しておく。

⑧腸骨面を露出する

皮膚切開を腸骨稜上に延長し、腸骨稜内側縁より約2cmの頭側部で外・内腹斜筋、腹横筋の3層を切離し、腸骨の内側面を露出する。そして、深腸骨回旋動静脈の走行を指で確認しながら、それより約1～2cm離れた位置で腸骨筋を切離し、エレバトリウムを用いて腸骨の骨面を露出する。

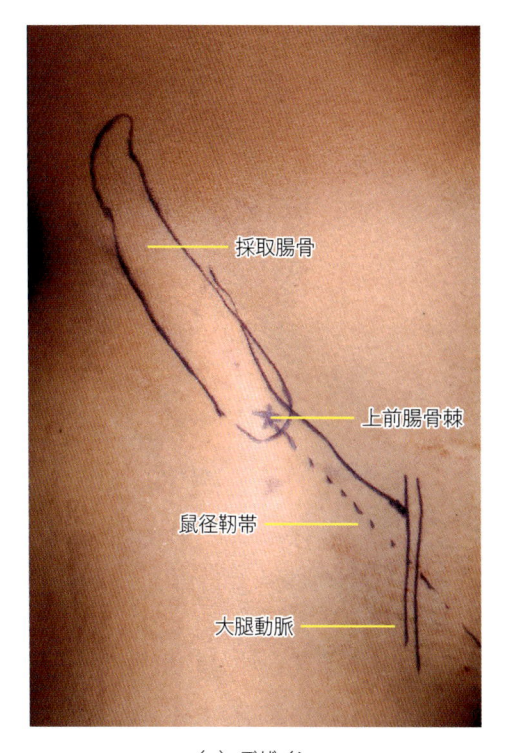

（a）デザイン

大腿動脈、鼠径靭帯、上前腸骨棘を基準に採取腸骨の位置を作図する。

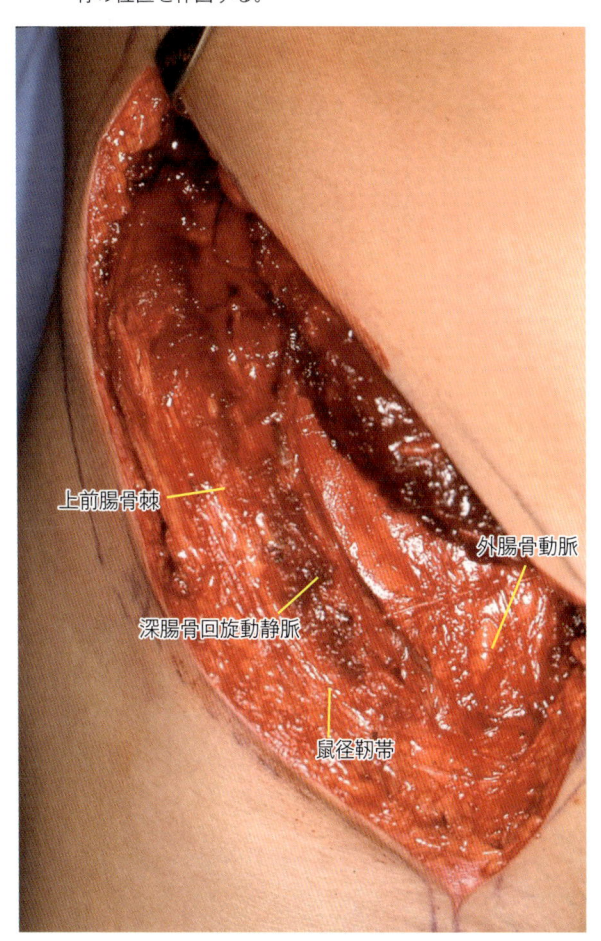

（b）露出した深腸骨回旋動脈と静脈

図5 血管柄付き腸骨弁の採取

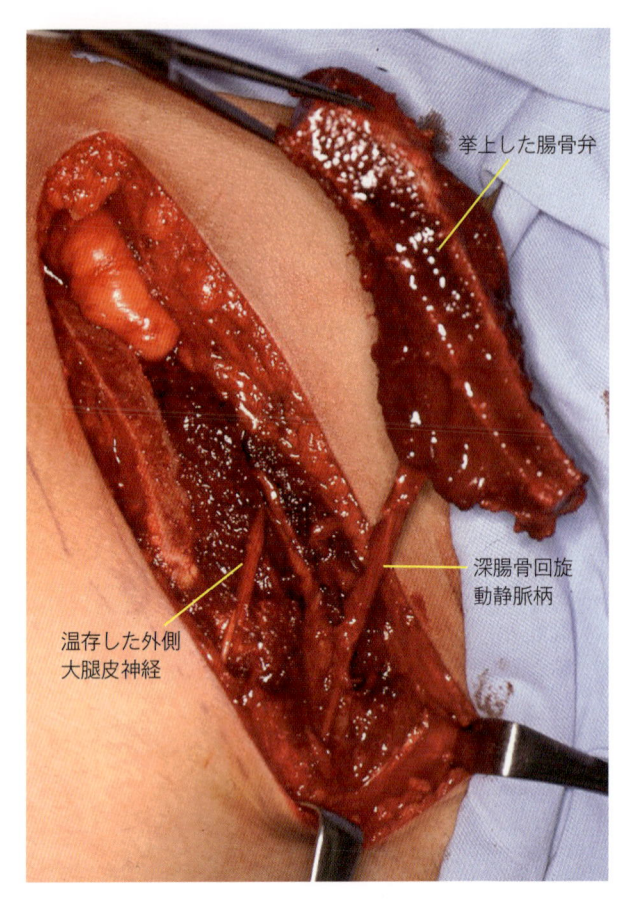

(c) 挙上した腸骨弁

図5　血管柄付き腸骨弁の採取（つづき）

⑨**腸骨に近い外側筋群を切開し、腸骨後面下をエレバトリウムで剝離する**

　腸骨稜の後面（背側部）と腸骨外側部に付着する筋群（大臀筋、中臀筋、大腿筋膜張筋）をできるだけ腸骨に近い部分で切開し、腸骨後面の骨膜下を、骨切り予定部に沿ってエレバトリウムで剝離する。

⑩**腸骨片を切り出す**

　深腸骨回旋動静脈の腸骨への流入部を中心に、採取する腸骨の長さと大きさを再確認した後、オステオトームにより腸骨片を切り出す（図5-c）。

　腸骨の採取にあたっては、通常は腸骨稜を含めた全層を採取する。また、上前腸骨棘のみを残すと、この部分が突出して骨折や疼痛の原因となるので、採取骨に含めるか切除しておく。上前腸骨棘を残すのであれば、少なくとも腸骨稜3cmは温存しておく。

- 腸骨の内側半面のみを採取する方がヘルニアなどの後遺症が少ない。
- 深腸骨回旋動静脈を柄に島状に挙上した腸骨弁からは良好な出血がある。なお、挙上した腸骨が3×13cm以上になると採取骨断端よりの出血は弱くなる。

腸骨付き皮弁（DCI-Osteocutaneous flap）の場合

①**デザイン**

　腸骨付き皮弁の場合、腸骨と皮弁間の可動性の悪いのが欠点である。

　このため、皮弁をデザインする際には、骨欠損と皮膚（あるいは粘膜）欠損部との関係、さらには移植血管と骨弁の位置関係を十分に検討しておく。

　また、DCI-Osteocutaneous flapの皮弁部は血行が不安定であり、かつ皮弁が厚くなりやすいので、下顎欠損と同時に生じた口腔粘膜欠損部の再建には推奨できない。

> デザインの基本点は腸骨単独移植の場合と同様であるが、皮弁の位置は上前腸骨棘より約6cm後方の腸骨稜を中心に作図する（図6-a）。

②**深腸骨回旋動静脈を露出する**

　深腸骨回旋動静脈は、腸骨単独移植（DCI-Bone graft）の場合と同様に、最初に鼠径靱帯頭側で剝離、露出する（図6-b）。

③**腸骨稜の方向に皮弁を挙上する**

　腸骨棘より切開線を皮弁の内側縁に延長し、皮下脂肪層と外腹斜筋膜の間に存在する疎結合組織膜を皮弁に含めるようにしながら、腸骨稜の方向へ皮弁を挙上する。

④**腹斜筋などを切離し腸骨内面に至る**

　腸骨稜の2～3cm内側（頭側）部で外・内腹斜筋、腹横筋を切離し、腹膜外脂肪組織と腹膜を筋鉤で排除し腸骨内面に至る。この時、大腿皮神経を損傷しないように注意する。

⑤**皮膚切開を延長し腸骨稜に至る**

　皮膚切開を外側部に延長し同様の操作で腸骨稜に至るが、腸骨外側面の筋肉はほとんど含める必要はない。

⑥**骨皮弁を挙上する**

　皮弁への栄養血管は深腸骨回旋動静脈の筋肉皮膚穿通枝で、腹横筋、外腹斜筋を穿通して皮下に至る。これらの穿通枝は腸骨稜内側縁に近い部分に存在するので、約3cm幅の筋肉を皮弁に含める。

> 筋膜を穿通した筋肉皮膚穿通枝は皮下の疎結合組織膜を通過し皮膚に至るが、穿通枝は細く損傷されやすいので、皮膚と筋膜の間に固定糸を置きながら挙上する。

　最後にオステオトームで必要な大きさの腸骨弁を切り出し、骨付き皮弁を完全に島状皮弁とする（図6-c）。

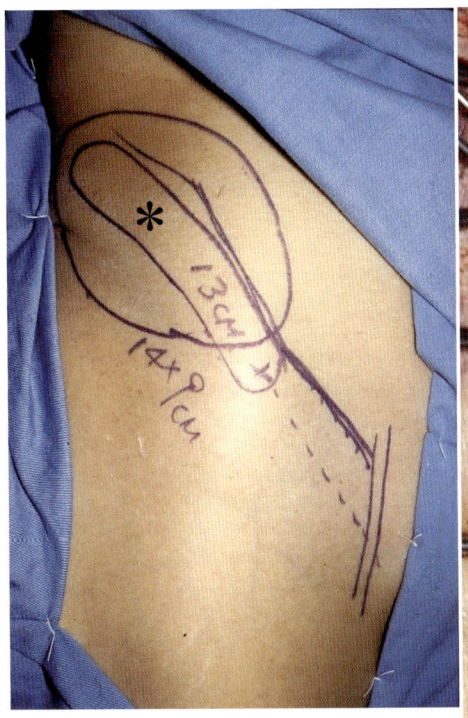

(a) 皮弁は上前腸骨棘より約6cm後方の腸骨稜を中心(＊)にデザインする。

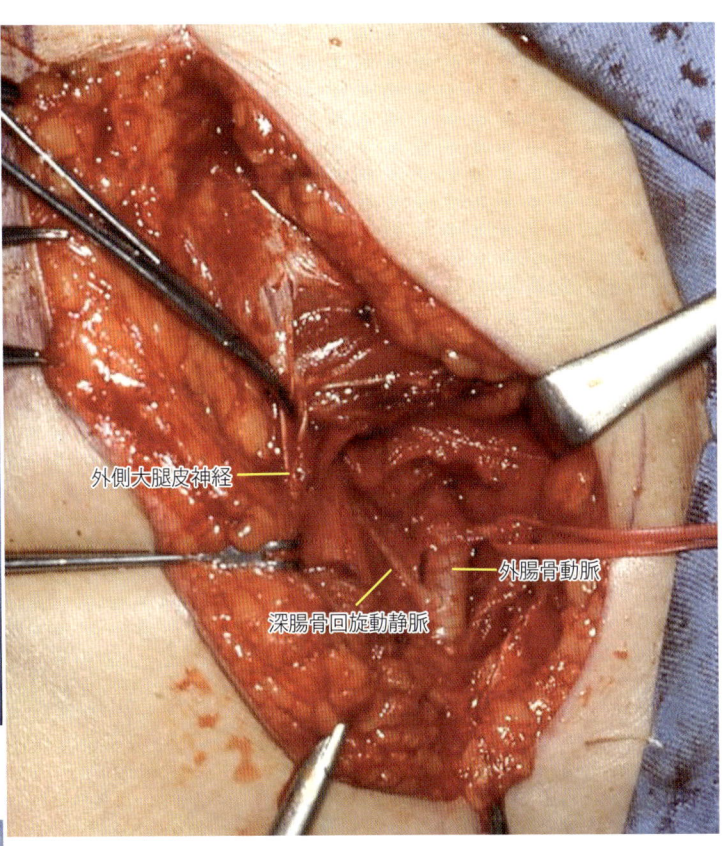

(b) 深腸骨回旋動静脈の剥離は腸骨のみ採取の場合と同様である。

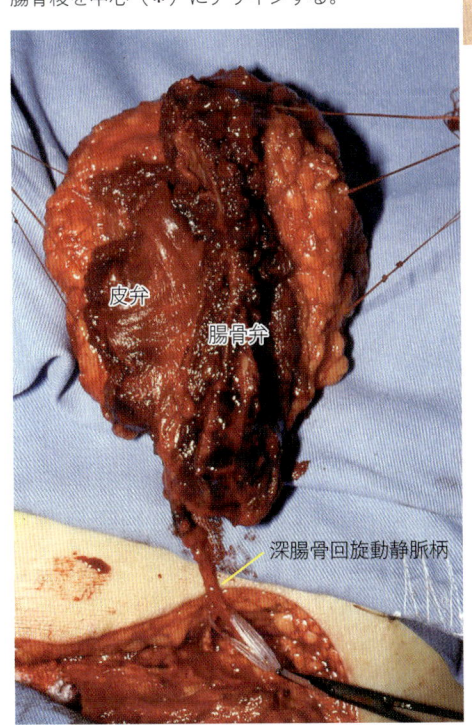

外側大腿皮神経
深腸骨回旋動静脈
外腸骨動脈

皮弁
腸骨弁
深腸骨回旋動静脈柄

(c) 挙上した骨付き皮弁

図6　腸骨付き皮弁(DCI-Osteocutaneous flap)の挙上

2 皮弁採取部の閉鎖

　腸骨から切離した筋肉を密に層々縫合し、皮膚を閉鎖する。
　ヘルニアを防止するため、まず腹横筋・筋膜断端と腸骨筋・筋膜断端をしっかりと縫合する。次いで、内外腹斜筋断端と臀筋、大腿筋膜張筋断端を縫合する。切開した鼠径靭帯も縫合するが、上前腸骨棘を切離した場合には、鼠径靭帯断端は上前腸骨棘付近に縫合固定しておく。
　一般に植皮による閉創が必要になるほど大きな皮弁を採取することは少ない。

3 合併症と対策

■ 腹壁ヘルニア

　予防するには、まず腹横筋と腸骨筋をしっかりと縫合し、さらに筋膜を含めた内外腹斜筋と大腿筋膜張筋、臀筋をしっかり縫合したうえで皮膚縫合を行う。

■ 血腫・漿液腫

感染、骨髄炎を併発するので丹念に止血（特に骨断端）をしたうえで、持続吸引ドレーンを入れておく。骨断端の出血はボーンワックスで止血するが、余分なワックスが残らないようにする（感染の原因となることがある）。

■ 大腿部前側面の知覚障害

腸骨（骨皮弁）採取中の外側大腿皮神経の傷害や過度な牽引によって起こる。上前腸骨棘付近で深腸骨回旋動静脈が本神経と交差していることがあり、このような場合には本神経を切断せざるを得ない。可能な限り神経縫合を行っておくが、かなり長期間にわたり知覚異常（しびれ感と知覚鈍麻）を残す。

■ 腸骨採取部の疼痛

術後数カ月でほとんど消失するが、1年を経過しても疼痛を訴えることもある。

■ 歩行障害

高齢者では歩行障害を惹起することがある。特に、DCI-Osteocutaneous flap は多くの筋群を切離するため侵襲が大きくなるので、症例の選択が重要となる。

5 臨床例

1 症例1：30歳、男性　右下歯肉癌・下顎部皮膚浸潤（T4N0）

下歯肉および口腔底粘膜を広く含めた腫瘍切除、腫瘍が浸潤した下顎部の皮膚を含めた下顎骨の右側方区域切除、右上頸部郭清術を施行した。

再建は切除と同時に行い、口腔粘膜欠損部には橈側前腕皮弁8×10cmを、下顎部にはDCI-Osteocutaneous flap（腸骨2.5×10cm、皮弁10×10cm）を移植した。頸部郭清時に温存されていた右舌動静脈と前腕皮弁の栄養血管（橈骨動脈と橈側皮静脈）を端々吻合し、腸骨付き皮弁の栄養血管（深腸骨回旋動静脈）を右顔面動脈と外頸静脈に端々吻合した。術後に一度、腸骨皮弁のdebulkingを行ったが、骨の生着も良好で義歯装着が可能となった（図7）。（国立がんセンター症例）

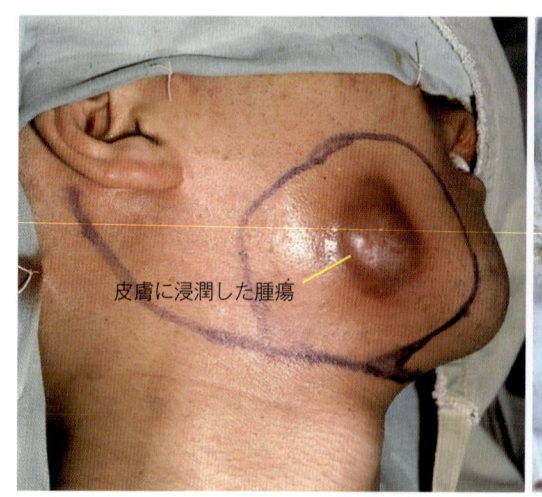

（a）皮膚切除範囲と切開線を示す。

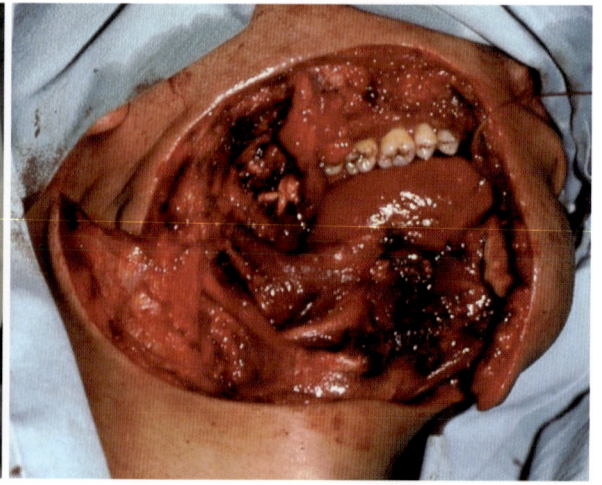

（b）下顎右側方区域切除、皮膚、口腔粘膜合併切除、右側上頸部郭清後の欠損

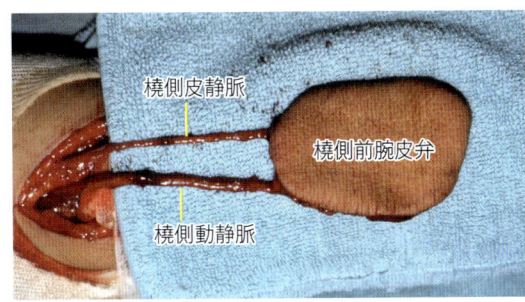

(c) 挙上した橈側前腕皮弁

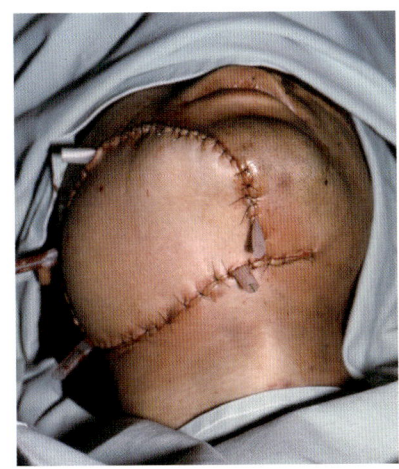

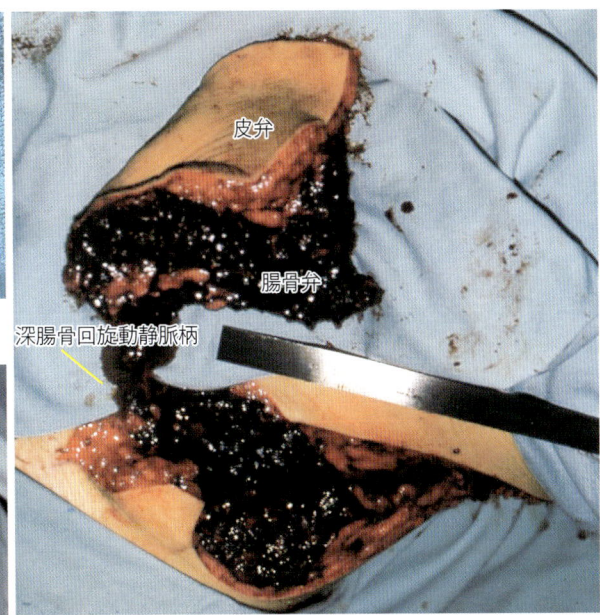

(d) 挙上した腸骨付き皮弁（DCI-Osteocutaneous flap）

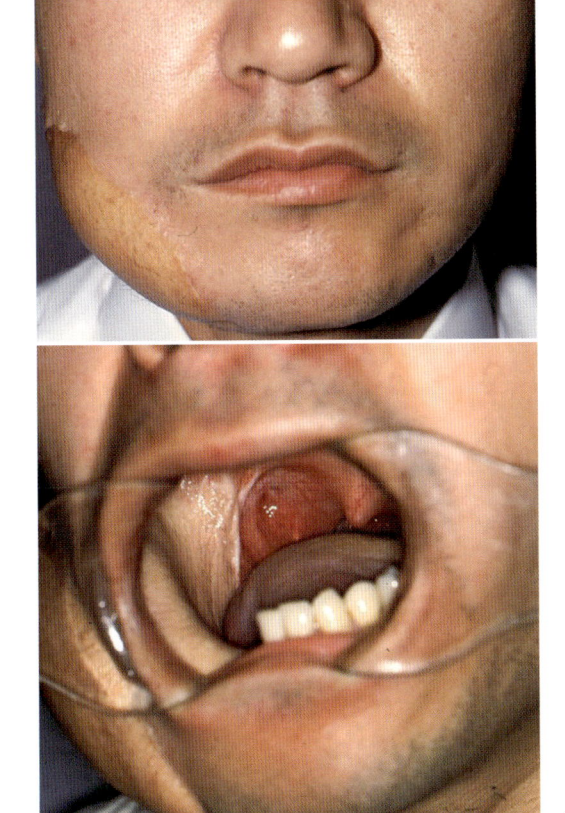

(e) 移植直後の状態

(g) 術後3年のX線像。骨の吸収はまったくない。

(f) 術後2年の状態

図7 症例1：30歳、男性、右下歯肉癌・下顎部皮膚浸潤（T4N0）
(Nakatsuka T, Harii K, Yamada A, et al: Dual free flap transfer using forearm flap for mandibular reconstruction. Head Neck 14: 452-458, 1992 に掲載症例)

2 症例2：21歳、男性 右下腿骨折後偽関節

バイクによる事故により右下腿開放骨折を受傷し、近医で治療を受けたが、骨折部の癒合不全、足関節部の潰瘍が治癒しないため紹介された。右足関節部周辺の潰瘍と瘢痕、および脛骨偽関節周辺の瘢痕を十分に切除した。再建には、深腸骨回旋動静脈で栄養された腸骨付き皮弁（DCI-Osteocutaneous flap）を用いて、長さ約9cm×高さ3cm×厚さ2.5cmの腸骨片付き長さ約10cm×幅7cmの皮弁を移植した。血管吻合は前脛骨動静脈と深腸骨回旋動静脈を端々吻合した。骨の固定は、腓骨はプレート固定、移植骨は螺子、キルシュナー鋼線と創外固定で行った。術後の経過は良好で1年後に腓骨プレート除去、皮弁のdebulkingを行った（図8）。

【参考文献】

Taylor GI, Miller GD, Ham FJ: The free vascularized bone graft; a clinical extension of microvascular techniques. Plast Reconstr Surg 55: 533-544, 1975

Taylor GI, Watson N: One-stage repair of compound leg defects with free revascularized flaps of groin skin and iliac bone. Plast Reconstr Surg 61: 494-506, 1978

Taylor GI, Townsend P, Corlett R: Superiority of the deep circumflex iliac vessels as the supply for free groin flaps; clinical work. Plast Reconstr Surg 64: 745-759, 1979

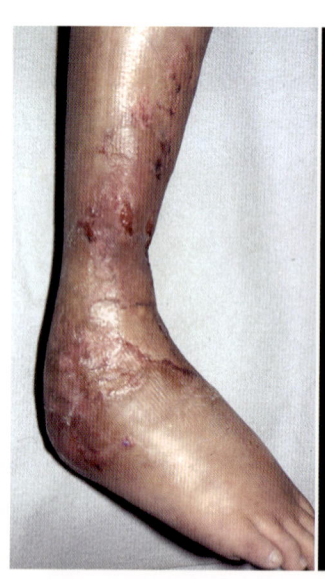

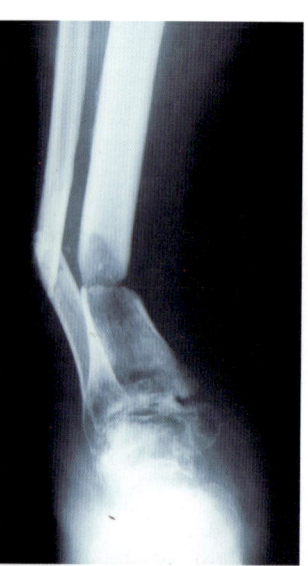

(a) 術前の状態とX線像。脛骨、腓骨の偽関節を認める。

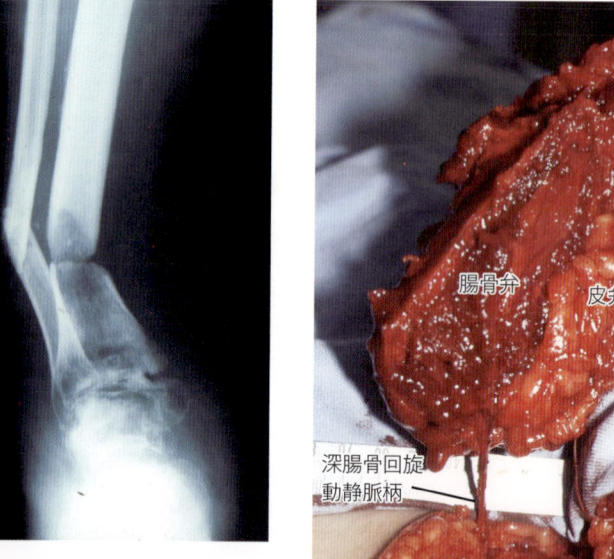

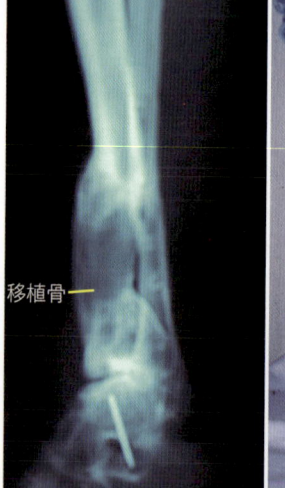

(b) 挙上したDCI-Osteoucutaneous flap

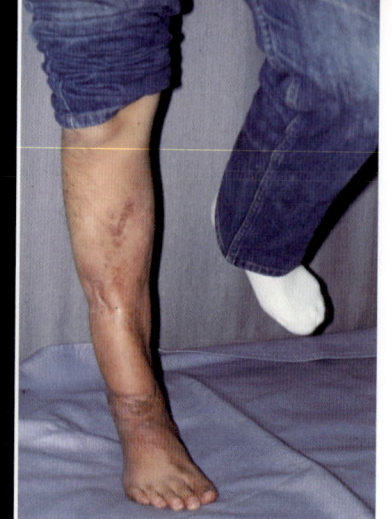

(c) 血流再開後の骨付き皮弁、創外固定を行っている。

(d) 術後3年、移植骨の生着と骨癒合も良好で患肢で片足立ちもできる。

図8 症例2：21歳、男性、右下腿骨折後偽関節
（波利井清紀、上田和毅、朴修三、ほか：四肢における遊離皮弁移植術．整形外科Mook 48、183-197、1987に掲載症例）

III

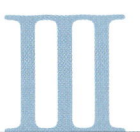

肩甲骨
Scapula

　Teot Lら（1981）が肩甲回旋動静脈の分枝が皮膚（皮枝）と同時に肩甲骨外側縁にも分枝（骨枝）しており、骨付き皮弁として利用できることを報告した。肩甲骨は扁平（板状）骨であるが、外側縁は厚みがあり髄質も比較的多い（**図1**）。また、この部分は肩甲回旋動静脈よりの骨枝と肩甲下角部は胸背動静脈の下角枝（以下、angular branch）でも栄養されている。

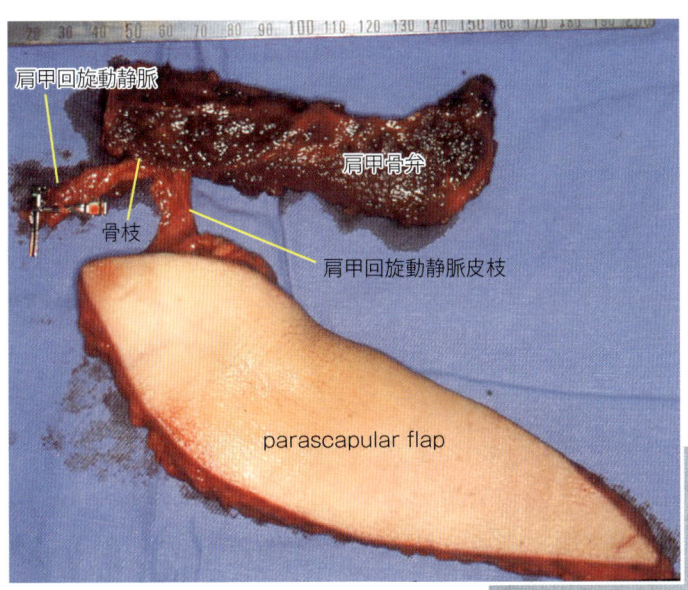

(a) 骨付き肩甲皮弁
scapular osteocutaneous flap

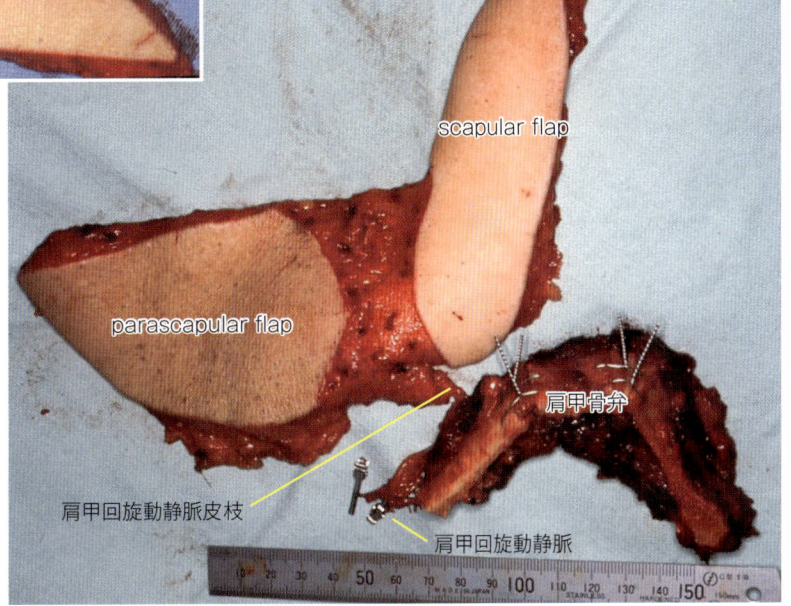

(b) 下顎前方再建のために骨切りして彎曲させた肩甲骨弁 scapular flap と二皮島皮弁 parascapular flap

図1　肩甲骨付き肩甲皮弁

1 特徴と適応

　肩甲皮弁と同時に移植できるので、骨や皮膚粘膜の合併欠損の再建に適している。さらに、広背筋皮弁などとも合併皮弁として使えるので、複雑かつ広範囲な欠損の再建に適しているが、肩甲骨片自体は腸骨と比べて薄い。そのため、一般的には荷重のない上顎骨、下顎骨の再建に好んで用いられているが、Sekiguchi Jら（1993）が報告したように、直線状の骨片は脛骨欠損部の再建にも用いられ荷重に耐えることができる（図2）。

■ 利点

①最大2×12cm程度の直線状の骨片が採取できる。
②肩甲皮弁と同時に挙上すると、血行の良い大きな皮弁が骨付きで利用できる。
③横行枝、下行枝と分けて皮弁を採取することにより二皮島の皮弁が利用できる。
④広背筋皮弁、前鋸筋皮弁などとも合併して利用できるので、頭頸部などで複雑な欠損の再建に適している。
⑤Angular branchとbipedicleで用いると、骨弁の骨切り・折り曲げが安全にできるので、下顎再建や上顎再建に適している。
⑥栄養血管である肩甲回旋動静脈は比較的長く太いので血管吻合が安全にできる。
⑦骨と皮弁の間の自由度が高く、いわゆる取り回しが比較的自由にできる。

> 腸骨付き皮弁、腓骨付き皮弁に比べて、早期離床・歩行が可能である。したがって、高齢者への適応が広い。

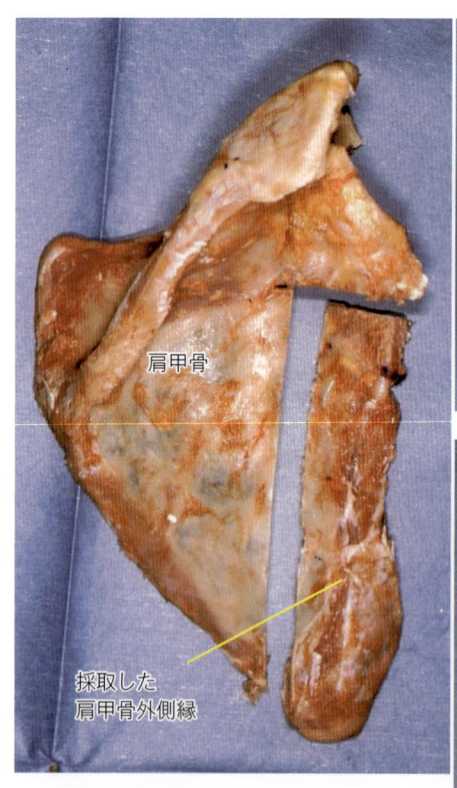

(a) 肩甲骨外側縁の約2cmは、下角に至るまで約12cmの長さで、やや厚みがある直線状の血管柄付き骨弁が採取できる。

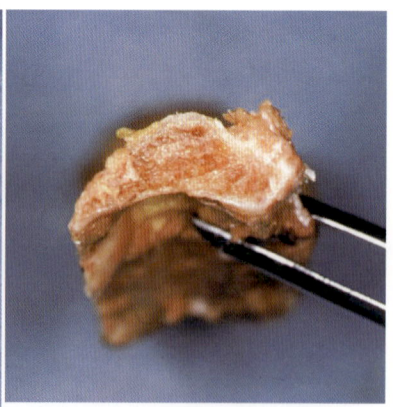

(b) 肩甲骨外側縁は髄質を含んで比較的厚い（最大約1.5cm厚）。

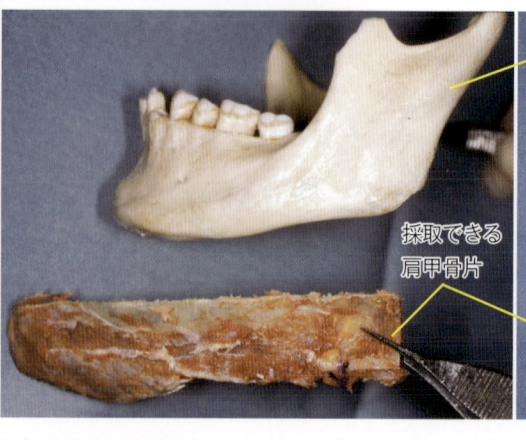

(c) 全体的に骨量が少ない。特に下顎前方広範囲区域切除の再建には正常の下顎骨に比べて十分な大きさではない（写真右）。　　　（a～c　解剖屍体所見）

図2　肩甲骨外側縁

■ 欠点
①採取のための体位変換が必要である。このため、angular branch で栄養される骨付き皮弁（後述）が好まれる。
②採取できる骨片量が腸骨に比べると少ない（腓骨とほぼ同等であるが、下顎の広範囲再建などには大きさが足りない）（図2-c）。
③大円筋、前鋸筋の一部を切除するため、scapular winging による肩・上腕の運動障害が残る可能性がある（著者らは重度な障害を経験していない）。

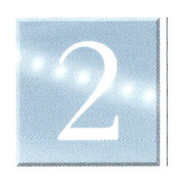

2 栄養血管

　臨床編3章Ⅵに述べた肩甲皮弁の血管解剖と基本的には同じである。
　肩甲回旋動静脈は内側腋窩隙で皮枝を分枝する直前に骨枝を分枝する。骨枝は関節窩から2～3cm尾側で肩甲骨外側縁の骨孔から海綿骨内に流入し、外側縁骨内を蛇行しながら下角方向に走行する（図3）。

> 胸背動静脈は前鋸筋枝を分枝すると同時に、angular branch を派生し、肩甲下角部周辺を栄養する（後述）。Angular branch は下行した骨枝と海綿骨内で吻合すると考えられている。

これら以外に、骨膜を経由した栄養動脈も存在する。

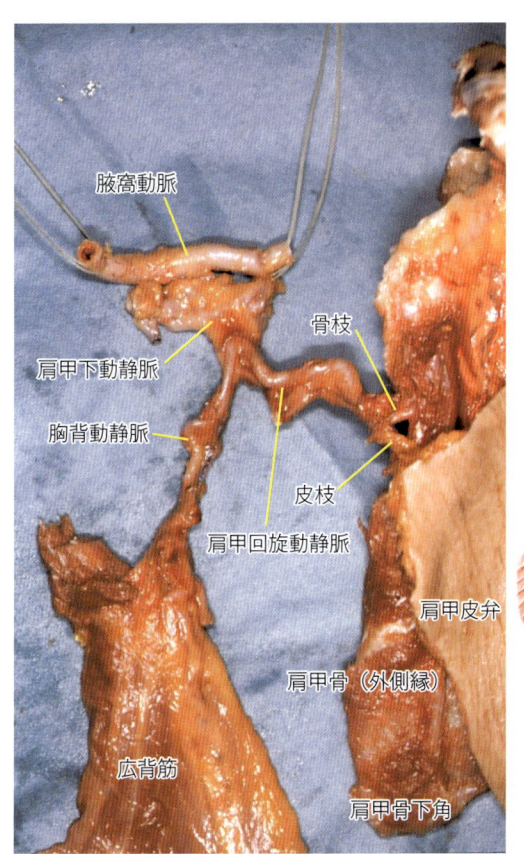

図3　肩甲骨の主栄養血管
肩甲下動静脈より分枝した肩甲回旋動静脈が、皮枝と骨枝を分枝する。

3 手技

1 デザイン

①肩甲骨弁のみで使用することは少ない。したがって、デザインの基本は臨床編3章VIで述べた肩甲皮弁と同様である。
②体位：採取部を上方にした側臥位にし、肩関節・上腕は自由に動かせるようにして消毒する。
③基本的に肩甲骨の外側縁が皮弁の中心になる parascapular flap と合併した方が採取しやすい。大きな皮弁が挙上可能で、創の縫合閉鎖も易しい。二皮島が必要な場合には、内側腋窩隙を基部に横行枝と下行枝を含めたデザインにする（図4-a）。
④移植床の状態（骨欠損と皮膚欠損の位置の違いなど）によっては、scapular flap を使うこともできる。
⑤Angular branch を使う場合には、胸背動静脈（および前鋸筋枝）の走行に従う（後述）。

2 皮弁の挙上

①肩甲皮弁を挙上する

まず、肩甲皮弁を内側腋窩隙の皮弁基部に向かって、外側縁より広背筋、さらに背側より棘下筋の筋膜上で挙上する（図4-b）。

内側腋窩隙では、肩甲回旋動静脈皮枝の穿通を認めるが、大円筋や小円筋を穿通していることもあるので、この部位での剥離には注意が必要である（図4-c）。

> 上肢を動かし、大円筋や小円筋を同定しながら剥離を進めるとよい。

②骨枝を確保する

皮枝から肩甲回旋動静脈本幹はほぼ直線的に肩甲下動静脈に至る。この間に骨枝が派生し、肩甲骨外側縁より流入するのが認められる。

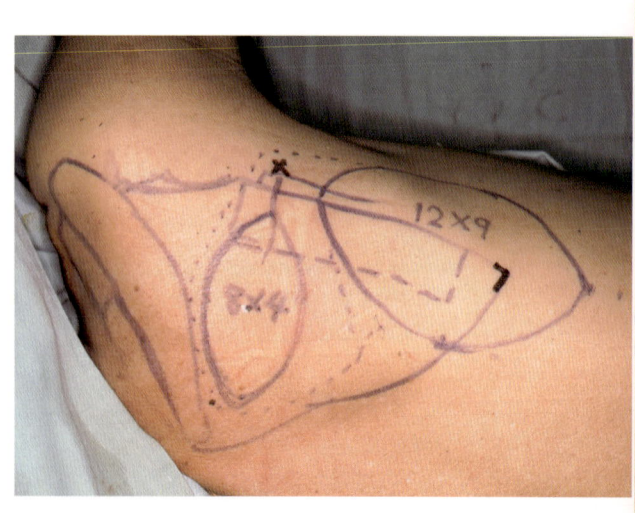

▲ (a) 二皮島皮弁のデザイン
▶ (b) 皮弁外側縁より棘下筋、広背筋、大円筋の筋膜上を剥離

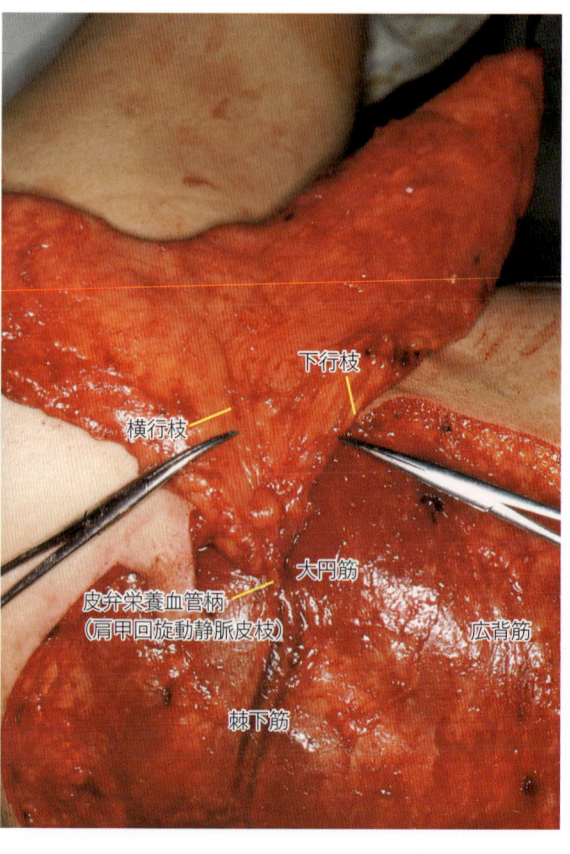

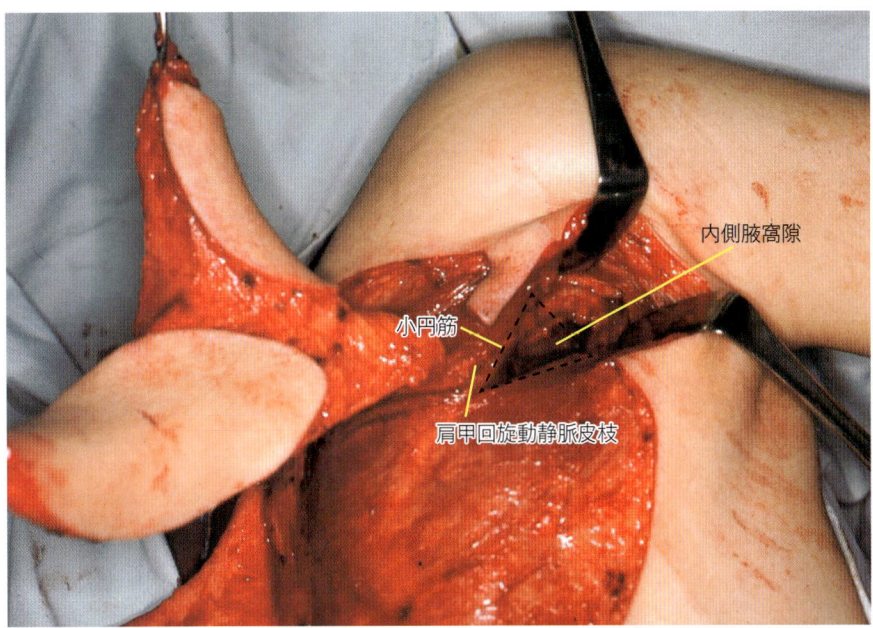

(c) 内側腋窩隙（破線で囲む三角隙）の剥離

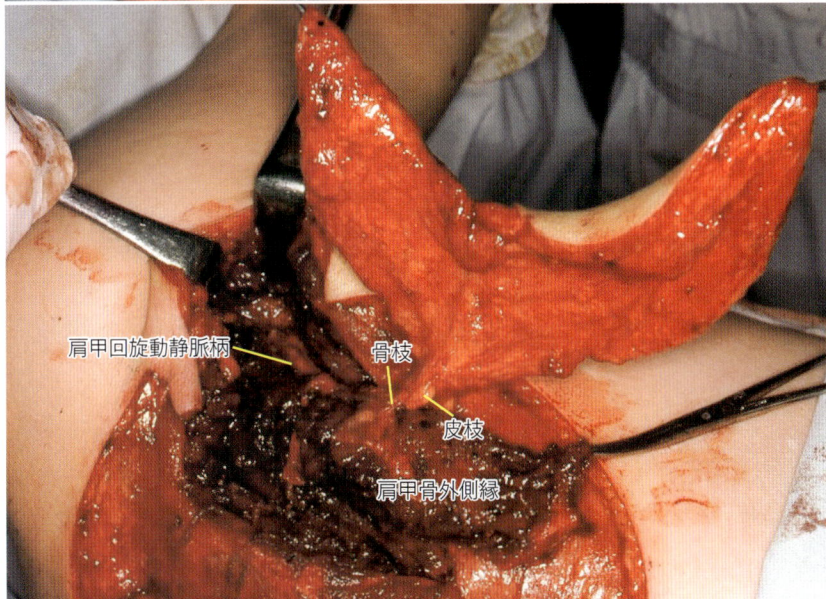

(d) 肩甲骨外側縁の骨切り採取

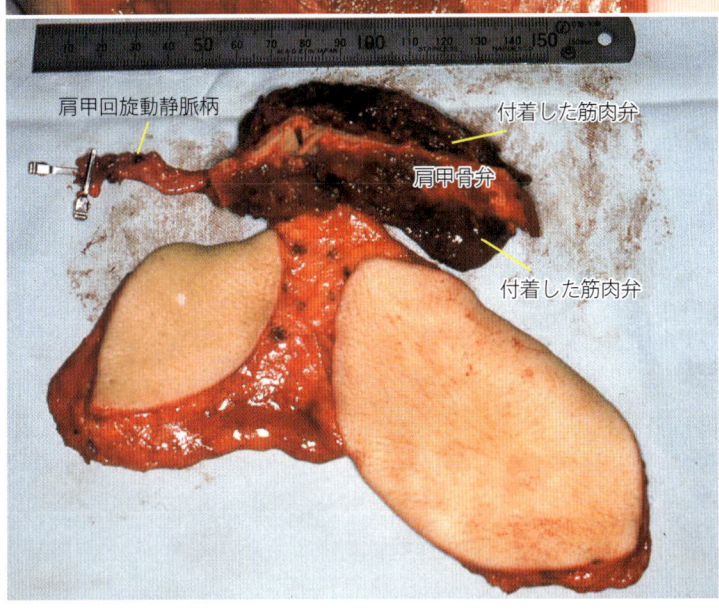

(e) 採取した肩甲骨付き二皮島皮弁

図4　肩甲骨皮弁の採取

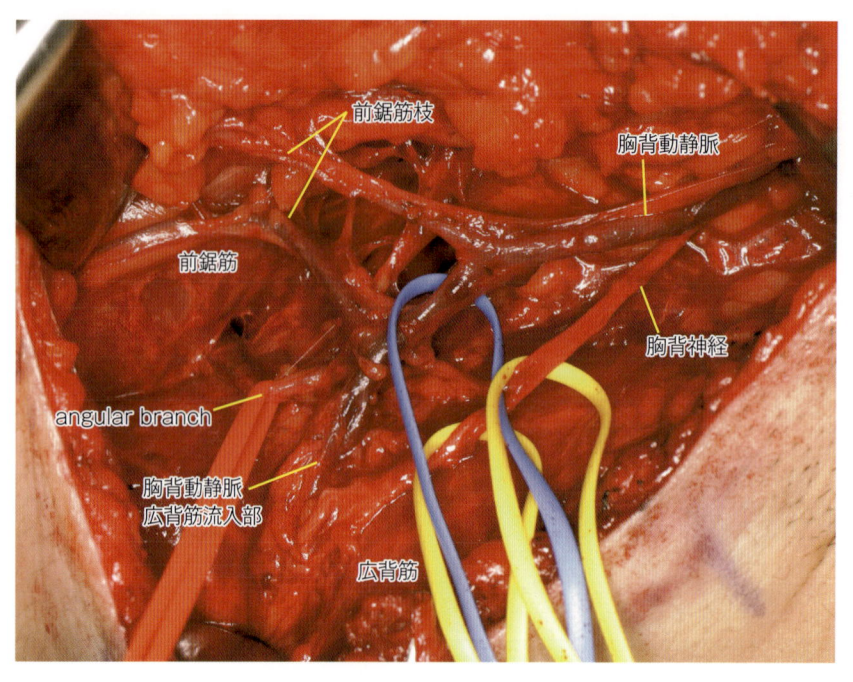

図5　Angular branch の走行
胸背動静脈より派生する angular branch。胸背動静脈より派生し肩甲骨下角部に至り、前鋸筋を介して肩甲骨の下端部を栄養する。

ただ、周辺への小筋枝も多く派生するので、特に深部ではチタンクリップなどで丁寧に止血し、肩甲下動静脈の分岐部まで剥離しておく。

③**棘下筋を離断し、採取する長さだけ肩甲骨を剥離する**

骨枝を確保したら、必要な量の骨片を外側縁から切り出す（図4-d）。

まず、肩甲骨背側面の外側縁より3cm程度の位置で、棘下筋を外側縁と平行に離断し、骨膜上（骨膜下でもよい）を採取する長さに渡って剥離しておく。

④**大円筋・小円筋を切断する**

外側縁のできるだけ近くで大円筋、小円筋の起始部を切断する。

⑤**骨切りする**

外側縁より2cm程度背側（丁度、肩甲骨が薄くなっている部分）で外側縁に平行に骨切りする。

著者らはサジタル・ソーを用いている。

次いで、必要な長さの外側骨縁を上方、下方（下角部）で骨切りする。

上方は関節窩近くになるので指で関節窩と上腕三頭筋長頭を確認して、関節を保護しながら骨切りする。

⑥**肩甲下筋を剥離する**

最後に、肩甲骨腹側面に付着する肩甲下筋を剥離する

と、皮弁と骨弁が肩甲回旋動静脈を栄養血管柄として完全に挙上できる（図4-e）。

Angular branch

Coleman ら（1991）により報告された肩甲骨下角枝 angular branch は、胸背動静脈本幹もしくは胸背動静脈の前鋸筋枝より派生し肩甲骨下角部に至る分枝である（図5）。当初は肩甲骨下角部の内側縁のみを栄養すると考えられていたが、最近では、骨枝と angular branch は海綿骨内で連絡しているため、骨枝を利用する場合と同様に12〜14cmの長さの肩甲骨を、胸背動脈を柄として採取することができるとされている。

Angular branch を利用する最大の利点は、採取中の体位変換が不要である、骨枝を利用する場合に比べて長い血管柄（最大で12cm程度）が得られることにある（図6）。特に上顎の再建では有用であるとの報告も多い。

ただし、症例によってはごく細い分枝しか認めない場合もあるので、著者は信頼性に欠けるとも思っている。一方、angular branch と骨枝の両者を含めると骨切り術による細工の自由度が大きくなるので bipedicle の形にして用いる報告もある（図7）。また、広背筋皮弁と合併挙上することにより、背臥位でも肩甲骨付き皮弁が採取できるので、特に頭頸部の再建で好んで用いる人も多くなっている。

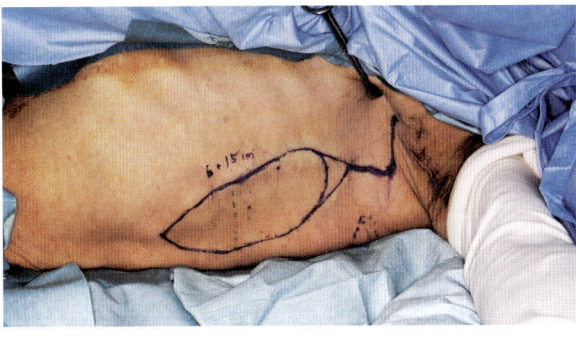

▲（a）広背筋と合併採取するデザイン。通常の背臥位で採取できる。

▶（b）遊離した広背筋皮弁と angular branch で栄養される肩甲骨弁：長い血管柄が得られるのも利点である。

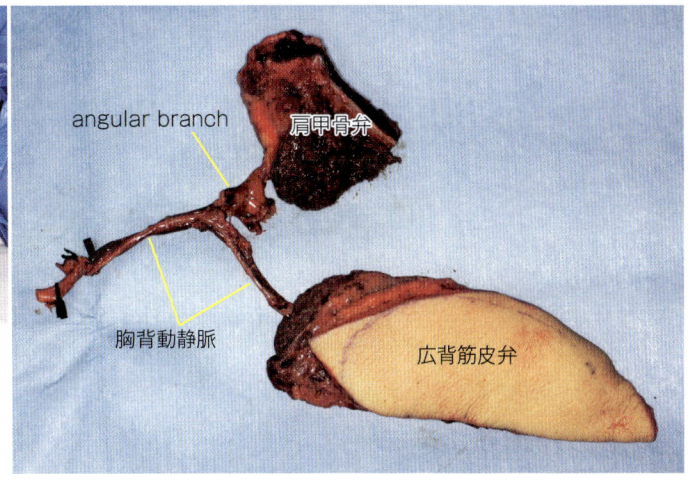

図6　Angular branch を利用した肩甲骨弁

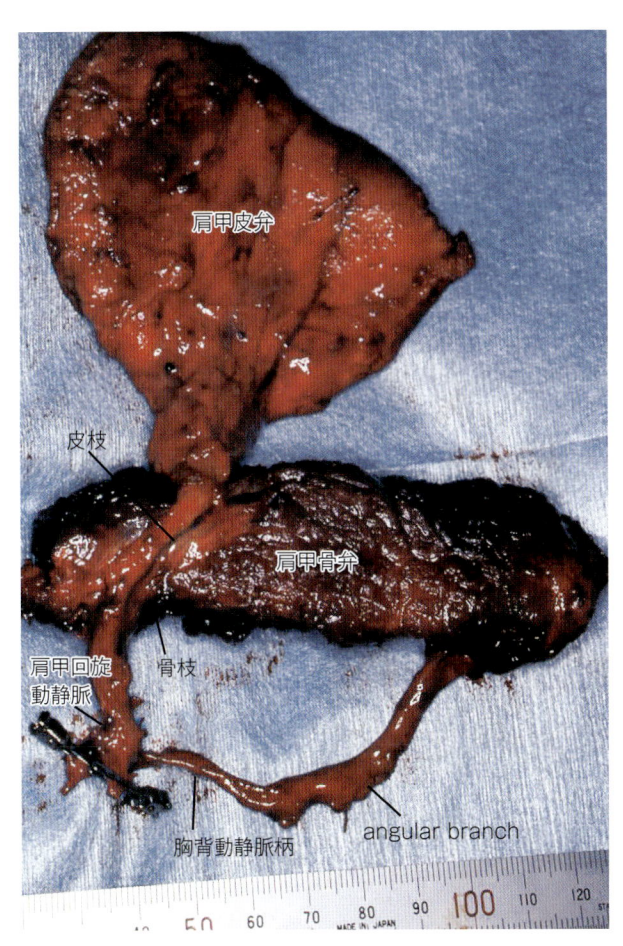

図7　骨枝と angular branch により栄養される肩甲骨弁
骨切りの自由度が高くなる。

3 皮弁採取部の閉鎖

　肩甲骨外側縁で切離した大円筋、小円筋はそのままにしておいても機能的な障害はないとされる。肩甲骨に小孔を開けて縫着する報告もあるが、筋力に抵抗できる固定が得られないので、著者はあまり意味がないと思っている。前鋸筋についても下角の停止部だけであれば切離したままにしておいても問題はない。

4 合併症と対策

■ 骨切り時の肩関節の損傷
　最も重篤である。肩甲骨の上方を骨切りする時には指で肩関節窩を確認、肩関節を保護しながら行う。

■ 血腫
　外側縁は海綿骨が比較的多いので出血が止まりにくい。ボーンワックスでしっかりと止血しておく。また、周辺の筋肉で骨断端を被覆しておく。持続吸引ドレーンは必須である。

4 臨床例

1 症例1：54歳、男性 舌癌放射線治療後の下顎壊死

舌癌に対して放射線治療が行われたが、下顎骨の広範囲壊死、瘻孔を生じていた。皮膚、口腔底粘膜を含む下顎前側方の広範囲な切除が行われた。再建は二皮島の肩甲骨付き皮弁で行った。肩甲骨は外側縁11×2cmを採取、皮弁は8×5cmと7×5cmを二皮島で採取した。

骨付き皮弁の栄養血管である肩甲回旋動静脈は、それぞれ、右上甲状腺動脈と外頸静脈に端々吻合した。皮弁の生着は良好で移植骨の吸収もない（図8）。（国立がんセンター症例）

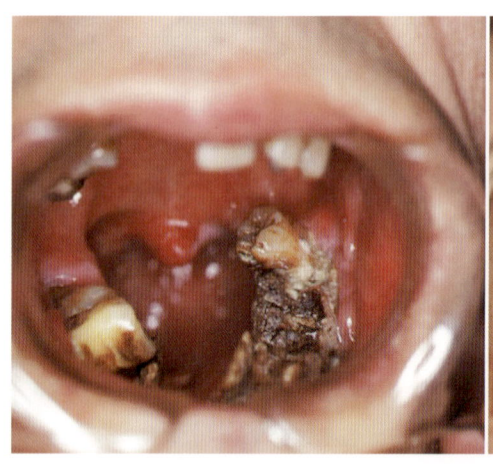

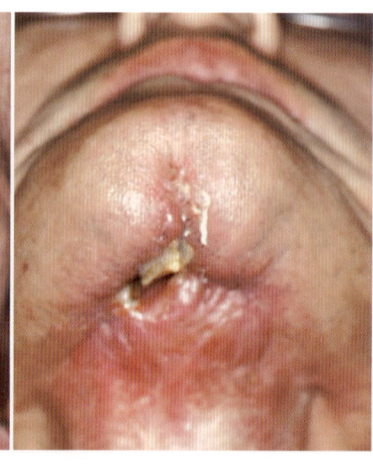

▲（a）術前の状態。下顎の広範囲壊死とおとがい下部に瘻孔を形成していた。壊死下顎の前方区域切除とおとがい下部の瘻孔周辺の皮膚が切除された。

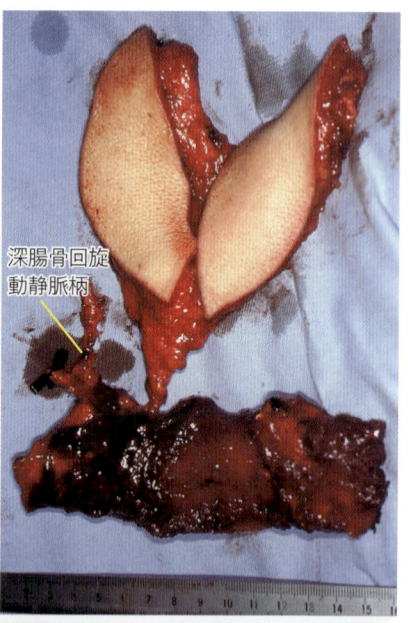

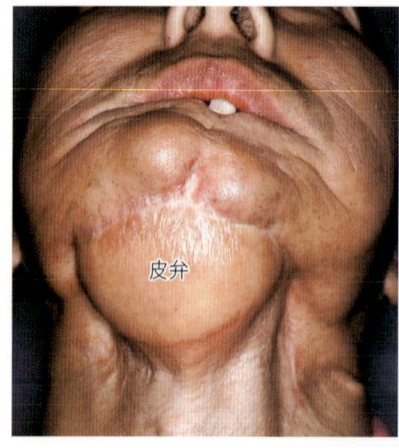

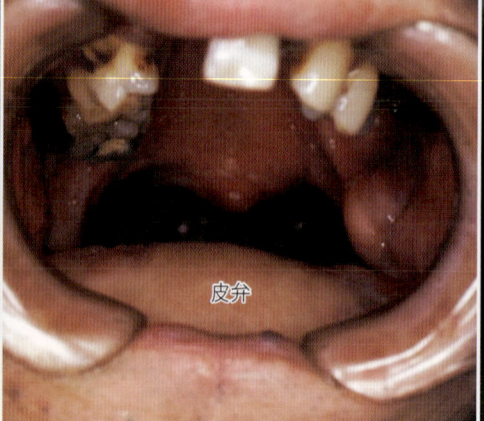

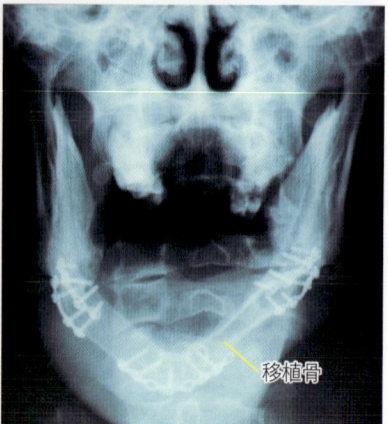

▶（b）二皮島の肩甲骨付き皮弁を採取した。一方の皮弁を口腔内皮膚欠損の裏打ちに、もう一方の皮弁をおとがい下部皮膚欠損の閉鎖に用いた。

（c）術後3年の状態。X線像でも骨癒合は良好で萎縮もない。

図8　症例1：54歳、男性、舌癌放射線治療後の下顎壊死

(Nakatsuka T, Harii K, Yamada A, et al: Surgical treatment of mandibular osteoradionecrosis; versatility of the scapular osteocutaneous flap. Scand J Plast Reconstr Hand Surg 30: 291-298, 1996 に掲載症例)

2 症例2：66歳、男性　右上顎癌切除後の顔面変形

右上顎癌に対して眼窩底部を含む上顎骨の広範囲切除が行われ、上顎の陥凹と著明な眼球変位、口腔内瘻孔が後遺症となった。これらを再建するために、前回施行されていたWeber皮膚切開の創痕に沿って、上顎洞を開放した。切除されていた眼窩底の骨欠損部に肩甲骨骨弁をプレートで固定し、上顎洞の欠損部を肩甲皮弁で裏打ちした。肩甲骨付き皮弁はangular branchを栄養枝としたので、胸背動静脈を右顔面動脈に吻合した。

移植後1年、複視と眼痛が消失しないため、右眼球摘出術を行い義眼の装着をしたが、整容的な結果は良好である（図9）。

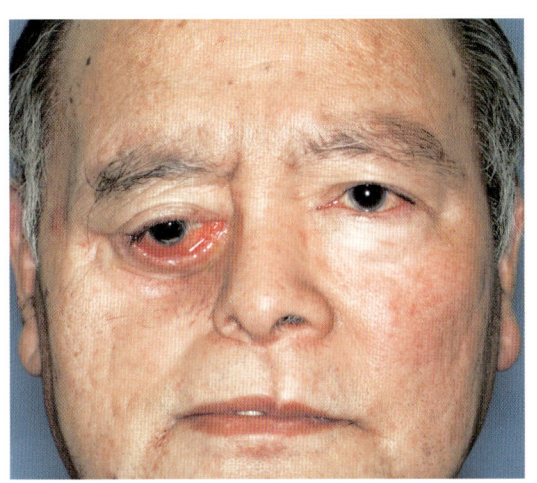

(a) 術前の状態

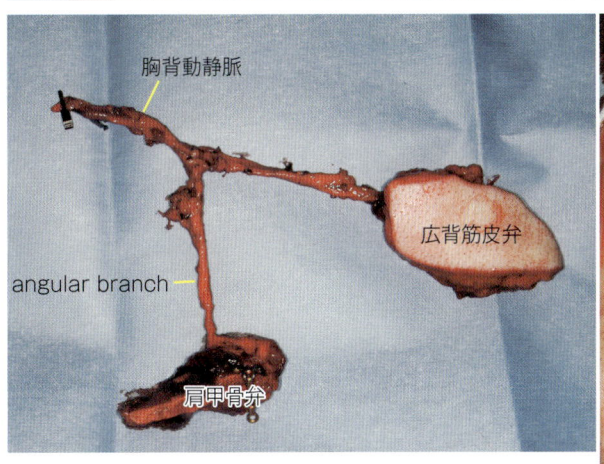

(b) 採取したangular branchによる肩甲骨弁と広背筋皮弁。長いangular branchは複雑な上顎骨の骨欠損と口腔粘膜欠損の再建に自由度が高い。

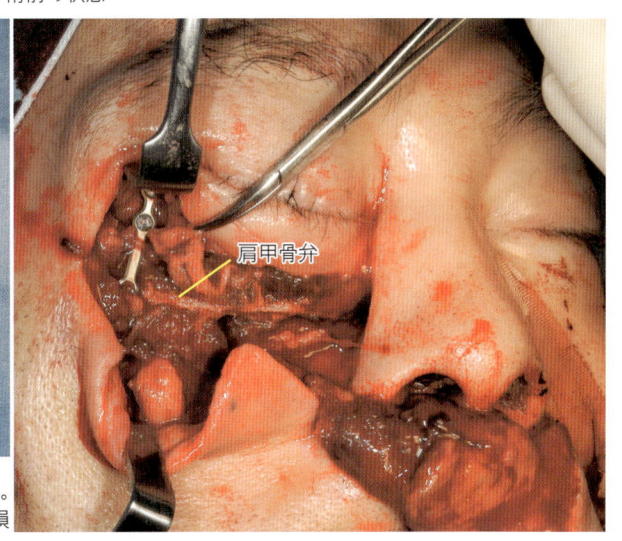

(c) 肩甲骨弁を眼窩底骨欠損部にプレートで固定した。

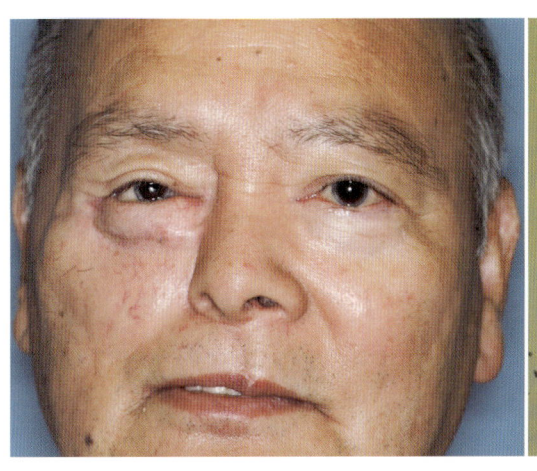

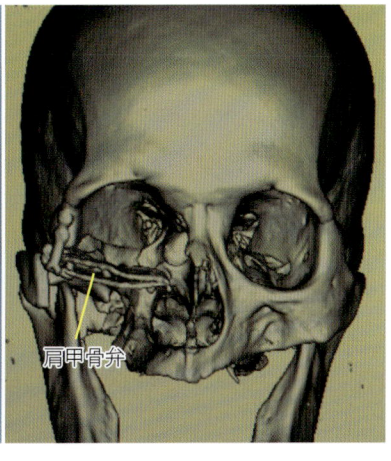

(d) 皮弁移植後2年の状態。3DCT像でも、肩甲骨弁の状態はよい。右眼には義眼を装着している。

図9　症例2：66歳、男性、右上顎癌切除後の顔面変形（患者の許諾を得て掲載）

【参考文献】

Coleman JJ 3rd, Sultan MR: The bipedicled osteocutaneous scapula flap; a new subscapular system free flap. Plast Reconstr Surg 87: 682-692, 1991

Hallock GG: Permutations of combined free flaps using the subscapular system. J Reconstr Microsurg 13: 47-54, 1997

Nakatsuka T, Harii K, Yamada A, et al: Surgical treatment of mandibular osteoradionecrosis; versatility of the scapular osteocutaneous flap. Scand J Plast Reconstr Surg Hand Surg 30: 291-298, 1996

Sekiguchi J, Kobayashi S, Ohmori K: Use of the osteocutaneous free scapular flap on the lower extremities. Plast Reconstr Surg 91: 103-112, 1993

Swartz WM, Banis JC, Newton ED, et al: The osteocutaneous scapular flap for mandibular and maxillary reconstruction. Plast Reconstr Surg 77: 530-545, 1986

Teot L, Bosse J, Moufarrege R, et al: The scapular crest pedicled bone graft. Int J Microsurg 3: 257-262, 1981

Yamamoto Y, Minakawa H, Kawashima K, et al: Role of buttress reconstruction in zygomaticomaxillary skeletal defects. Plast Reconstr Surg 101: 943-950, 1998

IV

腓　骨
Fibula

1　特徴と適応

　血管柄付き遊離腓骨移植 vascularized fibular graft（以下、腓骨移植）を最初に臨床報告したのは、Taylorら（1975）である（なお、上羽らは1973年に腓骨移植を行ったと整・災外誌26：1983に報告したが、英文論文は作成されなかった）。Taylorらは、当初、皮弁を含まない骨弁として腓骨移植を報告したが、Yoshimuraら

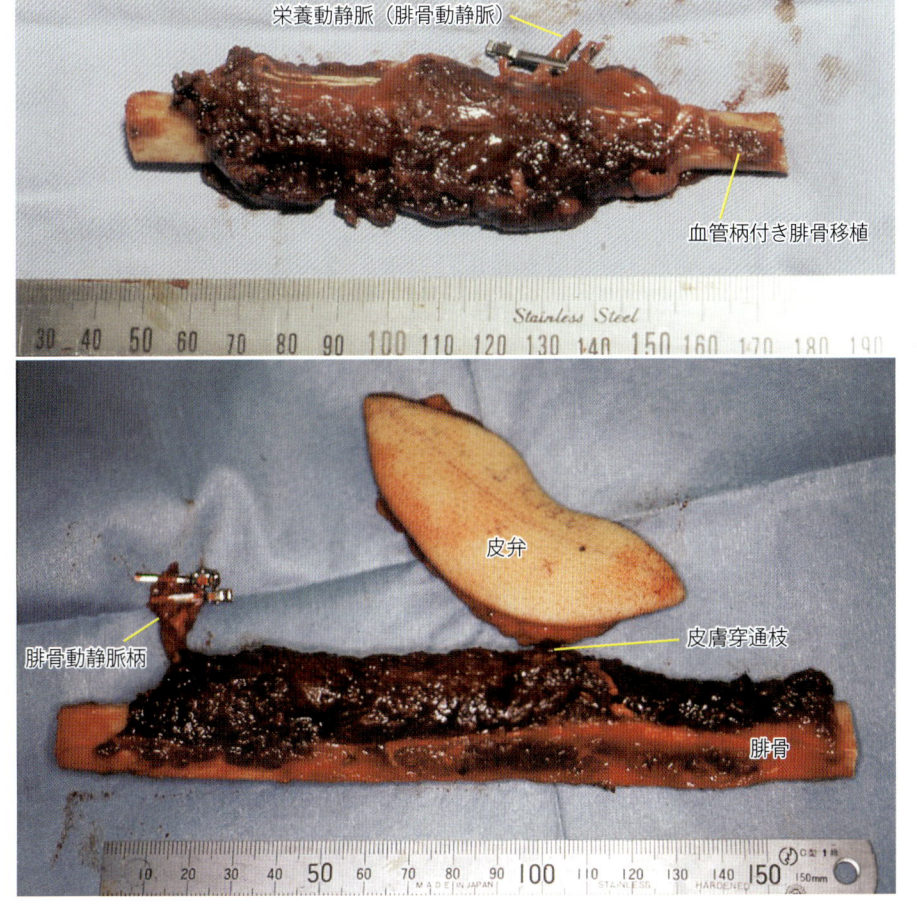

(a) 血管柄付き腓骨移植
長い骨（20cm以上）が利用できる。

(b) 腓骨・骨皮弁移植
皮弁は腓骨動静脈からの皮膚穿通枝により栄養され、腓骨とともに挙上される。

図1　血管柄付き遊離腓骨移植と腓骨・骨皮弁移植

(1983)、Chen ら（1983）によって、腓骨動脈よりの皮膚穿通枝で栄養される皮弁付き腓骨移植 fibular osteocutaneous flap（以下、腓骨・骨皮弁）としても移植できることが報告された（図1）。その他、ヒラメ筋あるいは長母趾伸筋などと合併して使う方法も報告されているが、基本的には血管柄付き腓骨単独移植か腓骨・骨皮弁移植である。

■ 利点
①血行の豊富な長い骨（20cm 以上）を採取することができる。
②骨切りが数カ所で可能であるため、再建部位の形状に合わせやすい。下顎再建などにも適している。
③皮弁が薄く、複雑な形態の欠損の被覆に適している。
④再建部位が上肢や頭頸部であれば、移植床の手術と同時に皮弁の挙上ができる。
⑤採取部の合併症が比較的少ない。

■ 欠点
①皮弁部分の血行が不安定である。特に、皮膚穿通枝のない（あるいは大きく変異している）ことがあり、皮弁が挙上できない場合がある。
②肩甲骨付き皮弁などと比較して、骨と皮弁部分の自由度が低い（いわゆる「取り回し」が難しいことがある）。
③軟部組織量が少ないため、骨欠損と同時に大きな軟部組織欠損を再建する際には、他の皮弁を追加する必要がある。

> 皮弁の血行が不安定なため、口腔内の被覆に使用すると瘻孔を作り移植に失敗することがある。

■ 適応
①四肢における長管骨の再建
　四肢の骨・軟部悪性腫瘍切除後や重度外傷後の骨欠損は、比較的長い欠損が多く、腓骨による再建が良い適応となる。ただし、腓骨自体は細いので荷重によっては骨折を起こすことがある。一方、腓骨自体は荷重によりその直径が増大し、また、骨折の治癒部は太くなることも知られている。

> 大腿骨のような太く大きな直径の骨が必要なときは、腓骨を 2 つ折り（double barrel）にして対応することもある。

　また、難治性先天性偽関節の治療、無腐性骨壊死の治療や関節固定術なども適応となる。
②頭頸部領域の再建
　上・下顎（特に下顎）の腫瘍切除後の欠損、広範囲外傷性骨欠損（日本では少ないが銃創など）、癌放射線治療後の骨壊死などに対する再建に用いられる。

■ 禁忌
①下腿に血管閉塞性疾患がある場合や重度の糖尿病がある場合には、原則的に使えない。
②幼少児の腓骨採取は禁忌ではないが、足関節の外反を防ぐ処置が必要である。

2 栄養血管

腓骨は上端、下端および骨幹（腓骨体）からなる長さ約 30cm（成人）の長管骨である。腓骨体の断面は、前縁、後縁、内側稜を頂点とする三角形を形成している。腓骨の上端である腓骨頭は、脛骨とともに脛腓関節を形成しており、腓骨の下端も脛骨との間には、脛腓靱帯結合が存在している。骨幹部には脛骨との間に骨間膜が存在し、下腿の前方筋群と後方筋群を隔てている。

1 動脈

腓骨を主に栄養する腓骨動脈は、90％において後脛骨動脈から分岐するが、前脛骨動脈などから分岐する場合もあると報告されている。後脛骨動脈から分岐した腓骨動脈は、腓骨頭から約 5〜6cm 遠位の高さから、腓骨の内後方に沿って下行する（図2）。腓骨頭、および腓骨の下端を栄養しているのは腓骨動脈ではなく、骨端動脈である。

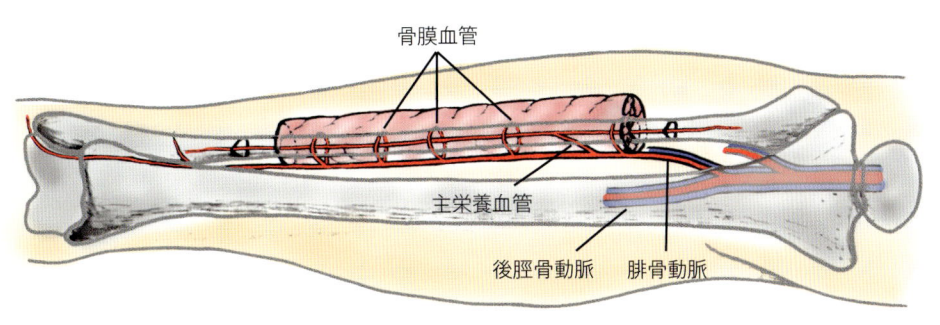

図2 腓骨の栄養動脈

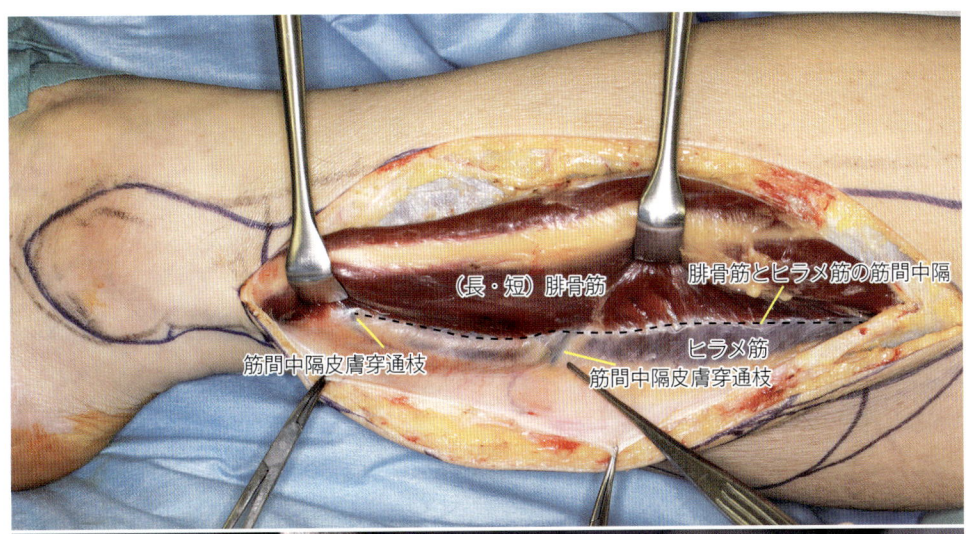

（a）左下腿筋間中隔皮膚穿通枝の位置（解剖学的変異が多い）

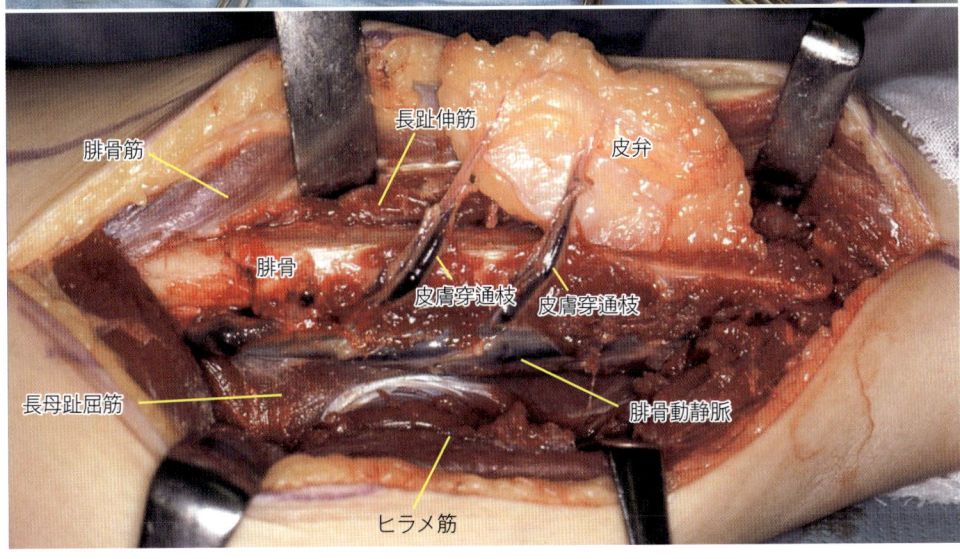

（b）腓骨動静脈からの皮膚穿通枝の分枝状態（右下腿症例）

図3 腓骨動脈よりの皮膚穿通枝の位置

通常の腓骨の採取に当たっては、骨端動脈を必ず温存する（特に、小児では注意する）。また、骨端に存在する靱帯組織の温存と、腓骨の上下端から約5cm以上の腓骨体の温存は、膝と足関節の動揺を防ぐために必要である。

腓骨動脈は、数本の骨膜枝を分枝するが、腓骨の中央付近（骨頭から約13〜15cmの部分）で腓骨の骨皮質を貫いて、骨髄を栄養する主栄養血管（髄内血行）を分枝する。腓骨は、主となる髄内血行および骨膜血行の両者により栄養されている。そして、そのどちらかの血行を温存しておけば、骨癒合に問題はないと報告されているが、髄内血行が優位であるのは当然である。

2 静脈

動脈に伴走する2本の静脈である。通常、太い方の

静脈を吻合に利用する。伏在静脈などの皮静脈は関係がない。

3 皮弁への血行

腓骨動脈は通常、腓骨頭より遠位約4〜27cmの間に数本の皮膚への穿通枝を分枝しているとされている（図3）。経験的、文献的にも腓骨長の1/2より遠位で、2/3より近位に比較的太い穿通枝があることが多く、腓骨との位置関係も良いため、皮弁を付ける際は、著者らはこの穿通枝を利用するようにしている。すなわち、穿通枝皮弁の作図は腓骨を3等分した中央1/3に必要な大きさの皮弁の大部分がかかるようにする。これらの穿通枝は、主としてヒラメ筋と（長・短）腓骨筋の間にある下腿後筋間中隔を立ち上がっているが、時にヒラメ筋や長母趾屈筋などを穿通している場合があるので注意を要する。

また、手術中、肉眼的に確認できる穿通枝が存在しない症例もまれに存在する。穿通枝がこのような変異を持っているため、穿通枝によって養われる皮膚領域の大きさも一定していないのが、本皮弁の欠点である。さらに、穿通枝をうまく含んでも、術後に皮弁の部分的な血流障害が見られる場合もある。Hidalgo DAら（1994）も約10%の症例で皮弁部分の血行が不安定であったと報告している。

> したがって、著者も口腔内にこの皮弁を移植するのは推奨していない。部分壊死から瘻孔を作り、感染に至る可能性が大きいからである。

3 手技

ここでは、モニタリング皮弁を含めた腓骨・骨皮弁の挙上、採取を説明する。

1 術前の準備とデザイン

①穿通枝の位置を確認する

術前にドップラ血流計を用いて、腓骨動静脈からの皮膚穿通枝の場所を確認し、マーキングしておく。穿通枝が確認されない場合は、骨弁としてのみの利用も考える。著者らは、侵襲の大きさを考慮して術前の血管造影を行っていないが、ドップラによる穿通枝の確認ができれば、ほとんどの症例で安全に皮弁を挙上できると考えている。CTアンギオ、多列型CD（MDCT）なども有用であるが、医療経済上の問題などもある。

> ● 皮膚穿通枝は、腓骨筋とヒラメ筋の筋間中隔を立ち上がるよりヒラメ筋や腓骨筋を穿通するものも多いので、注意する。
> ● 皮弁を必要とする場合のインフォームド・コンセントとしては、穿通枝がない場合には「他の皮弁」を合併使用する可能性を説明しておく。

②皮弁のデザイン

ドップラによる穿通枝のマーキングポイントを中心に、皮膚欠損の範囲に合わせて行う（モニタリング皮弁の場合には適当な大きさでよい）。この際、ドップラによる穿通枝のマーキングポイントがずれていることも考慮に入れて、腓骨を採取するためのデザインを、皮弁部分のカーブをそのまま緩やかな波形に頭側、尾側に延長して行うようにしている（図4）。

③採取時の体位

腓骨動静脈の皮膚穿通枝は、腓骨の内後方から腓骨後方を回って皮膚に向かって筋間中隔（時にヒラメ筋、腓骨筋など）を穿通する。このため、腓骨の後面を見やすい体位を確保することが必要である。具体的には、患者を側臥位にして、腰部に枕を置き固定し、少し体幹を腹側に傾かせ、大腿中央にターニケットを装着したうえで、下肢全体の消毒を行う。

> 股関節を屈曲内転させ、膝関節に滅菌布を挟み、60°程度屈曲位に保つ。なお、膝関節以遠は自由に動かせるほうがよい（図5）。

2 皮弁の挙上

腓骨・骨皮弁挙上に際しては、腓骨周囲の神経、血管、筋肉組織などを含めた断面図をイメージすることが重要である（図6）。腓骨体の断面は、前縁、後縁、内

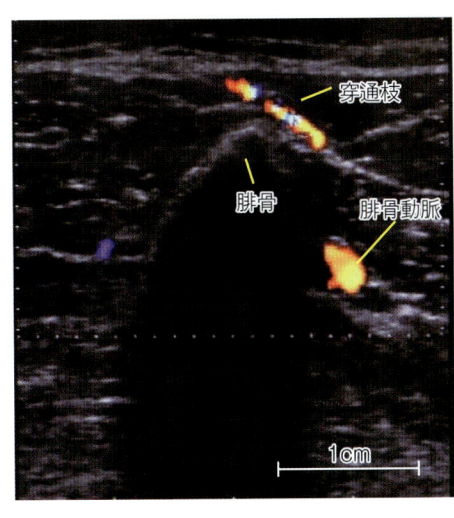

(a) カラードップラによる穿通枝の描出

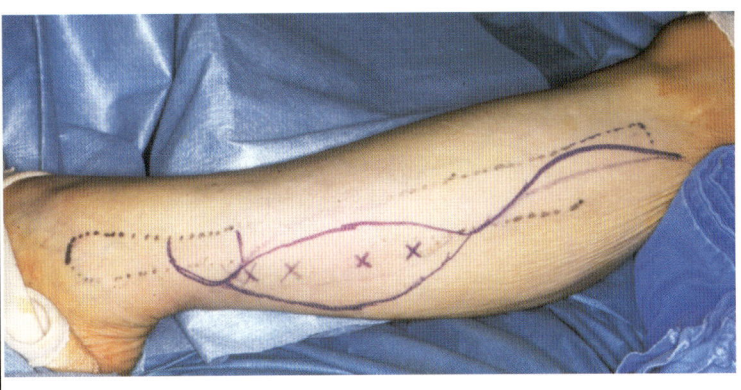

(b) 皮弁への穿通枝は、腓骨中央よりやや遠位側に多いので、穿通枝を取り込むように皮弁をデザインする。

図4 腓骨・骨皮弁採取（左下腿）のデザイン

側稜を頂点とする三角形をしているので、それぞれの頂点の間に存在する組織を分けて覚えておけばイメージしやすい。

①皮膚切開

皮弁の前縁（脛骨側縁）からでも、後縁（ヒラメ筋側縁）からでも始めてよい（図7-a）。通常、著者らは皮弁前縁（腓骨筋上）を切開し腓骨筋筋膜に達したら、筋膜下に下腿後筋間中隔に向かって剥離を進める。筋間中隔に達するまでは筋膜上を剥離する報告もあるが、筋膜下で剥離した方が筋膜上の血管網を確保できるため、皮弁の血行が安定すると考える。

②筋間中隔付近で穿通枝を確認する

確認できたら、それに合わせて皮島のデザインをもう一度見直す。

- 筋間中隔に穿通枝を認めない（あるいは細い）場合には、皮弁後縁に切開を行い、ヒラメ筋筋膜下に筋間中隔に向かって剥離すると、筋肉皮膚穿通枝が発見できることが多い。
- あまり、一方向からの剥離挙上にこだわらず、適宜、剥離側を変更する。

③腓骨に向かって剥離を進める

ヒラメ筋と長・短腓骨筋の間で穿通枝を含めた下腿後筋間中隔をできるだけ皮弁に取り込むようにして、腓骨筋の腓骨付着部の剥離を進める。また、穿通枝がヒラメ筋などの筋体内を穿通しているときは、ある程度の筋体をつけたまま剥離する方が安全である（図7-b）。

④腓骨を露出する

穿通枝が腓骨後縁の後方から立ち上がってくるところまで剥離できたら腓骨の露出に移る。腓骨の上下端に向

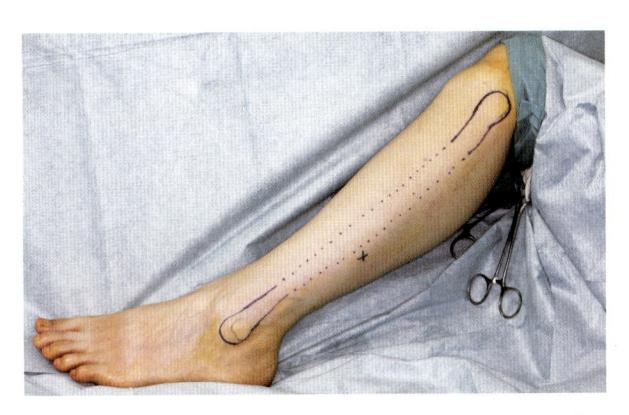

体位の取り方で手術の難易が決定する。腓骨動静脈は腓骨の後面（×印の位置）を走行するため、この部分の展開が容易になるように体位を保つ。

図5 腓骨・骨皮弁採取（左下腿）の体位

けて皮弁より緩やかなS字状に皮切を伸ばすが（腓骨のみ採取する場合は、最初から緩やかなS字状切開にするが、多くの場合、血行のモニターとして小皮弁を作成する）、腓骨頭近くでは総腓骨神経を損傷しないように注意する。

腓骨の挙上には、まず（長・短）腓骨筋の腓骨付着部の切離を行うが、重要組織はないため電気メスを用いてもよい。血行を損傷しないため、腓骨筋筋体を少し腓骨につけて剥離する（図7-c）。

⑤長趾および長母趾伸筋を剥離する

腓骨前縁を乗り越えて下腿骨間膜にかけて、長趾および長母趾伸筋を剥離し、筋鉤で牽引する。なお、この部位は視野が狭く、前脛骨動静脈、深腓骨神経を損傷する可能性があるので剥離子、剪刀などを用いて注意深く剥離を行う（図7-d）。

IV 腓骨

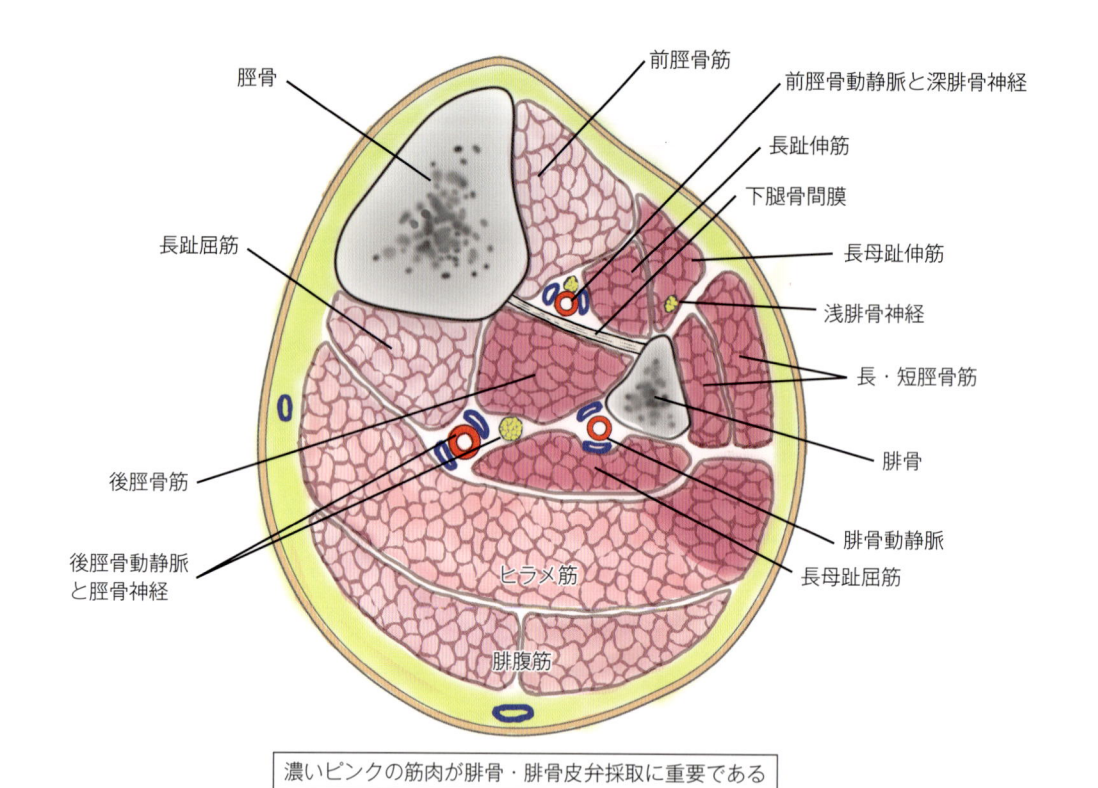

図中ラベル（上図）:
- 脛骨
- 前脛骨筋
- 前脛骨動静脈と深腓骨神経
- 長趾伸筋
- 下腿骨間膜
- 長母趾伸筋
- 浅腓骨神経
- 長・短腓骨筋
- 腓骨
- 腓骨動静脈
- 長母趾屈筋
- ヒラメ筋
- 腓腹筋
- 後脛骨動静脈と脛骨神経
- 後脛骨筋
- 長趾屈筋

濃いピンクの筋肉が腓骨・腓骨皮弁採取に重要である

（a）筋間中隔を立ち上がる穿通枝（⇨）で栄養される腓骨皮弁の挙上

（b）筋肉内を穿通する皮膚穿通枝（⇨）と皮弁の挙上

図6　腓骨動静脈の走行位置と皮膚穿通枝の代表的なタイプ
（右下腿ほぼ中央の断面図）

266　臨床編　5章　血管柄付き遊離骨・骨皮弁移植

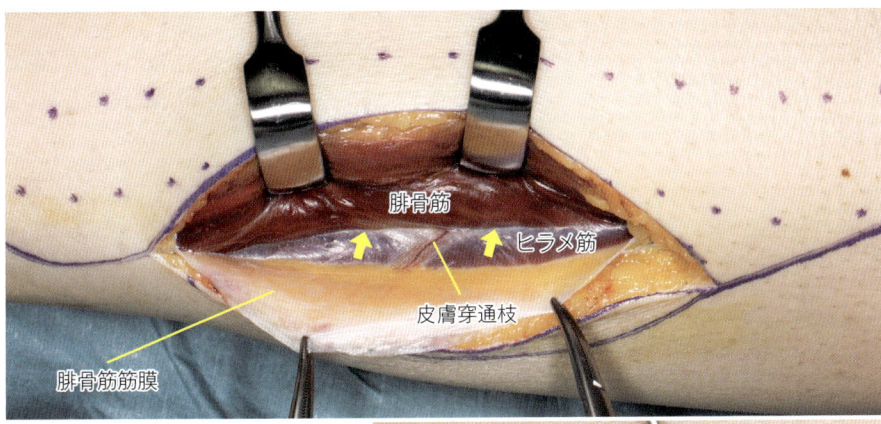

(a) 下腿後筋間中隔（⇨）に向かって皮弁を挙上する。
著者らは通常、皮弁前縁切開より腓骨筋の筋膜下で剥離する。なお、筋間中隔で穿通枝が発見できなかった場合はヒラメ筋側より筋間中隔に向かって挙上する。

(b) 下腿後筋間中隔の剥離、皮膚穿通枝（⇨）を含む中隔の結合組織は皮弁に付けて挙上する。

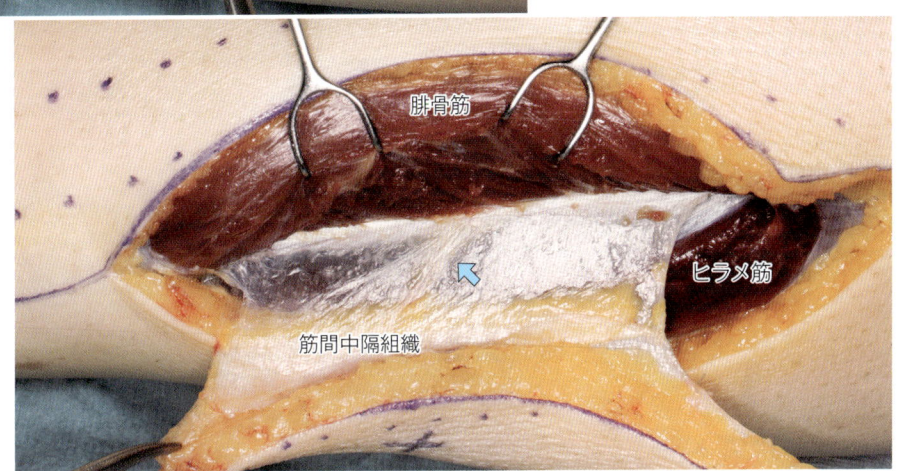

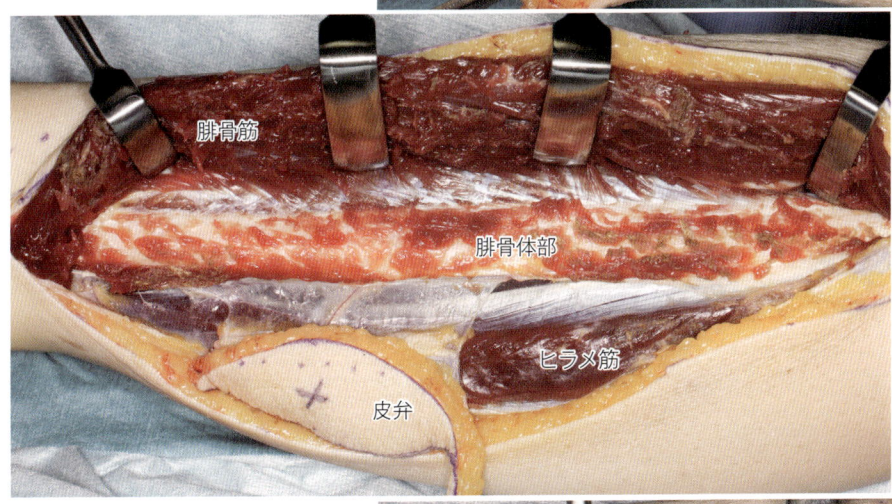

(c) 腓骨筋を腓骨から剥離する。筋肉を一部を腓骨に付ける。

(d) 下腿骨間膜（⇨）を露出する。長趾・長母趾伸筋は腓骨体部と骨間膜起始部より剥離され筋鉤で牽引されている。

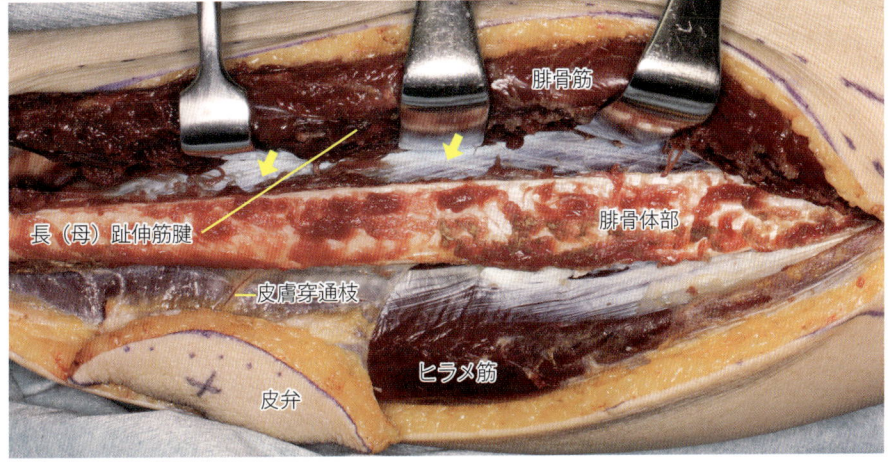

図7 腓骨・骨皮弁（左下腿）の挙上 I

IV 腓骨

視野が狭く難しければ、腓骨の骨切りを先にして、両断端に骨鈎を掛けて腓骨片を術者側に引っぱると術野の展開が楽になる。

⑥腓骨の骨切り

下腿骨間膜までの剝離を終了後、腓骨の骨切りを行う。骨切りを行う場所は骨の必要量（長）より両端2〜3cm長めがよい（図8-a）。

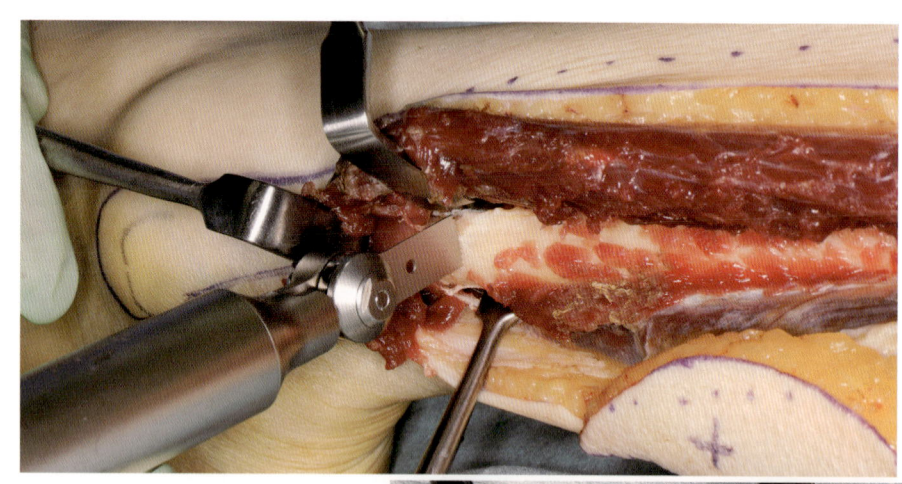

(a) 腓骨の両端を必要な長さ（2〜3cm長めに）で切断する。

(b) 切断した腓骨端を単鉤で手前に引きながら、下腿骨間膜の腓骨付着部を切離すると、後脛骨筋が露出するのでその一部を腓骨に付けながら切離する（一部を採取腓骨に含める）。

下腿骨間膜の切離
後脛骨筋
腓骨
皮膚穿通枝
ヒラメ筋
皮弁

(c) 腓骨末梢側において、後脛骨筋を腓骨付着部の近くで切離すると長母趾屈筋内を走行する腓骨血管鞘が確認できる。腓骨血管の末梢側（➡）を結紮し、長母趾屈筋の一部と後脛骨筋の一部を腓骨に付けるようにして、末梢側から腓骨を持ち上げるようにしながら、腓骨動静脈を中枢側へ剝離する。皮弁への穿通枝（➡）は注意して温存する。

長母趾屈筋
腓骨
皮弁
ヒラメ筋

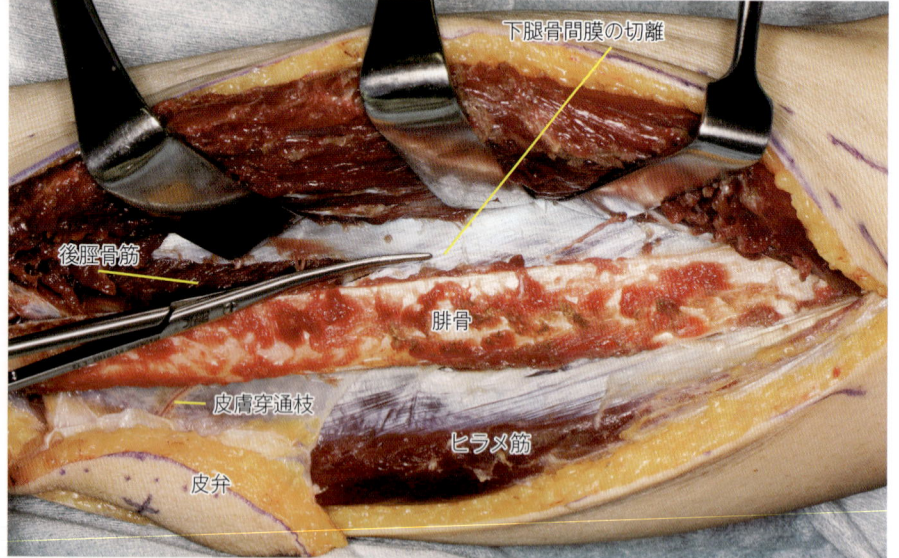

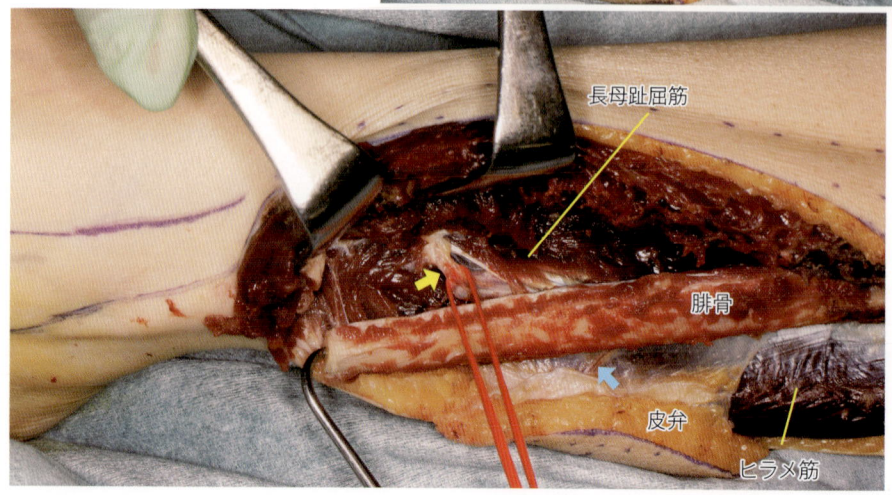

図8 腓骨・骨皮弁の挙上 Ⅱ

骨切りは、骨膜下に腓骨を全周性に剝離後、細い腸ベラ（あるいはレトラクター）などを腓骨後面に差し込んで、サージカルソーを用いて行えば、腓骨動静脈損傷の危険性はない。Gigli saw（線鋸）を使ってもよい。

⑦骨間膜を切離する

骨切り後、切断した腓骨の両端に単鉤をかけて術者側に引っぱりながら、末梢側より中枢側に向けて骨間膜の切離を進める（図8-b）。骨間膜を少し切離したところで腓骨動静脈の末梢側が確認できる。

⑧後脛骨筋と長母趾屈筋を切離する

骨間膜を切離すると、後脛骨筋があらわれるので、一部を腓骨に付けながら切開すると、長母趾屈筋内を腓骨に沿って走行する腓骨動静脈が確認できる。これを損傷しないように長母趾屈筋を切離する（図8-c）。

> この際、後脛骨筋と長母趾屈筋の一部を腓骨に付着させると安全である。まず、腓骨動静脈の末梢側を切断し腓骨動静脈を筋体に含めるように長母趾屈筋を腓骨体に沿って中枢側に切離するとよい。

⑨最後に腓骨動静脈を中枢側に剝離する

腓骨動静脈は必ずしも後脛骨動静脈から分岐しているとは限らず、前脛骨動静脈などから分岐する場合があるため、それらの主要動静脈を損傷しないように注意する（図9-a）。

皮弁挙上が終了したらターニケットを解除し、採取腓骨断端および皮弁よりの出血を確認してから、骨皮弁を採取する（図9-b）。

⑩皮弁の血行を確認する

この段階で皮弁部分の血行が不安定であると認められるようであれば骨弁としてのみ利用し、前腕皮弁など他の皮弁との連合を考える。

> これはかなりの確率で起こり得るので、著者らは術前のインフォームド・コンセントで他の皮弁を利用する可能性があることを必ず説明している。

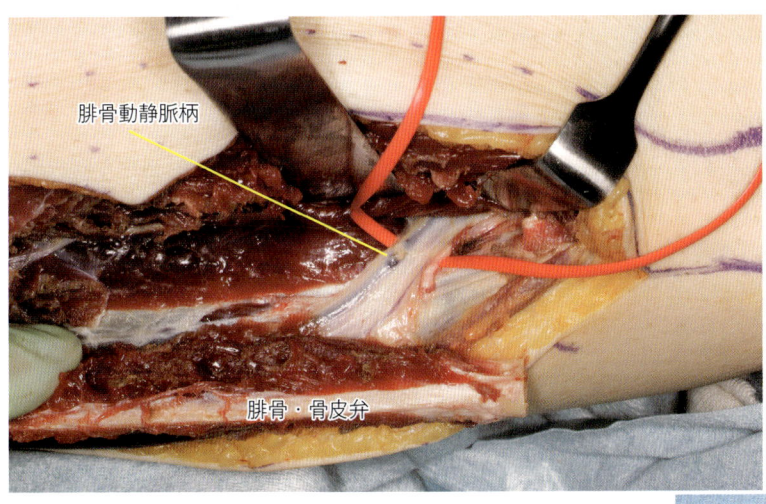

(a) 腓骨動静脈の血管柄で挙上された腓骨・骨皮弁

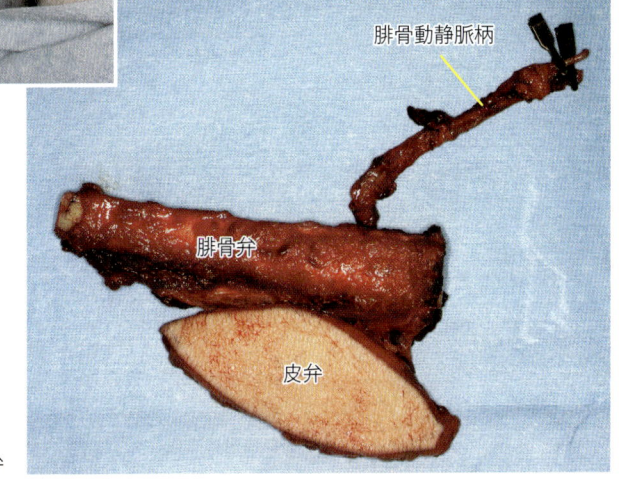

(b) 採取した腓骨・骨皮弁

図9 腓骨・骨皮弁の挙上 III

3 皮弁採取部の閉鎖

皮弁採取部は、十分に止血した後、皮膚を閉鎖する。著者らは長母趾屈筋を骨間膜に縫合するなどの処置を行っていない。また、欠損した筋膜も術後のコンパートメント症候群を考慮し、縫合せずにそのままにしている。皮膚欠損部は幅3～4cm程度であれば直接縫合閉鎖できるが、それ以上であれば遊離植皮を行って閉鎖する。

4 合併症と対策

腓骨・骨皮弁採取部の合併症は小児を除き、ほとんどないとされており、以前言われていた母趾の屈曲拘縮は術後早期の運動訓練によって防止できると考えられる。Anthony JPら（1995）は術後できるだけ早く運動訓練をした方が足関節の可動域の減少を抑えることができると報告している。このため、著者らも植皮をしなかった場合は、術後副子固定などをせず、1週後くらいより運動療法を開始しており、植皮をした場合でも生着の確認後できるだけ早期に歩行訓練を行っている。

4 臨床例

1 症例1：75歳、男性 口腔底癌（rT4N2M0）

口腔底原発の扁平上皮癌と診断され、化学療法、放射線治療を施行後に再発し、おとがい下部皮膚に浸潤したため、根治的切除を目的に東大病院耳鼻咽喉科へ紹介された。

手術では、まず耳鼻科で左上頸部郭清、右顎下部郭清、腫瘍を含めた口腔底およびおとがい下部皮膚の合併切除と、下顎正中を中心に下顎前方区域切除が行われた。

形成外科による再建では、下顎およびおとがい下部皮膚欠損の修復のために、18×10cmの皮島を付けた12cmの腓骨・骨皮弁を採取した。腓骨には長母趾屈筋の筋体の一部を含めて採取し、おとがい後面の死腔に充填できるようにした。さらに、8×6cmの橈側前腕皮弁を採取し口腔底欠損の被覆に用いた。腓骨・骨皮弁の皮島はおとがい下部の皮膚欠損の被覆に利用した。

下顎骨の再建では、下顎欠損部の形態に合わせて腓骨の1カ所を骨切りして折り曲げ、プレート固定を行った後、両端をミニプレートで残存下顎に固定した。腓骨動静脈は左顔面動脈（端々吻合）と内頸静脈（端側吻合）に吻合、橈骨動静脈を右顔面動脈と外頸静脈に端々吻合した。

移植皮弁に問題はなく、術後4週より経口摂取が可能になった。術後3年を経て、下顎の形態は良好に保たれ、軟食の摂取が可能で、構音も良好であった（図10）。

2 症例2：9歳、男児 右上腕骨骨肉腫

右上腕部の疼痛と同部位の病的骨折を認めたため、近医より東大病院整形外科に紹介された。生検の結果、骨肉腫と診断され、化学療法後に切除手術を施行した。まず、整形外科で上腕骨頭を含めた15cm長の上腕骨の近位部、三角筋、長頭を除く上腕三頭筋および上腕二頭筋の広範囲切除が施行された。この欠損部に対して、形成外科が約20cmの腓骨をモニターのための7×3cmの穿通枝皮弁を付けて採取し、腓骨を残存する上腕骨遠位端にプレート固定を行って再建した。さらに、移植骨近位端と、肩甲骨関節窩に小孔を開け、シロッカーテープを通して移植骨を肩甲骨に吊り下げた。その後、腓骨動静脈をそれぞれ肩甲上動脈、上腕静脈の分枝と端々吻合を行った。最後に整形外科が肩峰部の突出部を削り、切断した上腕二頭筋の再建を行った。術後は腓骨皮弁でモニタリングを行った。術後1年の時点で、肩関節の運動制限はあるが、顔面を触ることなどの運動は可能となっていた（図11）。

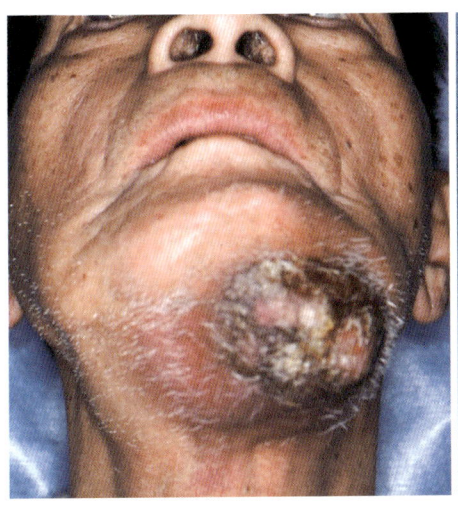

(a) 術前の状態。腫瘍はおとがい下部皮膚に浸潤している。

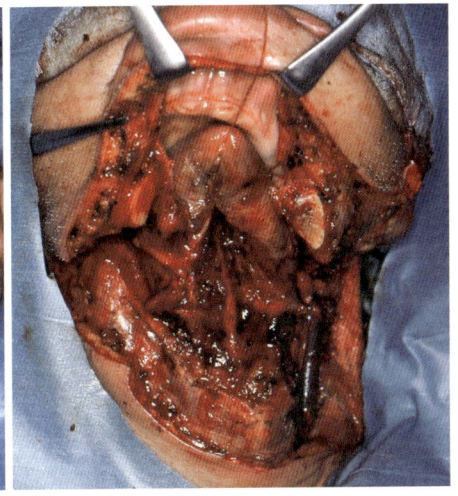

(b) 口腔底、おとがい下部皮膚を切除し、下顎骨前方区域を切除した。両側上頸部郭清後の欠損の状態

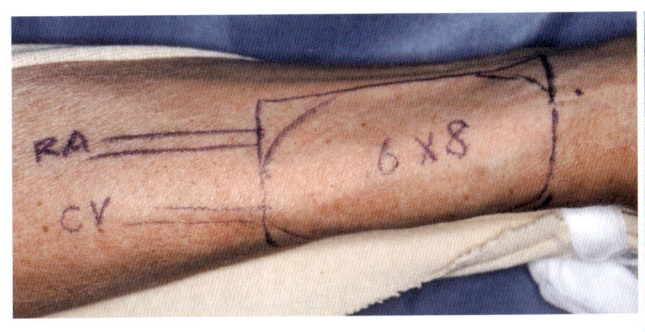

▲ (c) 口腔底再建のための前腕皮弁のデザイン

▶ (d) 下顎、おとがい下部皮膚再建に用いた腓骨・骨皮弁
腓骨は中央1カ所で骨切りし彎曲を付け、残存下顎端にミニプレートで固定した。

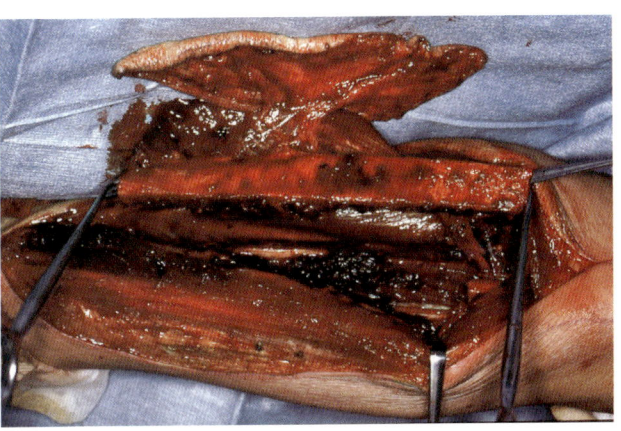

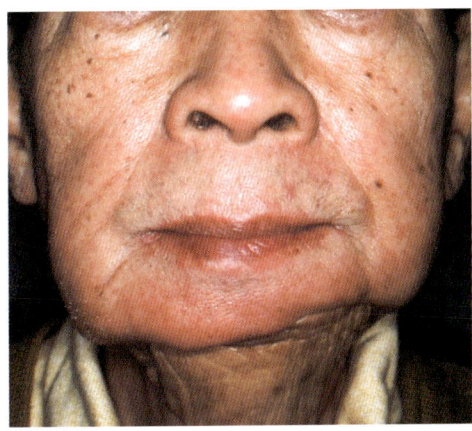

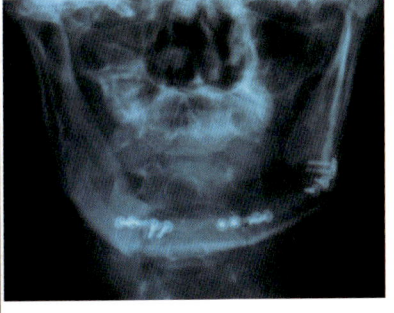

(f) 術後1年6カ月の口腔内の状態

(e) 術後6カ月の正面像とX線像。移植骨の生着は良好である。

図10 症例1：75歳、男性、口腔底癌（rT4N2M0）
（多久嶋亮彦、波利井清紀、朝戸裕貴ほか：血管柄付き遊離腓骨・骨皮弁移植による下顎再建症例の検討―問題点とその対策―. 日本マイクロサージャリー学会会誌　15：1-8、2002に掲載症例）

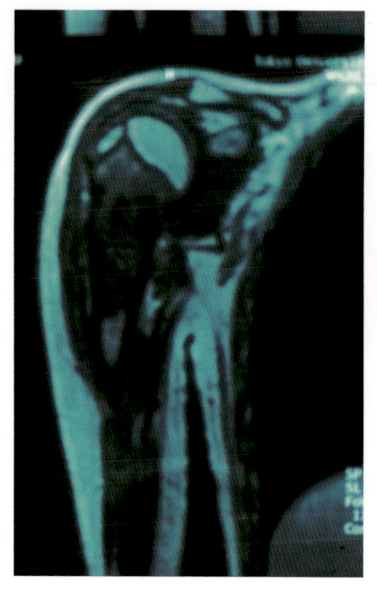

(a) 術前のMRI像 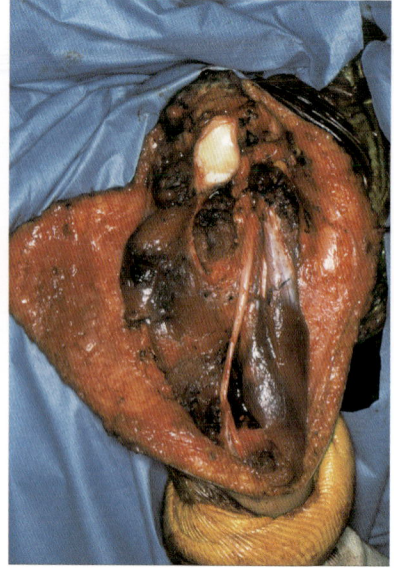　　(b) 上腕骨骨頭を含めた15cm長の骨切除後の欠損 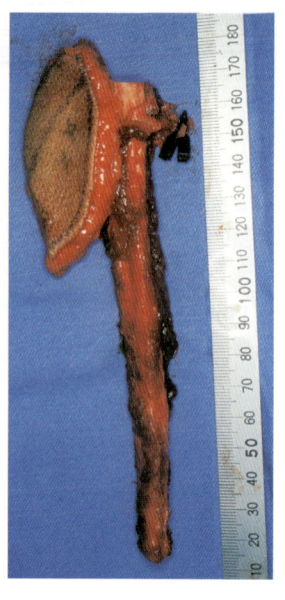　　(c) モニター皮弁を付けて採取した腓骨

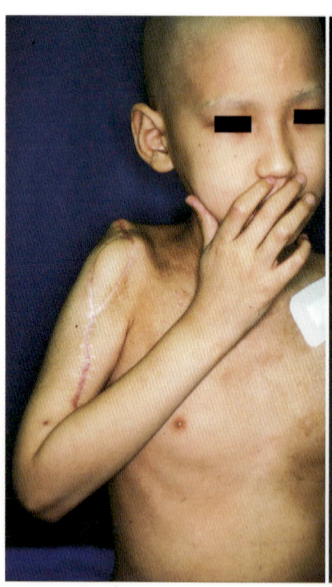

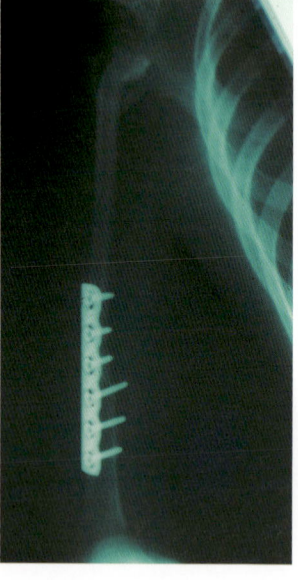

(d) 移植後1年の状態。肩関節の運動制限はあるが、手で顔を触るなどの運動機能の回復が見られる。移植骨の吸収はない。

図11　症例2：9歳、男児、右上腕骨骨肉腫
(Harii K, Asato H, Nakatsuka T, Ebihara S: Reconstructive plastic surgery in cancer treatment; surgery for quality of life. Int J Clin Oncol 4: 193-201, 1999 に掲載症例)

【参考文献】

Anthony JP, Rawnsley JD, Benhaim P, et al: Donor leg morbidity and function after fibula free flap mandible reconstruction. Plast Reconstr Surg 96: 146-152, 1995

Chen ZW, Yan W: The study and clinical application of the osteocutaneous flap of fibula. Microsurgery 4: 11-16, 1983

Hidalgo DA: Fibula free flap; a new method of mandible reconstruction. Plast Reconstr Surg 84: 71-79, 1989

Schusterman MA, Reece GP, Miller MJ, et al: The osteocutaneous free fibula flap; is the skin paddle reliable? Plast Reconstr Surg 90: 787-793, 1992

Yoshimura M, Shimamura K, Iwai Y, et al: Free vascularized fibular transplant; a new method for monitoring circulation of the grafted fibula. J Bone Joint Surg Am 65: 1295-1301, 1983

Wei FC, Seah CS, Tsai YC, et al: Fibula osteoseptocutaneous flap for reconstruction of composite mandibular defects. Plast Reconstr Surg 93: 294-304, 1994

足・趾からの血管柄付き遊離移植

マイクロサージャリーの基本手技
臨床編 6

I. 足背皮弁
II. 足趾部分移植
III. Wrap-around flap
IV. 足趾移植
V. 足底皮弁
VI. 合併症と対策

足・趾はfree flapの採取部位として特殊であるが、手の再建などには最適な組織も多い。一方、吻合するflapの栄養血管が細いことも多く、攣縮の強いことがあるので、手術の難易度は高くなる。また、歩行という重要な機能を持つ足・趾を採取部とするので、その選択は慎重にしなければならない。
足・趾から採取されるfree flapの種類は多いが、本章では代表的ないくつかを紹介する。

I

足背皮弁
Dorsalis pedis flap

1 特徴と適応

　足背皮弁 dorsalis pedis flap は、McCraw JB ら（1975）により、足背動脈とその伴走静脈を茎とする島状皮弁の利用が報告され、著者ら（1976）により、遊離皮弁として報告された。

　薄くしなやかな皮弁で、伸筋腱や中足骨付き皮弁としても採取が可能であるため、手部や口腔・咽頭などの再建に用いられている（図1）。また、短（母）趾伸筋とともに移植が可能なため、手の筋肉部分麻痺、陳旧性顔面神経麻痺の再建などにも適応がある。趾関節の手指関節への移植にも使われる。

　一方、足背動脈の拍動を触れない患者、重症糖尿病患者、運動選手や足を使う職業の患者などには禁忌である。

■ 利点
①薄くてしなやかな皮弁であり、手部の再建などに最適である。
②足背ほぼ全体の大きさ（2/3）の皮弁が採取可能である。
③血管柄が長く、太い。Man D ら（1980）によると、伸筋支帯の上縁レベルでの足背動脈の平均径は 2.8mm と報告されている。また、前脛骨動脈（と伴走静脈）を剥離すれば、極めて長く太い口径の血管柄を得ることができる。

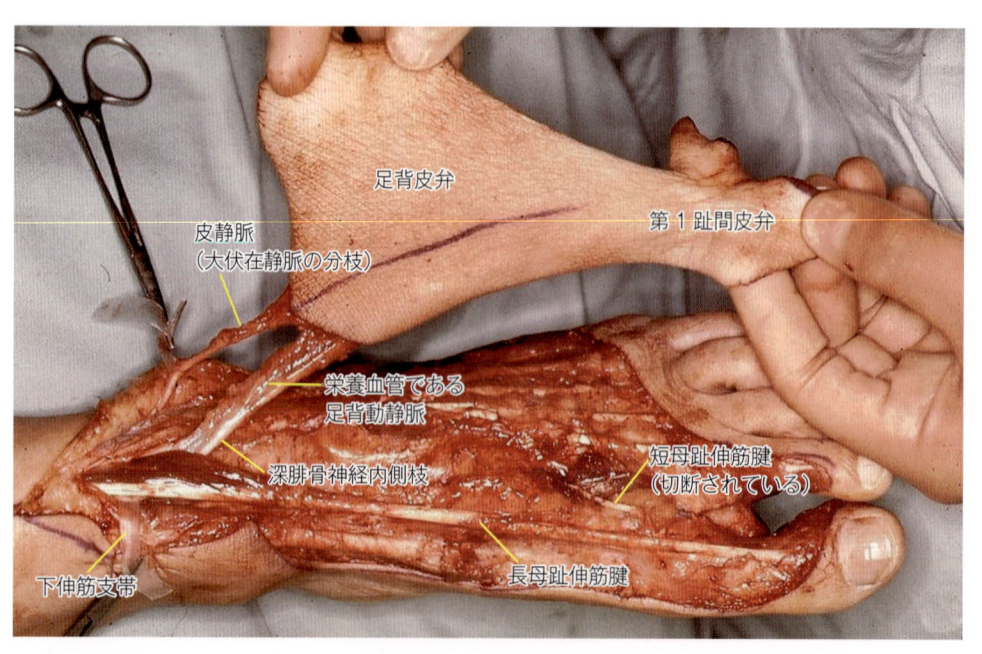

図1　足背皮弁（Dorsalis pedis flap）
足背から第1趾間にかけて挙上した左側足背皮弁。深腓骨神経内側枝は、第1趾間皮弁を含めない時には温存する。

④足背動脈系に栄養される短(母)趾伸筋や長趾伸筋腱、第2中足骨などを組み合わせて、複合組織皮弁とすることが可能である。さらに、第2中足趾節関節を含めて採取し手指関節の再建に用いることもできる。
⑤知覚皮弁 sensory flap としても利用できる。
⑥ First web space flap は手の第1指間の再建などに適している。

■ 欠点
①足背動脈より末梢の栄養血管の走行には解剖学的変異が多い(後述)。欠損している時もあるので、注意が必要である。
②皮弁採取部は、通常、遊離植皮により閉鎖する必要がある。採取部の瘢痕は前腕皮弁に比べて目立たないが、靴などが当たって難治性潰瘍や胼胝などを生じることがある。
③足背全体が無感覚野になる。

2 栄養血管

1 動脈

前脛骨動脈は、足関節部の伸筋支帯の深部を通過し、下伸筋支帯を出たところから足背動脈と名前を変える。その後、足背動脈は長母趾伸筋腱と短趾伸筋の間を走行し、短母趾伸筋腱の後面をくぐり、第1中足骨間隙(第1、2足根中足関節以遠のいわゆる first dorsal metatarsal space)に至る。

この間、短母趾伸筋、短趾伸筋方向に外側足根動脈(深腓骨神経外側枝を伴走する)を、さらに1～2本の内側足根動脈と弓状動脈 arcuate artery を分枝する。そして、第1中足骨間隙基部のすぐ末梢で足底へ貫通し、足底動脈弓と吻合する深足底動脈 deep plantar artery になるが、その直前で第1背側中足動脈 first dorsal metatarsal artery(以下、FDMA)を分枝する(図2)。

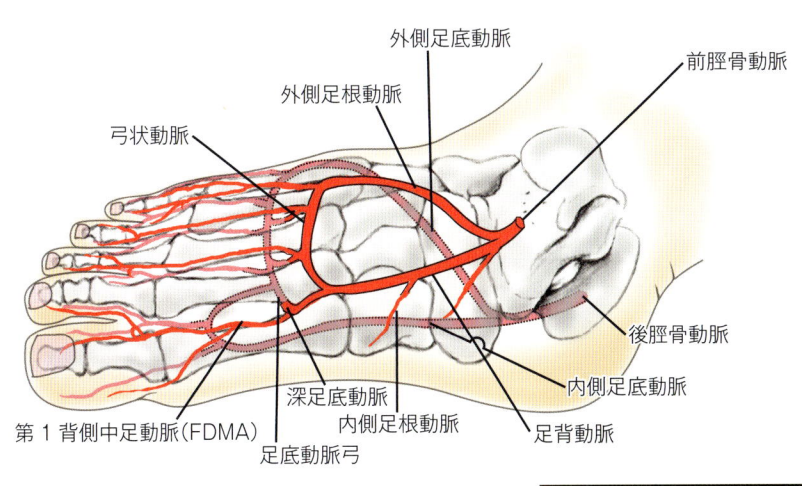

(a) 足趾の動脈
濃い赤:足背の動脈系
薄い赤:足底動脈系

(b) 足背・趾の血管造影像
(右足)

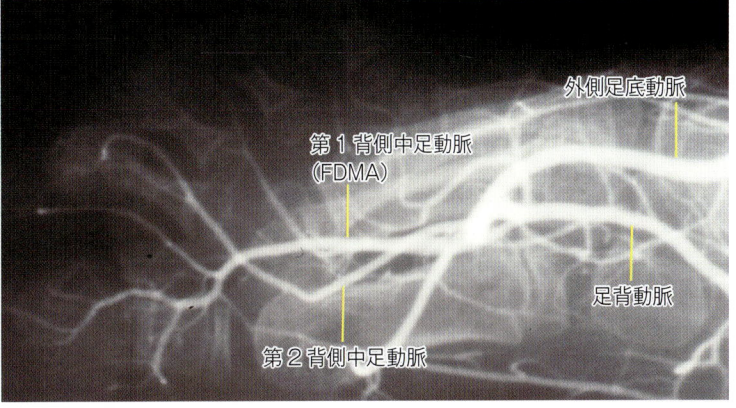

図2 足背動脈の走行

(c) 第1背側中足動脈（FDMA）（左足）の走行

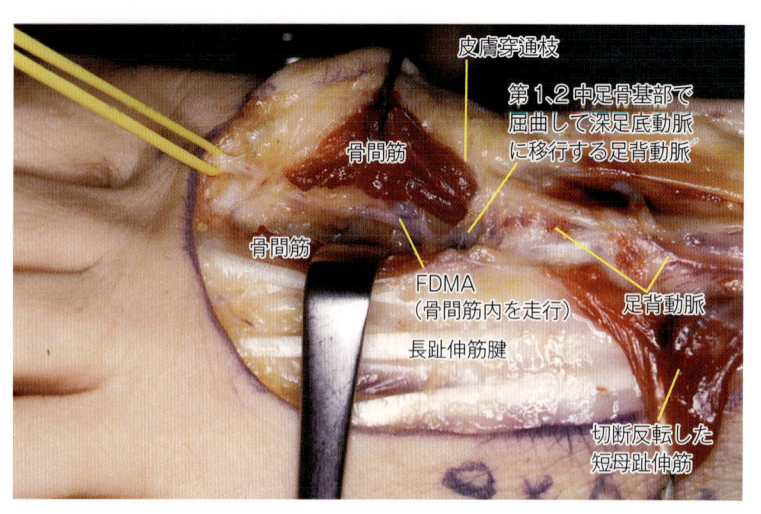

図2 足背動脈の走行（つづき）

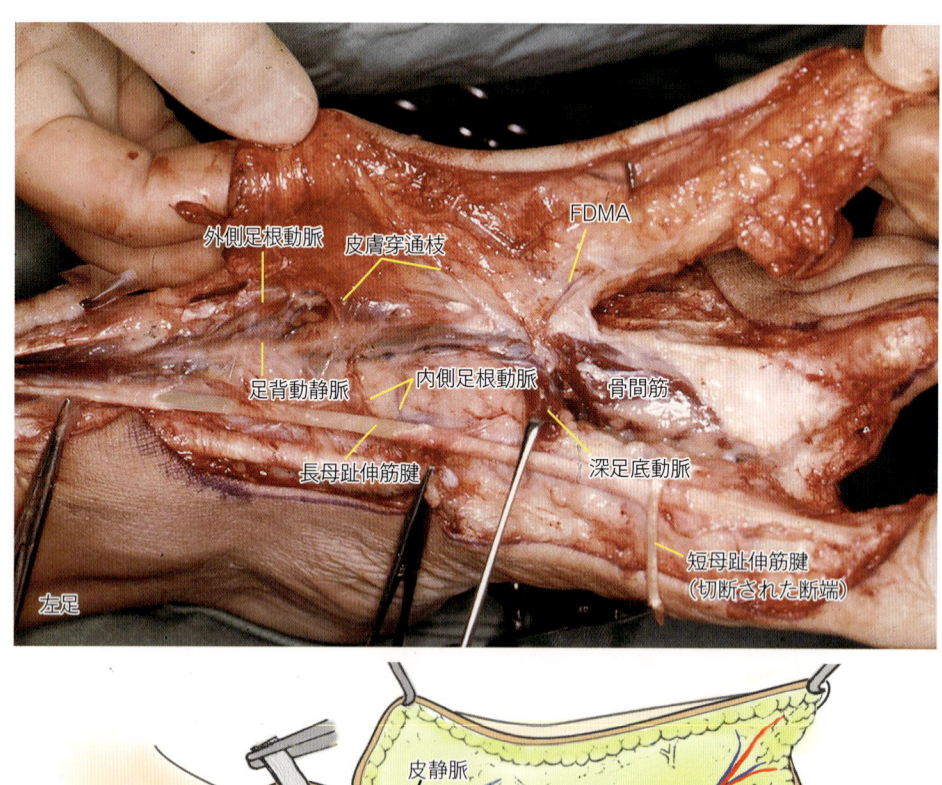

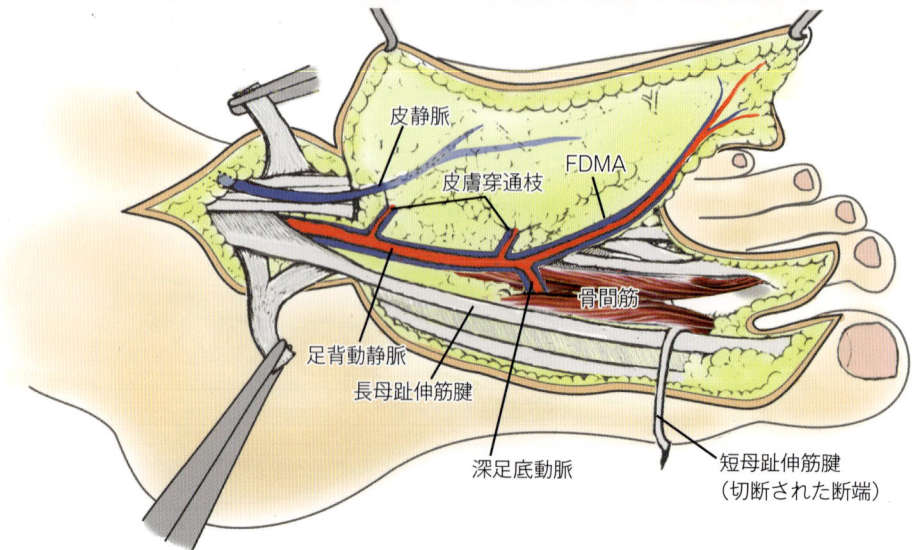

図3 足背動脈よりの皮膚栄養枝（穿通枝）

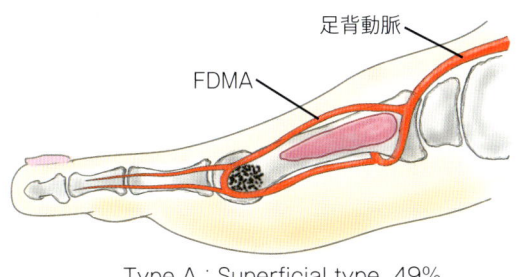

Type A : Superficial type 49%

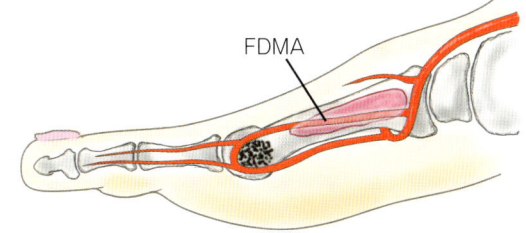

Type B : Deep type 40%

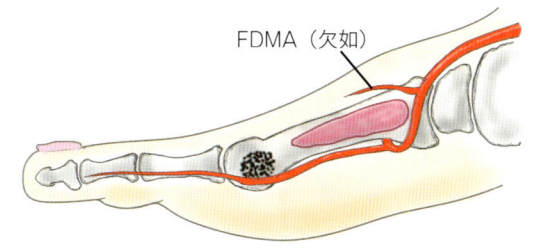

Type C : Narrow or absent type 11%

(a) Strauch B らによる FDMA の分類
(Strauch B, et al: Atlas of Microvascular Surgery, p.318, Thieme, New York 1993 より引用一部改変)

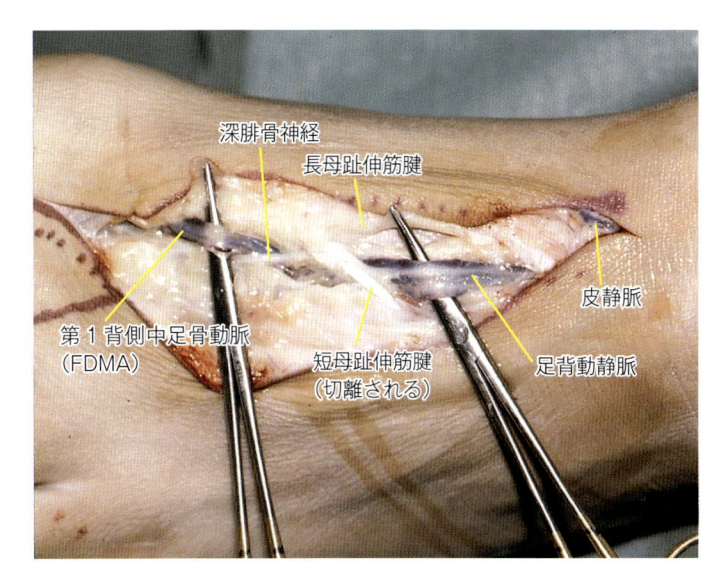

(b) 臨床例（左足）における FDMA の走行
この症例は太い FDMA が第1骨間筋の上層を走行しているので、剥離が非常に簡単であった（Strauch 分類の Type A）。

図4　第1背側中足動脈（FDMA）の走行

　足背動脈は伸筋支帯の末梢側から皮下に出たところと、FDMA を分枝する直前で明らかな皮膚穿通枝を派生する（図3）。この穿通枝は互いに吻合し足背中央部の約2/3の血行を維持するが、趾背側、趾間部には及ばない。第1、2趾背側、および第1趾間部は FDMA の栄養領域となる。

　FDMA は第1中足骨間隙を第1趾間方向へ走行するが、その走行には変異が多い。Strauch B & Yu H-L 著の Atlas of Microvascular Surgery（Thieme, 1993）によれば、約49％の症例で、深足底動脈分岐部付近より分枝した FDMA は、第1、2趾背側骨間筋の表層を通過しながら趾方向に向かい、第1趾と第2趾に背側趾動脈を分枝した後、固有足底趾動脈と吻合する（Type A:Superficial type）。残りの約40％の症例では、FDMA が深足底動脈から分枝して骨間筋の足底側（あるいは筋肉の深い部分）を通過し、第1、2中足骨骨頭付近で骨間筋を穿通し浅層に出て底側中足動脈、背側趾動脈を分枝しながら固有足底趾動脈に移行する（Type B: Deep type）。さらに残りの約11％の症例では、FDMA が存在しても発達が悪く、深足底枝と合流した底側中足動脈が固有足底趾動脈に移行して第1趾の主要栄養動脈となる（Type C: Narrow or absent type ）（図4）。

　足背動脈からの皮膚穿通枝については、Man D ら（1980）の23足の新鮮屍体を用いた研究報告がある。これによると、足背部を、近位部：伸筋支帯の近位縁から遠位縁まで、中間部：伸筋支帯の遠位縁から骨間筋の近位縁、末梢部：骨間筋の近位縁から趾間までの3つに分けると、近位部＞遠位部＞中間部の順に有効な皮膚穿通枝が多く存在したという。また、この報告によると、近位部では、横走する伸筋支帯線維の間隙を通って太い穿通枝が多く立ち上がるが、横走線維を避けてこれらの皮枝を複数取り込むのは、やや難しいとしている。さらに、23足中3例では FDMA が存在せず、この3例では遠位領域でも全く穿通枝が存在しなかったとしている。なお、中間部で穿通枝が少ない理由として、皮膚穿通枝の他に短母趾伸筋（腱）への栄養枝が存在することを挙げて、短母趾伸筋（腱）を皮弁に含めて挙上することを奨めている。

2 静脈

皮弁の還流静脈には、動脈の伴走静脈と皮静脈（大伏在静脈あるいは小伏在静脈の分枝—主として大伏在静脈の分枝）が存在する。基本的には足背動脈の伴走静脈が主たる還流静脈であるが、できる限り皮静脈も確保しておく。すなわち、2系統の静脈を移植床静脈に吻合するか、移植床に1本しか静脈がない場合には、まず動脈を吻合して血流を再開し良好な還流のある方の静脈を使うのがよい。皮静脈は大伏在静脈あるいは小伏在静脈へ流入する分枝が選択できれば、長い静脈柄として利用できる。なお、極端に長い血管柄（前脛骨動脈を使う）が必要な場合には、動脈に伴走する静脈を使うのがよい。

3 神経

足背皮膚の知覚の大部分は浅腓骨神経の終末枝で支配されるが、第1趾間部は深腓骨神経の支配領域である。

3 手 技

1 デザイン

足背皮弁は足背動脈の拍動を触知し、その走行を軸にしてデザインする。足背動脈の触知がはっきりしないときには、術前の評価としてCTAなどの血管造影やドップラ血流計で検査しておく。

> 高齢者では多くの場合、足背動脈が閉塞していることがあるので、本皮弁の適応は慎重にする必要がある。

足背のほぼ全幅、最大で12×12cm程度の皮弁が挙上可能である。伸筋支帯遠位部付近でも有効な皮膚穿通枝があるとされているが、第1趾間部周辺の主たる栄養動脈はFDMAである。一方、深足底動脈以遠でFDMAが欠損する約10％の症例では皮膚栄養枝が存在しない。したがって、皮弁挙上開始時にこのタイプとわかった場合は、皮弁の基部を伸筋支帯付近に移動するようにして挙上するのが安全である。

> 足背動脈が第1中足骨間隙基部で深足底動脈とFDMAに分岐する直前で皮膚穿通枝を出していることが多い。損傷しないように皮弁に含めることも、皮弁を安全に挙上するコツである。

皮弁還流静脈系は、足背動脈の伴走静脈とともに、できるかぎり皮静脈系（大伏在静脈の分枝が中心）も吻合に使えるように、皮弁に含めてデザインする。

2 皮弁の挙上

足背皮弁の挙上法には、末梢側縁（趾背側）からFDMAを含めながら中枢側へ挙上していく方法、あるいは内側縁から挙上する方法があるが、著者は外側縁からの挙上を行うことが多い。

①ターニケット駆血を行う

皮弁の挙上はターニケット駆血下に行うが、完全虚血ではなく少し静脈に血液が残っている程度の半虚血状態にする（血管が見やすいため）。

②皮膚切開

長い血管柄を必要とする場合には、まず、伸筋支帯より頭側部で前脛骨動脈の走行上に皮膚切開（ゆるやかなS字状）を加える（図5-a）。

③切開を足背動静脈まで進める

前脛骨筋腱と長母趾伸筋腱の間で前脛骨動脈と伴走静脈を露出し血管テープで確保しておく。なお、前脛骨動静脈には深腓骨神経が伴走しているので、損傷しないように血管柄より剥離する。そして、伸筋支帯を切開して足背動静脈に至る（図5-b）。

④皮膚切開を皮弁外側縁（腓骨側）に延長する

この時、小伏在静脈へ流入する皮静脈を含めることができれば、温存しておく。

> しかし、基本的には内側縁で大伏在静脈の分枝を確保するのがよい。

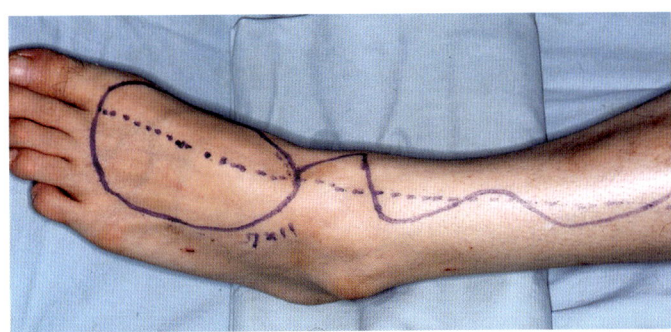

（a）皮弁のデザイン

下伸筋支帯　前脛骨筋腱　深腓骨神経　長趾伸筋腱　長母趾伸筋腱　前脛骨動静脈

（b）前脛骨動静脈の露出

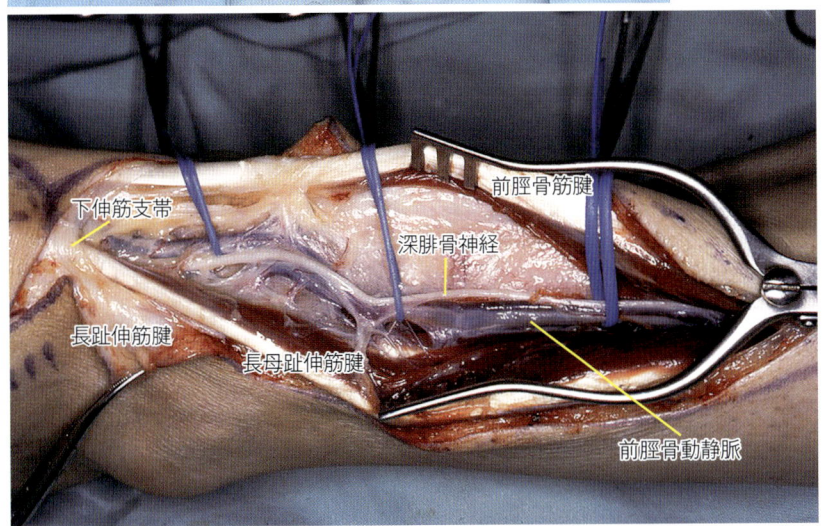

図5　足背皮弁（左足）の挙上 I

⑤**皮弁を内側方向に挙上する**

　長趾伸筋腱のパラテノンを損傷しないように皮弁を足背筋膜直上で内側方向に挙上する。

> 腱上の剥離では、パラテノンの温存が閉創時の植皮の生着に重要である。

⑥**短母趾伸筋への外側足根動静脈を確認する**

　第2趾への長趾伸腱の内側で、短母趾伸筋の筋体が現れ、その外側縁に沿って足背動静脈が走行し、外側足根動静脈を分枝するのがわかる（図6-a）。

⑦**足背動脈を剥離する**

　短母趾伸筋腱を切離し（あるいは腱と筋体を皮弁に含める）、足背動脈（静脈）を遠位側（第1趾間）方向へ剥離する。剥離を進めると、第1中足骨間隙の基部で足背動脈（静脈）が急角度に足底方向に屈曲し深足底動脈となる。

⑧**FDMAを皮弁に含める**

　FDMA（静脈も伴走するが細い）が表層に存在する症例では、足背動脈が足底に屈曲する部位で分枝し、第1背側骨間筋上（あるいは筋間の浅い部位）を第1趾間方向へ走行するので、皮弁に含める（図6-b）。

> 骨間筋を一部含んで皮弁を挙上するのが安全である。

⑨**足背筋膜上で皮弁を挙上する**

　ついで、皮弁の内側縁に皮膚切開を伸ばし、外側に向かって足背筋膜上（長母趾伸筋腱のパラテノンは必ず温存する）で皮弁を挙上する。この時、大伏在静脈へ流入する皮静脈の適当なものを温存しておく。

⑩**皮弁を頭側方向へ挙上する**

　皮弁の遠位側縁に皮膚切開を加え、第1中足骨間隙で先に剥離したFDMAと骨間筋の一部を皮弁に含めながら頭側方向へ挙上する。

> ここで難しいのは深足底動脈の処理である。この分枝は骨間の深い部分にあることが多いため、FDMAの分岐部を損傷しないように注意深く結紮する必要がある。リガクリップ®を用いると簡単である。

⑪**足背動静脈を含めながら皮弁を挙上する**

　最後に、足背動静脈を皮弁に含めるようにしながら挙上し前脛骨動静脈に至れば、長い血管柄の足背皮弁が作成できる（図6-c）。

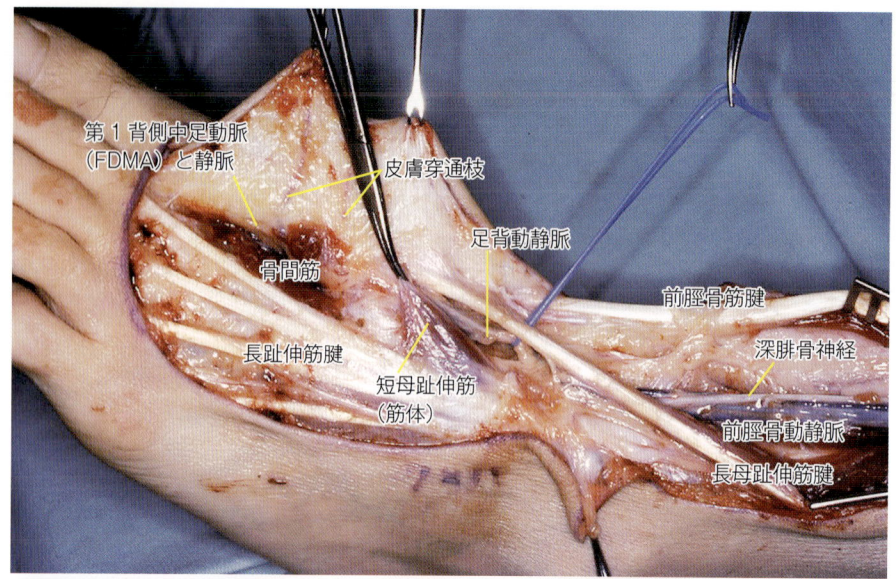

(a) 外側（腓骨側）縁よりの挙上
FDMA と静脈は第1趾間方向に走行している。

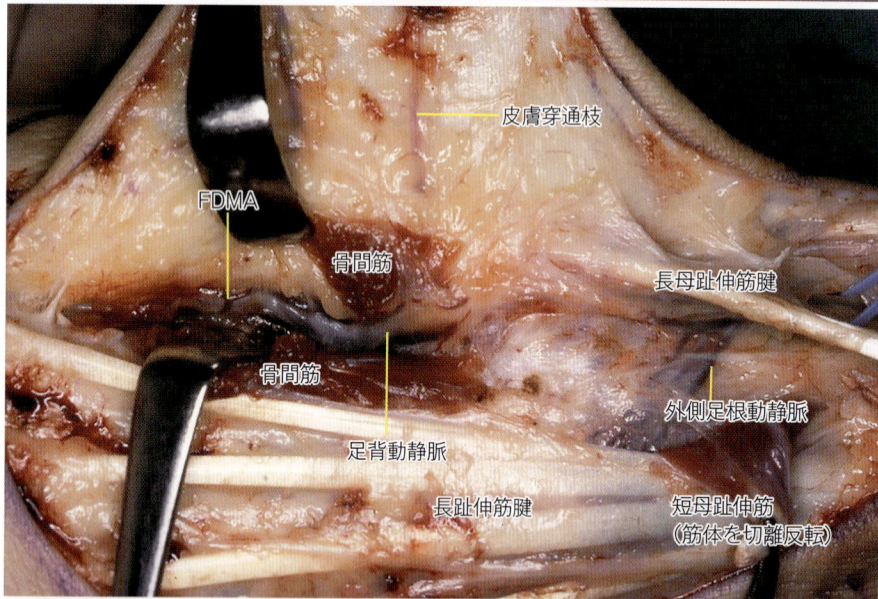

(b) FDMA の露出と皮膚穿通枝

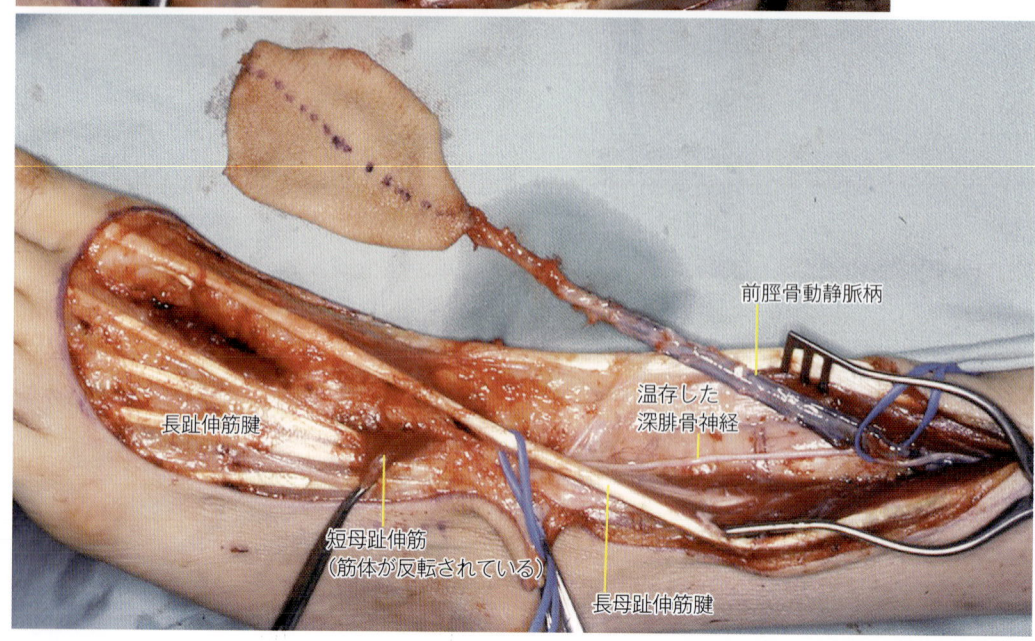

(c) 完全に島状皮弁にした足背皮弁

図6 足背皮弁の挙上 II

3 採取と移植

ターニケットを解除して皮弁の血行を確認する。動脈攣縮などにより血流再開後に速やかに再還流しない場合があるので、血管柄に2%塩酸リドカイン溶液や塩酸パパベリン溶液をかけて攣縮の解除を待つ。安定した血流が確認されるまで、十分な時間待った後に血管柄を切離して採取する。遊離足背皮弁は、足背動脈（あるいは前脛骨動脈）と、その伴走静脈および皮静脈の2本の静脈を、それぞれ移植床血管に吻合して移植する方が安全である。

> 足背皮弁の皮弁採取部の一期縫縮は不可能であるため、遊離植皮術を行う。この生着のためにも皮弁挙上時に伸筋腱のパラテノンを温存する。

4 皮弁の modification

■ 短趾伸筋弁・皮弁

足背皮弁と合併して作成できるが、筋弁としても使われる。短母趾伸筋と短趾伸筋はともに足背動静脈より分枝する外側足根動脈 lateral tarsal artery と伴走する静脈で栄養される。両筋群は分割することも可能であるが、筋弁としては一体として用いることができる。また、付近より穿通する皮枝を取り込めば、足背動静脈を栄養血管柄とする皮弁・筋弁が利用できる（図7）。

> なお、筋肉を支配する深腓骨神経枝を移植床の運動神経断端と縫合すれば、小さな麻痺筋の機能的再建も可能である。

■ 第1趾間皮弁

First web space flap として、1977年、May JW らにより最初に報告された。FDMA―足背動脈系あるいは足底中足動脈（できればFDMA）を栄養動脈柄として、第1趾腓骨側から第2趾脛骨側まで第1趾間の範囲で皮弁が作成される（図8）。還流静脈は皮静脈がよい。第1、2趾固有足底趾神経と背側の深腓骨神経からの神経を含むと、知覚皮弁として移植することができる。

指の掌側から背側に及ぶ範囲の欠損や母指・示指第1

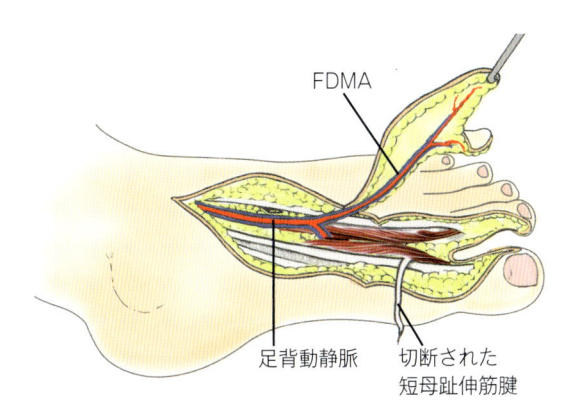

(a) 皮弁の栄養血管

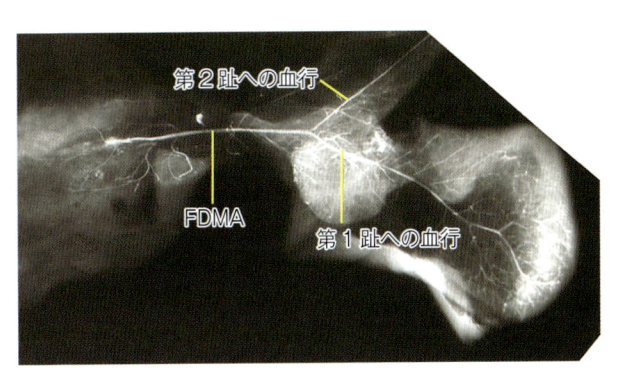

(b) 第1趾間の血管造影
足背動脈より造影剤を注入した。（切断廃棄左足）

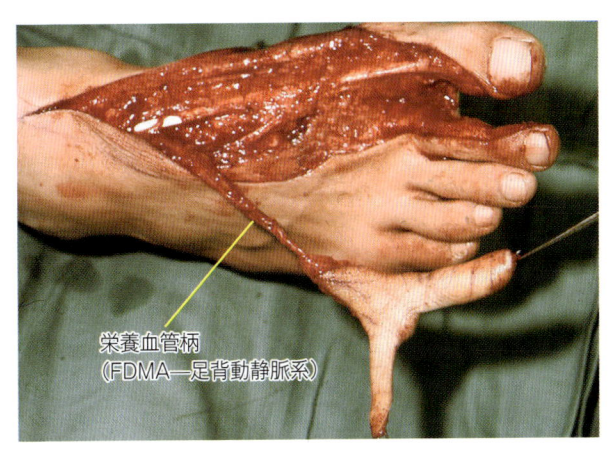

(c) 挙上した皮弁

図8　第1趾間皮弁 first web space flap

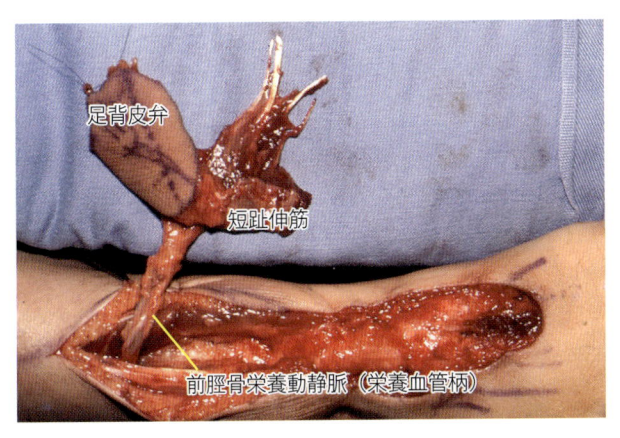

図7　短趾伸筋弁・皮弁（右足）

指間の再建などに対して、利点が大きい。また、足背皮弁と複合した形で挙上することが可能で、症例によって連合させる皮弁を変えながら応用が可能である。解剖学的な知識や挙上法は、足背皮弁の項目を参考にされたい。

5 皮弁採取部の閉鎖と合併症の回避

> 足背皮弁採取部には遊離植皮術を行うが、術後の難治性潰瘍や胼胝の形成、さらに足背部の疼痛は、本皮弁の持つ大きな欠点である（図9）。

これらを防止するために、厚い全層植皮術を行ったり、前外側大腿皮弁などの遊離皮弁で再建する場合もある。後者は、手技が面倒になるうえ、後日、defattingなどの修正術が必要になることが多いため著者らはあまり推奨しない。人工真皮などで一時的に被覆し、肉芽の増殖を促した後に、遊離植皮を行うのも一法である。

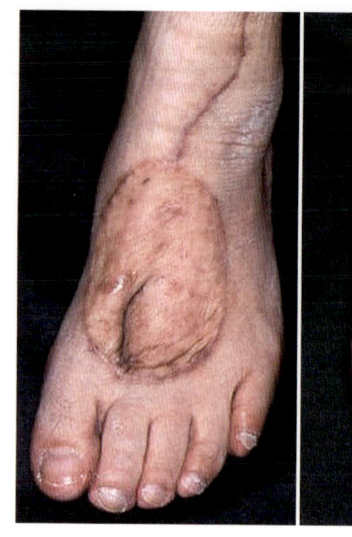

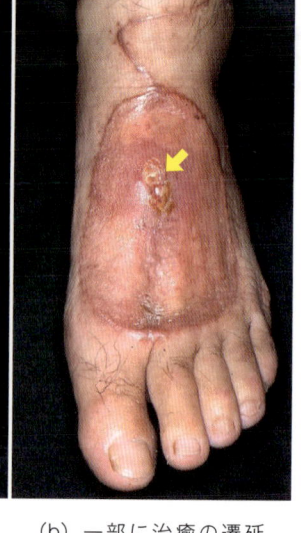

(a) 遊離植皮で被覆した皮弁採取部（術後5カ月）　(b) 一部に治癒の遷延（⇨）が見られる採取部（術後2カ月）

図9　足背皮弁採取部の閉鎖
一般に遊離植皮で閉鎖するが、一部で治癒が遷延することもある。

4 臨床例

1 症例1：53歳、女性　舌癌放射線治療後潰瘍（右臼後部再発）

舌癌に対して放射線照射80Gyが行われ、右頬部から臼後部に壊死を生じた。右下顎内側縁部が露出し難治性潰瘍となり、局所再発も認められたため、潰瘍部を含め右下顎縁切除、右上頸部郭清が行われた。欠損の再建に薄い皮弁を必要とし、最初、橈側前腕皮弁を提案したが、患者が前腕皮弁採取部の目立つ瘢痕を嫌がったため、遊離足背皮弁で再建を行うことにした。皮弁は左足背より6×9cm大、栄養血管柄は前脛骨動静脈で挙上、採取し、移植床の右顔面動静脈と端々吻合した。皮弁は問題なく生着した（図10）。（国立がんセンター症例）

2 症例2：51歳、男性　右手背剝脱創

右手をローラーに挟まれ、手背ほぼ全体の皮膚剝脱を受けた。同時に、示～環指伸筋腱が、指PIP関節と伸筋支帯の間で重度の損傷を受けていた。初期のデブリドマン後に2週間待機し、伸筋腱欠損を含む手背部皮膚の再建を、第2～4長趾伸筋腱（短趾伸筋腱は温存）を含む足背皮弁で再建した。血管吻合は前脛骨動脈を橈骨動脈に、前脛骨静脈（2本）を前腕皮静脈に端々吻合した。術後1年、手の自動伸展、屈曲運動はかなり回復した。皮弁採取部は遊離植皮で被覆したが、歩行などの機能的な障害はなかった（図11）。

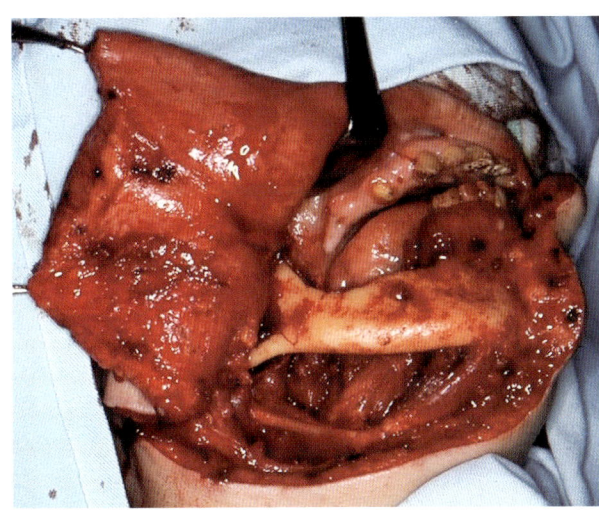

(a) 切除後の歯肉・口腔底の欠損

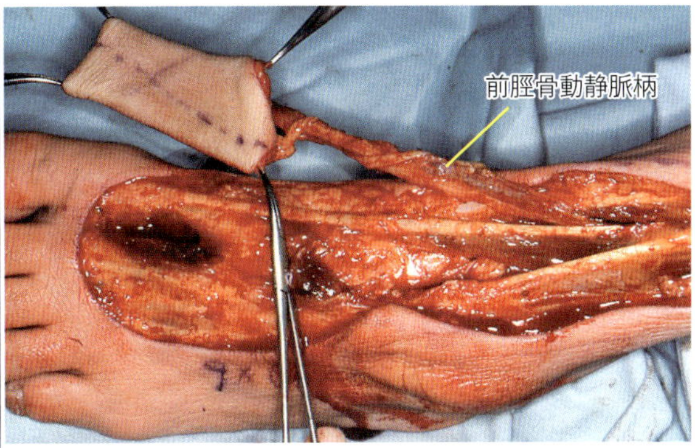

(b) 挙上した左足背皮弁

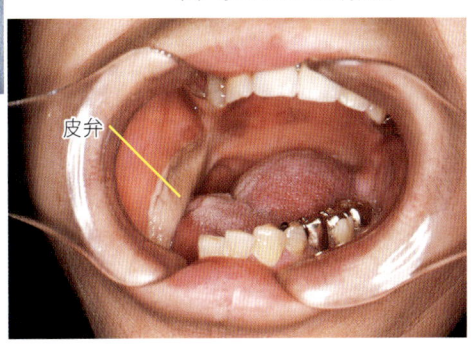

(c) 術後5カ月の状態

図10 症例1：53歳、女性、舌癌放射線治療後潰瘍（右臼後部再発）

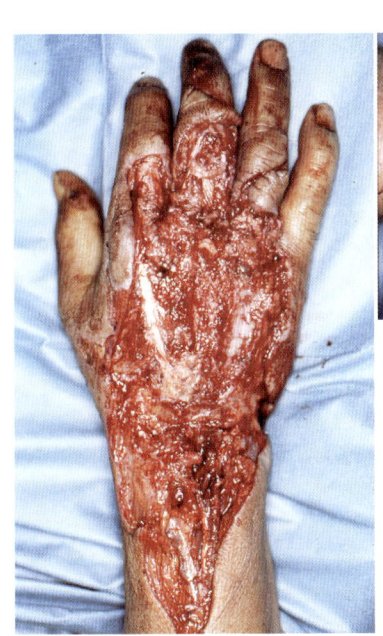

(a) 術前の状態。右手背広範囲皮膚欠損、伸筋腱欠損を認める。

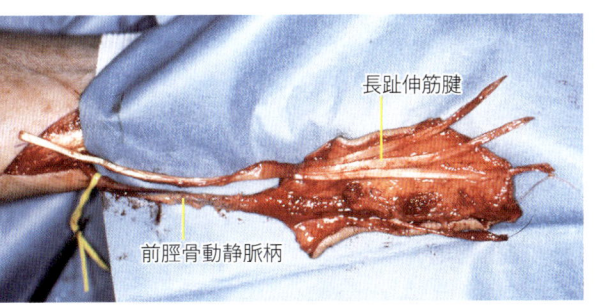

(b) 挙上した長趾伸筋腱付き足背皮弁

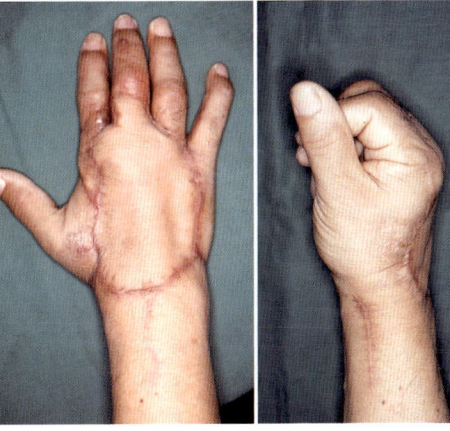

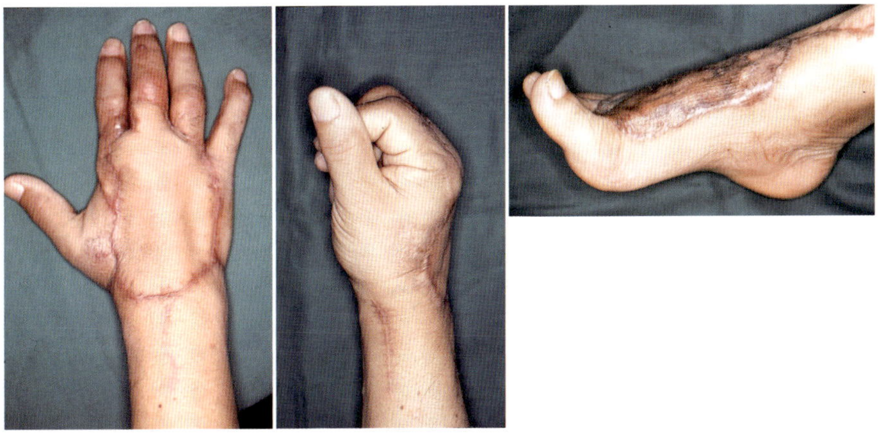

(c) 移植後1年の状態。指の自動伸展、屈曲が可能である。採取部の機能障害はない。趾の背屈も可能である。

図11 症例2：51歳、男性、右手背剝脱創

(Ichioka S, Harii K, et al: Tendinocutaneous free flap transfer to cover an extensive skin-tendon defect of the dorsum of the hand; case report. J Trauma 36: 901-903, 1994 に掲載症例)

II

足趾部分移植
Partial toe transfer, hemi-pulp flap

1 特徴と適応

　1975年、Gilbert Aらにより最初に報告された。第1趾の外側（腓骨側）、第2趾の内側（脛骨側）に作成されることが多い。特に、指末端部の知覚再建と爪の再建を目的として、固有足底趾神経を含めて移植する。
　皮弁が小さいので、栄養血管（特に静脈系）を確実に皮弁に含めて挙上するのに注意が必要である。

> Hemi-pulp flapと言う用語は日本人が使うことが多く、海外の文献ではpartial toe flap（あるいはtransfer）という表現が多いようである。

■ 利点
①手指の組織と同じ組織が移植できる。
②爪を含めた移植が可能である。
③知覚皮弁の移植ができる。
④手術侵襲が少ない。

■ 欠点
①吻合する血管が細くなる（特に、short pedicle flap）
②皮弁採取部が足底にかかると胼胝形成などが起こる。

2 栄養血管

　First web space flapの項でも述べたように、第1趾の外側（腓骨側）、第2趾の内側（脛骨側）には、FDMAの終末枝である背側趾動脈と、足底趾動脈の2系統の動脈が吻合しながら走行している。前者には変異が多いが、剥離が易しく、長い血管柄が作成できる。一方、後者は常に存在するが、長い血管柄を作成するのが面倒である。いずれも還流静脈は皮静脈である。

> 最近では、Koshima Iら（2000）やLee DCら（2008）の報告にも見られるように、趾動脈のレベルで挙上・採取するshort-pedicle flapが多用される。

3 手　技

　第1趾を使うか第2趾を使うかは、指の欠損の大きさと深さ、爪の存在などにより決定する。以下、第1趾部分皮弁 first toe hemi-pulp flapの挙上手技を述べる。

1 デザイン

デザイン上の注意点は、できるだけ趾足底中央を超えて採取しない。採取部が一次縫縮できない場合には、植皮をせざるを得ないが、欠損をできるだけ背側方向に縫縮して、植皮が足底にかからないようにする。また、爪の変形を防ぐため、爪郭より2mm程度皮弁の辺縁を離す（図1-a）。

2 皮弁の挙上と採取

①ターニケットをかける

完全に虚血しない状態にする（静脈を見やすくするため）。

②趾間部の皮静脈を露出する

皮弁の趾間の皮膚を浅い層で注意深く剝離し、趾間部の皮静脈を露出する。皮静脈は2本程度が合流して1本になる部分まで剝離する（図1-b）。

③皮弁末梢側（爪側）縁に切開を加え、骨膜上で中枢側に向かって挙上する

反転した皮弁の裏面に趾動脈と神経の伴走しているのが見えるので、これらを含めて趾間基部に向かって剝離する（図1-c）。

④趾動脈を確認する

趾動脈が、深横中足靱帯の部分でFDMAと足底中足動脈の吻合部から派生するのがわかる（図1-d）。

> Short-pedicleではこの部分で趾動脈を切断して使うが、もう少し長い動脈が必要であれば、どちらかの動脈の太い方へ剝離を進める。

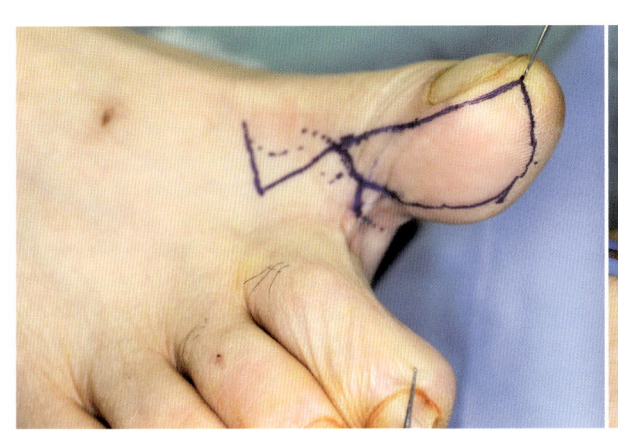

(a) 皮弁のデザイン。爪移植を行わない時には、皮弁縁は爪郭より少し離す。

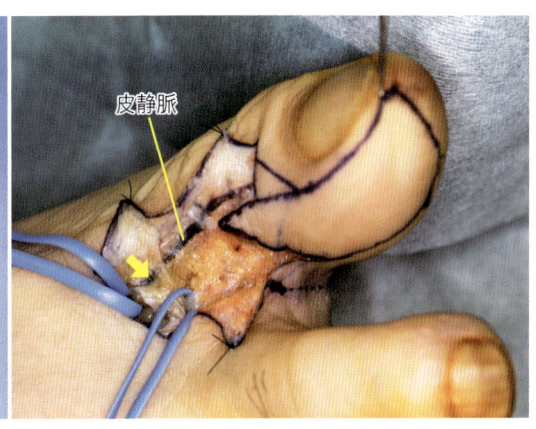

(b) 第1趾間（皮弁の基部）で皮弁を薄く剝離し、皮静脈を確保する。皮静脈の合流部（➡）

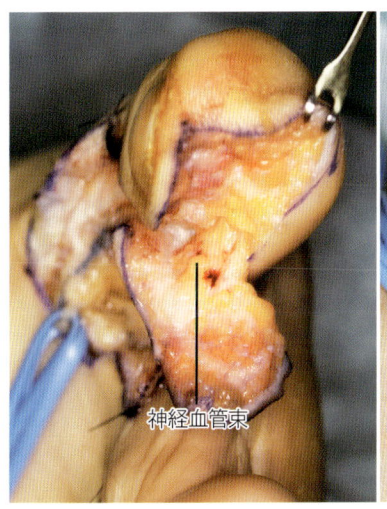

(c) 末梢側より皮弁の挙上

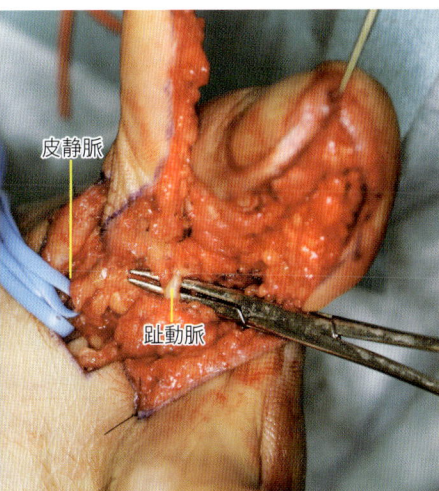

(d) 趾動脈の分岐部

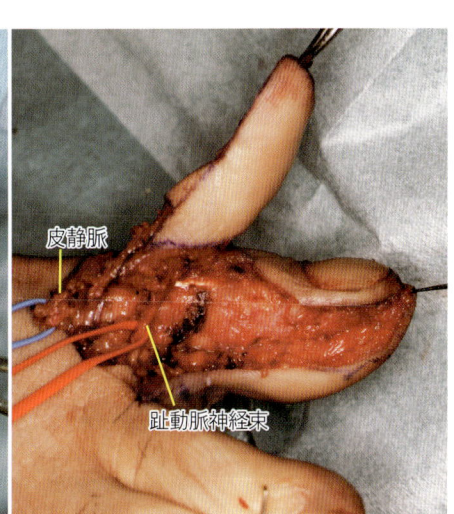

(e) 島状にした皮弁

図1 第1趾 partial toe flap （first toe hemi-pulp flap）

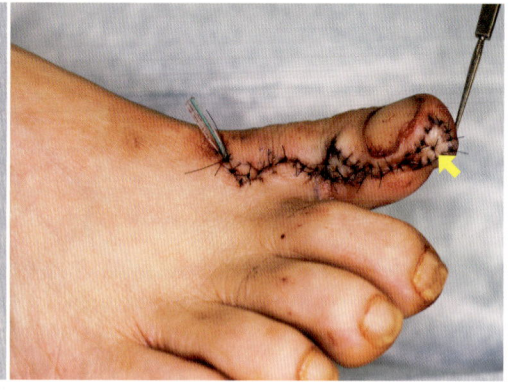

(f) 採取した皮弁　　　　　　　　　　（g）皮弁採取部の閉鎖
一部に基部であまった皮膚を移植している（⇨）。

図1　第1趾 partial toe flap（first toe hemi-pulp flap）（つづき）

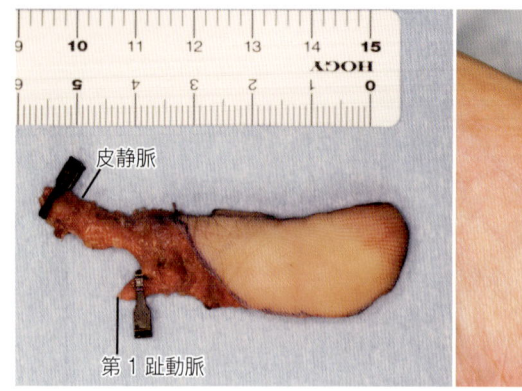

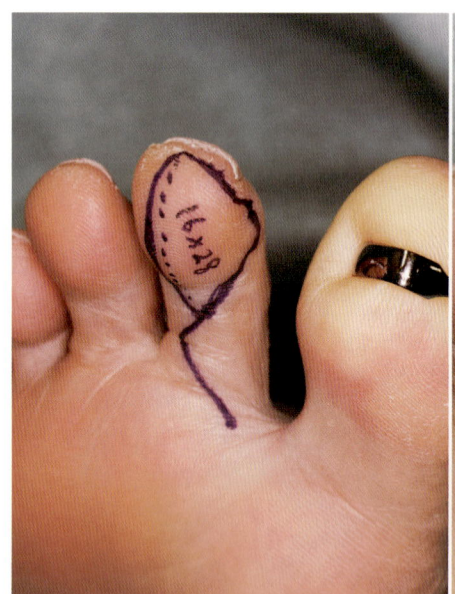

(a) デザイン（第2趾皮弁、short pedicle flap）　(b) 第2趾基部で皮静脈を露出する。　(c) 指先より基部方向へ皮弁を挙上する。屈筋腱のパラテノンは残す。

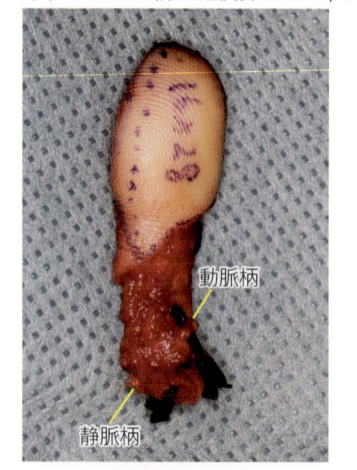

(d) 採取した皮弁

図2　第2趾 partial toe flap（second toe hemi-pulp flap）

⑤必要な長さに趾神経を切断して、hemi-pulp flap を島状に挙上する（図1-e）。
⑥駆血を解除する
　ターニケットをはずしても、皮弁にただちに血流が戻らないときは、血管柄に塩酸パパベリンなどを滴下して少し待つ。
⑦皮弁の血流を確認して遊離する（図1-f）。
⑧皮弁採取部は原則として一次縫縮閉鎖する（図1-g）。

　第2趾（内側―脛骨側）に作成する hemi-pulp flap (second toe hemi-pulp flap）もほぼ同様の操作になるが、第1趾に比べて皮弁が薄く、小さく採れるので母

指以外の指尖再建に適している（図2）。Lee DC ら（2008）の 1,000 例近くの臨床例と挙上法は、short pedicle partial 2nd toe flap の移植を一挙に身近なものにした。

いずれにしても皮弁の挙上は、まず基部で皮静脈を露出し、ついで末梢側から趾骨膜直上で中枢側に向かって皮弁を挙上しながら基部の趾動脈・趾神経に達するのが、簡単で早い。

4 臨床例

1 症例 1：66 歳、男性 左母指掌側皮膚欠損

事故による外傷で、当院に救急搬送された。緊急手術で一次閉鎖するため、右第 1 趾外側（腓骨側）より 1.6 × 6.0cm の hemi-pulp flap を採取し（栄養動脈：第 1 趾動脈を深横中足靱帯の部分で FDMA より離断、栄養静脈：皮静脈）、移植床血管（動脈：母指動脈、静脈：皮静脈）と端々吻合して移植した。なお、皮弁採取部の閉鎖は、皮弁採取側内果下部よりの遊離植皮を行った（図3）。

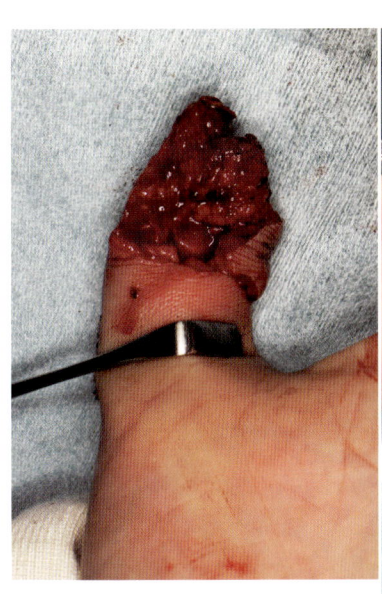

(a) 術前の状態。皮膚欠損（新鮮創）

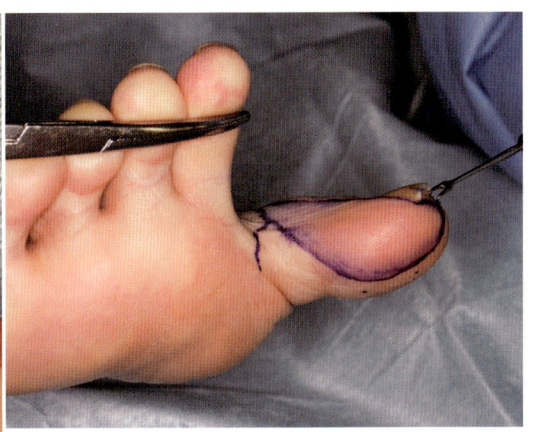

(b) 皮弁採取部のデザイン（右足）

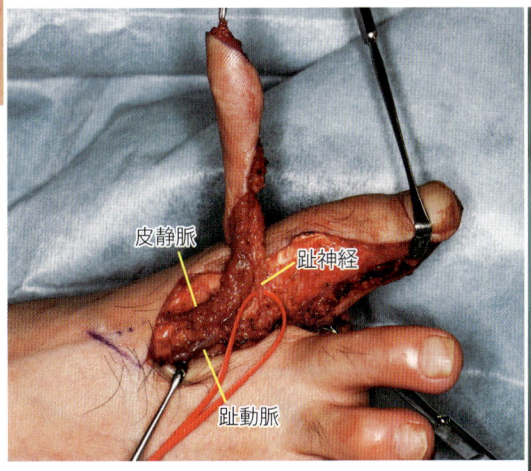

(c) 挙上した右第 1 趾の hemi-pulp flap

▶(d) 移植後 6 カ月の状態

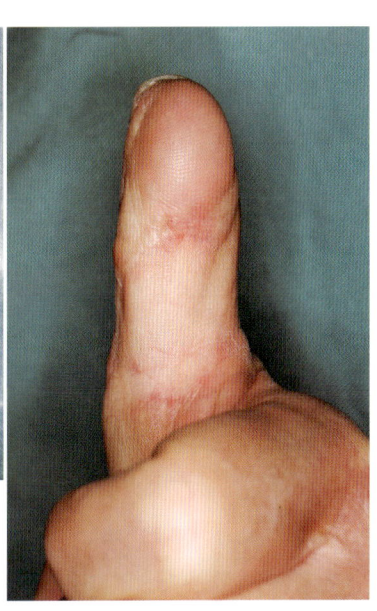

図3 症例 1：66 歳、男性、左母指掌側皮膚欠損

2 症例2:25歳、女性 左手中指指尖皮膚欠損

シュレッダーで誤って左手中指指尖を切断した。爪はほぼ残っていたが、掌側軟部組織欠損があり、職業上、整容的な結果を強く求めたため、受傷後10日に右第2趾の部分移植（25×15mm）を行った。皮弁はshort pedicle（栄養動脈：第2内側趾動脈、栄養静脈：背側皮静脈）で採取し、中指指動脈、皮静脈と端々吻合して移植した。皮弁の生着は良好であったが、やや bulky であったため、術後4カ月に一度修正術を施行した。整容的にも極めて満足な結果を得ている（図4）。

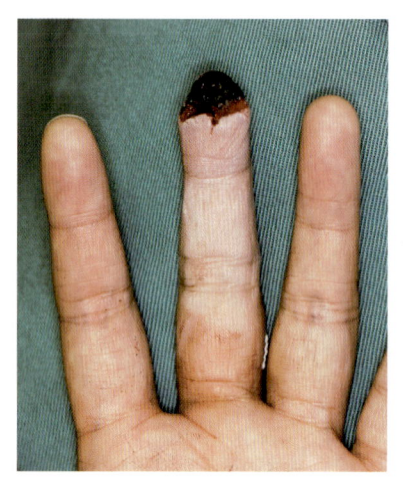

(a) 術前の状態

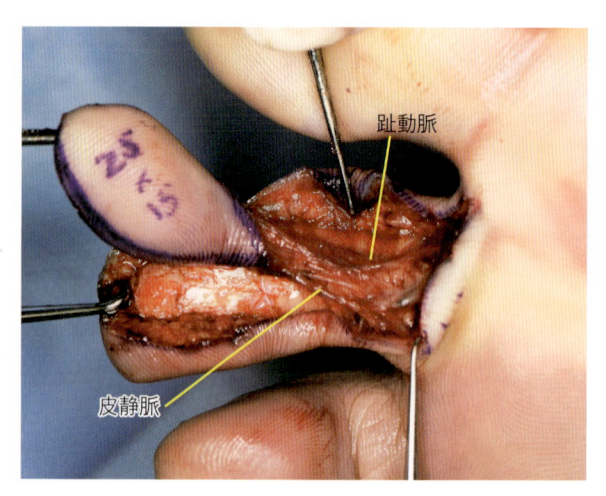

(b) 挙上した第2趾 hemi-pulp flap（25 × 15mm 大）

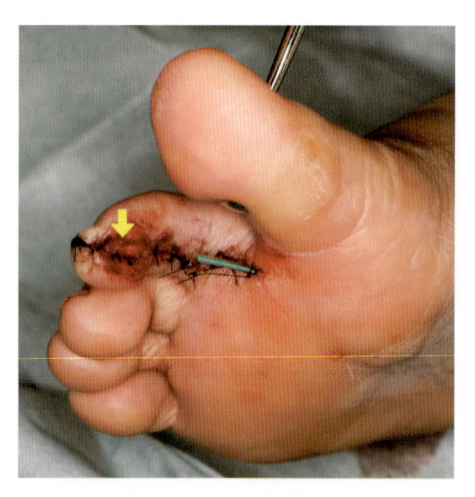

(c) 皮弁採取部皮膚欠損の一部（⇨）には内果下部より植皮した。

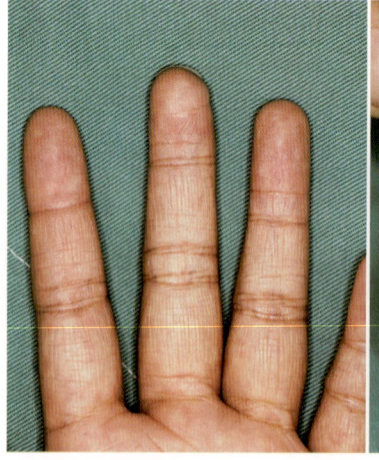

(d) 術後1年6カ月の状態。皮弁採取部の第2趾には若干の屈曲変形がみられるが、機能上に問題はない。

図4 症例2：25歳、女性、左手中指指尖皮膚欠損

（栗田昌和ほか：第II趾 partial pulp free flap を用いた指尖部軟部組織再建の経験．形成外科 57: 545-553、2014 に掲載症例）

III

Wrap-around flap

1 特徴と適応

　Wrap-around flap は、1980 年、Morrison WA らにより最初に報告された。第 1 趾全移植による母指再建法（hallux-to-thumb transfer）の変法である。主としてFDMA および伴走静脈と皮静脈で栄養される第 1 趾の外側（腓骨側）約 3/4 の皮膚と爪を皮弁（onychocutaneous flap）として移植する。そして、指骨欠損部を作成するために移植した棒状の腸骨片をこの皮弁で円く包み（wrap-around）、母指を再建する（図 1-a、b）。その後、部分

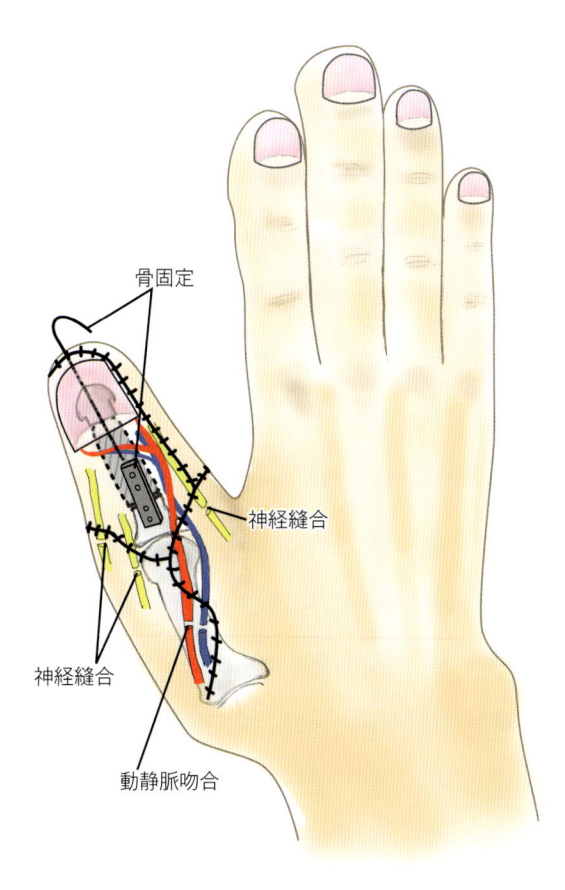

(a) Wrap-around flap による母指再建

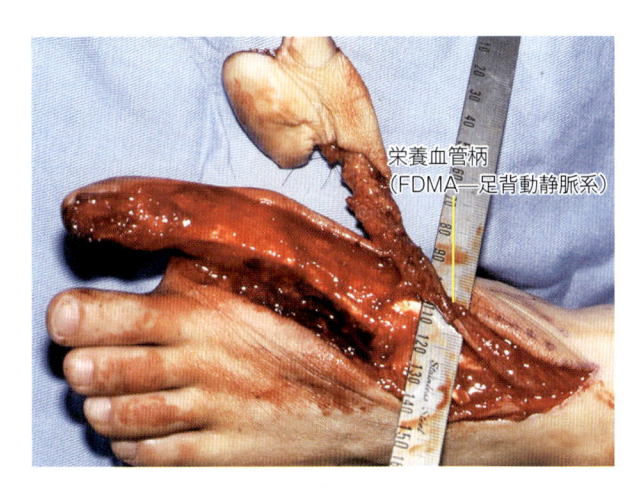

(b) 挙上した第 1 趾 wrap-around flap

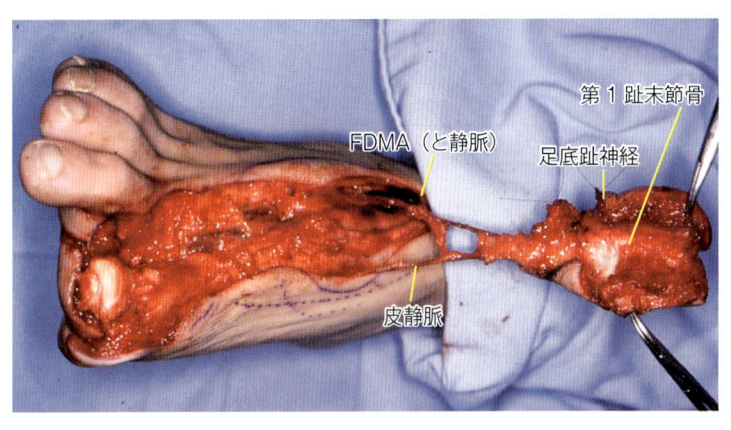

(c) 末節骨を付けて挙上した第 1 趾 wrap-around flap

図 1　Wrap-around flap の形態

移植法で母指以外の指の再建にも使われるようになった。

> 移植爪の変形を防ぐため、第1趾末節骨の表層は皮弁に含め爪母を損傷しないようにする。また、移植した腸骨は萎縮する可能性があり、これを防ぐために積極的に第1趾末節骨の一部を付けて移植することも多い（図1-c）。

　皮弁を採取した第1趾は、趾骨の採取時に残した皮弁と植皮（時に遊離皮弁）で被覆して形態を保つが、Morrison WAら（1980）が報告したように第2趾の足背皮弁をcross-toe flapとして趾底を被覆する方法もある。

　一方、残した末節骨は機能を持たず、逆に疼痛や潰瘍、胼胝形成の原因となるため、著者らは基本的に末節骨を皮弁に含めて挙上、さらに基節骨の一部も切除し、断端をできるだけ三角皮弁で被覆するようにしている。

> いずれにしても採取第1趾のある程度の変形は避けられないので、術前によく説明しておく。

　本法の適応は以下のごとくである。
① MP関節より末梢側の指欠損（主として母指）
　機能的にはMP関節が残っている症例がよい。

② 指骨が残存しており、爪・皮膚のみの欠損症例も良い適応となる（剝脱創、腫瘍切除後など）。
　禁忌としては、下記である。
① 糖尿病などで末梢血管に障害のある症例
② 足の力を必要とする職業の患者
③ 小児（発育上、避けた方がよい）

■ 利点
① 第1趾全体がなくならないので、患者にも受け入れられやすい。靴の固定もよい。
② 健康側の母指と類似した形態が得られる。
③ 神経がうまく縫合できれば、知覚の回復が得られる。

■ 欠点
① 手技が複雑である。
② 移植した腸骨が骨折することがある。また、吸収されることもある。
③ 関節がないので、移植床に残存する関節で動くことしかできない。
④ 採取第1趾に変形が残る（意外に変形が強いので術前によく説明しておく）。

2　手　技

　血管解剖は足背皮弁の項で述べたので重複を避ける。基本的な栄養動脈はFDMA―足背動脈、静脈は伴走静脈か皮静脈である。まれにFDMAが未発達あるいは欠如するので、この時は第1足底中足動脈 first plantar metatarsal artery（以下、FPMA）と皮静脈を使う。

1 デザイン（母指再建の場合）

　Wrap-around flapは爪の再建を必要とする手指の再建にも使われるが、基本的には母指の再建が良い適応となる（図2）。健康側の爪の大きさに合わせて作図する。
　以下は母指の再建を目的とした方法である。
① 原則的に欠損母指と対側の第1趾を用いるが、絶対的なものではなく、爪の形がよい方の第1趾を使う。対側第1趾を使うのは、移植時のflapの縫合線が趾間部にくるためである。
② 第1趾内側（脛骨側）から趾先端にかけて中枢側を茎とする短冊状の内側皮弁を残し、爪全体を含んだ第1趾の背側から足底側ほぼ全体の皮弁を使う（図2-a、

図3-a）。MP関節上に来る内側皮弁の基部は幅1～1.5cm、皮弁先端の幅（趾尖にあたる部分）は0.5cm程度にV字型に細くなる。
③ 再建母指の対側（健康側）の母指の爪の大きさや太さにより、採取皮弁のデザインを決定する。

> あらかじめ、テンプレートを作っておくとよい。

④ 移植床での皮膚組織の必要量を評価し、移植後に血管柄を圧迫しないように、症例に応じて基部に皮弁を作図する。

> 第1趾間基部の皮膚をできるだけ大きくとっておいた方が移植皮弁基部の閉創が簡単になる。

⑤ 健側の母指より移植する第1趾の爪が大きい場合には、爪母を含め爪の内側（脛骨側）部を内側皮弁に含めるように切除して大きさを調整する。内側皮弁につけて挙上された爪は採取部の閉創時に切り捨てることになる。
⑥ 原則的に皮弁は、足背動脈―FDMA―趾動脈系と皮静脈の循環で血行が保たれるので、基部の切開を足背動脈上に緩いジグザグ状に延長できるようにしておく。

（a）デザイン

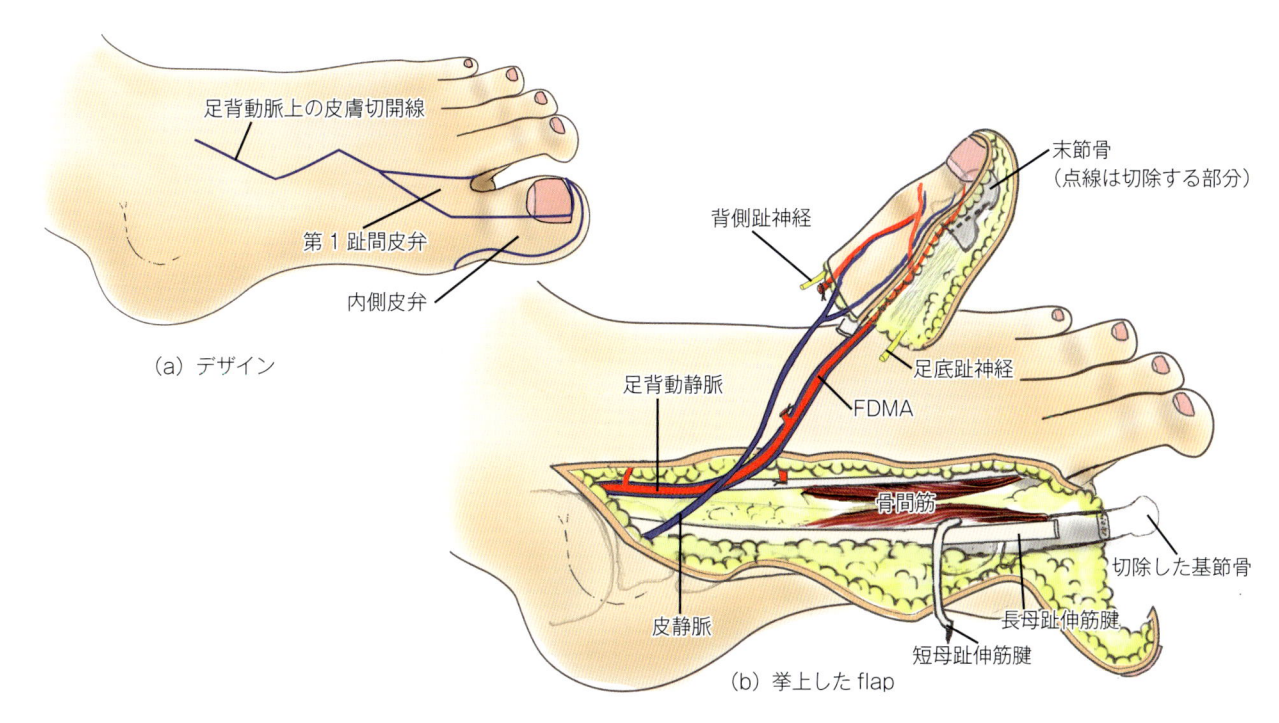

（b）挙上した flap

図2　母指再建における wrap-around flap のデザインと挙上

一方、先に述べたように FDMA は変異が多いので、場合によって、栄養動脈は FDMA―趾動脈系を使うことも考慮しておく。

2 皮弁の挙上と採取

① FDMA を露出する

皮弁の基部で、デザインに沿って第1趾背側から第1趾間に切開を加え、FDMA を露出する（図3-b）。

趾背、趾間の切開では、絶対に皮静脈を損傷しないように注意する。

FDMA が背側骨間筋の足底側を走行する症例（前項、Type II）では、骨間靭帯を切離して第1-2中足骨間を開きながら血管柄の剝離を慎重に進める。なお、FDMA が存在しないか発達の悪い症例（前項、Type III）では、代償的に底側中足動脈が発達しているため、これを同定して深足底枝との合流を確認して足背動脈に剝離を進めて、FPMA を使うようにデザインを変更する。

② FDMA をできるだけ長い血管柄に作成する

FDMA が見つかれば、これを足背動脈まで追跡し、できるだけ長く血管柄を作成する（これは、snuff box 内の橈骨動脈と吻合するためである）。

③第1趾基部背側に残した皮静脈を長い血管柄に作成する

大（小）伏在静脈系に至るものを確保しておく。これもできるだけ長い血管柄とする。

④深腓骨神経と第1趾固有足底趾神経を皮弁に含めて挙上する

第1趾間部および第1趾足背の知覚は深腓骨神経（内側枝）であるが、wrap-around flap では再建した母指の掌側の知覚が重要である。このため、深腓骨神経のほか、第1趾固有足底趾神経（できれば両側）も含めて挙上し、移植床の母指指神経断端に縫合する。

⑤趾背側の切開を内側皮弁の背側縁、爪縁から趾先端に延長する

爪部の切開は趾末節骨骨膜の直上の深さにする（爪床を損傷しないようにする）。

この時、爪を小さくするには、爪の一部を爪母とともに切離し内側皮弁に含めて挙上する。

⑥内側皮弁の足底側に切開をすすめる

長趾屈筋腱のパラテノン上で皮弁を外側（腓骨側）に挙上する。この時、内側皮弁の基部はできるだけ剝離しないでおく。

⑦先端より wrap-around flap 全体を基部に向かって挙上する

伸筋腱、屈筋腱のパラテノン上で皮弁を挙上する。外側趾動脈、神経が挙上皮弁に含まれているかを確認する。

爪部は末節骨を一部含んだ形で挙上するのがよい。著者らは末節骨全体を含めて挙上することが多い（図3-c、d）。その後に余分な骨を切除形成する。

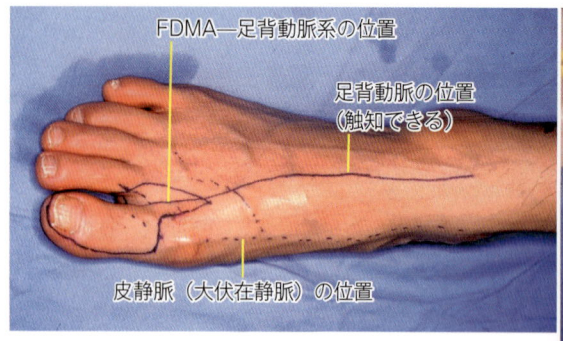

(a) 皮弁のデザイン

▶ (b) 第1趾間でFDMAの剥離

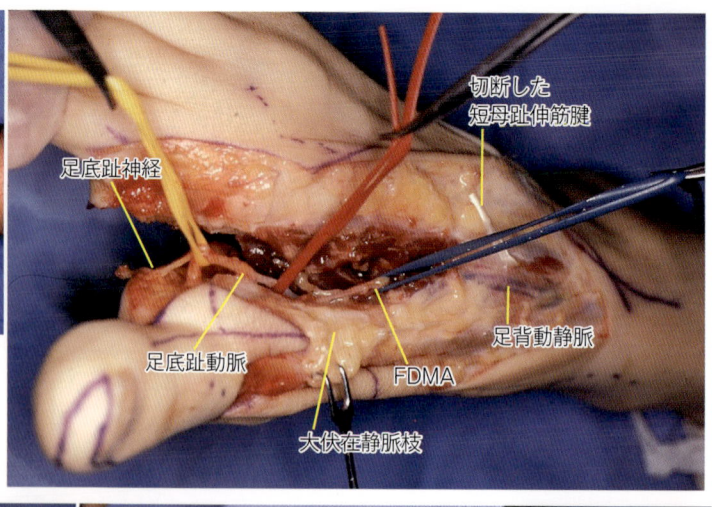

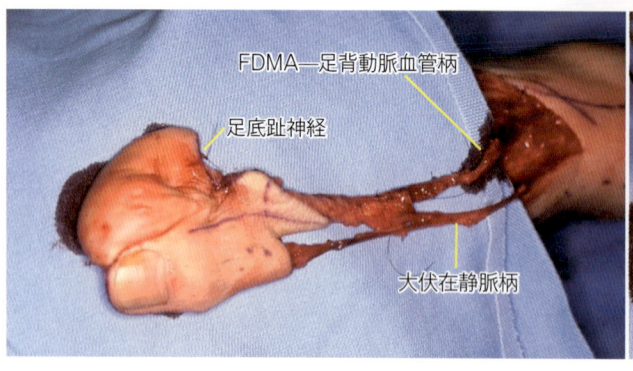

(c) 挙上したwrap-around flap

(d) 末節骨は全体か一部を皮弁に含める。

図3　Wrap-around flapの挙上

⑧趾動脈はFDMAに合流する

　皮弁の基部に至り、外側趾動脈は先に剥離しておいたFDMAに合流するが、この部で第2趾動脈を分枝するので結紮離断する。

⑨動脈を選択する

　深横中足靱帯部で固有足底趾動脈とFDMAが吻合するので、最終的にどちらの動脈を選択するか決定する。

⑩FDMAを選択したら長い動脈柄を作成する

　多くの場合、FDMAを選択するが、中枢に剥離し、中足骨基部で分岐する深足底動脈を結紮し、足背動脈へ剥離して長い動脈柄を作る。伴走静脈はできるだけ温存する。

⑪長い静脈柄を作成する

　同時に、皮静脈を伏在静脈へ剥離し、長い静脈柄を作る。

3 移植

　皮弁の採取と移植床の準備は平行して行ってよい。皮弁は原則として対側の第1趾から採取する（移植皮弁の縫合線が指間部になるため）。

①移植床母指の断端の瘢痕を完全に切除する

　余剰皮膚や皮弁はできるだけ残しておく。

②移植床の腱断端を固定する

　Wrap-around flap自体には腱組織は含まないので、移植床の腱断端はその位置に固定する。MP関節が残っている症例はできるだけ関節機能を温存する。

③原則的に移植床血管は露出しておく

　解剖学的snuff boxで橈骨動脈（端々吻合でよい）、と皮静脈に吻合（著者らは端々吻合している）するため、これらを露出しておく。

なお、念のため、固有指動脈も確保しておく。

④指神経断端を新鮮化する

　両側指神経と橈側皮神経を露出し、断端を新鮮化しておく。

⑤指骨端に加工した腸骨を固定する

　残存指骨端に採取した腸骨（皮質骨を中心にしないと

簡単に折れる）を棒状に細工して、ミニプレートかワイヤーで固定する。

⑥採取したflapで移植骨を包む（wrap-around）

末節骨の一部（あるいは全部）を移植した場合には、細いキルシュナー鋼線で移植骨端に固定しておく。

⑦閉創する

皮弁に緊張がかからない状態で行い、必要なら一部に植皮するか、raw surfaceにして後日、閉創するのがよい。

4 皮弁採取部の閉鎖と後遺障害

内側に作成しておいた細長い内側皮弁で採取部の趾先端と足底部（多くの場合、基節骨骨頭）を被覆し、背側残存部は植皮で閉鎖する。しかし、植皮の生着が悪く治癒が遷延する、胼胝を形成し疼痛の原因ともなることなど採取部の後遺症が本法の欠点である（図4）。

このため、第2趾背側皮弁で足底部を閉鎖する、遊離皮弁で閉鎖する、人工真皮を貼付して二次的に閉鎖する方法などが報告されている。遊離皮弁での閉鎖は全体の術式が複雑になるので、著者らは推奨しない。

先にも述べたように、著者らは採取第1趾の末節骨残存部は切除（あるいは皮弁と挙上移植）して、採取部に生じるraw surfaceをできるだけ少なくするようにしている。また、第1趾をできるだけ残し、再建母指にできるだけ多くの皮弁を供与するため、第2趾内側皮弁とともに挙上するtwisted wrap-around flap法（Foucher Gら、1995）を奨める人もある。

> いずれにしても、第1趾全体はなくならないが、たとえ末節骨の一部を残しても外見上・機能上に問題が残ることは、術前のICでよく説明しておく。

指骨に移植した骨は遊離骨移植となるため、吸収され

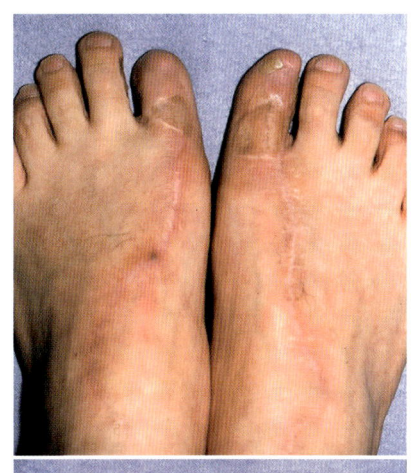

(a) 両母指再建に用いたwrap-around flapの採取部背側の術後6カ月の状態　一部、基節骨露出部はcross-toe flapで被覆した。

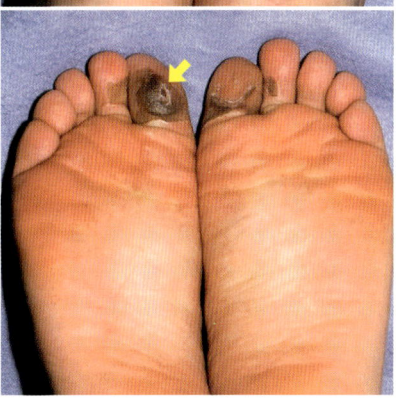

(b) 同足底側の状態。胼胝を形成（⇨）している部分がある。

図4　採取部の状態

遊離植皮で閉鎖された採取部は、胼胝などを形成することがある。

ることがある。これを防止するため、wrap-around flapに第1趾末節骨の一部（あるいは全部）を含めることも推奨される。また、移植骨の骨折もあるので、力仕事の際には注意してもらう必要がある。

> 著者らの経験では、大工仕事の際、金槌を使っていて折れた症例があった。

3 臨床例

1 症例：20歳、男性　右母指完全欠損

工場事故により右母指を重度挫滅し、帝京大学形成外科において応急的に腹部皮弁で断端を形成された。本症例に対し、左第1趾よりwrap-around flapを施行したが、骨断端はMP関節レベルで切断されていたため、移植腸骨片と第1中手骨の骨端とをワイヤーで固定した。Flapには末節骨の2/3を付けて移植し、末節骨と移植骨端をキルシュナー鋼線で固定した。

術後10年、移植皮弁・骨ともに良好に生着している。再建母指はCM関節の可動によりピンチも可能で、対側母指とほぼ同じ形状で整容的な満足度も高かった（図5）。

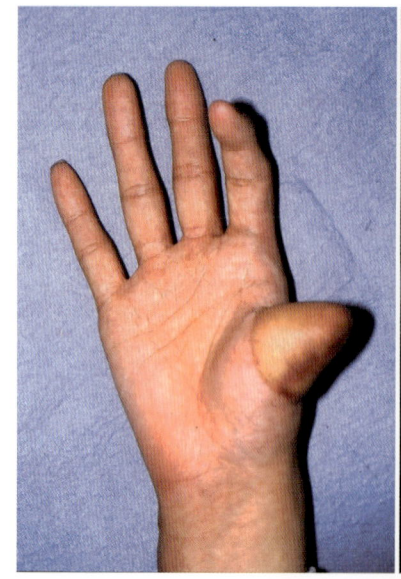

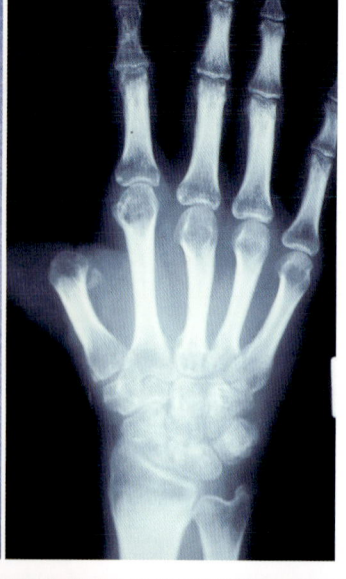

(a) 術前の状態と単純X線像

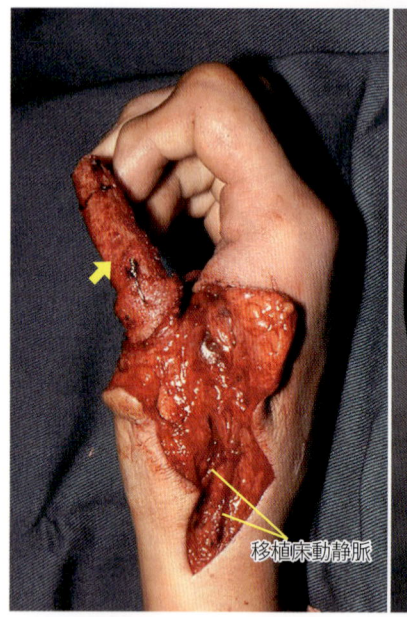

(b) 移植した腸骨片（⇨）

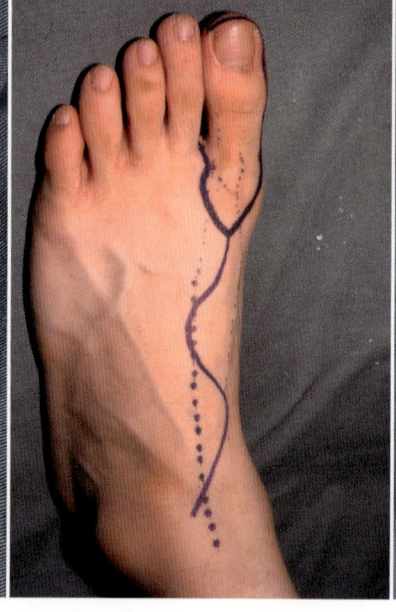

(c) 皮弁のデザイン。この症例では爪全体を移植した。

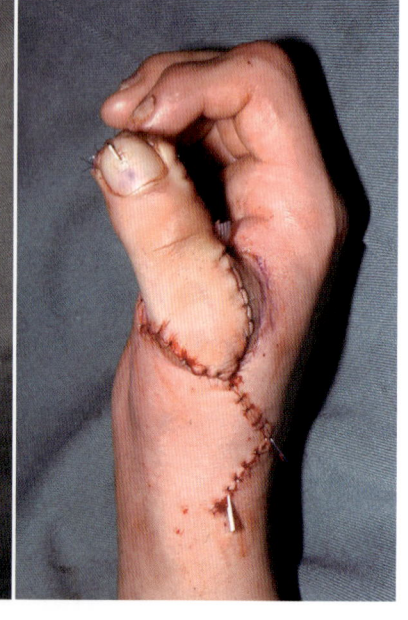

(d) 血流再開後の wrap-around flap。移植床血管は snuff box 内で橈骨動脈枝と皮静脈に端々吻合した。皮弁に含まれた深腓骨神経、尺側趾神経は移植床神経と縫合した。

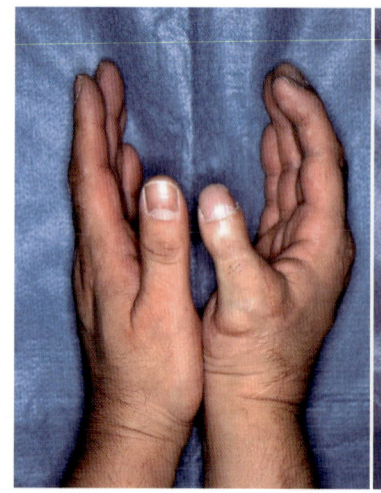

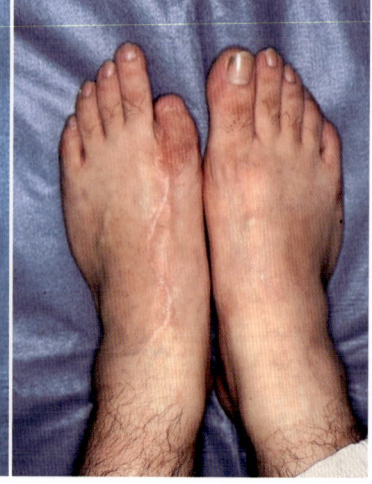

(e) 術後10年の再建母指と採取部の状態

図5　症例：20歳、男性、右母指完全欠損

IV

足趾移植
Toe-to-finger transfer

1 特徴と適応

　足指の移植は、Buncke HJら（1966）が猿の第1趾を母指に移植（hallux-to-thumb transfer）する実験を報告し、1969年、Cobbett JRにより世界で最初の成功例が報告された。形態や機能の相似性があるため、母指欠損の再建には最適であるが、移植のため第1趾が全欠損する欠点が大きい。

　特に、第1趾の移植は日本人にあまり受け入れられない手技である。このため、現在では、先に述べたwrap-around flapが母指再建の第1選択になるが、MP関節より中枢側の欠損では機能が悪くなる（再建母指がCM関節以遠で棒状になるため）。

　一方、第2趾の移植は採取趾（部）の機能障害がない（歩行に影響が少ない）のと、第2趾が欠損しても他人にはわかりにくい（特に、趾間を狭くする）利点が大きい（図1、図2）。さらに、母指以外の手指の再建には形態と機能が相似するので結果がよい（図3）。また、腱、関節を移植できるので、MP関節より中枢（中手骨レベル）での欠損には適応が大きいので、母指再建にも適応がある。文献的には、第3および4趾の移植も報告されているが、多数指欠損以外では第2趾の移植が一般的であろう。したがって、本項では第2趾移植について述べる。

■ 利点
①第2趾採取後の変形や機能障害が少ない。
②関節機能をもつ趾が移植できる。
③母指以外の手指の再建に適している。

■ 欠点
①趾が欠損する。

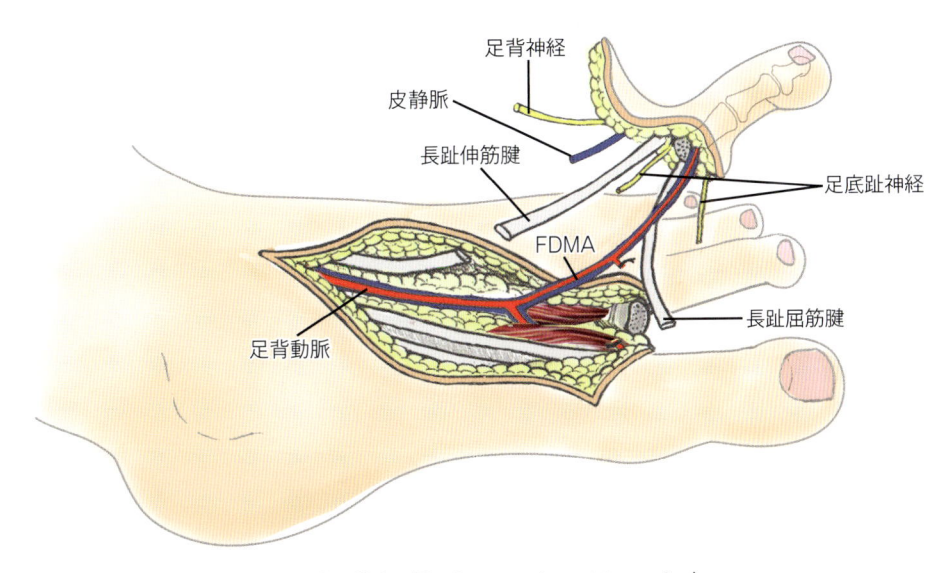

図1　第2足趾の挙上（2nd-toe-to-hand transfer）

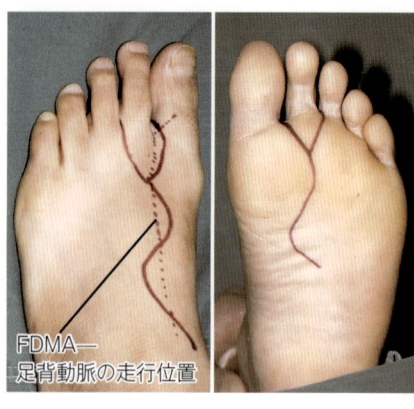

(a) 第2趾採取のデザイン

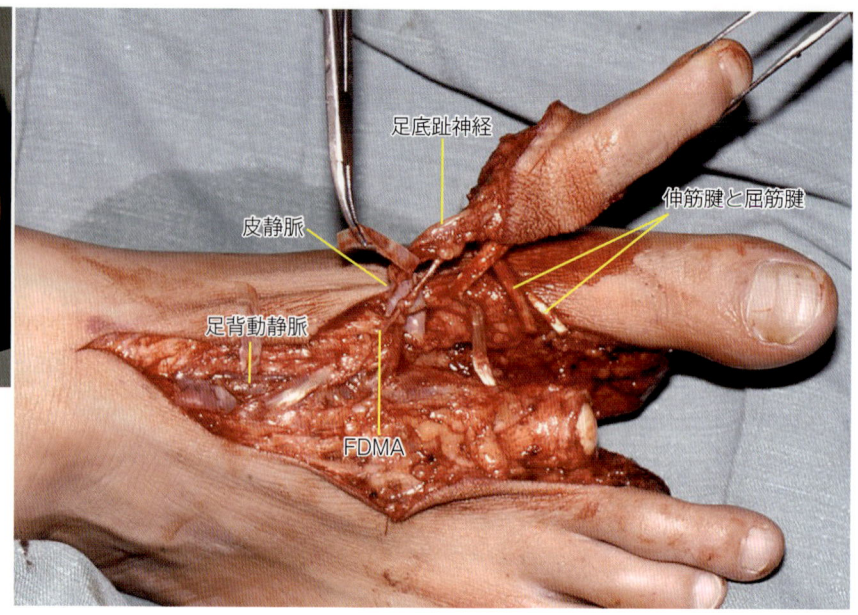

(b) 挙上した第2趾

図2 第2趾移植

2 栄養血管

基本的にはFDMAと背側皮静脈で栄養される第2趾を中足趾節関節からはずして使う。

特に、FDMA血管柄露出の手順などは、前述のpartial toe transfer、wrap-around flapの採取と同様である。

3 手 技

デザイン時、基節部で足背の皮膚を余分に含めておくと移植部の閉創に役立つ。

1 第2趾の採取

①弱い駆血下にターニケットを掛ける
②背側皮静脈を確認する

第2趾背側より第1趾間にかけて浅く皮膚切開をおき、背側皮静脈（大伏在静脈の分枝）を確保する。
③足背動脈を露出する

趾間の切開を足背に延長し、短母趾伸筋腱を同定し、その下を走行する足背動脈と伴走静脈を露出する。短母趾伸筋腱は切断する。
④足背動脈を第1趾間方向に剝離し、FDMAを同定する

しかし、前項でも述べたようにFDMAの走行には変異が多い。このため同定に難渋するときは、深追いをせず以下の手順に変更する：第1、2趾間を鈍的に剝離し、第2趾の基部で背側趾動脈を露出する。なお、背側趾動脈が欠損することもあるので、この時は、趾間足底部を切開し、足底趾動脈を露出する。

以上の操作は、一方向のみからだけで行うのではなく、各方向から第1趾間深層に剝離するのがポイントである。

(a) 完全に遊離した第2趾

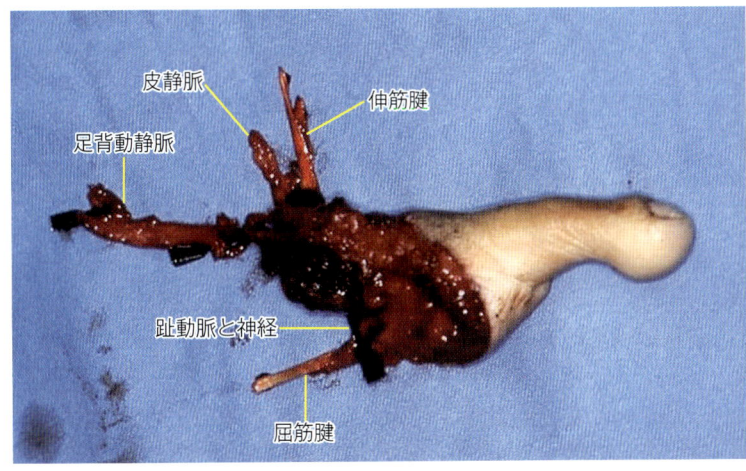

ラベル: 皮静脈、伸筋腱、足背動静脈、趾動脈と神経、屈筋腱

(b) 採取部の閉鎖直後の状態。第1趾と第3趾の間隔を狭くなるように閉鎖している。この方が術後に趾の欠損が目立たない。

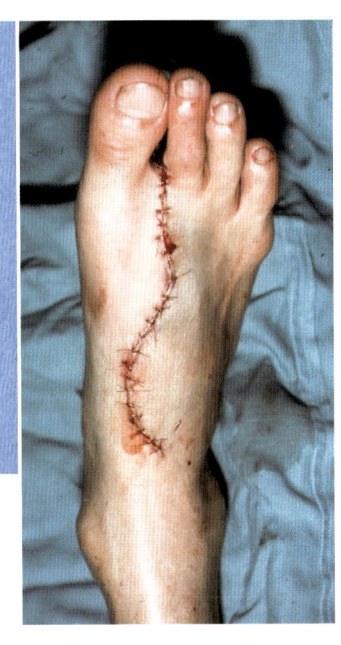

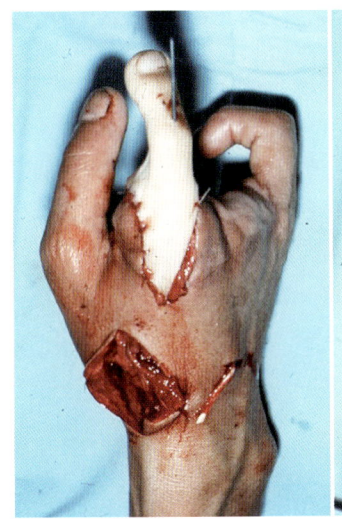

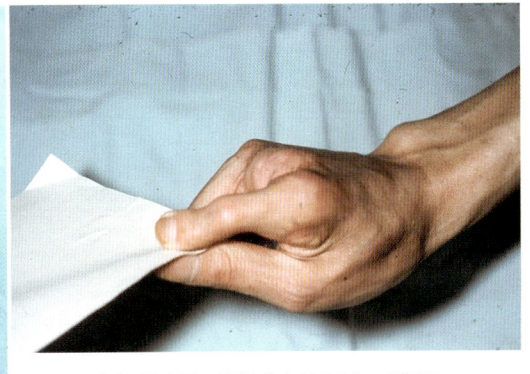

血流再開前　　　血流再開直後

(c) 示指欠損部に移植した第2趾

(d) 同症例の術後8カ月のピンチ機能

図3　第2趾の示指への移植

⑤趾動脈を確認する

　第1趾と第2趾の背側趾動脈を趾間基部まで剝離すると、深横中足靱帯をまたぐようにFDMAとFPMAが吻合し、ここから、趾動脈が分枝しているのがわかる。

⑥動脈を選択する

　ターニケットを解除し、FDMAとFPMAのどちらが優位か観察し、優位な方を選択する。

ただし、snuff boxで吻合するときは、FDMAの長い血管柄が必要である。また、FPMAより攣縮が起きにくく安全である。

⑦第1趾動脈を結紮して、第2趾内側趾動脈を栄養動脈として確保する

　そして、FDMAかFPMAからの分枝に向かって剝離するが、深中足横靱帯付近の分枝は複雑なため、注意深く剝離を進める必要がある。

⑧第2趾基部の外側から足底にかけて切開し、長趾伸筋腱と長趾屈筋腱を露出する

同時に、第2趾外側足底動脈と趾神経も露出する。

> 以上の剥離のあいだ、最初に露出した皮静脈をできるだけ長く温存しておくように注意する。

⑨FDMAを選択したら、深足底動脈を結紮する

FDMAが優位であれば、骨間筋の間を剥離して、中足骨基部で足背動脈に移行するのを確認し、深足底動脈を結紮する。

2 趾採取部の閉鎖と後遺障害

採取趾部は、深中足横靱帯の断端を強固に縫合し、第1趾と3趾の中足骨をできるだけ寄せて皮膚縫合する（図3-b）。この時、第2中足骨頭が邪魔になれば、中足骨中央で離断除去してもよい。第2趾採取の大きな後遺障害はなく、一趾の欠損であれば気がつく人は少ない（図4-d参照）

4 臨床例

1 症例：28歳、男性 右母指完全欠損

事故により右母指を中手骨レベルで切断、断端形成を受けていた。MP関節より中枢部の切断であること、患者が第1趾からの採取を希望しなかったため、第2趾の移植（2nd toe-to-thumb transfer）を行った。左第2趾を栄養するFDMAを足背動脈と伴走静脈に剥離して採取した。第2趾はMP関節を付けて中足骨レベルで切断した。

血管吻合は、snuff box内で橈骨動脈と皮静脈を移植床血管にして、足背動脈と静脈および皮静脈と端々吻合した。なお、両側足底趾神経は母指固有掌側指神経と縫合した。第2長趾伸筋腱は長母指伸筋腱の断端と、第2長趾屈筋腱は長母指屈筋腱とそれぞれ縫合した。

術後2年、移植趾は自動屈曲・伸展が可能となり、小さいものもピンチできるようになった（図4）。

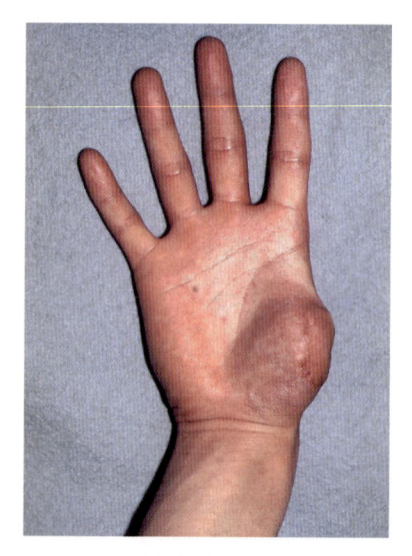

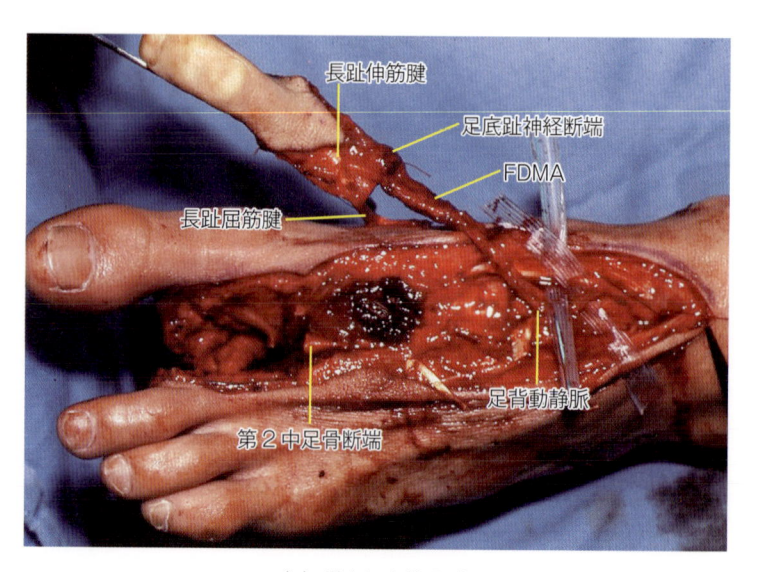

（a）術前の状態　　　　　（b）挙上した第2趾

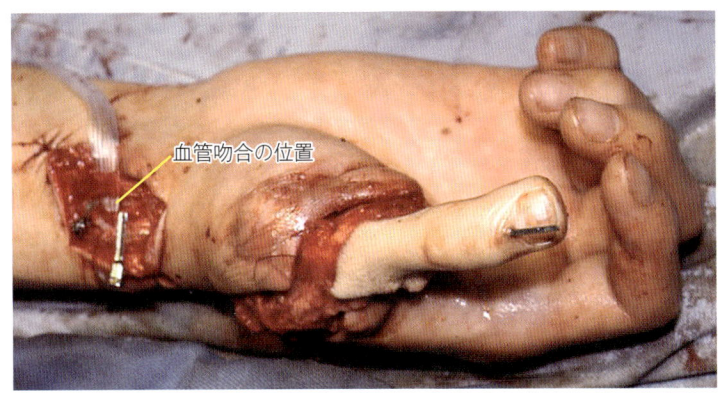

(c) 母指欠損部に移植した第2趾（血流再開前の状態）。キルシュナー鋼線で固定している。

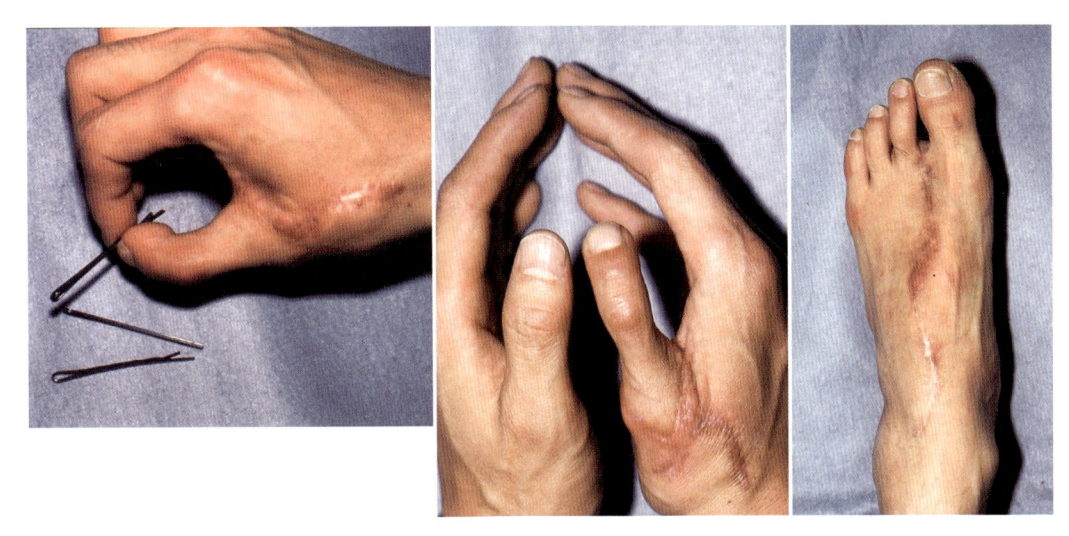

(d) 術後2年の状態。小さいものをピンチできる。健側母指にくらべて細いが、機能は良好である。採取部は、機能的にも整容的にも wrap-around flap と比べて、良好である。

図4　症例：28歳、男性、右母指完全欠損

V 足底皮弁
Plantar flap

1 特徴と適応

　足底の皮膚は手掌、足底や踵部の再建に適している。遊離皮弁として代表的なものは、内側足底動脈からの皮膚穿通枝で栄養される遊離内側足底皮弁 free medial plantar flap である。本皮弁は、足底の非荷重部（non-weight bearing or in-step region）より採取される。

■ 利点
①足底の荷重部に最適な皮膚組織を有する唯一の皮弁である。
②手掌部の再建も可能である。
③知覚皮弁としても利用できる。

■ 欠点
①栄養血管（動脈）に確実性がない。
②挙上手技が複雑である。
③皮弁採取部の瘢痕が角化し、胼胝、疼痛などを生じることがある。

2 栄養血管

　母趾外転筋基部で、後脛骨動脈（伴走静脈）より分岐した内側足底動脈 medial plantar artery と外側足底動脈 lateral plantar artery の両者が、この皮弁の栄養動脈であるが、多くの場合、内側足底動脈が使われる（図1）。また、内側足底神経より分枝して血管と伴走する神経は、この皮弁を知覚皮弁として利用する時に使われる。

3 手　技

　本皮弁を使う前には、下肢の動脈の術前評価が必要である。特に、前脛骨動脈が閉塞している症例では、後脛骨動脈の最終枝を使う本皮弁は適応にならない。

1 デザイン

①皮弁のデザインは、足底非荷重部（いわゆる、土踏まず）を中心に作図する。非荷重部は個人によって異なるので、術前に検査しておくのがよい。一般に、母趾外転筋上の内側範囲は広めに採取できるが、踵荷重部

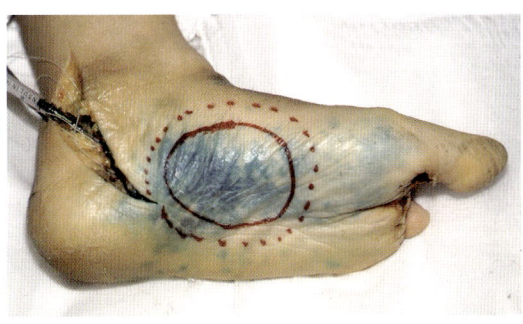

（切断廃棄新鮮足）

(a) 内側足底動脈よりの dye injection で、足底非荷重部のほぼ全域が栄養されることがわかる。

(b) 内側足底皮弁の血管
内側足底動脈（静脈を伴走）は、神経を伴って母趾外転筋と短趾屈筋の筋間を走行し、皮膚穿通枝を派生する。

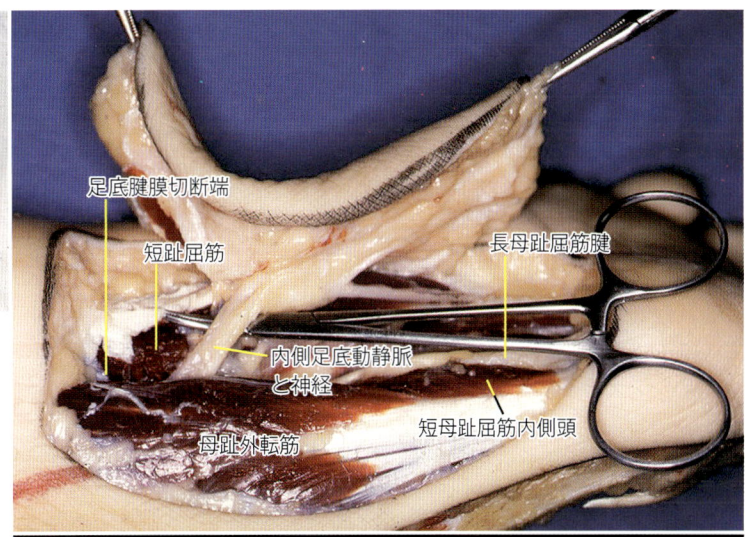

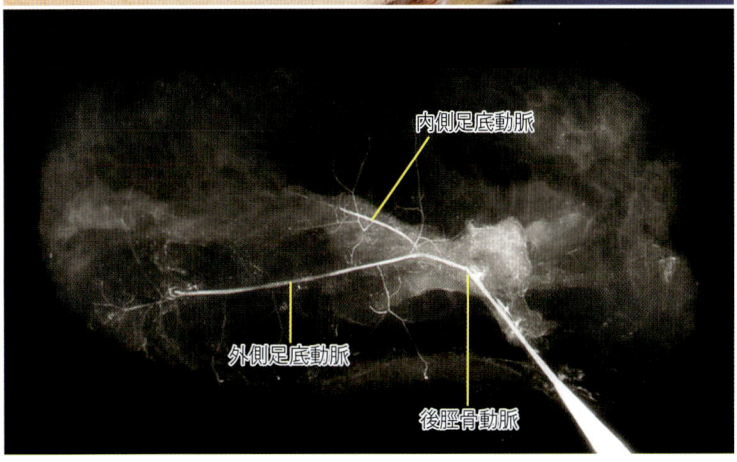

(c) 足底皮弁の栄養動脈
（切断足の後脛骨動脈からの造影）

（切断廃棄新鮮足）

図1　内側足底皮弁 medial plantar flap の解剖

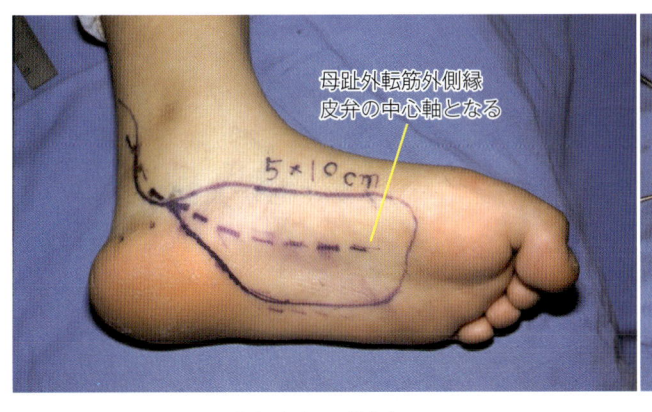

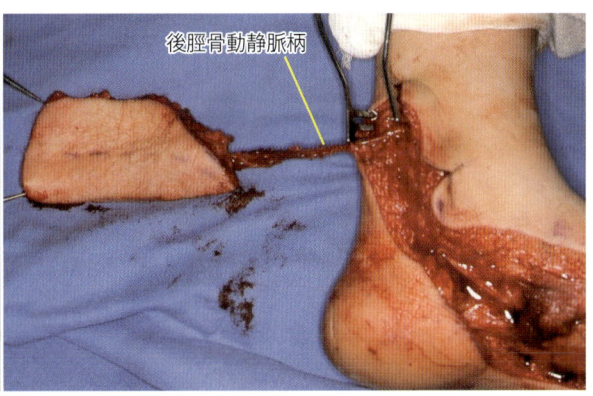

(a) 皮弁のデザイン　　　　(b) 長い血管柄をもつ内側足底皮弁

図2　内側足底皮弁のデザインと挙上

は避ける（図1）。

②皮弁の栄養動脈（伴走静脈）には、内側足底動脈を使うので、母趾外転筋外側（腓骨側）縁を皮弁の中央軸にする（図2-a）。

ただし、内側足底動脈は細くて使えないことがある。この時は、外側足底動脈に変更するしかない。

2 皮弁の採取

①後脛骨動脈と脛骨神経を露出する
脛骨内果後方に皮膚切開を加え、屈筋支帯を開き、長趾屈筋腱と長母趾屈筋腱の間で後脛骨動脈と脛骨神経を露出する。

②後脛骨動脈を趾部方向に剥離追跡する
母趾外転筋の起始で内側足底動脈と外側足底動脈の分岐部に至る。

③内側足底動脈が十分な太さがあれば、この時点で血管柄とする
未発達であれば外側足底動脈を選択する。

④内側足底動脈と神経を血管テープで確保する

⑤皮弁の末梢側（趾側）の皮膚切開より足底腱膜を皮弁に含めるように切開する
皮弁は足底腱膜下、筋肉上で剥離挙上する。

⑥内側足底動脈を確認する
母趾外転筋と短趾屈筋の間を走行する内側足底動脈（静脈と内側足底神経を伴走）を確認する。

⑦動脈（と静脈）を結紮し、皮弁に含める
このようにしながら、母趾外転筋の起始部まで剥離し、先に確保しておいた内側足底動脈に至る。なお、内側足底神経からは細い皮枝が立ち上がるので、知覚皮弁が必要な時は、この分枝を皮弁に含めるが、内側足底神経は温存する。

> 文献的には、母趾外転筋よりの筋肉皮膚穿通枝はほとんど見られないとされているが、著者らは母趾外転筋の外側縁の一部を皮弁に含めている。

⑧内側足底動脈と静脈を切断し、結紮する
母趾外転筋の起始部で内側足底動脈と静脈が吻合に十分な太さをしていれば、そこで切断するが、十分な太さがない場合や長い血管柄を必要とする場合などでは、後脛骨動静脈へ剥離を進める（図2-b）。

3 皮弁採取部の閉鎖と後遺障害

遊離植皮により閉鎖する。創縁に段差があるので、植皮がテント状にならないように、アンカーをかけて縫合する。植皮縁に胼胝を形成すると疼痛の原因となる。これを避けるために皮弁はできるだけ非荷重部（in-step region）に作成する。

4 臨床例

1 症例：38歳、男性 左足底部難治性潰瘍

右内側足底皮弁を移植した。術前に健側足底の足圧痕を検査し、皮弁を足圧のかからない部分から採取した。内側足底皮弁の栄養血管は、内側足底動脈（静脈を伴走）を後脛骨動脈（と伴走静脈）にまで剥離し、長い血管柄で挙上した。移植床の血管は、伸筋支帯を切離し前脛骨動静脈を露出した。皮弁は知覚皮弁としなかったが、術後1年で再発はなかった。採取部は分層植皮で被覆したが治癒は良好であった（図3）。

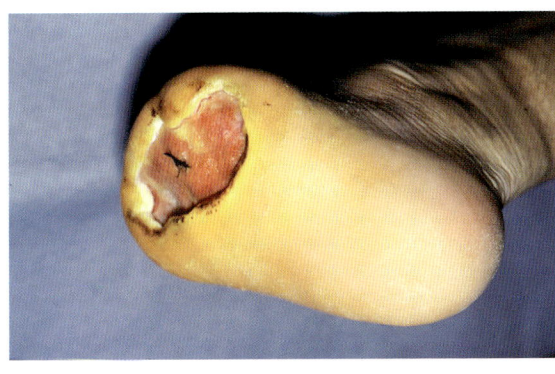

(a) 術前の状態。全趾は切断されている。

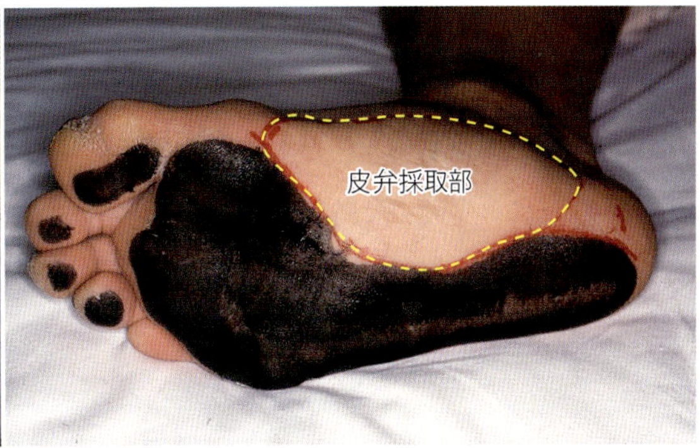

(b) 術前、採取部の足圧痕の測定

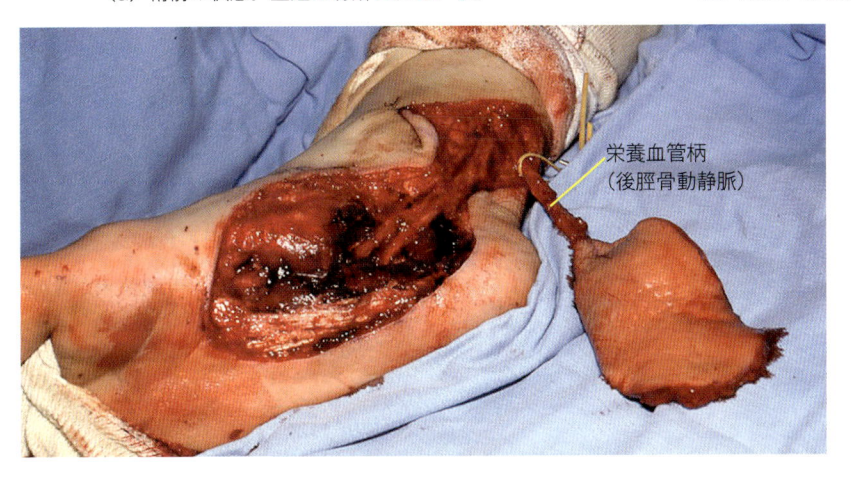

栄養血管柄
（後脛骨動静脈）

(c) 挙上した内側足底皮弁

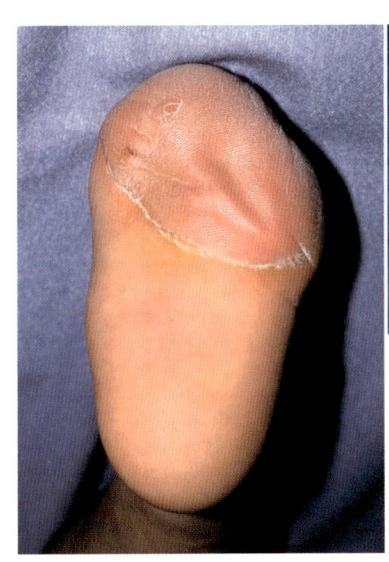

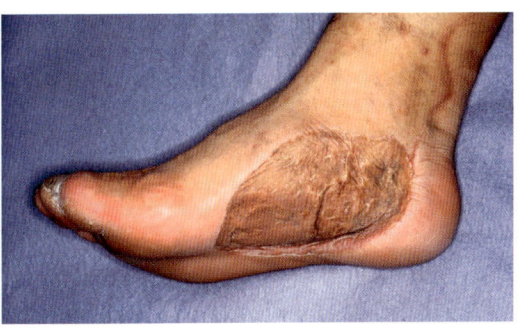

(d) 移植後1年の状態

図3 症例：38歳、男性、左足底部難治性潰瘍
（波利井清紀ほか：下肢再建術における皮弁の適応と術式の選択．形成外科33：1041-1048、1990に掲載症例）

VI 合併症と対策

　足から採取する組織は足背皮弁を除いて、比較的小さいものが多い。しかし、足指（趾）など他に代えがたい形態のものが多く、血栓形成などで壊死に陥ると、患者の精神的なダメージは大きい。

　また、趾動脈自体は攣縮を起こしやすく、血栓形成の頻度も太い血管を吻合する筋皮弁などより高くなる可能性がある。これを防ぐためには、血管拡張剤、抗凝固剤の使用が奨められる。一般の遊離皮弁では、血腫予防のため抗凝固剤の使用はできるだけ控えるが、hemi-pulp flapや足趾移植ではその危険性が少ないため、著者らの施設では術直後から積極的に用いている。

　足趾などの移植では、移植部の閉鎖の際に組織に緊張がかかることがある。これは血管閉塞の大きな原因となるので、創に緊張のかかる時は無理して閉鎖せず人工真皮などで被覆し、後日、閉創する。

　また、通常の遊離皮弁では皮弁と接触する移植床の面積が広く再血管新生が起こりやすいが、趾移植などでは時間がかかる。少なくとも術後1カ月間は移植部の安静を保つように指導する。

【参考文献】

Cobbett JR: Free digital transfer; report of a case of transfer of a great toe to replace an amputated thumb. J Bone Joint Surg Br 51: 677-679, 1969

Foucher G, Moss AL: Microvascular second toe to finger transfer; a statistical analysis of 55 transfers. Br J Plast Surg 44: 87-90, 1991

Gilbert A, Morrison WA, Tubiana R, et al: Transfer to the hand of a sensitive free graft. Chirurgie 101: 691-694, 1975

Gu YD, Zhang GM, Chen DS, et al: Vascular anatomic variations in second toe transfers. J Hand Surg Am 25: 277-281, 2000

Hamada N, Ikuta Y, Ikeda A: Angiographic study of the arterial supply of the foot in one hundred cadaver feet. Acta Anat (Basel) 151: 198-206, 1994

Hou Z, Zou J, Wang Z, et al: Anatomical classification of the first dorsal metatarsal artery and its clinical application. Plast Reconstr Surg 132: 1028e-1039e, 2013

Koshima I, Moriguchi T, Soeda S: One-stage reconstruction for amputated thumbs with melanoma. J Reconstr Microsurg 7: 113-117, 1991

Koshima I, Etoh H, Moriguchi T, et al: Sixty cases of partial or total toe transfer for repair of finger losses. Plast Reconstr Surg 92: 1331-1338, 1993

Lee DC, Kim JS, Ki SH, et al: Partial second toe pulp free flap for fingertip reconstruction. Plast Reconstr Surg 121: 899-907, 2008

Man D, Acland RD: The microarterial anatomy of the dorsalis pedis flap and its clinical applications. Plast Reconstr Surg 65: 419-423, 1980

May JW Jr, Chait LA, Cohen BE, et al: Free neurovascular flap from the first web of the foot in hand reconstruction. J Hand Surg Am 2: 387-393, 1977

McCraw JB, Furlow LT Jr: The dorsalis pedis arterialized flap; a clinical study. Plast Reconstr Surg 55: 177-185, 1975

Morrison WA, O'Brien BM, MacLeod AM: Thumb reconstruction with a free neurovascular wrap-around flap from the big toe. J Hand Surg Am 5: 575-583, 1980

Morrison WA, Crabb DM, O'Brien BM, et al: The instep of the foot fascio-cutaneous island as a free flap for heel defects. Plast Reconstr Surg 72: 56-65, 1983

Ohmori K, Harii K: Free dorsalis pedis sensory flap to the hand, with microneurovascular anastomoses. Plast Reconstr Surg 58: 546-554, 1976

Upton J: Direct visualization of arterial anatomy during toe harvest dissections; clinical and radiological correlations. Plast Reconstr Surg 102: 1988-1992, 1998

Wei FC, Silverman RT, Hsu WM: Retrograde dissection of the vascular pedicle in toe harvest. Plast Reconstr Surg 96: 1211-1214, 1995

マイクロサージャリーの基本手技
臨床編

7

内臓の遊離移植

I. 空腸
II. 大網

腹腔内臓器の移植は形成外科医にとってやや特殊のものである。本章では現在最も有用となっている空腸および大網の移植について述べる。

I

空　腸
Jejunum

　血管吻合による腸管の遊離移植は、Seidenberg Bら（1959）により最初に報告されたが、それ以前に、Longmire WP, Jr（1947）による吊り上げ腸管末梢の血管吻合（いわゆる super-charging）の報告がある。その後、本邦でも1960年代に中山ら、井口らの血管吻合器を用いた方法が外科領域で有名になったが、手技的な難しさと確実性の問題で一般的にはならなかった。

　一方、マイクロサージャリーによる微小血管吻合の開発は、空腸など腸管の栄養血管の吻合を確実かつ容易にしたため、現在では下咽頭・頸部食道再建の標準的、かつ最も重要な手技となっている。

1　特徴と適応

　下咽頭・頸部食道欠損の再建に、最も好んで用いられているのが、空腸の遊離移植である（図1）。特殊な形態としては、有茎吊り上げ空腸末梢の super-charging による血流確保、空腸片を開いて用いる口腔や咽頭の粘膜欠損の修復（patch graft）などもあるが、基本的には空腸による食道管の再建である。したがって、適応となる症例のほとんどが下咽頭・頸部食道癌である（放射線照射後の狭窄や瘻孔などを含む）。

　禁忌としては、胃・腸の広範囲切除を受けている患者はもちろんであるが、多数回の開腹既往のある症例は避けた方がよい。また、腸管切除に伴う侵襲があるので、超高齢者や極端な栄養不良の患者では、術前の全身状態の評価が重要である。

■ 利点
①結腸など下位腸管に比べて清潔である（食止め以外の術前処置が不要である）。
②栄養血管の走行に変異が少なく、血管柄も長くとれる。
③栄養血管の太さと、頸部移植床血管の太さに同大のものが多く、吻合が易しい。
④頸部食道端と空腸の口径がほぼ同じくらいで、食道・空腸吻合が易しい（反面、咽頭口との差が大きく、後述するように、吻合に際し工夫が必要となることもある）。
⑤採取が比較的容易で、術後に縫合不全などの合併症も少ない。

■ 欠点
開腹術に伴う合併症以外に大きな欠点はない。

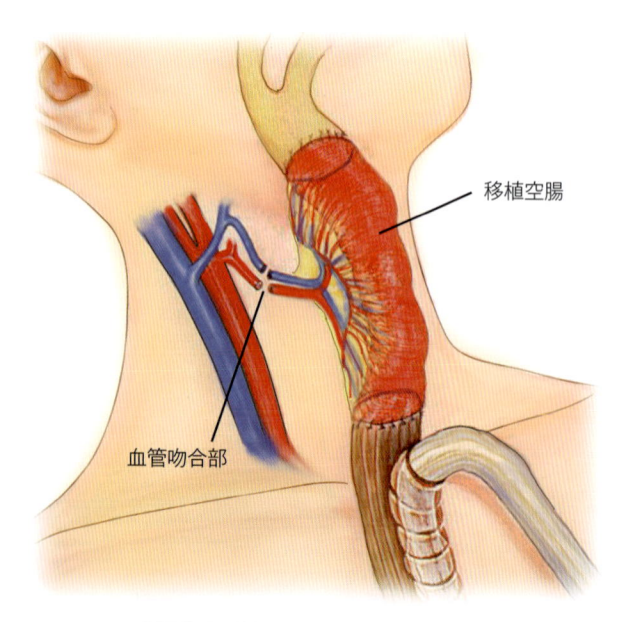

図1　遊離空腸移植による下咽頭・頸部食道の再建

2 栄養血管

　空腸と回腸は十二指腸に続く小腸であるが、十二指腸と異なり腸間膜が存在し、その中を栄養血管が走行する。十二指腸とはTreitz靱帯で明確に境されるが、空腸と回腸の解剖学的境界はない。教科書では十二指腸を除く小腸の口側2/5が空腸、3/5が回腸と記載されている。

　空腸と回腸を栄養する動脈（静脈を伴走）は、上腸間膜動脈より直接分枝する十数本の空腸動脈および回腸動脈である。

　空腸動脈は腸間膜の中でお互いに密なループ状吻合（アーケイド）を形成し、ここから腸壁を栄養する多数の直動脈 straight arteries を派生する（図2）。回腸動脈も同様であるが、直動脈が短くなっていく。

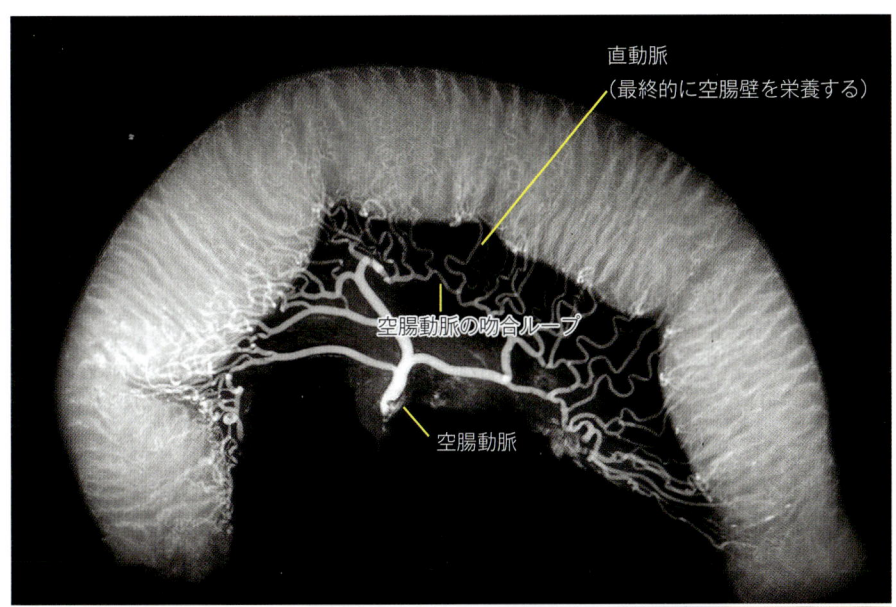

(a) 動脈造影像（新鮮屍体）

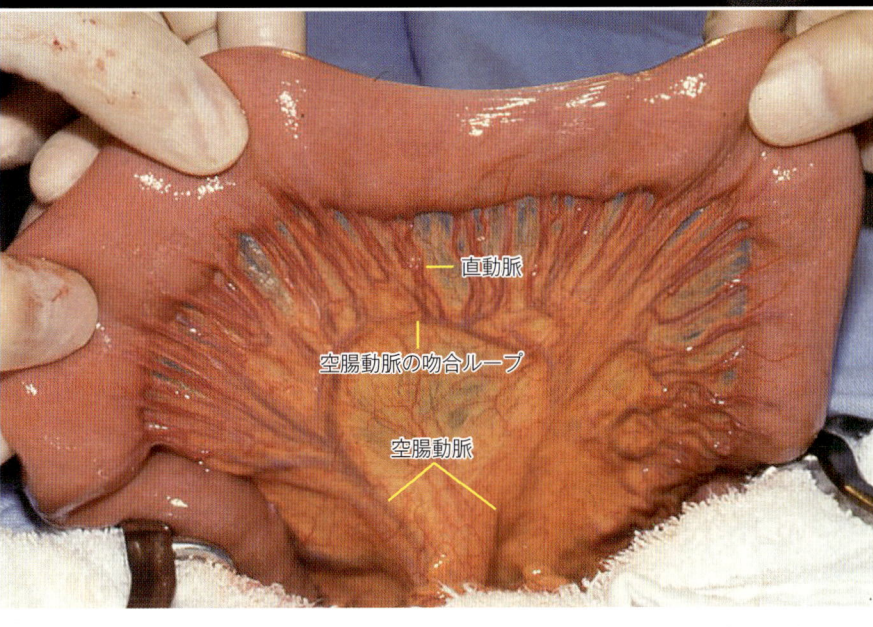

(b) 透過光下で観察した空腸動脈の走行

図2　腸間膜内を走行する空腸動脈

3 手技

　空腸の採取は、消化器外科医が行うことが多いが、採取空腸の血管柄と頸部移植床の血管の位置が違いすぎると、うまく空腸を咽頭と食道端に吻合できないことがある（後述）。このため、移植する再建外科医（主に形成外科医）が空腸の採取に参加することが望ましい。

> また、移植床血管の位置が確定した後に採取を開始するのがよい。

1 採取

①開腹し吻合する腸間膜動静脈と採取する空腸の部位を決定する

　上腹部正中切開で開腹し、空腸を確認する。なお、腹腔鏡下に採取する方法も報告されている（鳥山ら：創傷2、2011）。Treitz靭帯の50cm程度の肛側で、助手が空腸を持ち上げ、無影燈で腸管膜を透過し、上腸間膜動脈から派生する空腸動脈（静脈を伴走）により構成される腸間膜血管網を確認する。

> 空腸の採取にあたって最も注意するべき点は、採取する空腸片を栄養する空腸血管柄の位置と、移植床血管の位置がうまく合致するように、採取部位を決定することである（図3）。

　これは、移植空腸片をできるだけまっすぐに、かつ順蠕動性に食道欠損部に移植するために重要なことであり、空腸片の中心部に血管柄が位置すると、移植床血管の位置によっては空腸に彎曲が生じ、通過障害を来たすことがある。著者らの初期の症例で、移植空腸が異常に長くなったものがあったが、採取時の計画が悪かったためである。最近の症例では、すべて、ほぼまっすぐに移植されている。

②空腸動静脈柄の基部を露出する

　吻合に適する腸間膜動静脈と、採取するべき空腸の部

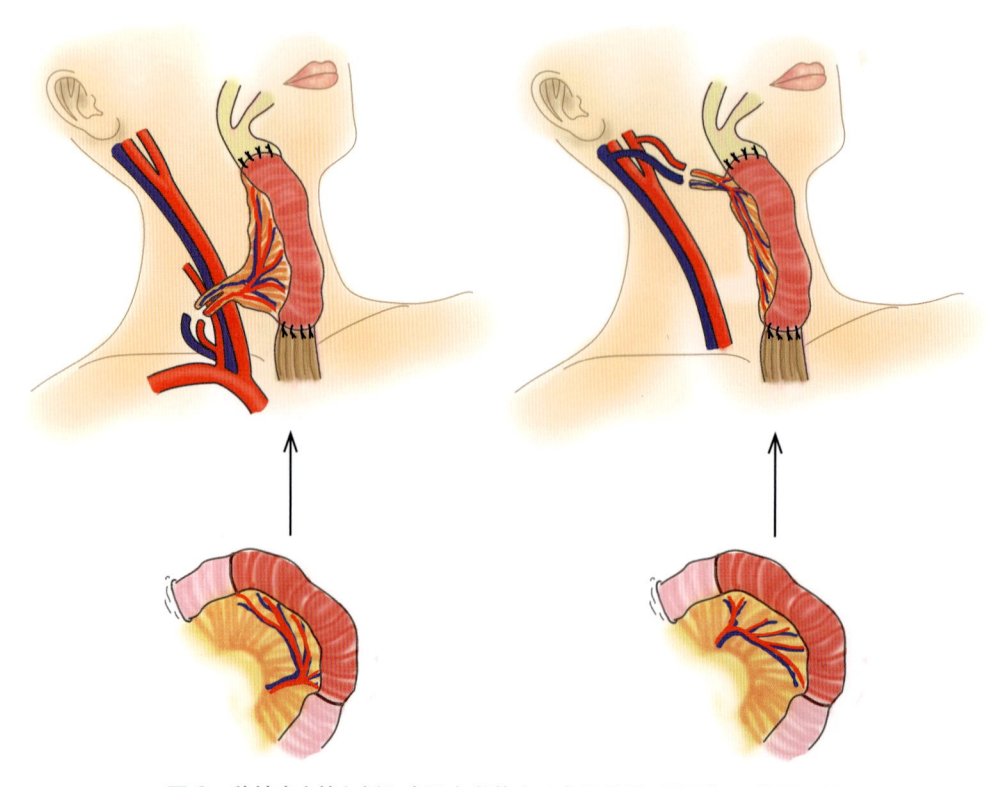

図3　移植床血管と採取空腸を栄養する空腸動脈（静脈）の位置関係

位が決定したら、助手に空腸を挙上把持させながら、まず、空腸動静脈柄の基部を露出する（図4-a、b）。

③腸間膜を切離し、空腸を離断する

ついで、腸間膜血管網を温存しながら空腸方向に腸間膜を切離していく（図4-c）。空腸の切断は最後に行うが、食道欠損の長さより、10cm程度長く採取し、移植する時点で適当な長さにトリミングする（後述）。

採取した空腸片は、ただちに頸部食道欠損部へ移動され、以下に述べる操作にうつるが、この間に冷却や灌流を行う必要はない。

2 移植

①空腸のトリミング

食道欠損の長さに合わせて空腸をトリミングする（図5）。

血行を再開した空腸は採取時よりも長くなるので、かなり緊張がかかるように食道欠損部に間置できる長さに調節する。なお、頸部伸展用枕は必ずはずして、頸部を平坦にした状態で空腸の長さを決定する。

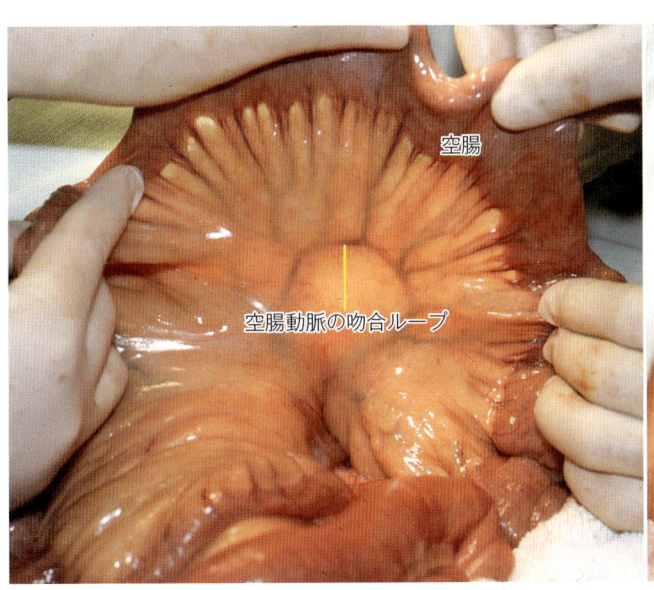

（a）透過光下で空腸栄養血管の決定

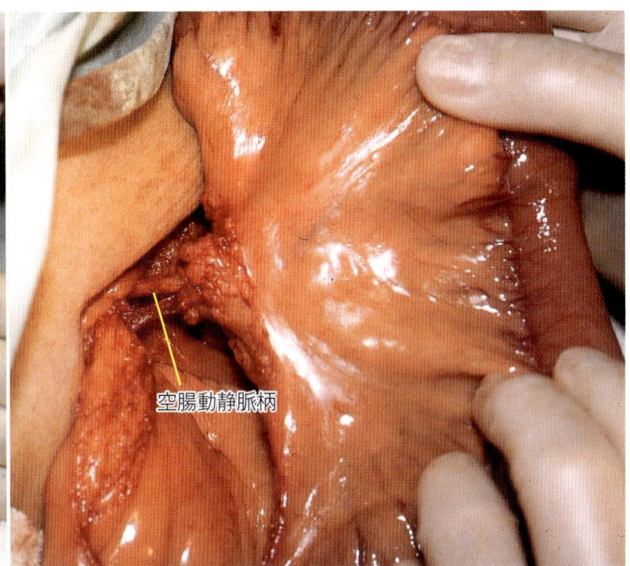

（b）空腸動静脈基部の剝離

（c）腸管膜の切離と空腸片の採取
（破線の位置で空腸を切断）

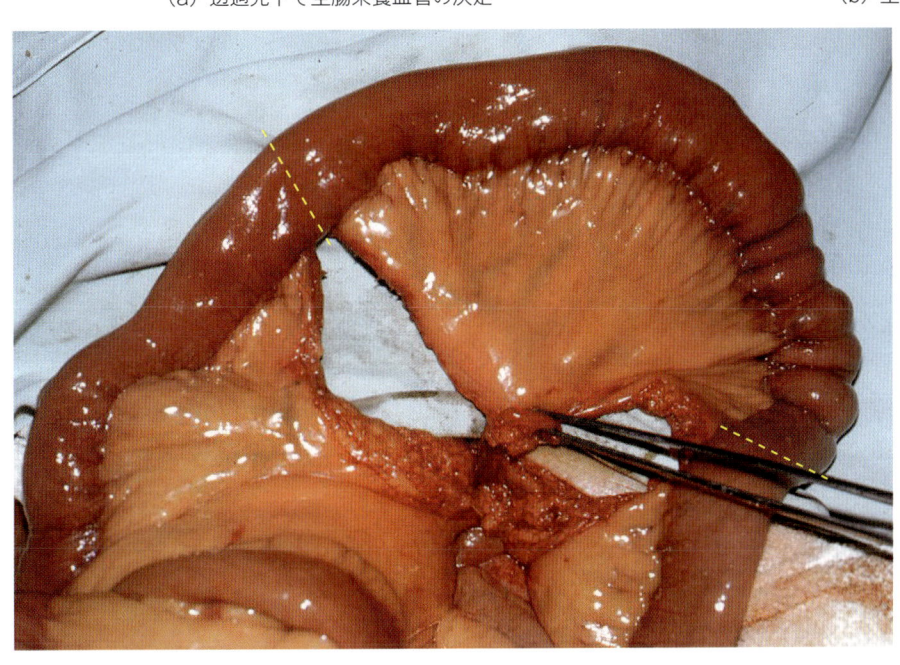

図4　空腸の採取

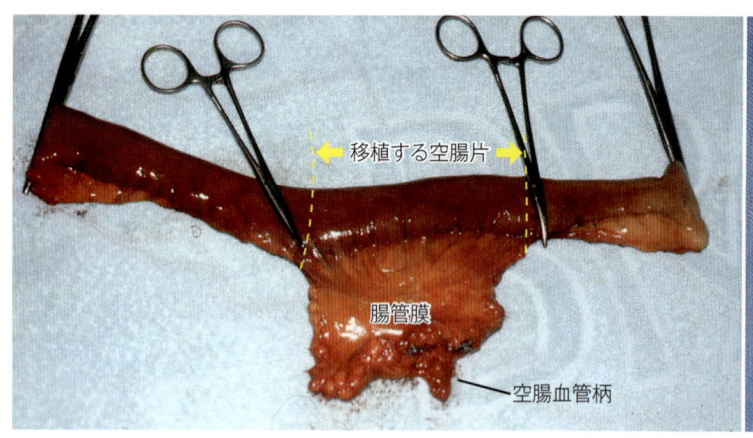

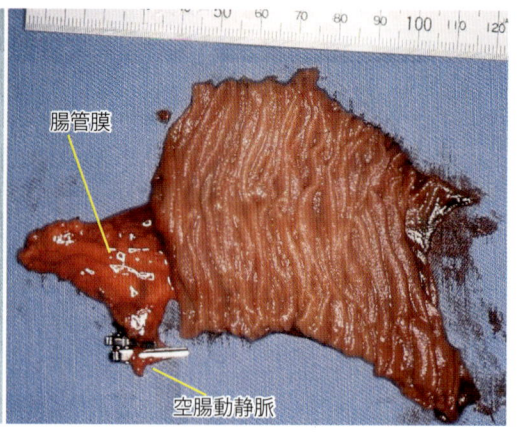

(a) 空腸動脈のアーケイドを損傷しないように腸管膜をトリミングし、必要な長さの空腸片を作る。この症例では、ペアン鉗子で示した部分の空腸を移植した。

(b) 空腸は腸管膜の対側部を切開して patch graft として口腔・咽頭の再建にも使える。

図5　採取空腸のトリミング

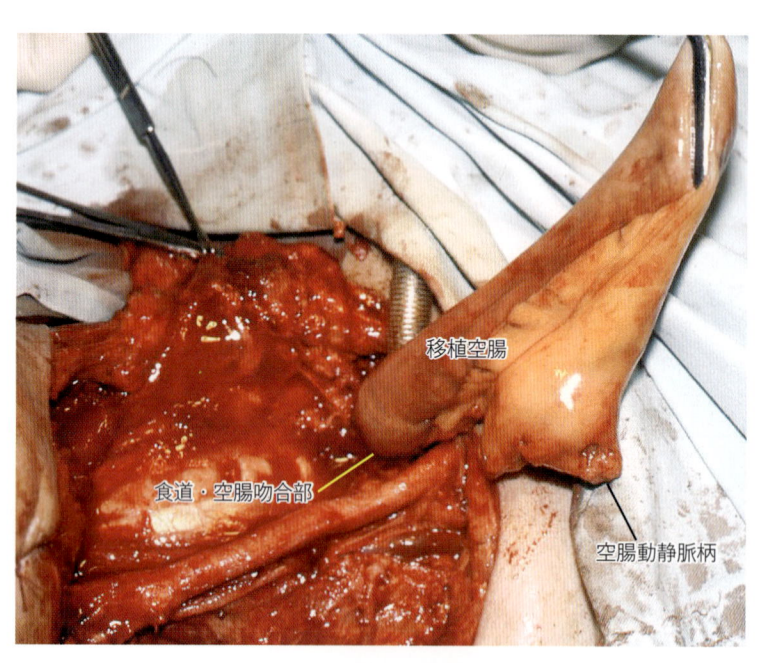

図6　食道・空腸吻合
血管吻合より先に行った方が、空腸片を自由に移動できるので吻合が易しい。

移植床血管と空腸血管柄の断端が余裕をもって接するかを最終的に確認し、血管の吻合にうつるのが一般的であろう。しかし、著者らは原則的に空腸の移植床への吻合が終るまで血管吻合を行わない。特に、食道・空腸吻合が縦隔付近の深い場所で行われる場合などでは、移植空腸片が自由に動かせるため、吻合が容易に、かつ短時間で行える大きな利点がある（図6）。また、空腸断端よりの出血で術野が汚れることもない。

②食道と空腸を吻合する

空腸の食道欠損への間置移植について、著者らは食道・空腸吻合から始める。吻合は、吸収糸（例えば4-0デキソン®糸）による一層結節縫合を原則とするが、食道筋層と空腸漿膜との間に数針の Lembert 結節縫合による補強を加えることもある。

食道・空腸吻合部は内圧が高くないので、後壁全層結節縫合（粘膜を内翻）と前壁 Gambee 縫合（あるいは単純全層結節縫合—粘膜は内翻）でもよい。腸管自動吻合器を用いると狭窄を来たしやすいという研究報告もある。

③咽頭と空腸を吻合する

食道・空腸吻合の終了後、移植空腸片を少し強く頭側に引っぱるようにして、空腸端を咽頭口に合わせるように再度切断し直す。

この操作のときも、常に空腸血管柄が移植床血管と十分に接合するかを確認しながら行う。

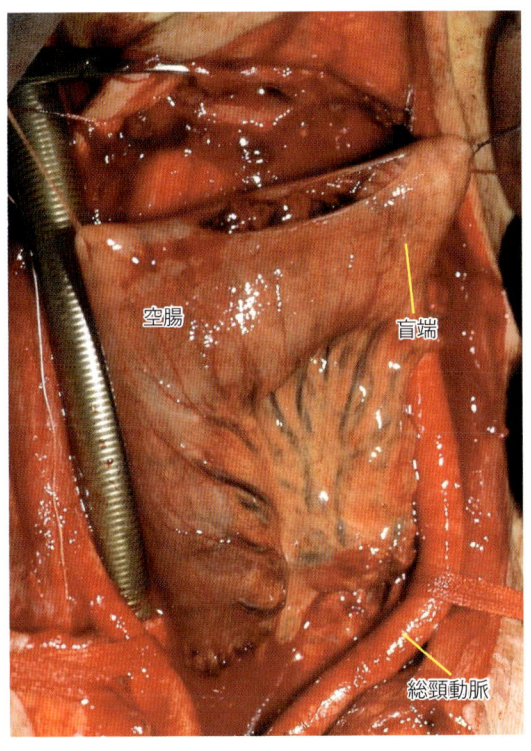

図7 咽頭・空腸吻合

原則的には端々吻合がよい。咽頭口との口径差があまりに大きい時は、端側吻合にすることもあるがblind loop様になるので、盲端が長いと食物が残留する。

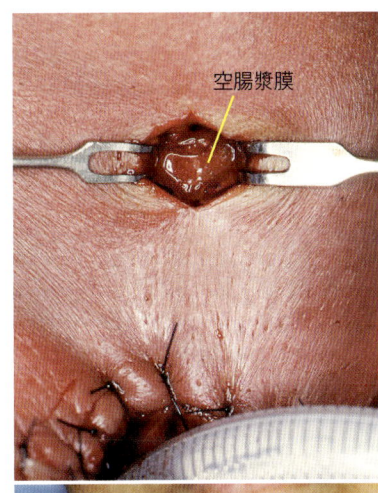

(a) 頸部皮弁を切開して空腸漿膜の血行を観察する。

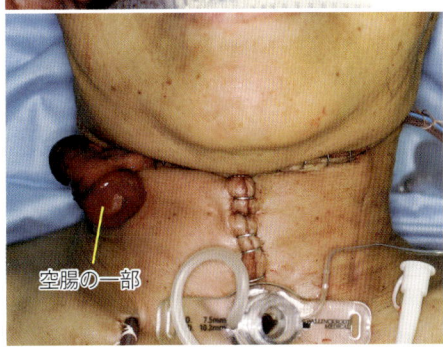

(b) 空腸の一部を創外に出して観察する。

図8 移植空腸のモニタリング

この時、咽頭口は空腸直径よりもかなり大きいので、空腸をやや斜めに切断するか、腸管膜付着部と対側の空腸壁に割を入れて、口径の増大を図るようにする。

- 咽頭口を大きく縫い縮めると、通過障害を訴えることが多い。したがって、咽頭口はできるだけそのままの状態で空腸と端々吻合する。
- 空腸断端を閉鎖して、咽頭口の大きさに相当する側孔を開け、端側吻合の形にする方法も広く行われたが、空腸端を長く残すとblind loop様になり食物の貯留が起こることがある（図7）。

咽頭・空腸吻合は全例において二層縫合にしているが、嚥下圧がかかるため最も瘻孔が発生しやすい。持続吸引ドレーンはこの部分をうまく吸引するように設置する。

④血管吻合

通常のfree flapの際に行う血管吻合と同じである。ただし、空腸静脈の血管壁は薄く、口径も大きいので、移植床の静脈が細いと還流血液がうっ滞した状態になる。これを避けるには、できるだけ太い移植床静脈を確保しておくか、内頸静脈が温存されていれば積極的に端側吻合にする。血流を再開した空腸片は、すぐに蠕動様収縮運動を起こす。

移植空腸の血行モニタリング

移植空腸は皮下に埋入するので、色調で血行を判断できなくなる。ドップラ聴診器でも確実にモニターできないので、頸部皮弁に小孔を開けて移植腸管自体の色調と動きを観察するか、腸管膜に空腸の一部を付けて皮膚外に出して観察する（この空腸片は1週間ほどで切除する）方法がある。著者は前者を好んでいるが（後者は腸液の排出で創部が汚れるため）、観察孔をやや大きく（直径1cm程度）作る方が見やすい（図8）。

3 合併症と対策

空腸自体の採取には合併症はほとんどない。ただし、超高齢者、低栄養患者、開腹既往のある患者などでは術後イレウスを起こすことがあるので注意が必要である。開腹創の離開は、低栄養患者などに見られることがあるが、筋膜が正確に閉じられていれば生じることは少ない。上腹部切開なので腹壁ヘルニアの可能性も少ない。

4 臨床例

1 症例：66歳、男性
下咽頭頸部食道癌（T2N1M0）

　左梨状陥凹原発、頸部食道に進展した扁平上皮癌で、左頸部リンパ節を触知した。定型的な咽喉頭食道摘出術と両側頸部郭清術が行われた。頸部食道の欠損を約14cmの遊離空腸移植で再建した。移植床の吻合血管は左上甲状腺動脈、左総顔面静脈で、それぞれ端々吻合した。術後の経過は順調で2週間目に全粥を摂取できた（図9）（国立がんセンター症例）。

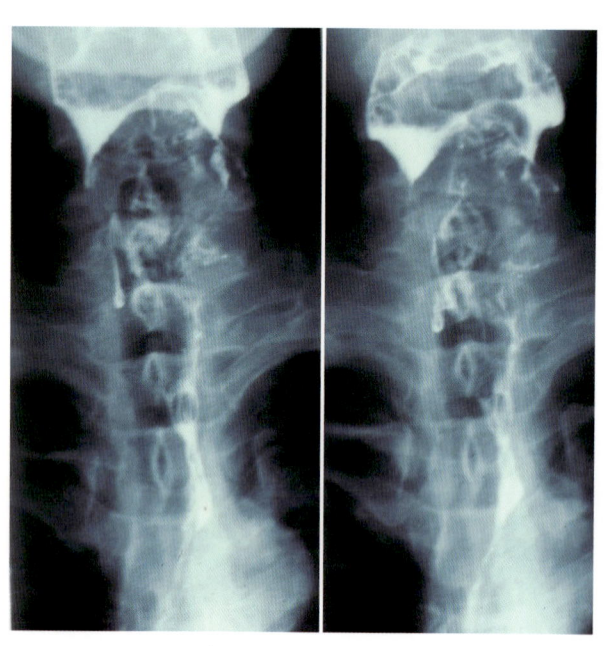

(a) 術前の食道造影像

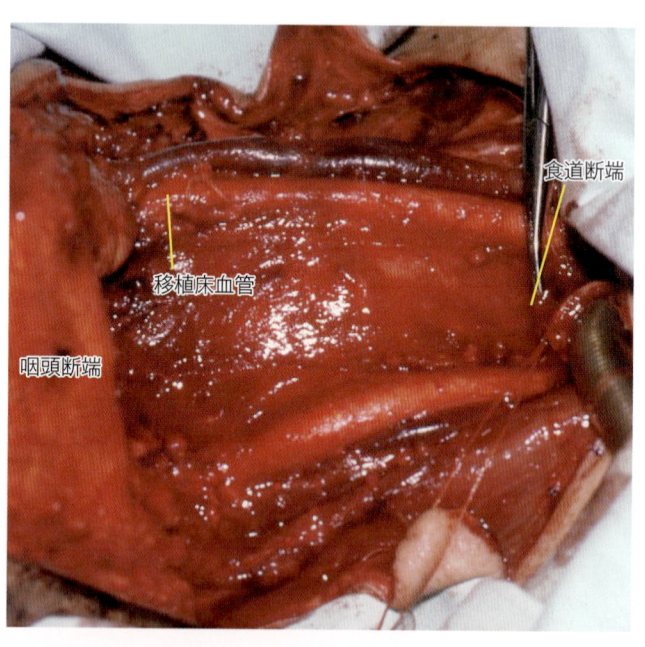

(b) 咽喉食道摘出術と両側頸部郭清後の欠損

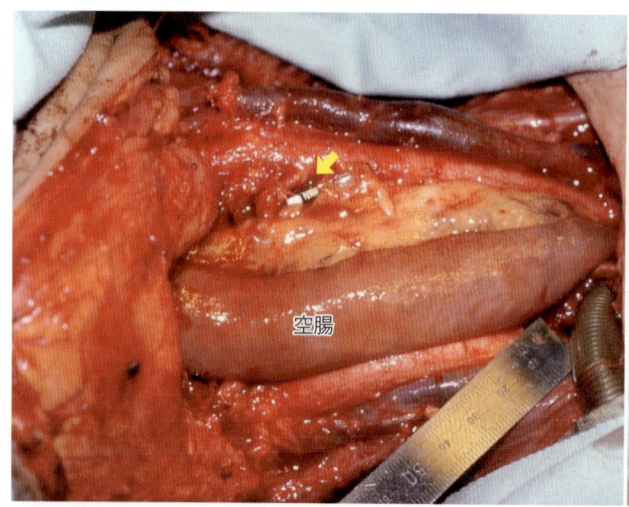

(c) 腸管吻合が終了した状態。血管吻合（→）前の空腸は、やや緊張する程度に引っぱってある。

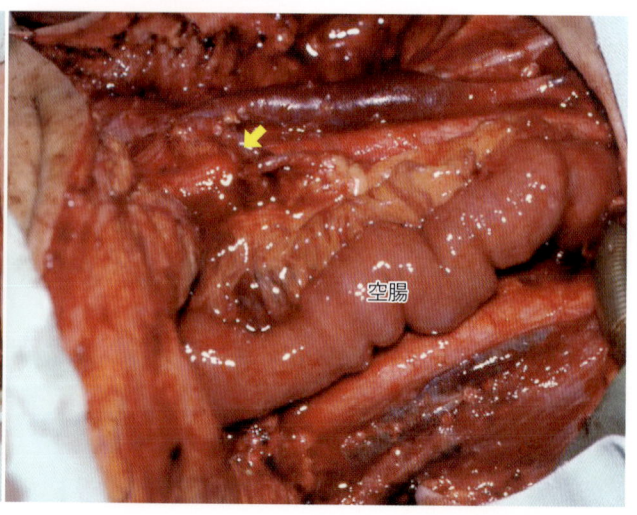

(d) 血流再開後（→）の空腸。やや長くなり盛んに蠕動様収縮運動をする。

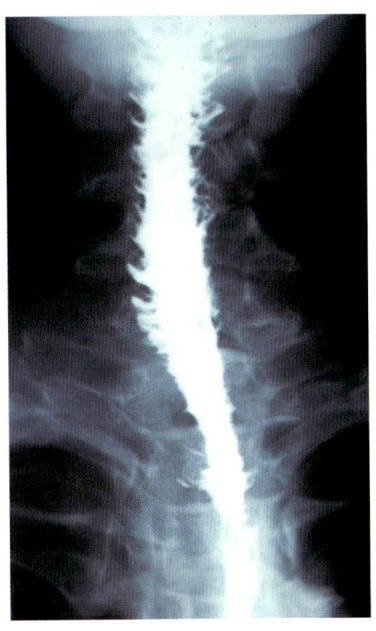

(e) 術後1週の造影像。瘻孔や狭窄を認めない。通過良好である。

図9 症例：66歳、男性、下咽頭頸部食道癌（T2N1M0）

（波利井清紀ほか：マイクロサージャリーによる口腔・咽頭の再建.The Latest Therapy シリーズ13、pp381-397、医学教育出版社、東京、1987に掲載症例）

【参考文献】

Chen HC, Rampazzo A, Gharb, BB, et al: Motility differences in free colon and free jejunum flaps for reconstruction of the cervical esophagus. Plast Reconstr Surg 122: 1410-1416, 2008

Coleman JJ 3rd, Searles JM Jr, Hester TR, et al: Ten years experience with the free jejunal autografts. Am J Surg 154: 394-398, 1987

Flynn MB, Banis J, Acland R: Reconstruction with free bowel autografts after pharyngoesophageal or laryngopharyngoesophageal resection. Am J Surg 158: 333-336, 1989

Hester TR, McConnel FM, Nahai F, et al: Reconstruction of cervical esophagus, hypopharynx and oral cavity using free jejunal transfer. Am J Surg 140: 487-491, 1980

Moradi P, Glass GE, Atherton DD, et al: Reconstruction of pharyngoesophagectomy defects using the jejunal free flap; a 10-year experience from a single reconstructive center. Plast Reconstr Surg 126: 1960-1966, 2010

Nakatsuka T, Harii K, Takushima A, et al: Prefabricated free jejunal transfer; a new reconstructive technique for pharyngeal defects. Plast Reconstr Surg 103: 458-464, 1999

Nozaki M, Sakurai H, Takeuchi M, et al: Use of an 'elephant trunk' shunt for voice restoration; a decade of experience using a free jejunal graft in patients who have undergone laryngopharyngoesophagectomy. J Plast Reconstr Aesthet Surg 60: 217-222, 2007

Reece GP, Bengston BP, Schusterman MA: Reconstruction of the pharynx and cervical esophagus using free jejunal transfer. Clin Plast Surg 21: 125-136, 1994

Sasaki TM, Baker HW, McConnell DB, et al: Free jejunal mucosal patch graft reconstruction of the oropharynx. Arch Surg 117: 459-462, 1982

Seidenberg B, Rosenak SS, Hurwitt ES, et al: Immediate reconstruction of the cervical esoshagus by a revascularized isolated jejunal segment. Ann Surg 149: 162-171, 1959

II

大　網
Greater omentum

　大網は血管とリンパ管を豊富に含んだ脂肪性臓器であり、感染に対する防御機能はよく知られているところである。Goldsmith HS ら（1967）は慢性リンパ浮腫の治療に、Kiricuta I ら（1976）は放射線壊死、難治性瘻孔、乳房再建など多方面に大網の有茎移植を用いている。

　一方、マイクロサージャリーによる血管吻合により初めて大網の遊離移植を行ったのは McLean DH & Buncke HJ（1972）である。適当な遊離皮弁の開発がなかった時代で、胃大網動静脈を血管吻合で遊離移植した大網の表面を分層植皮で被覆して、皮弁の代用に用いた。

1　特徴と適応

　軟らかい脂肪組織であり、感染に抵抗力があるので、難治性瘻孔や慢性骨髄炎の治療に適している（図1）。創傷の治癒力も強く、放射線壊死など周辺の血行状態の悪い創にも移植可能である。
　一方、開腹既往のある患者での使用は原則的に禁忌である。大網が癒着して使えないことがあり、また、術後の再癒着でイレウスを起こす可能性がある。

■ 利点
①血行の豊富な脂肪組織である。
②自由に変形できるので、狭い瘻孔腔などにも移植できる。
③感染に抵抗性が強く、難治性骨髄炎、放射線壊死創などの治療に有効である。
④通常使用する右胃大網血管は、栄養血管柄の口径が太く（動脈外径約 2.5〜3mm、静脈外径約 3mm）、血管柄も長い（20cm 以上）。
⑤移植大網上に遊離植皮が可能で、皮弁状態にできる。
⑥胃大網血管の先端に他の free flap を縦列移植（いわゆる tandem flap）できる。
⑦広い欠損部の被覆が可能である。

■ 欠点
①採取のため開腹が必要である。最近では、腹腔鏡下の採取も行われているが（Kamei Y ら、1998）、著者らは原則的に上腹部切開で採取している。
②痩せた患者では、非常に薄い大網しか採取できないこ

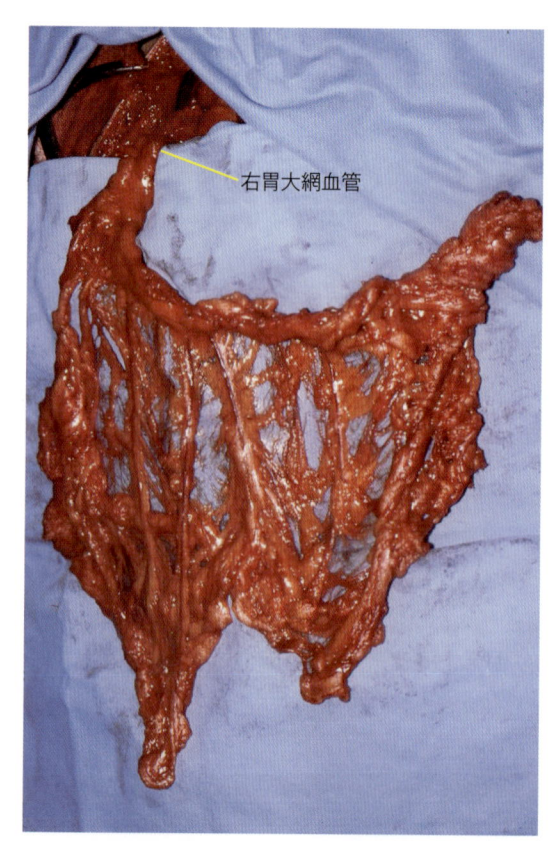

図1　挙上した大網
右胃大網血管を柄に挙上した大網。左大網血管柄でも挙上できるが、free omental flap として移植する時は、剝離が簡単なので右胃大網血管（動脈と静脈）を使うことが多い。

とがある。
③術後の腸管癒着、イレウスの可能性がある（著者らの経験では、腸捻転など重篤な障害を発症した症例はなかった）。

2 栄養血管

　大網は胃の大彎と横行結腸に付着する二重の腹膜ヒダで、大彎に沿って走行する胃大網血管より派生する数本の大網血管により、エプロン状に垂れさがった脂肪組織が栄養される。

　多くの場合、大網血管は右、中、左の3本が太い分枝として存在し、これらが大網の中央部から末梢（横行結腸側）にかけて互いに密な吻合を作っている。副胃大網血管も存在するが吻合は少ない（図2）。

　右胃大網動脈（1本の静脈を伴走）は胃十二指腸動脈より分枝、左胃大網動脈は脾動脈より分枝する（静脈は最終的に門脈に流入する）。両者は胃大彎より2cm程度離れたところをそれぞれ胃大彎に沿って走行し、大彎のほぼ中央で吻合する（この部分は胃大彎壁にかなり近接する）。また、胃大網血管より多数の小血管が胃大彎壁に分枝するが、これらを結紮切断しても胃壁の血行障害はまったくない。

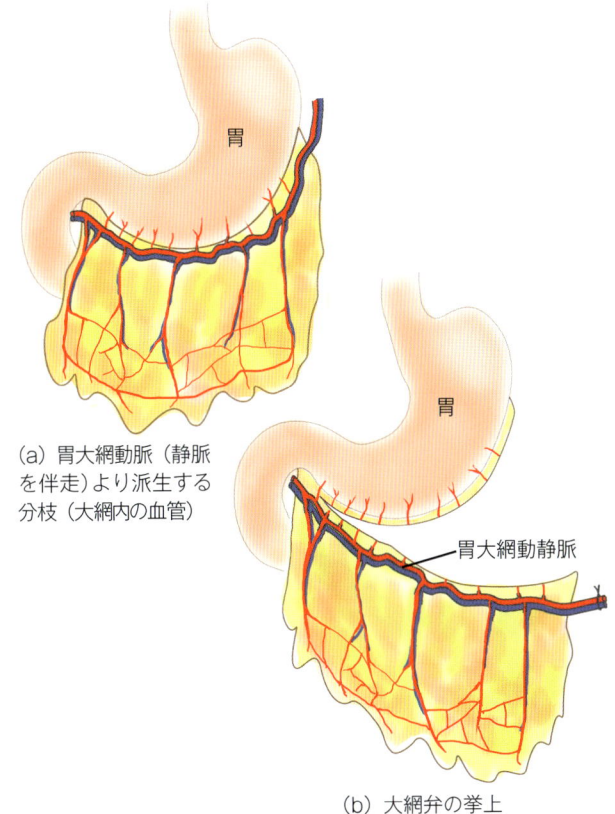

(a) 胃大網動脈（静脈を伴走）より派生する分枝（大網内の血管）

(b) 大網弁の挙上

図2　大網と栄養血管

3 手　技

1 デザイン

　採取時の体位は通常の腹臥位である。採取に関するデザインは特にないが、原則的に右胃大網動脈（と静脈）を血管柄として挙上、採取する。大網のどの部分を採取するかは、移植床の大きさや移植床血管の位置により異なる。

　大網の利点の一つに血管柄を他の皮弁よりはるかに長く作れるので、移植床が血管吻合予定部とかなり離れていても移植が可能なことが挙げられる。例えば、頭部の欠損を被覆するのに、頸部に移植床血管を求めることができる（図3）。

2 採取と移植

　腹部外科の研修を受けた形成外科医であれば、自分で採取できる。上腹部正中切開で大網が胃大彎より垂れさがっているのが容易に確認できる。

　大網をできるだけ拡げるようにして、横行結腸との付着部を確認する。開腹の既往がない症例でも、大網が腹壁に癒着していることもあるので、丁寧に剥離する。また、大網は破れやすいため、剥離中に強く引っぱると、脂肪組織が裂けてボロボロになってしまうことがあるので、注意する。

①第1助手が横行結腸を把持する

　大網と付着する横行結腸を腹腔外に引き出す（図3-a）。

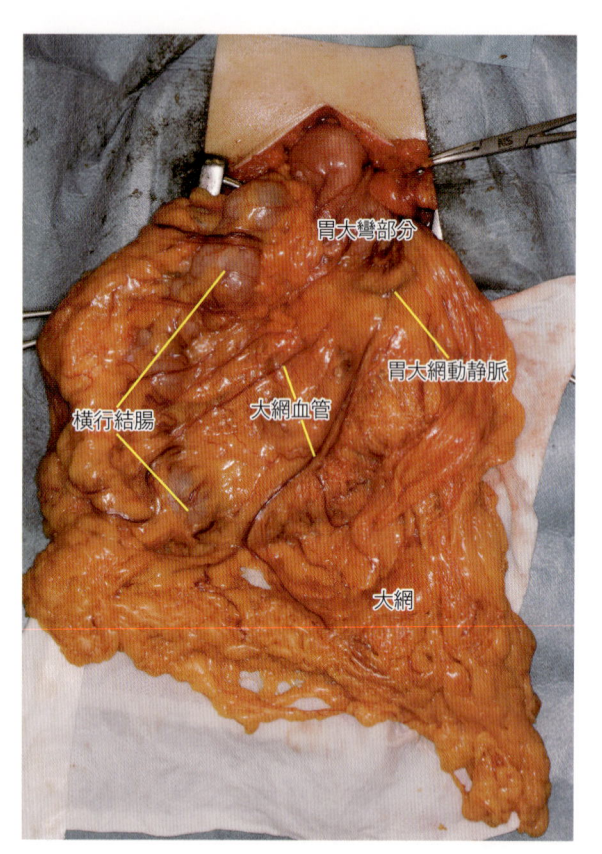

(a) 上腹部切開より腹腔外に引き出した大網

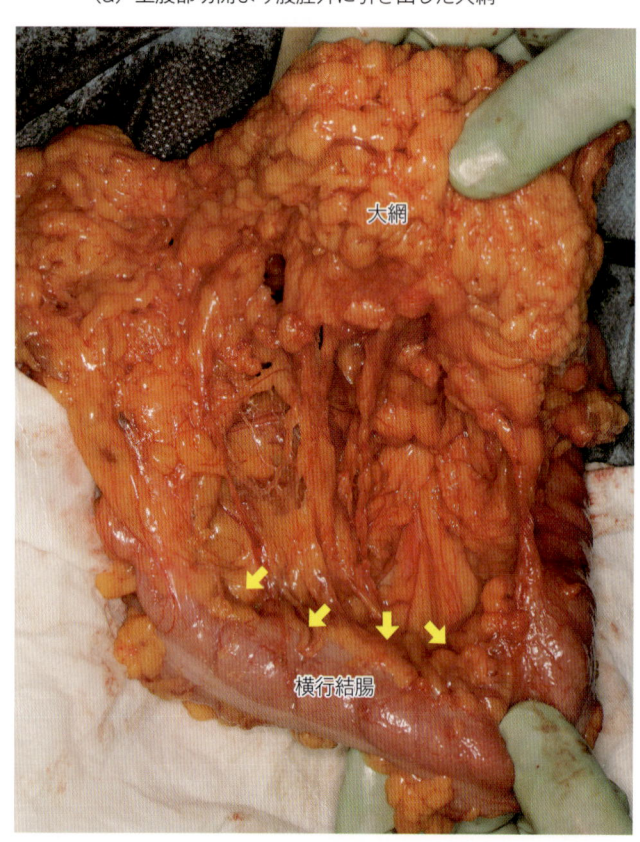

(b) 大網を頭側に持ち上げて横行結腸との付着部（➡）を切離し、胃結腸間膜との間を大彎に向かって剥離する。

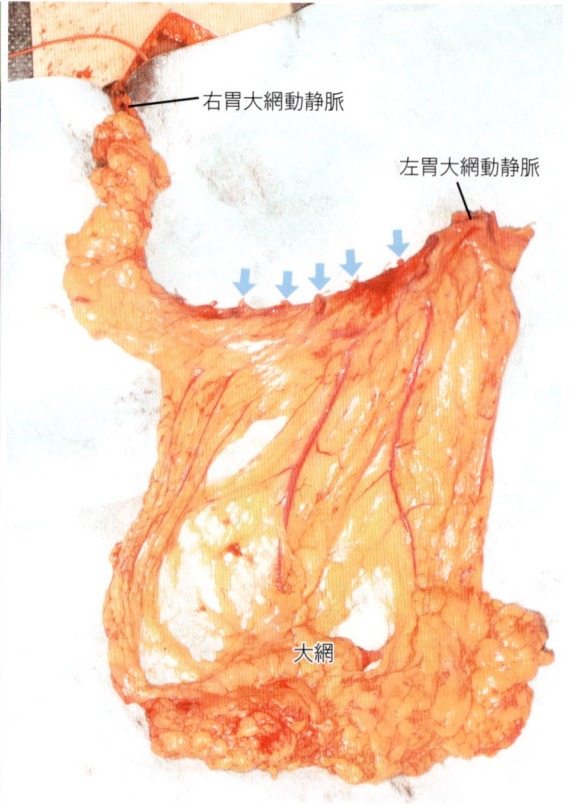

(c) 胃大網血管より胃大彎壁に派生する小血管を細かく結紮（➡）して、大網を大彎から切離していく。最後に、左胃大網動静脈を切断すると、右胃大網動静脈を栄養血管とする大網弁が挙上できる。

図3　大網の採取

②術者が横行結腸と大網の付着部を切離する

　この部分は細い血管で疎に結合しているだけなので、電気メスを使って離断するが、太い血管があれば結紮する（図3-b）。

③胃結腸間膜と大網を用手的に剝離する

> 大網後面に存在する横行結腸腸管膜と中を走行する血管を損傷しないようにする。

④胃大彎に沿って走行する胃大網動静脈より大彎に派生している小血管を結紮切断する

　小血管群は面倒でも1～2本ずつ結紮する。数本をまとめて結紮すると、胃大網動静脈（特に静脈）を巻き込んでしまう危険と、血管柄が短くなってしまう危険とがある。

⑤最後に左胃大網血管を結紮離断する

　右胃大網血管を栄養血管柄とする大網弁 omental flap が挙上できる（図3-c）。

3 合併症と対策

　閉腹時に胃・腸管を正しい位置に戻しておく。著者らは、大網採取における重篤な合併症は経験していない。

　一方、開腹に伴う合併症のリスクはあるので、再建における第一選択の flap ではない。

4 臨床例

1 症例1：23歳、女性　右顔面ロンバーグ病

　右顔面の高度なロンバーグ病の進行が停止したと思われたので、右頰部陥凹変形に対して、採取した大網弁を頰部皮下に移植した。移植大網は下垂しないように、できるだけ皮下組織に縫合固定した。術後2年を経過した状態で、若干の萎縮は見られたがほぼ良好な結果であった（図4）。

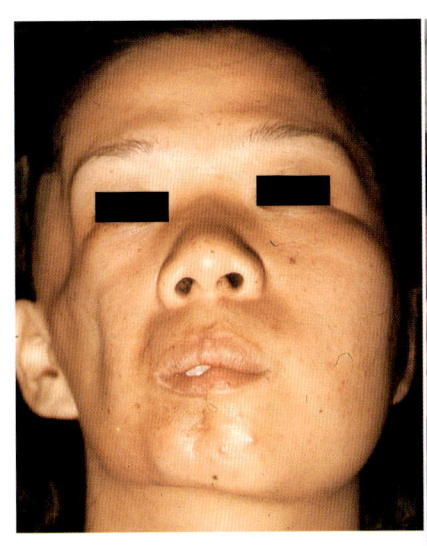

（a）術前の状態。高度な頰部陥凹が見られる。

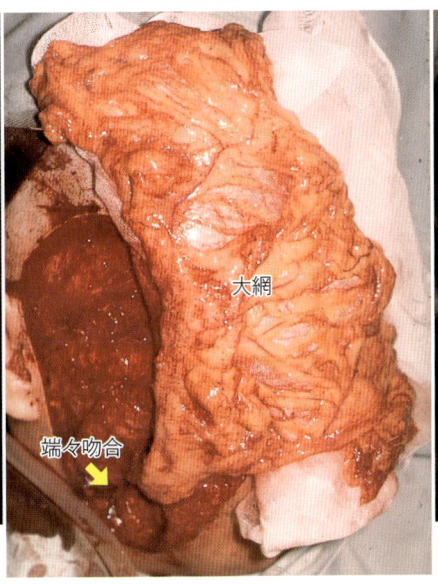

（b）移植した大網。右顔面動静脈と右胃大網動静脈を端々吻合（⇨）し血流を再開した。

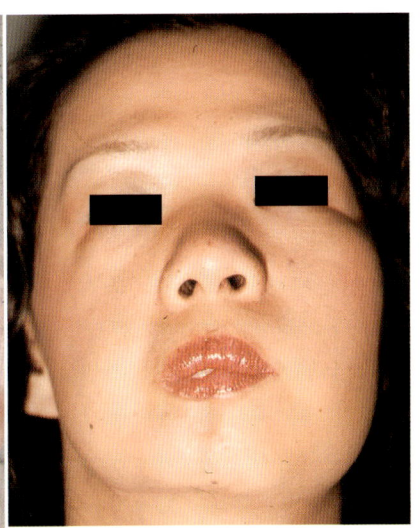

（c）術後2年の状態は良好である。

図4　症例1：23歳、女性、右顔面ロンバーグ病
（Harii K: Clinical application of free omental flap transfer. Clin Plast Surg 5: 273-281, 1978 に掲載症例）

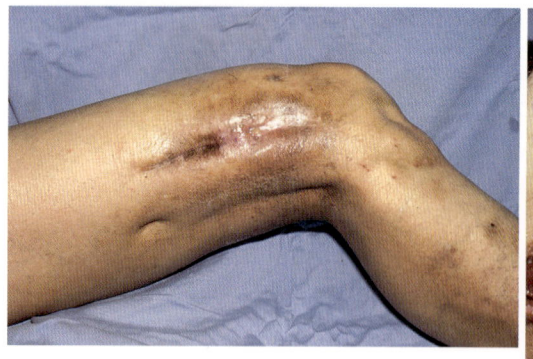

(a) 術前の状態。右大腿外側に瘻孔が見られ、排膿があった。

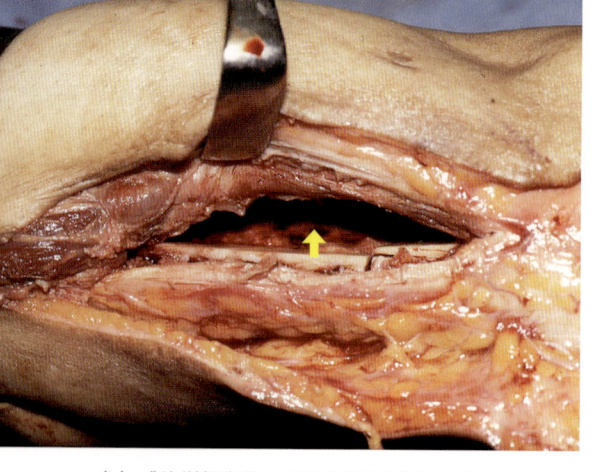

(b) 感染巣掻爬後の骨髄内腔の死腔（⇨）

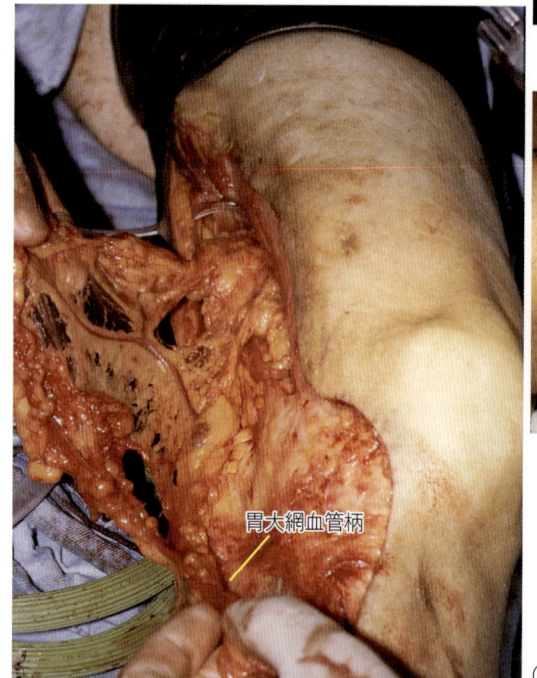

胃大網血管柄

(c) 死腔に充填している大網

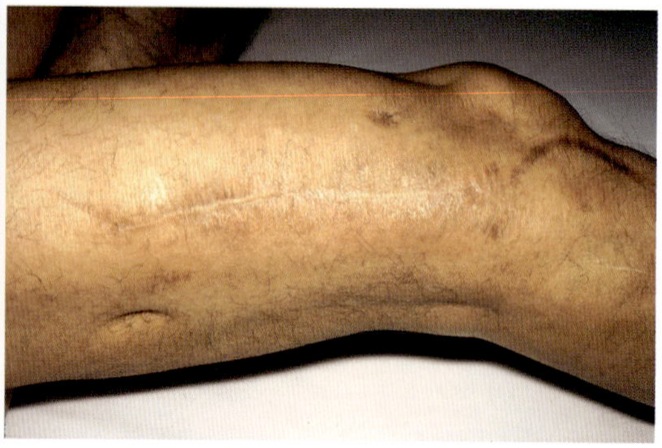

(d) 術後2年の状態で、再発はない。

図5　症例2：54歳、男性、右大腿骨慢性骨髄炎

2　症例2：54歳、男性　右大腿骨慢性骨髄炎

　慢性化した大腿骨骨髄炎の感染骨髄を完全に掻爬し、生じた骨髄死腔に大網弁を充填した。移植床の血管には前脛骨動静脈を選択し、それぞれ端々吻合を行い血流を再開した。術後の経過は順調で、骨髄炎の再発はなかった（図5）。

【参考文献】

Alday ES, Goldsmith HS: Surgical technique for omental lengthening based on arterial anatomy. Surg Gynecol Obstet 135: 103-107, 1972

Azuma H, Kondo T, Mikami M, et al: Treatment of chronic osteomyelitis by transplantation of autogeneous omentum with microvascular anasomoses. A preliminary report. Acta Orhtop Scand 47: 271-275, 1976

Harii K, Ohmori S: Use of the gastroepiploic vessels as recipient or donor vessels in the free transfer of composite flaps by microvascular anastomoses. Plast Reconstr Surg 52: 541-548, 1973

Harii K: Clinical application of free omental flap transfer. Clin Plast Surg 5: 273-281, 1978

Jurkiewicz MJ, Nahai F: The omentum; its use as a free vascularized graft for reconstruction of the head and neck. Ann Surg 195: 756-765, 1982

Kamei Y, Torii S, Hasegawa T, et al: Endoscopic omental harvest. Plast Reconstr Surg 102: 2450-2453, 1998

McLean DH, Buncke HJ: Autotransplant of omentum to a large scalp defect, with microsurgical revascularization. Plast Reconstr Surg 49: 268-274, 1972

あとがき

　近年、マイクロサージャリーは新しい時代に入り、直径0.5mm前後の血管やリンパ管の吻合に挑戦するSuper-microsurgeryが学会でも話題になることが多い。一方、臨床における血管吻合には血栓形成と言う宿命的な問題がある。細い血管の方が太い血管よりも血栓形成の確率が高くなるのも事実である。そのため、より細い血管の吻合にチャレンジするには、まず、「マイクロサージャリーの基本手技」をマスターすることが必須である。

　高い山に登るのも、ふもとの一歩から始まる。危機をできるだけ回避し、着実に登頂・下山するためには、基礎トレーニングの反復が重要であると言われる。外科学においてもまさにその通りで、「切開」「剥離」「縫合」という基本手技を反復し完全に習得したうえで、はじめてより高度な手技へチャレンジできる。特に，マイクロサージャリーは顕微鏡下の拡大手術であるため、これらの基本手技の習得がより正確な形で求められる。そのためには、ラットなどの小動物による練習が必須であるが、近年の大学（あるいは病院）の施設では、なかなか自由に実験動物を使えなくなってきている。非常に残念なことである。

　本書では、著者の長い臨床経験から、「基本手技の習得」を効率よく行う方法と、free flapの最も安全な移植の方法を、わかりやすく紹介したつもりである。

　再建外科医を志す者にとって、マイクロサージャリーが必須の手技であることは、将来とも変わらないであろう。しかし、いきなり難しい症例からはじめるのではなく、基本手技を積み重ねて、より信頼性の高いマイクロサージャリーが達成されることを期待する。本書がその一助となれば光栄である。

―― 私の好きな言葉 ――

温 故 知 新
（孔子、論語為政編）

The longer you can look back, the farther you can look forward.
（Sir Winston Churchill, speech, 1944）

著者略歴

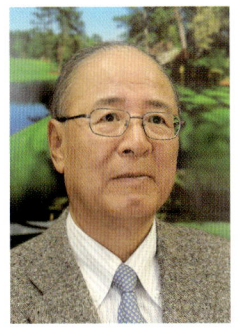

杏林大学形成外科学教室教授
東京大学名誉教授

波利井 清紀（はりい きよのり）

Kiyonori Harii, M.D., Ph.D.
Professor & Chair, Department of Plastic Surgery,
Kyorin University School of Medicine, Tokyo, Japan
Professor Emeritus, University of Tokyo

1941年6月6日生まれ
1967年　東京大学医学部医学科卒業
1969年　東京警察病院形成外科（主任：大森清一博士）レジデント入局
1977年　学位取得（医学博士：マイクロサージャリーを応用した組織移植の基礎と臨床）
　　　　東京大学医学部助教授（形成外科学）
1979年　国立がんセンター手術部併任（非常勤）
1988年　ワシントン大学（セントルイス）James Barrett Brown Visiting Professor
　　　　ハーバード大学特別招聘教授（Monks Lecturer）
　　　　東京大学医学部教授（形成外科学）
　　　　同大学院医学系研究科形成外科学分野教授
1999年　東京大学評議員
2013年　東京大学定年退官（東京大学名誉教授）
　　　　杏林大学医学部形成外科学教室教授（教室主任）
　　　　現在に至る

受賞歴

1983年　第20回日本翻訳文化賞受賞（日本翻訳家協会）
　　　　" Microvascular Tissue Transfer（1983年刊）" に対しての受賞
1987年　米国形成外科学会 Jacques Mariniac 記念講演者
2007年　平成21年度日本医師会医学賞受賞
　　　　" マイクロサージャリーによる血管柄付き遊離組織移植術 "

著　書

「微小血管外科」克誠堂出版　1977年
「Microvascular Tissue Transfer」IGAKU-SHOIN　1983年
「形成外科基本手技の要点」金原出版　1988年
ほか、『形成外科ADVANCEシリーズ（克誠堂出版）』『TEXT形成外科（南山堂）』
など監修書多数

マイクロサージャリーの基本手技　　　〈検印省略〉

2015年4月1日　第1版第1刷発行

定　価（本体22,000円＋税）

著　者　波利井 清紀
発行者　今井　良
発行所　克誠堂出版株式会社
　　　　〒113-0033　東京都文京区本郷3-23-5-202
　　　　電話　03-3811-0995　　振替　00180-0-196804
　　　　URL　http://www.kokuseido.co.jp

印刷・製本：株式会社シナノパブリッシングプレス
デザイン・レイアウト：日本トライリンガル株式会社
　　　　　　　　　　　株式会社MOデザイン室

ISBN 978-4-7719-0438-5 C3047　￥22,000E
Printed in japan ©Kiyonori Harii, 2015

- ●本書の複製権・翻訳権・上映権・譲渡権・公衆送信権（送信可能化権を含む）は克誠堂出版株式会社が保有します。
- ●本書を無断で複製する行為（複写，スキャン，デジタルデータ化など）は，「私的使用のための複製」など著作権法上の限られた例外を除き禁じられています。大学，病院，診療所，企業などにおいて，業務上使用する目的（診療，研究活動を含む）で上記の行為を行うことは，その使用範囲が内部的であっても，私的使用には該当せず，違法です。また私的使用に該当する場合であっても，代行業者等の第三者に依頼して上記の行為を行うことは違法となります。
- ● JCOPY 〈(社)出版者著作権管理機構　委託出版物〉
　本書の無断複写は著作権法上での例外を除き禁じられています。複写される場合は，そのつど事前に(社)出版者著作権管理機構（電話 03-3513-6969, Fax 03-3513-6979, e-mail：info@jcopy.or.jp）の許諾を得てください。